Reinhard Lay

Ethik in der Pflege

Reinhard Lay

Ethik in der Pflege

Ein Lehrbuch für die Aus-, Fort- und Weiterbildung

schlütersche

Bibliografische Information der Deutschen Bibliothek
Die Deutsche Bibliothek verzeichnet diese Publikation in der Deutschen
Nationalbibliografie; detaillierte bibliografische Daten sind im Internet über
http://dnb.ddb.de abrufbar.

ISBN 3-89993-115-7

Über den Autor:

Reinhard Lay
Mittelstraße 21
D-79331 Teningen
www.fortbildung-pflege.com

Reinhard Lay (geb. 1965) ist Krankenpfleger, Dipl. Pflegepädagoge (FH) und staatlich geprüfter Fachwirt für Organisation und Führung im Sozialwesen. Er arbeitet an der Krankenpflegeschule des Kreiskrankenhauses Emmendingen und hat einen Lehrauftrag an der Kath. Fachhochschule Freiburg i. Br. Nebenberuflich ist er in Fortbildung, Beratung und Projektmanagement tätig.

Mehr wissen – besser pflegen!

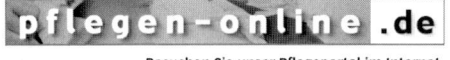

Besuchen Sie unser Pflegeportal im Internet.

© 2004, Schlütersche Verlagsgesellschaft mbH & Co. KG,
 Hans-Böckler-Allee 7, 30173 Hannover

Alle Rechte vorbehalten. Das Werk ist urheberrechtlich geschützt. Jede Verwertung außerhalb der gesetzlich geregelten Fälle muss vom Verlag schriftlich genehmigt werden.
Ein Markenzeichen kann warenrechtlich geschützt sein, ohne dass dieses besonders gekennzeichnet wurde.

Gestaltung: Schlütersche Verlagsgesellschaft mbH & Co. KG, Hannover
Satz: PER Digitaler Workflow GmbH, Braunschweig
Druck und Bindung: AALEXX Druck GmbH, Großburgwedel

Inhalt

Vorwort 9

1 Einleitung 11

2 Allgemeine Ethik 14
    2.1   Begriffsklärungen 14
    2.1.1 Was ist Moral? 14
    2.1.2 Was ist Moralität? 16
    2.1.3 Was ist moralische Kompetenz? 20
    2.1.4 Werte, Güter und Übel 21
    2.1.5 Der Zusammenhang von Werten, Gütern, Moral und Moralität 24
    2.1.6 Was sind moralische Konflikte und Dilemmata? 26
    2.1.7 Was ist Ethik? 27
    2.2   Ziele, Aufgaben und Funktionen der Ethik 29
    2.2.1 Aufgaben und Rollen von Philosophen 29
    2.2.2 Einzelne Ziele, Aufgaben und Funktionen der Ethik 30
    2.2.3 Deskriptive Ethik, normative Ethik und Metaethik 33
    2.3   Ethische Theorien und Positionen 34

3 Bereichsethiken 37
    3.1   Abgrenzung zu Berufsethiken 39
    3.2   Ethik im Gesundheits- und Sozialwesen 41
    3.3   Ethik in der Medizin 43
    3.3.1 Begrifflichkeiten 44
    3.3.2 Fragen und Themengebiete der Ethik in der Medizin 46
    3.3.3 Prinzipien der Ethik in der Medizin 47
    3.3.4 Verhältnis zur Ethik in der Pflege 49
    3.3.5 Fazit 52
    3.4   Ethik in der Sozialen Arbeit 52
    3.4.1 Berufsethik der Sozialen Arbeit 53
    3.4.2 Begründungen einer Ethik in der Sozialen Arbeit 54
    3.4.3 Hauptaspekte der Ethik in der Sozialen Arbeit 56
    3.4.4 Werte und Prinzipien der Ethik in der Sozialen Arbeit 57
    3.4.5 Aufgaben der Ethik in der Sozialen Arbeit 58
    3.4.6 Qualität und Ethik in der Sozialen Arbeit 59
    3.4.7 Ziele ethischer Bildung in der Sozialen Arbeit 59
    3.4.8 Fazit 61

4 Ethik in der Pflege ... 64

- 4.1 Struktur der Disziplin Pflege ... 64
- 4.2 Struktur der Ethik in der Pflege ... 66
- 4.2.1 Ethik in der Pflegewissenschaft ... 67
- 4.2.2 Ethik im Pflegemanagement ... 69
- 4.2.3 Ethik in der Pflegepraxis (Pflegeethik) ... 74
- 4.2.4 Anders lautende Definitionen ... 76
- 4.2.5 Pflegerische Berufsethik ... 78
- 4.2.6 Fazit ... 80
- 4.3 Pflegeethik ... 81
- 4.3.1 Geschichtliche Entwicklung der Pflegeethik ... 82
- 4.3.2 Notwendigkeit ethischer Reflexion in der Pflege ... 85
- 4.3.3 Notwendigkeit einer eigenen Bereichsethik ... 87
- 4.3.4 Nicht frei zu moralischem Handeln? ... 92
- 4.3.5 Geltungsbereich der Pflegeethik ... 96
- 4.3.6 Maßstäbe der Pflegeethik ... 97
- 4.4 Ethik in der Pflege und ihre Nachbarethiken der Medizin und der Sozialen Arbeit ... 106
- 4.4.1 Zusammenfassungen der drei Bereichsethiken ... 106
- 4.4.2 Vergleich der Ethik in der Pflege mit den Bereichsethiken von Medizin und Sozialer Arbeit ... 108

5 Pflegequalität ohne Ethik? ... 114

- 5.1 Geschichte der Qualität in der Pflege ... 114
- 5.2 Konzeptionelle Ansätze zur Pflegequalität ... 116
- 5.3 Definitionen von Pflegequalität ... 118
- 5.4 Qualität gefordert – Ethik nicht erforderlich? ... 120

6 Ethik im Zentrum der Pflegequalität ... 126

- 6.1 Modell der Gesundheitspflege ... 127
- 6.1.1 Selbstständigkeit und Wohlbefinden als Zieldimensionen der Pflege ... 130
- 6.1.2 Eine pflegerische Definition von Gesundheit ... 137
- 6.1.3 Der Ausdruck »zufrieden stellendes Niveau« ... 139
- 6.1.4 Der Begriff der »Alltagsaktivitäten« (Aktivitäten des Lebens) ... 141
- 6.1.5 Definition des Pflegens ... 143
- 6.2 Integration von Pflegeethik und Pflegequalität ... 144
- 6.2.1 Wirksamkeit ... 144
- 6.2.2 Sicherheit ... 146
- 6.2.3 Wirtschaftlichkeit ... 147
- 6.2.4 Interaktion ... 152
- 6.3 Eine neue Definition von Pflegequalität ... 155
- 6.4 Zusammenfassung ... 156

7 Ethische Entscheidungsfindung in der Pflege ... 160

- 7.1 Grundsätzliche Überlegungen zur ethischen Entscheidungsfindung ... 160
- 7.1.1 Begriffliche Überlegungen ... 160
- 7.1.2 Psychologische Überlegungen ... 161
- 7.2 Empfehlungen zur ethischen Entscheidungsfindung ... 161
- 7.2.1 Moralische Fragen gemeinsam beraten ... 162
- 7.2.2 Modelle der ethischen Entscheidungsfindung ... 165
- 7.2.3 Modell der konvergierenden ethischen Argumentation nach Gillen ... 168
- 7.3 Fallbeispiel: Zum Sterben in ein anderes Zimmer? ... 170
- 7.4 Schilderung des Falls ... 170
- 7.5 Ethische Analyse des Fallbeispiels ... 171
- 7.5.1 Vorsittliche Güter und Übel im Fallbeispiel ... 171
- 7.5.2 Konflikte in der Abwägung von vorsittlichen Gütern und Übeln ... 172
- 7.5.3 Hierarchie der vorsittlichen Güter und Übel ... 173
- 7.5.4 Sittliche (moralische) Güter und Übel ... 174
- 7.6 Handlungsalternativen im Fallbeispiel ... 175
- 7.7 Ethische Argumentation ... 176
- 7.7.1 Menschen- und Weltbild als Argument ... 176
- 7.7.2 Natur- und Sachgerechtigkeit als Argument ... 181
- 7.7.3 Konsequenzen als Argument ... 182
- 7.7.4 Formale ethische Prinzipien als Argument ... 184
- 7.7.5 Materiale (bereichs-)ethische Prinzipien als Argument ... 186
- 7.7.6 Gelehrtes Ethos als Argument: (berufs-)ethische Regeln ... 188
- 7.7.7 Situation als Argument ... 191
- 7.8 Konvergierende Sicht – ein Votum ... 193
- 7.9 Zusammenfassung ... 194

8 Ethik in der Pflegepädagogik ... 197

- 8.1 Pädagogische Ethik ... 197
- 8.1.1 Einführung in die Pädagogische Ethik ... 197
- 8.1.2 Problemstellung der Pädagogischen Ethik ... 198
- 8.1.3 Beispiel: Konstruktivistisch-systemtheoretische Didaktik ... 201
- 8.1.4 Kritik der konstruktivistisch-systemtheoretischen Didaktik ... 208
- 8.1.5 Alternativvorschlag: Handlungsorientierte Didaktik ... 212
- 8.2 Ethik lehren in der Pflege ... 214
- 8.2.1 Notwendigkeit ethischer Bildung in der Pflege ... 215
- 8.2.2 Umfang des bisherigen Lehrangebots in der Pflege ... 216
- 8.2.3 Vorurteile von Pflegekräften über Ethik ... 218
- 8.2.4 Moralische Entwicklung von Menschen ... 219
- 8.2.5 Ziele ethischer Bildung in der Pflege ... 225
- 8.2.6 Inhalte ethischer Bildung in der Pflege ... 231
- 8.2.7 Methoden ethischer Bildung in der Pflege ... 235
- 8.2.8 Qualifikation der Ethik-Lehrenden in der Pflegebildung ... 246
- 8.2.9 Konsequenzen ethischer Bildung in der Pflege ... 249
- 8.3 Zusammenfassung ... 253

9 Schlussfolgerungen und Ausblick 259

10 Nachwort 265

Anhang:
Standard »Pflegequalität« des Kreiskrankenhauses Emmendingen 267

Abkürzungsverzeichnis 269

Abbildungsverzeichnis 271

Tabellenverzeichnis 272

Literatur 273

Register 294

Vorwort

Welche Pflege können wir verantworten? Darf man beispielsweise einen sterbenden Menschen in ein anderes Zimmer verlegen, weil für einen Privatpatienten ein Einzelzimmer benötigt wird? Wie sollen sich Pflegende gegenüber ärztlichen Anordnungen verhalten, die aus ihrer Sicht fragwürdig sind?

Dies sind nur einige Fragen und Problemstellungen, mit denen sich die Ethik in der Pflege beschäftigt. Ihr Anliegen ist nicht die Propagierung einer neuen Moral, sondern die kritische Reflexion dessen, was in der Pflege geschieht. Eine Ethik in der Pflege schreibt nicht vor, wie man sich in schwierigen Situationen verhalten soll, aber sie gibt Orientierungen, mit deren Hilfe das eigene Handeln überprüft und ggf. geändert werden kann.

Mit dem Buch von Herrn Lay liegt zum ersten Mal ein deutschsprachiges Werk vor, welches grundlegend und umfassend in ethische Fragen in der Pflege einführt. Dabei werden alle vier Handlungsfelder der Disziplin Pflege angesprochen: Pflegepraxis, Pflegepädagogik, Pflegemanagement und Pflegewissenschaft.

Zwar liegen für die Pflegepraxis bereits diverse Einführungen vor; die Darstellungen sind jedoch häufig ausschließlich auf den Krankenhausbereich begrenzt und bieten keine Übersicht zum aktuellen Stand der Diskussion in Deutschland. Für die verantwortliche Arbeit im Pflegealltag gibt das vorliegende Buch wertvolle Hilfestellungen. Pflegemanagern hilft es ebenfalls weiter – berücksichtigt die Qualitätssicherungs- und Qualitätsmanagementdiskussion in Deutschland ethische Problemstellungen bisher doch nur am Rande. Auch für Lehrende in der pflegerischen Aus-, Fort- und Weiterbildung ist das Buch eine Fundgrube, denn Ausführungen zur pädagogischen Ethik, zur Vermittlung ethischer Kompetenz und zur Kritik gängiger Didaktiken aus ethischer Perspektive fehlen in der bisherigen Diskussion nahezu vollständig. Nicht zuletzt die Pflegewissenschaft kann einen Gewinn aus der vorliegenden Arbeit ziehen, denn Forschung ist immer auch mit ethischen Herausforderungen konfrontiert. Interessant sind auch Herrn Lays Begründungen, warum es denn eigentlich eine »Ethik in der Pflege« als Bereichsethik geben muss und die allgemeine Ethik nicht ausreicht. Aber es soll noch nicht zuviel verraten werden.

Wie ist das Buch aufgebaut? Herr Lay gibt zu Beginn einen Einblick in relevante Begriffe und Kategorien der »Allgemeinen Ethik« (Moral, Moralität, moralische Kompetenz, Werte und Güter, moralische Konflikte, Ethik) und verhandelt danach unter dem Titel »Bereichsethiken« Aspekte der Ethik in Medizin und Sozialer Arbeit. Diese beiden Kapitel bilden eine Grundlage für die fundierte Begründung einer eigenen Bereichsethik in der Pflege. Die folgenden Kapitel stellen die Verbindung von Pflegequalität und Ethik ins Zentrum und enden mit einem Modell der Integration beider sowie einer neuen Definition von Pflegequalität.

Hervorzuheben ist ein darauf folgendes ausführliches Fallbeispiel, welches den Prozess der ethischen Entscheidungsfindung in der Pflege anschaulich illustriert. Die transparente Argumentationsführung schließt mit einer Positionierung des Autors und macht sich damit der Kritik zugänglich. Das letzte große Kapitel setzt sich grundlegend mit der »Ethik in der Pflegepädagogik« auseinander, kritisiert den konstruktivistisch-systemtheoretischen Ansatz und beschreibt verschiedene Formen des Lehrens einer Ethik in der Pflege. Die Arbeit schließt mit einer thesenartigen Zusammenfassung der wichtigsten Aussagen und einem Ausblick auf den zukünftigen Forschungsbedarf.

Die von Herrn Lay vorgelegte Arbeit wurde zunächst als Diplomarbeit am Fachbereich Pflege der Katholischen Fachhochschule Freiburg eingereicht. Nicht nur durch ihren Umfang, sondern vor allem auf Grund ihrer umfassenden Bearbeitung der Literatur sowie der hohen Qualität der Argumentation ist die Arbeit außergewöhnlich. Mit der Integration von Pflegeethik und Pflegequalität betritt der Autor Neuland und es werden fruchtbare Anstöße für die Qualitätsdiskussion geliefert. Die argumentative Abwägung von Handlungsalternativen im Fallbeispiel: »Zum Sterben in ein anderes Zimmer!?« ist exemplarisch und unmittelbar für die Alltagsrealität der Pflege relevant. Mustergültig wird hier eine ethische Argumentation – und eben kein moralisierendes Raunen – vorgestellt und abschließend die eigene Position offen gelegt.

Die Anmerkungen zur in Mode gekommenen konstruktivistisch-systemtheoretischen Didaktik in der Pflege sind ebenfalls hervorragend. Es ist wirklich erstaunlich, welche Konjunktur dieser Ansatz auch in der Pflegepädagogik erfahren hat. Obwohl die Pflege sonst naturwissenschaftlichen Ansätzen und Paradigmen kritisch gegenübersteht, werden sie in der Pflegepädagogik fast gläubig übernommen und das ethische Defizit dieser Ansätze völlig ignoriert. Der Autor weist auf diese Problematik explizit hin und leistet damit auch einen kritischen Beitrag zum aktuellen pflegepädagogischen Diskurs.

Ich wünsche dem Buch eine breite Aufnahme – nicht nur in der Fachöffentlichkeit. Jedem, der sich mit Pflege beschäftigt und kritischen Fragen in den Handlungsfeldern nicht ausweichen möchte, sei die Lektüre des Buches empfohlen.

Prof. Dr. Hermann Brandenburg
Professor für Gerontologie und Pflegewissenschaft
Kath. Fachhochschule Freiburg i. Br.

1 Einleitung

Ethik in der Pflege ist ein faszinierendes und herausforderndes Unternehmen, geht es doch um die Auseinandersetzung mit moralischen Fragen der **Pflegepraxis** und zugleich darum, über Bedingungen und Begründungen moralischen Handelns in den übrigen drei Feldern der Disziplin Pflege nachzudenken: **Pflegemanagement**, **Pflegepädagogik** und **Pflegewissenschaft**.

Bei der **Ethik in der Pflege** handelt es sich um ein Gebiet der Pflege, das sich rasant entwickelt. Es wird von vielen Seiten kontrovers bearbeitet; Philosophen, Theologen, Pflegefachkräfte, Pflegewissenschaftler, Psychologen und Ärzte beschäftigen sich mit ethischen Problemstellungen in der Pflege. Je nach Herkunft und Erfahrungshorizont der Autoren finden sich in der Literatur unterschiedliche Auffassungen zu moralischen und ethischen Fragen in der Pflege, sodass[1] es Pflegenden in der täglichen Arbeit selbst mit Hilfe von Fachliteratur nicht leicht fällt, in schwierigen Situationen verantwortbare Entscheidungen zu treffen.

Das vorliegende Buch soll mehr Klarheit in die vielfältige Diskussion um **Ethik in der Pflege** bringen und einen Beitrag zur Begründung und Festigung dieses neuen Arbeitsgebietes leisten, indem es
- A. einen Überblick über die gegenwärtige Diskussion um ethische Reflexion in der Disziplin Pflege gibt sowie
- B. begründet, warum ethischer Reflexion eine zentrale Stellung in der Pflege von Menschen[2] zukommen sollte (Hauptthese).

Um diese beiden Ziele zu erreichen, möchte ich die Leserinnen[3] im Verlauf der Kapitel an folgende neun Annahmen heranführen, die kritisch zu untersuchen sein werden:
1. Pflege(n) ist ethisch relevantes Handeln.
2. Die Disziplin Pflege braucht in allen ihren Teilbereichen ethische Reflexion.
3. *Ethik in der Pflege* ist keine Unterkategorie der *Ethik in der Medizin*, sondern lokalisiert sich in einer *Ethik im Gesundheits- und Sozialwesen* autonom zwischen der *Ethik in der Medizin* und der *Ethik in der Sozialen Arbeit*.
4. Vorstellungen über Pflegequalität, die auf eine Berücksichtigung moralischer Fragen verzichten, sind aus ethischer Sicht inakzeptabel, da potentiell unmoralisch.
5. Pflegeethik sollte im Zentrum neuer Konzeptionen von Pflegequalität stehen.
6. Pflegemodelle sollten philosophisch-ethisch (und nicht nur pragmatisch oder ökonomisch) zu begründen sein.
7. Pflegekräfte brauchen moralische und ethische Kompetenz.
8. Pflegeethik ist auf vielfältige Weise lehr- und lernbar.
9. *Wie* Ethik in der Pflege zu lehren ist, muss ebenfalls aus ethischer Perspektive reflektiert werden.

Einleitung

Ethik in der Pflege ist nicht nur ein faszinierendes, sondern auch ein unerschöpfliches Thema, weil es potenziell alle Situationen in Pflegepraxis, Pflegepädagogik, Pflegemanagement und Pflegewissenschaft betrifft. Außerdem ist es ein konfliktreiches Thema, weil Ethik das Handeln von Akteuren grundsätzlich in Frage stellt. Ethik ruft eher Bewegung hervor, als sicher geglaubte Erkenntnisse und Gewohnheiten zu bestätigen.

Dieses Buch entstand aus meiner Diplomarbeit am Fachbereich Pflege der Katholischen Fachhochschule Freiburg. Es wendet sich an kritische und suchende Vertreterinnen der Disziplin Pflege, ob sie nun als Pflegekräfte an praktischen Fragen der Pflegeethik interessiert sind oder sich in Aus-, Fort- und Weiterbildung, in einem Studium oder in Lehre bzw. Unterricht engagieren. Es ist gleichermaßen für Pflegemanagerinnen und Pflegewissenschaftlerinnen geeignet, um ihre ethischen Kenntnisse zu vertiefen und sich in die kontroversen Diskussionen um Ethik in der Pflege einbringen zu können. Auch Angehörige benachbarter Disziplinen wie etwa Soziale Arbeit, Medizin, Psychologie, Soziologie, Gerontologie, Betriebswirtschaft und Philosophie können in dieser Arbeit wertvolle Anregungen finden und – so hoffe ich – einen vertieften Einblick in das Wesen von Pflege gewinnen.

Wie ist das Buch konzipiert? Grundsätzlich empfehle ich, den Gang der Argumentationen in der vorgegebenen Reihenfolge mitzuverfolgen. Auf diese Weise lässt sich ein fundierter Überblick zum Stand der Fachdiskussion um Ethik in der Pflege gewinnen. Selbstverständlich kann das Buch auch als Nachschlagewerk verwendet werden. Wer sich ausschließlich für spezielle Fragen interessiert, kann das Inhaltsverzeichnis oder das Stichwortverzeichnis nutzen und gezielt einzelne Kapitel auswählen. »Fortgeschrittenen« Leserinnen ist es problemlos möglich, Kapitel 2 (Allgemeine Ethik, Grundlagen) zu überspringen und direkt mit Kapitel 3 (Bereichsethiken) oder Kapitel 4 (Ethik in der Pflege) zu beginnen.

Wie ist das Buch aufgebaut? Die vorliegende Einleitung bildet Kapitel 1. In einem zweiten Teil **(Kap. 2: Allgemeine Ethik)** werden **Grundlagen** einer allgemeinen Ethik erläutert. So sollen zunächst Begriffe wie Moral, Moralität, moralische Kompetenz, Werte, Güter und Übel geklärt werden, um danach ihre Zusammenhänge herauszuarbeiten. Erläuterungen zu Gegenstand, Zielen, Aufgaben und Funktionen der Ethik schließen diesen allgemeinen Teil mit einem ersten Blick auf grundlegende ethische Theorien ab.

Der dritte Teil **(Kap. 3: Bereichsethiken)** widmet sich der angewandten Ethik und unterscheidet zunächst zwischen Bereichsethiken und Berufsethiken. **Ethik in der Pflege** wird als eine Bereichsethik dargestellt, die unter dem Dach einer **Ethik im Gesundheits- und Sozialwesen** zwischen der **Ethik in der Medizin** und der **Ethik im Sozialwesen** zu verorten ist. Die Besonderheiten der **Ethik in der Medizin** und der **Ethik im Sozialwesen** werden herausgearbeitet, um sie im folgenden Kapitel mit der Bereichsethik der Pflege vergleichen zu können.

Kapitel 4 fokussiert die besondere Lage der Ethik in der Pflege als einer neuen Bereichsethik im Gesundheits- und Sozialwesen. Zunächst wird die Struktur der Disziplin Pflege beschrieben. Daraus leitet sich in einem nächsten Schritt die Struktur der Ethik in der Pflege ab. Ausgehend von einer Darstellung der geschichtlichen Entwicklung dieser Ethik stelle ich die Frage nach der Notwendigkeit von ethischer Reflexion in der Pflege im

Allgemeinen und ihrer Konstituierung als eigene Bereichsethik im Speziellen. Wir denken über die These nach, Ethik sei mangels beruflicher Autonomie nicht frei zu moralischem Handeln und werden anschließend die Maßstäbe und Geltungsbereiche der Pflegeethik konkretisieren. Am Schluss des Kapitels wird die Ethik in der Pflege mit der Ethik in der Medizin und der Ethik in der Sozialen Arbeit verglichen.

Pflegequalität ohne Ethik? Dieser Frage gehen wir in **Kap. 5** nach. Zunächst soll die Geschichte der Vorstellungen von Qualität in der Pflege wiedergegeben werden, um dann einzelne Modelle und Definitionen zu vergleichen. Aus den hier gewonnenen Erkenntnissen wird die Einsicht formuliert, dass Vorgaben zur Pflegequalität unbedingt einer ethischen Fundierung bedürfen.

Kap. 6 stellt eine Verknüpfung von Qualität und Ethik in der Pflege vor: **Pflegeethik als zentrale Komponente von Pflegequalität**. Die Zusammenhänge zwischen Qualitätsvorstellungen und moralischen Forderungen an eine »gute« Pflege sollen in Gestalt eines neuen Pflegemodells beleuchtet werden. Aus einer integrativen Perspektive entwickelt sich eine neue Definition von Pflegequalität.

Nachdem die wesentlichen Aspekte einer Ethik in der Pflege grundlegend aufgewiesen sind, werde ich in dem sich anschließenden **Kap. 7 (Ethische Entscheidungsfindung in der Pflege)** Überlegungen zur ethischen Urteilsfindung anstellen und anhand eines Fallbeispiels den möglichen Gang einer systematischen Entscheidungsfindung in der Pflege detailliert erläutern.

Ich gehe in **Kap. 8 (Ethik in der Pflegepädagogik)** ferner auf die pädagogischen Implikationen einer Ethik in der Pflege ein und und stelle eine Verbindung zur Pädagogischen Ethik als einer wichtigen Bezugsethik der Pflegepädagogik her.

Zusammenfassung und Ausblick schließen die Arbeit in **Kap. 9** bzw. im **Nachwort** ab. Im Anhang finden sich umfangreiche **Verzeichnisse** der verwendeten Abkürzungen, Tabellen, Abbildungen, Quellen sowie häufiger Stichworte.

Anmerkungen

[1] Obwohl es meinem ästhetischen Empfinden an manchen Stellen nicht entspicht, werden in diesem Buch die Regeln der neuen deutschen Rechtschreibung angewandt.
[2] im Folgenden allgemein als *Pflege* bezeichnet
[3] Aus Gründen der besseren Lesbarkeit findet sich stellvertretend meist nur eine Geschlechtsangabe.

2 Allgemeine Ethik

Philosophische Ethik gliedert sich in allgemeine Ethik und angewandte Ethik. Zu Beginn sollen zunächst grundlegende Begriffe der allgemeinen Ethik erläutert werden: Moral, Moralität, moralische Kompetenz, Werte, Güter und Übel, moralische Konflikte und Dilemmata sowie der Begriff der Ethik selbst. Anschließend werde ich in die Ziele, Aufgaben und Funktionen der Ethik einführen (Kap. 2.2) und eine kurze Übersicht zu verschiedenen ethischen Theorien und Positionen geben (Kap. 2.3).

2.1 Begriffsklärungen

Veröffentlichungen zu ethischen Fragen tragen nicht immer zur erwünschten Klärung von Sachverhalten und Situationen bei. Das liegt u. a. an der uneinheitlichen Sprachregelung auf dem Gebiet der Ethik. Die Begriffe sind nicht einheitlich definiert, sondern werden in unterschiedlichen Bedeutungsvarianten verwendet.

In diesem Kapitel wird versucht, Gemeinsamkeiten wichtiger Begriffsdefinitionen herauszuschälen und in prägnanter Form darzustellen. Wir beginnen mit dem Hauptbegriff der Ethik: Moral.

2.1.1 Was ist Moral?

Das Wort *Moral* stammt von lat. *moralis* (die Sitten betreffend), einer Ableitung von lat. *mos* (Genitiv: *moris*), das so viel bedeutet wie *zur Regel gewordener Wille, auf innerer Gesinnung beruhende, gewohnheitsmäßige Tätigkeit, Sitte, Brauch* (vgl. *Pfeifer* 1997:889), außerdem auch *Herkommen, Vorschrift, Gesetz, Art und Weise, Beschaffenheit, Mode, Denkart, Charakter, Sittlichkeit* und *Gesittung* (vgl. *Menge* 1981:339).

Moral hat zwei Seiten: eine individuelle und eine soziale. So ist Moral auf der einen Seite eine persönliche Angelegenheit; der Begriff Moral umfasst nach diesem Verständnis die »... *Vorstellungen, Beziehungen und Verhaltensweisen zu sich selbst, zu anderen Menschen sowie zur Umwelt*« (*Hoppe* et al. 1995:10).

Aus einer weniger **psychologisch**, sondern eher **soziologisch** und **ethnologisch** ausgerichteten Perspektive erscheint Moral hingegen als ein gesellschaftlich-historisches Phänomen. »*Eine Moral ist der Inbegriff jener Normen und Werte, die durch gemeinsame Anerkennung als verbindlich gesetzt worden sind und in der Form von*
- *Geboten (Du sollst ...; es ist deine Pflicht, ...) oder*
- *Verboten (Du sollst nicht ...)*

an die Gemeinschaft der Handelnden appellieren. Jede Moral ist somit als geschichtlich entstandener und geschichtlich sich mit dem Freiheitsverständnis von Menschen verändernder Regelkanon immer eine Gruppenmoral, deren Geltung nicht ohne weiteres über die Mitglieder der Gruppe hinaus ausgedehnt werden kann.« (Pieper 2000:32)

Wahrscheinlich lässt sich Moral am angemessensten in einer integrierten Sichtweise, gleichsam unter **sozialpsychologischen** Gesichtspunkten verstehen. So stellt Moral nach *Hofmann* »... *ein Regelwerk aus Normen und Werten einer Gesellschaft dar, an dem sich das übliche, häufig unreflektierte Alltagshandeln orientiert*« (*Hofmann* 1995 b:36). An anderer Stelle definiert *Hofmann* Moral als »... *die Summe der geschriebenen und ungeschriebenen Normen, Werte und Regeln einer Gesellschaft bzw. einer ihrer Untergruppen, die das Verhältnis und den Umgang untereinander ordnen*« (*Hofmann* 1995 a:445).

Moral kann als eine Einrichtung der Gesellschaft zur kontinuierlichen Gewährleistung eines gelingenden Zusammenlebens betrachtet werden: »*Viele Regeln, die der Lebensqualität dienen sollen, sind uns gewiß durch die Tradition vorgegeben, doch hilft es nicht sehr, sie einfach zu erfüllen, ohne daß wir selbst uns fragen, was unsere Lebensqualität und was diejenige der nach uns lebenden Menschen (samt der Umwelt) erfordert: Wir bauen auf den Erfahrungen und den Qualitätserkenntnissen der Menschen vor uns auf, wir nehmen selbst Stellung, wir setzen selbst die nie endende Arbeit an den Qualitätssicherungsmaßnahmen fort. Dies bedeutet, daß die Moral als Qualitätssicherungsmaßnahme immer schon von Menschen für Menschen gestaltet wurde und immer weiter gestaltet wird.*« (*Eid* 1994 b:157)[4] Berufe haben als soziale Instanzen zur Gewährleistung gesellschaftlicher Teilfunktionen großen Anteil an dieser Gestaltung. Die von ihnen entwickelten speziellen Berufsmoralen (s. Kap. 3.1) bestehen aus impliziten, informellen Regeln (Berufsethos) und liegen oft auch in schriftlicher Form vor (Berufskodex).

Wie hängen Moral und Ethik zusammen? *Schreiner* (1991:4) hält fest: »*Ethik und Moral sind nicht identisch.*« *Arndt* benennt die Differenz als Unterschied zwischen theoretisch-abstrakt betrachtender Ethik und am praktischen Handeln interessierter Moral: »*Im Unterschied zu Moral oder moralisch bedeutet Ethik die Gesamtheit moralischer Lebensgrundsätze, bezeichnet somit die theoretischen Aspekte moralischen Handelns.(...) Ethik ist die wissenschaftliche Betrachtung moralischer oder sittlicher Fragen. Moral bezieht sich auf den Handlungsaspekt der Sittlichkeit*« (*Arndt* 1996 a:16).

> Auf eine kurze Formel gebracht: Ethik gibt die theoretische Seite der Sittlichkeit an, Moral hingegen die praktische.

Viele Autoren übernehmen diese Unterscheidung nicht, sondern verwenden die Begriffe Moral und Ethik synonym (z. B. *Hamann* et al. 1990; *Loewy* 1995:20; *van der Arend* 1998:2; *van Schayck* 2000:16; *Hastedt* 2002:19). Dies kann aus folgenden zwei Gründen Sinn machen:

Die **Etymologie** legt es nahe, die beiden Begriffe synonym zu verwenden: So stammt der Begriff *Ethik* vom griechischen Wort *ethos ab*, das vier Bedeutungsvarianten besitzt (vgl. Kap. 7.7.6). An dieser Stelle reicht zunächst eine vereinfachte Darstellung aus: *Pieper* unterscheidet zwei grundlegende Bedeutungen von *ethos*:
1. Gewohnheit, Sitte, Brauch
2. Charakter, Tugend.

Nach der ersten Wortbedeutung handelt derjenige **dem Ethos entsprechend**, dessen durch Erziehung erworbene Gewohnheit es ist, die Normen[5] des allgemein anerkannten Moralkodex zu befolgen. In der zweiten Wortbedeutung steckt ein anderer Gedanke: Derjenige handelt **dem Ethos entsprechend**, der den tradierten Normen und Wertmaßstäben nicht fraglos folgt, sondern aus eigener Einsicht und eigenen Überlegungen das jeweils erforderliche Gute tut (*Pieper* 2000: 25 f.). Sittlichkeit/Moral und Ethik sind ihrer Wortbedeutung nach kaum zu trennen, sondern gehen ineinander über, wie der Vergleich der zwei von *Pieper* genannten Bedeutungen von *ethos* zeigt. Auch im lateinischen Wort *mos* sind beide Bedeutungen vereint: Sitte und Charakter.

Ein zweiter Grund für die synonyme Verwendung von *Sitte/Moral* und *Ethik* ist die Beobachtung, dass der **Begriff *Moral* umgangssprachlich stark mit Sexualnormen und religiösem Dogmatismus assoziiert** ist und seinen neutralen Charakter lediglich im wissenschaftlich-philosophischen Sprachgebrauch beibehalten hat (vgl. *Tschudin* 1988:33; *Thompson* et al. 1994:4; *Lenk* 1997:6). Die Ausdrücke *Moral* und *moralisch* haben heute einen »*religiös oder sexuell angehauchten*« »*Beigeschmack*« (*Loewy* 1995:20) bzw. eine lustfeindliche Nebenbedeutung (*Ferber* 1999:183) erlangt. Demgegenüber stellt *Höffe* (1997:270) sachlich klar, der Begriff der Sittlichkeit sei nicht auf bestimmte Bereiche und Aspekte des Lebens beschränkt, weder auf Sexualität noch auf außergewöhnliche Grenzsituationen. Sittlich sein heiße, sein Leben in allen Bereichen verantwortlich zu führen.

> Möglicherweise lösen die Ausdrücke *sittlich*, *moralisch* und *Moral* bei Pflegepraktikern mehr psychologische Widerstände aus als die Begriffe *Ethik* und *ethisch*. Dies mag insbesondere in jenen Bereichen beruflicher Pflege zutreffen, die über Jahrzehnte oder gar Jahrhunderte überwiegend von konfessionellen resp. karitativen Werten[6] dominiert waren (s. Kap. 4.3.1 und 5.1). Im Kontakt mit Pflegepraktikern könnte es daher u. U. legitim erscheinen, statt von *Moral* und *moralisch* von *Ethik* und *ethisch* zu sprechen, um Anschluss zu finden und unnötige Widerstände zu vermeiden. Allerdings haben Pflegepraktiker häufig ebenfalls Vorurteile in Bezug auf die Begriffe *Ethik* und *ethisch*, wie an späterer Stelle aufgezeigt wird (s. Kap. 8.2.3).
>
> Will Pflege auf wissenschaftlichem Niveau agieren, dann sollte sie die Nomenklatur der Nachbardisziplinen berücksichtigen, also in diesem Fall die Konvention in der Philosophie, nach der die Begriffe *Ethik* und *ethisch* für die Reflexion sittlichen bzw. moralischen Handelns reserviert werden (vgl. *Höffe* 1997:67).

Ich plädiere deshalb dafür, die Begriffe Ethik und Moral möglichst sauber voneinander zu trennen, wie es in der Philosophie versucht wird, wenn auch *Oelkers* zuzustimmen sein wird, dass eine solche Trennung empirisch schwer durchzuhalten ist (*Oelkers* 1992:13).

2.1.2 Was ist Moralität?

Moralen differieren »… *nicht nur in bezug auf den Inhalt ihrer Normen von Gruppe zu Gruppe, von Land zu Land, von Volk zu Volk etc., sondern machen auch selber im Verlauf kultureller, sozioökonomischer, politischer, wissenschaftlicher und anderer Entwicklungen einen dem sich ver-*

ändernden menschlichen Selbstverständnis entsprechenden Wandel durch« (*Pieper* 2000:43). Moralen ändern sich im Laufe der Geschichte.

Dieser Gedanke wirft Fragen auf: Wenn Moralen keine überzeitlichen Gesetze sind, wonach soll dann eine Gruppe oder Gesellschaft entscheiden, welche Werte und Normen beizubehalten und welche bereits veraltet und zu ersetzen sind? Nach welchem Maßstab sollen solche individuellen und kollektiven Entwicklungen beeinflusst werden?

> Urteile über Moralen brauchen eine Bezugsgröße. Jede Moral braucht ein Prinzip, auf das sie sich gründet: eine Basis, eine Grundlage. Dieser letzte Grund, der selbst nicht auf einen weiteren Grund zurückgeführt werden kann, also un-bedingt ist, dieses letztgültige Prinzip jedes Moralsystems nennt die Ethik **Moralität** oder **Moralprinzip**[7].

Moralität – was bedeutet das inhaltlich? Welches ist diese absolute Größe, der nichts anderes mehr als Bedingung zugrunde liegt, die allein um ihrer selbst willen anzustreben ist?

»Als ›absolute Norm‹ lässt sich nur ein Moralprinzip wie die Freiheit oder die Ehrfurcht vor dem Leben behaupten.« (*Schreiner* 2001a:21) Oder eben: der Bezug auf Gott. Aus christlicher Perspektive ist Gott der letzte Urheber, die letzte Bezugsgröße, auf die alle moralischen Systeme zurückgeführt und an dem alle Normen überprüft werden. Im Gegensatz zur philosophischen Ethik ist für die theologische Ethik[8] der Begriff Moralität mit der Gottesvorstellung gefüllt; als höchstes Moralprinzip gilt die Forderung, Gott und die Mitmenschen zu lieben. Eng verwandt mit der christlichen Vorstellung von Moralität ist *Albert Schweitzers* oberstes Prinzip der **Ehrfurcht vor dem Leben** (vgl. *Schweitzer* 1976).

Die philosophische Ethik glaubt ohne den Gottesbegriff auszukommen. Im Rückgriff auf die Werte der Aufklärung bestimmt sie andere oberste Prinzipien. Beispielsweise identifiziert *Annemarie Pieper* die **Freiheit** des aufgeklärten Menschen als oberstes Prinzip und definiert Moralität als das *»… zur festen Grundhaltung gewordene Gutseinwollen, das sich den unbedingten Anspruch der Freiheit zu eigen und zum Sinnhorizont jedweder Praxis gemacht hat«* (*Pieper* 2000:45). Freiheit ist aus dieser Sicht der unbedingte, d. h. nicht von anderen Prinzipien ableitbare, letzte Grund und Maßstab für die Legitimation von Moralen. *»Im Begriff der Moralität wird Freiheit als das Unbedingte gedacht, als der unbedingte Anspruch, Freiheit um der Freiheit willen als das höchste menschliche Gut zu realisieren.«* (S. 44)

Grundlage aller moralischen Normen ist nach Auffassung der (westlichen) philosophischen Ethik der vernünftige Wille des Menschen, der sich in autonomer Selbstbestimmung im Verbund mit anderen Menschen frei dazu bestimmt, er selbst zu sein (*Pieper* 2000:130). Freiheit ist nicht ohne Selbstbestimmung denkbar. *»Selbstbestimmung gehört zur Freiheit des Menschen. Daß ihm nur das angerechnet werden kann, was er in Freiheit, also mit vollem Wissen und ohne Zwang tut, war für philosophische und theologische Ethik immer selbstverständlich. Gerade die Aufklärungsphilosophie hat dem noch einen wesentlichen Punkt hinzugefügt. Wenn der Mensch wirklich frei handeln soll, darf er nicht unter dem Gesetz einer fremden Macht, die nicht er selbst ist, stehen. Fremde Mächte können Gott, Natur, Staat, Gewohnheit, Affekte usw. sein.*

Der Mensch ist nur frei, wenn er sich selber Gesetzgeber ist.« (*Illhardt* 1985:10) Das klinge, fährt *Illhardt* fort, für den religiös denkenden Menschen zu Unrecht wie der Versuch einer Entmachtung Gottes. Gerade die Paulusbriefe im Neuen Testament betonten die Übereinstimmung des göttlichen Gesetzes und einer im Glauben fundierten Selbstständigkeit des Handelns (ebd.). Zwischen Selbstbestimmung und religiöser Bindung muss nach *Körtner* (2004:15) kein Gegensatz bestehen.

Menschen sind demzufolge sowohl aus theologischer als auch aus philosophischer Sicht zur Freiheit bestimmt. Allerdings bleibt die Frage unbeantwortet, was Freiheit im Konkreten meint. Ist nicht die Bedeutung von Freiheit von Menschen bestimmt? Wer soll und darf Freiheit definieren? Freiheit meint das, was in einer Zeit, in einer Kultur, einer Gesellschaft gerade unter Freiheit verstanden wird: In einem diktatorischen Regime bedeutet Freiheit etwas anderes als in einem freiheitlich-demokratischen Rechtsstaat, in einem zentralafrikanischen Dorf etwas anderes als in einer fernöstlichen Metropole, im 21. Jahrhundert etwas anderes als zur Zeit der Aufklärung.

Wer sollte die Bedeutung von Freiheit festlegen, um sie gleichsam zu sichern und zu konservieren? Die Lösung dieser Fragen liegt m. E. nicht im erneuten Versuch, das oberste Prinzip Freiheit wiederum an ein noch höheres Prinzip (z. B. Ehrfurcht vor Gott) zurückzuführen, sondern im Eingeständnis, dass sowohl das Letztprinzip Freiheit wie auch die unmittelbar daraus abgeleiteten Basisnormen oder ethischen Grundprinzipien soziokulturell und geschichtlich variabel sind und zudem unterschiedlich interpretiert werden können.

Aus ethischen Prinzipien (z. B. Fairness, Gleichbehandlung, Wahrhaftigkeit, Humanität) lassen sich wiederum untergeordnete Normen, kleinste Teile von Moralen, ableiten. Auch sie sind Menschenwerk, also fehlbar und durch ethische Anstrengungen immer wieder zu überprüfen und zu begründen. Die Argumente der geschichtlichen Variabilität und Interpretierbarkeit von Freiheit und damit der Gefahr ihres Missbrauchs treffen zugegebenermaßen auf alle vorgeschlagenen Letztprinzipien zu: Ehrfurcht vor bzw. Liebe zu Gott, Ehrfurcht bzw. Achtung vor dem Leben, Menschenwürde, höchstes Glück (»Glückseligkeit«) etc.

In dem Wissen, dass die philosophische Überzeugung von der überragenden Stellung der menschlichen Freiheit – wie übrigens auch der Vernunft – den Charakter einer **Glaubensaussage** besitzt, schließe ich mich der in der philosophischen Ethik gebräuchlichen Auffassung von **Freiheit** als dem Letztprinzip an. Als überzeugter Christ habe ich zwar Bedenken gegen eine ausschließlich auf Vernunft und Freiheit gründende Ethik, kenne aber keine bessere Alternative. Sowohl das Prinzip der *Ehrfurcht vor dem Leben* (*Albert Schweitzer*) als auch das von *van der Arend* und *Gastmans* als entscheidendes Prinzip vertretene Postulat der *Menschenwürde*[9] lassen sich auf das Prinzip der Freiheit zurückführen. »*Über Freiheit hinaus ist ein (höheres) moralisches Gut weder vorstellbar noch wünschbar. Daher ist jede Handlung, jede Norm, die sich auf das Freiheitsprinzip zurückführen läßt, ethisch letztbegründet und insofern moralisch legitimiert.*« (*Pieper* 2000:225) Dieses philosophische Credo schließt den Glauben an einen liebenden Gott, der die Menschen sowohl mit Freiheit begabt als auch mit einer verantwortungsbewussten Lebens- und Weltgestaltung beauftragt hat, nicht aus.

Nachdem ich *Pieper* in der Grundfrage nach Moralität schließlich zustimmen kann, unternehme ich den Versuch einer inhaltlichen Bestimmung von Moralität[10]:

> Moralität ist die Grundhaltung
> des un-bedingten Strebens
> nach Verwirklichung von Freiheit.

Grundhaltungen allein – so wichtig sie als grundsätzlich handlungsleitende Faktoren sind – reichen im Alltagshandeln jedoch nicht aus. Moralität ist immer auf Moral angewiesen. Ohne Moral bleibt Moralität unwirksam: »*Der Begriff der Moralität ist somit das Prinzip aller Moral(en), der eine Moral als Moral legitimierende Sinngrund. Die Begriffe Moralität und Moral weisen daher wechselseitig aufeinander zurück: Wie eine Moral sich nur im Rückgriff auf das Prinzip der Moralität rechtfertigen kann, indem sie ihre materialen Normen als Ausdrucksformen des Unbedingtheitsanspruchs der Freiheit erweist, so ist das Prinzip der Moralität zur Erfüllung seines Anspruchs auf eine Moral angewiesen, in der es sich konkretisiert und als handlungsbegründendes Prinzip wirksam wird*« (Pieper 2000:46).

> Moralen sind gleichsam Hände und Füße der Moralität; ihre Aufgabe ist es, die Freiheit ins tatsächliche Leben zu bringen.

Jede Moral muss sich an dieser Richtschnur messen lassen. »*Eine geltende Moral bzw. eine moralische Regel kann aus Moralität in Frage gestellt oder negiert werden.*« (Pieper 2000:39) Kriterium für die kritische Beurteilung einer Moral ist, ob sie menschliche Freiheit ermöglicht oder fördert. Mag die Funktion der Moral aus soziologischer Sicht in Aspekten von Machterhalt, Stabilität und Zusammenhalt liegen, so dienen moralische Normen aus ethischer Sicht doch einem anderen Zweck:

> Moralische Normen sind praktische Regeln der Selbstbeschränkung von Freiheit um der Freiheit aller willen (*Pieper* 2000:182).

Regeln dienen keinem Selbstzweck. Sie ordnen etwas Ungeregeltes »*... nicht um der Ordnung oder Regelung willen, sondern um der Freiheit willen. Die Regeln sollen die Freiheit nicht aufheben (›reglementieren‹ oder ›verregeln‹), sondern garantieren*« (Pieper 2000:300).

Eine Moral muss sich demnach vom Prinzip der Moralität ableiten lassen, will sie sich legitimieren. Was aus Moralität geschieht, gilt im Grundsatz als moralisch gerechtfertigt; wer aus der Grundhaltung der Moralität heraus handelt[11], handelt moralisch kompetent. Was bedeutet moralische Kompetenz?

2.1.3 Was ist moralische Kompetenz?

Bevor wir uns der speziellen Frage nach *moralischer* Kompetenz zuwenden, soll zunächst der Begriff **Kompetenz** geklärt werden (vgl. *Lay* 2001 c:197). Die verschiedenen wissenschaftlichen Disziplinen, die mit dem Kompetenzbegriff arbeiten, verwenden ihn in unterschiedlicher Bedeutung. Es gibt bislang keinen Konsens über die Frage, was Kompetenz sei, oder wie sie systematisch in Teilkompetenzen klassifiziert werden könnte.

Wie die Zuschreibung von Kompetenz ein soziales Geschehen ist, so sind auch Definitionen von *Kompetenz* Mittel und Produkte sozialer Aushandlungsprozesse, die in vielen wissenschaftlichen Disziplinen stattfinden. Ohne den Anspruch, das Ei des Kolumbus gefunden zu haben, soll eine neue Definition eingeführt werden, die wesentliche Aspekte der Diskussion in den verschiedenen Disziplinen aufgreift und integriert:

> »*Kompetenz lässt sich grundsätzlich verstehen als die Disposition, die Fähigkeit und die Bereitschaft, den wechselnden Anforderungen der Umwelt gezielt zu begegnen*« (*Lay* 2001 c:197).

Nun kann die Frage nach der Bedeutung des Ausdrucks *moralische Kompetenz* aufgegriffen werden. Moralische Kompetenz ist ein Hauptanliegen der Ethik. Allerdings kann und soll Ethik sich nicht stellvertretend für handelnde Subjekte moralische Kompetenz anmaßen, sondern die Handelnden dazu anleiten, selber moralische Kompetenz zu erwerben und auszuüben (*Pieper* 2000:183). Moralische Kompetenz besteht nicht nur im Nachdenken, sondern wird in der konkreten moralischen Handlung sichtbar: »*Ihr Ziel erreicht die Ethik aber erst dann, wenn Reflektieren und Handeln eine Einheit bilden und sich Moralität im praktischen Vollzug bewährt. Erst diese Einheit selbstverantwortlichen Verhaltens weist moralische Kompetenz ... aus*« (*Schwerdt* 1998 c:254).

Worin besteht moralische Kompetenz nun konkret? *Pieper* kennzeichnet sie grundsätzlich als Einsicht und Besonnenheit im Bereich des Praktischen sowie als Entschlusskraft und Verantwortungsbewusstsein (*Pieper* 2000:45). Ein blindes Befolgen moralischer Regeln macht noch keine moralische Kompetenz aus: »*Moralische Kompetenz im eigentlichen Sinn besitzt somit nicht derjenige, der den geltenden Moralkodex und das gängige Wertesystem fraglos internalisiert hat ..., moralische Kompetenz besitzt vielmehr ausschließlich derjenige, der sich Moralität zum Prinzip seiner Willensbildung und Praxis gemacht hat. ... Wer aus moralischer Kompetenz moralisch handelt, vermag Rechenschaft abzulegen über die Gründe seines Tuns, wobei der letzte Grund aller Gründe eben das Prinzip der Moralität qua Freiheitsprinzip im Sinne von Autonomie*[12] *ist: Freiheit, die sich um der Freiheit aller willen an Normen und Werte bindet, durch die der größtmögliche Freiheitsspielraum ermöglicht wird. Moralisch kompetent ist der mündige Mensch, der seine Entscheidungen nicht nur gegenüber sich selbst, sondern auch gegenüber seinen Mitmenschen zu verantworten vermag. Moralische Kompetenz und Verantwortung gehören untrennbar zusammen, sie sind die beiden Seiten einer Freiheit, die sich als Moralität versteht*« (*Pieper* 2000:46).

Moralisch kompetentes Handeln gründet nicht auf situativen »Glanzleistungen«, sondern auf einer grundlegenden Haltung, die jedes Individuum selbst erwerben muss. »*Wer sich in kritisch-praktische Urteilskraft einübt, erwirbt im Verlauf seines Lern- und Lebensprozesses eine mehr und mehr sich festigende Grundhaltung, die als moralische Kompetenz bezeichnet werden kann. Moralische Kompetenz dokumentiert sich in der Fähigkeit, in allen Situationen, die ein Handeln erforderlich machen, im Hinblick auf das Prinzip der Freiheit verbindlich, d. h. mit guten Gründen zu entscheiden,* was *zu tun ist. Moralische Kompetenz – sozusagen als der moderne Begriff von Tugend – impliziert soziale Verantwortung, insofern die jedem abverlangte Fähigkeit, moralisch zu handeln und zu urteilen, die Bereitschaft einschließt, in jedem menschlichen Gegenüber die Freiheit zu achten und vor dieser Freiheit jederzeit Rechenschaft über das eigene Handeln abzulegen.«* (Pieper 2000:180)

Pieper stellt an die Zuerkennung des Prädikats »moralisch kompetent« m. E. zu hohe Anforderungen. Die wenigsten Menschen argumentieren in der Praxis mit Rückbezug auf das höchste Gut Freiheit. Eine schlüssige Berufung auf formale oder materiale ethische Prinzipien reicht nach meiner Auffassung aus, um moralische Kompetenz zuzuerkennen. Eine Definition von moralischer Kompetenz könnte in diesem Sinne lauten:

> Moralisch kompetent ist, wer fähig und bereit ist, sein selbstbestimmtes Handeln als an ethischen Theorien oder Prinzipien ausgerichtet zu ver*antworten*.

Die Bezugnahme auf ethische Theorien und Prinzipien beinhaltet auch die Möglichkeit, sich auf ein oberstes Prinzip (Moralprinzip, Moralität) zu berufen. Wer sich allerdings lediglich auf Regeln berufen kann, ist nach dieser Definition nicht moralisch kompetent.

Kompetenz ist nicht direkt wahrnehmbar. Wenn sie jedoch sichtbar und erlebbar wird, wenn sie gleichsam »zur Aufführung gelangt«, dann erleben wir Performanz (vgl. *Lay* 2001 c:197). »*Kompetenzen wie moralische Sensibilität, Urteils- und Kommunikationsfähigkeit wären wirkungslos, wenn sie auf das Fühlen, Denken oder Sprechen über Moral beschränkt blieben. Umfassende moralische Kompetenz beweist sich erst im Handeln, in ihrer* **Performanz.**« (Reiter-Theil 1995:14)

Moralische Kompetenz ist nichts Statisches, sondern unterliegt dynamischen Entwicklungen. Was einem Menschen wert und teuer ist, ändert sich in verschiedenen Lebensphasen. »*Im Laufe unseres Lebens verändern sich unsere Erfahrungen und Vorstellungen und damit auch unser Wert- und Normsystem sowie unsere Einschätzung der Wirklichkeit. Eigenständiges, ethisch verantwortliches Handeln ist aus diesem Grunde, wie auch die Persönlichkeits- oder Glaubensentwicklung, ein prozeßhaftes Geschehen, das immer wieder der Reflexion bedarf.*« (Lindner 1999:56)

2.1.4 Werte, Güter und Übel

»*Die Ethik als Wissenschaft beschäftigt sich mit den wertmäßigen Grundlagen von Handeln, der Frage also, welche Werte und Normen für ein Handeln leitend sind. Das Ziel der ethischen Refle-*

xion ist es, die in konkreten Sachentscheidungen enthaltenen Wertaspekte transparent zu machen; es geht darum, Handeln hinsichtlich der Wertaspekte zu begründen. Dies kann
- *im Vorfeld des Handelns geschehen, indem im Hinblick auf eine Entscheidungsfindung die zu beachtenden Werte herausgearbeitet werden, oder*
- *im Nachhinein, indem das Handeln hinsichtlich seiner wertmäßigen Anteile analysiert wird.«* (*Schreiner* 2001 a:18)

Bei der Frage nach den Werten, die menschlichem Handeln zu Grunde liegen (deskriptiver Zugang) bzw. zu Grunde liegen sollten (normativer Zugang), lassen sich verschiedene Einteilungen vornehmen. Zunächst können wir zwischen »Gütern« und »Übeln« unterscheiden. Güter sind positiv eingeschätzte Sachverhalte und Gegenstände; als »Übel« werden negativ eingeschätze Sachverhalte und Gegenstände bezeichnet (vgl. Tabelle 1).

Tabelle 1: Kategorisierung von Gegenständen und Sachverhalten als Güter bzw. Übel

Güter	Übel

2.1.4.1 Subjektivität in der Bezeichnung von Gütern und Übeln

Was bedeutet die Unterscheidung zwischen Gütern und Übeln? In der Benennung eines Elementes (Gegenstandes, Sachverhaltes) als »Gut« oder »Übel« liegt bereits eine subjektive Bewertung (vgl. *Gillen* 1999:21). Ist beispielsweise die hohe Wahrscheinlichkeit, dass ein Patient, der sich seit drei Jahren im Wachkoma befindet, innerhalb der nächsten Jahre an einer Lungenentzündung sterben wird, ein Gut oder ein Übel? Ist Sterben positiv oder negativ besetzt? Wie wird der Tod eingeschätzt? In welchen Fällen ändern wir unsere Einschätzung?

Die Kennzeichnung als Gut oder Übel ist bereits Ergebnis eines Deutungs- und Entscheidungsprozesses, der auf Grundlage unseres jeweiligen Welt- und Menschenbildes, unseres psychosozialen »Strickmusters«, unserer kognitiven Fähigkeiten und anderer Einflussfaktoren geschieht. Oberste Richtschnur bei der Beurteilung, ob etwas eher als Gut oder als Übel kategorisiert werden soll, ist die Moralität, das Letztprinzip. Je nach ethischer Position (s. Kap. 7.7) wird Moralität inhaltlich allerdings unterschiedlich besetzt. Üblicherweise bestimmt die philosophische Ethik in Anlehnung an *Immanuel Kant* (1724–1804) Freiheit als höchstes Gut. Alles, wodurch Freiheit hervorgebracht wird, ist nach dieser Überzeugung ein Gut. Utilitaristen dagegen würden etwas als gut (bzw. Gut) bezeichnen, wenn es das Glück, die Lust oder den Nutzen der größtmöglichen Zahl von Menschen maximiert (*Ferber* 1999:185, vgl. Kap. 7.7.3).

2.1.4.2 Vorsittliche und sittliche Güter und Übel

Gillen (1999:21 f.) unterscheidet nicht nur zwischen Gütern und Übeln, sondern darüber hinaus zwischen vorsittlichen (prämoralischen) und sittlichen (moralischen) Gütern bzw. Übeln (vgl. Tabelle 2).

Vorsittliche Elemente, d. h. vorsittliche (prämoralische) Güter und Übel werden durch sittliches (moralisches) Handeln vergrößert oder verkleinert, gefördert oder unterdrückt (*Gillen* 1999:21). *Gillen* nennt als Beispiele für **vorsittliche Güter und Übel**: Krankheit, Müdigkeit, Lebenszeit, Selbstbestimmung und Freude. Sie sind nicht selbst (un-)moralisches Handeln, sondern gehen dem (un-)moralischen Handeln voraus bzw. sind die Ergebnisse früheren moralischen oder unmoralischen Handelns (vgl. ebd.).

Vorsittliche (prämoralische) Güter sind grundlegende, aktuell oder potenziell in der Welt vorhandene Elemente (Sachverhalte, Gegenstände), die positiv bewertet und angestrebt werden. Beispiele sind etwa: Natur, Leben, Gesundheit, Freiheit, Autonomie und Wahrheit. Vorsittliche Güter können durch menschliches Handeln verwirklicht oder verwirkt werden.

Einstellungen, Haltungen und Handlungen, die dazu beitragen, dass vorsittliche Güter verwirklicht, also »vergrößert« bzw. »vermehrt« werden, nennen wir **sittliche (moralische) Güter**. Wahrhaftigkeit und Respekt vor dem Leben sind zwei Beispiele für sittliche Güter. So dient das sittliche Gut *Respekt vor dem Leben* dem vorsittlichen Gut *Leben*, und das vorsittliche Gut *Wahrheit* wird durch das sittliche Gut *Wahrhaftigkeit* vergrößert. Eine Handlung ist »… dann moralisch, wenn sie ein Gut hervorbringt« (*Scheler*, zit. n. *Pieper* 2000:239), genauer ausgedrückt: ein *vorsittliches* Gut. In der Alltagssprache sind besonders hervorragende moralische Güter als **Tugenden** bekannt.

Negativ bewertete grundlegende Objekte oder Sachverhalte, deren Vermeidung oder Verminderung anzustreben ist, nennen wir **vorsittliche (prämoralische) Übel**, z. B. Krankheit, Behinderung oder Schmerz. Menschliche Einstellungen und Handlungen, die die Verwirklichung von vorsittlichen Übeln unterstützen, bezeichnen wir als **sittliche (moralische) Übel**. Der Volksmund kennt dafür die Begriffe *Untugend* und *Laster*. Beispiele für sittliche Übel sind etwa Unaufrichtigkeit, Betrug, Gleichgültigkeit gegenüber den Schmerzen Anderer, Habgier oder Umweltzerstörung.

Tabelle 2: Kategorisierung von Gegenständen und Sachverhalten als vorsittliche (prämoralische) oder sittliche (moralische) Güter bzw. Übel

	Güter	Übel
vorsittlich (prämoralisch)		
sittlich (moralisch)		

2.1.5 Der Zusammenhang von Werten, Gütern, Moral und Moralität

Wie hängen die Begriffe *Wert*, *Gut*, *Moral* und *Moralität* zusammen? Moralität als Grundhaltung des unbedingten Strebens nach Verwirklichung von Freiheit benötigt eine Moral, die Normen bereitstellt, die darauf hinzielen, Freiheit zu ermöglichen. Diese Normen liegen in unterschiedlichen Abstraktionsgraden vor.

Pieper (2000:50) weist auf die Existenz von *Basisnormen* hin, die das Moralitätsprinzip stützen und ihm Gestalt verleihen. Aus diesen *Basisnormen*, die ich als *ethische Grundprinzipien* oder *zentrale moralische Güter* bezeichne, leiten sich wiederum Normen niedrigeren Abstraktionsgrades ab: *Folgenormen* (vgl. Pieper 2000:51).
Ich nenne sie *moralische Regeln* oder *untergeordnete moralische Güter* (vgl. Abbildung 1).

Wie sich **ethische Grundprinzipien** aus der **Moralität** als dem höchsten moralischen Gut herleiten und begründen lassen, so können aus ihnen wiederum **moralische Regeln** abgeleitet und legitimiert werden.[13]

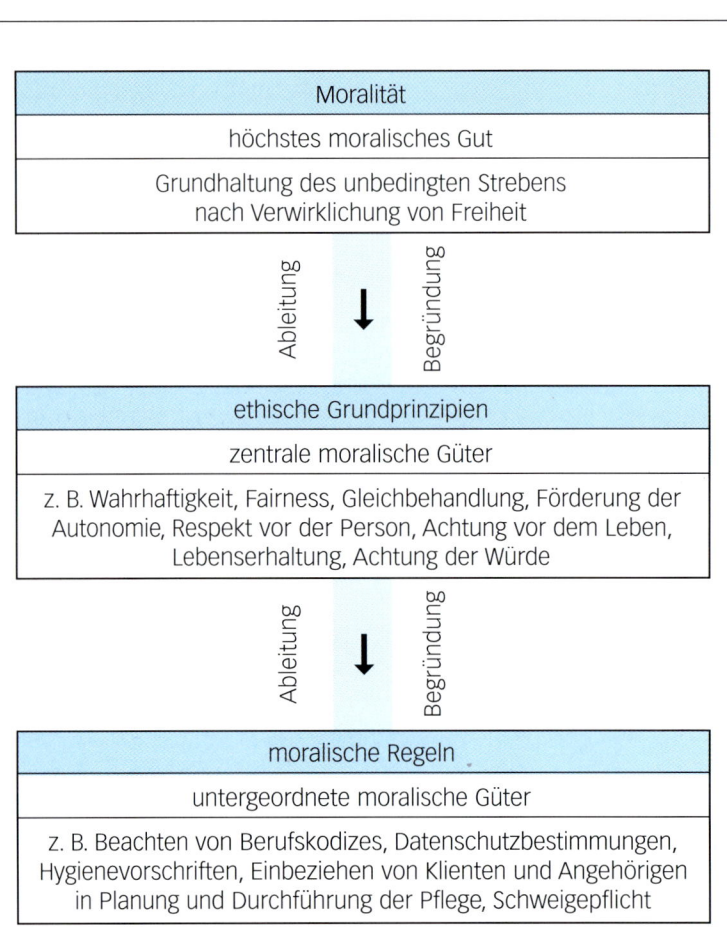

Abb. 1: Klassifikation von Normen.

Begriffsklärungen

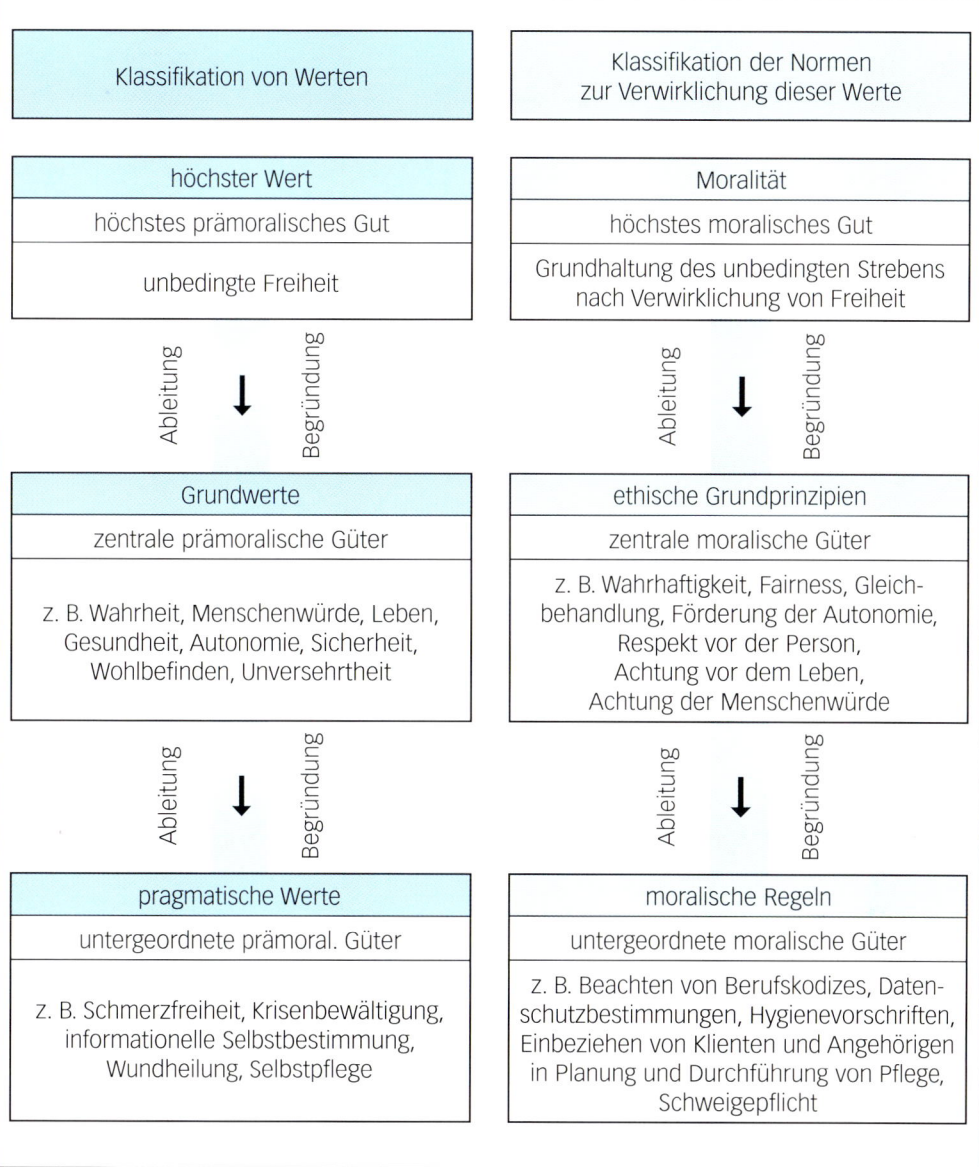

Abb. 2: Modell zur Klassifikation von Werten und Normen zur Verwirklichung dieser Werte.

Ein Wert sagt uns, was gut und somit erstrebenswert ist (vgl. *van der Arend* 1998:14, 71). Das Erstreben von Werten findet auf unterschiedlichen Ebenen statt. Jede der drei Abstraktionsstufen von moralischen Normen dient der Verwirklichung von Werten unterschiedlicher Ebene. Es wurde bereits herausgearbeitet, dass Moralität als Norm der höchsten Abstraktionsstufe (als höchstes moralisches Gut) der Verwirklichung von Freiheit als dem höchsten Wert (dem höchsten prämoralischen Gut) dient. Abbildung 2 veranschaulicht, welche Werte durch **ethische Grundprinzipien** und **moralische Regeln** verwirklicht werden sollen.

Wie ist die Abbildung 2 zu verstehen? Vom höchsten Wert, der unbedingten Freiheit, leiten sich **Grundwerte** ab, die sich auf einer niedrigeren Abstraktionsstufe befinden: Wahrheit, Menschenwürde, Leben, Gesundheit, Autonomie bzw. Selbstbestimmung, Sicherheit, Wohlbefinden, Unversehrtheit etc. Sie finden ihre Legitimation darin, dass sie die Freiheit als höchsten, aber sehr abstrakten Wert in eine praxisnähere Form übersetzen. Grundwerte decken zentrale ethische Werte ab und sollen deshalb auch als **zentrale prämoralische Güter** bezeichnet werden.

Von den **Grundwerten** wiederum leiten sich Werte der unteren Abstraktionsstufe ab, die ich **pragmatische Werte** nenne, weil sie unmittelbar den Erfordernissen der praktischen Handlungsfelder entsprechen. Im Bereich der Pflege wären dies zum Beispiel Schmerz-FREIHEIT, informationelle Selbstbestimmung, Wundheilung, Krisenbewältigung und Selbstpflege.

Wie **Moralität** den *höchsten Wert* (Freiheit) zur Verwirklichung bringen will, so sollen **ethische Grundprinzipien** zur Realisierung von **Grundwerten** beitragen. Mit anderen Worten: Als **zentrale moralische Güter** sollen sie **zentrale prämoralische Güter** hervorbringen (siehe Kap. 2.1.4.2). In ähnlicher Weise sollen die von übergeordneten **ethischen Grundprinzipien** abgeleiteten **moralischen Regeln** als praktische Handlungsanweisungen die Verwirklichung **pragmatischer Werte** unterstützen. In der Systematik von Gütern und Übeln ausgedrückt: Die **moralischen Regeln** agieren als **untergeordnete moralische Güter**, die der Realisierung von **untergeordneten prämoralischen Gütern** (pragmatischen Werten) dienen.

Diese Einteilung mag zunächst unnötig kompliziert erscheinen, ihr Nutzen wird jedoch an späterer Stelle deutlich hervortreten, wenn sich eine Methode der ethischen Entscheidungsfindung sowie Überlegungen zur pädagogischen Vermittlung von Ethik darauf gründen werden.[14]

Güter können in Entscheidungssituationen konkurrieren und den Handelnden in Gewissensnöte bringen, wenn er vor der Wahl steht, welche der unterschiedlichen Werte er mit welchen Handlungen anstreben soll. Davon handelt das folgende Kapitel.

2.1.6 Was sind moralische Konflikte und Dilemmata?

Nicht selten sind Menschen zwischen der Berücksichtigung unterschiedlicher Güter hin- und hergerissen. Ihnen wird eine Entscheidung über unterschiedliche Alternativen moralischen Handelns abverlangt. Dabei geht es vielleicht nicht nur um verschiedenartige **moralische** Güter, sondern eventuell um die Verwirklichung unterschiedlicher **prämoralischer** Güter. Menschen erleben in solchen Situationen einen **moralischen Konflikt**. Mit anderen Worten: Ihnen stellt sich ein **moralisches Problem**. Diese Begriffe sollen synonym[15] verwendet werden.

Van der Arend definiert ein moralisches Problem als »... *eine häufig auf Kontrasterfahrungen beruhende Beschreibung eines inneren Konflikts, den wir aus einem ethischen Blickwinkel betrachten können und bei dem Unsicherheit hinsichtlich der zu treffenden Entscheidung besteht*« (1998:16). Vielfältige Formen moralischer Probleme bzw. Konflikte sind möglich; sie können unter Verwendung der Begriffe **Güter** und **Übel** genauer kategorisiert werden (s. Kap. 7.5.1).

Ein Beispiel für einen moralischen Konflikt: Ein 17-jähriger Jugendlicher litt an einer besonders lebensbedrohlichen Form von Blutkrebs und hatte alle Erfolg versprechenden Therapien hinter sich gebracht. Die Kinderkrankenschwester kannte die aktuellen Befunde und wusste, dass keine der Behandlungsmöglichkeiten angeschlagen hatte. Für das Leben des jungen Menschen gab es keine Rettung mehr. Auch der Jugendliche ahnte das bereits und wandte sich mit folgender Frage an die Kinderkrankenschwester: »*Soll ich den Führerschein machen oder lieber einen teuren CD-Player kaufen?*« Die Pflegekraft war im Konflikt: Sollte sie dem Patienten sagen, dass die Blutwerte sich erheblich verschlechtert hatten und er wohl sterben werde, obwohl ihr das nicht erlaubt war? Die Rechtsprechung besagt, dass nur Ärzte aufklären dürfen. Andererseits hatte die Kinderkrankenschwester eine sehr gute Beziehung zu dem Jugendlichen aufgebaut und wollte sich einer wahrhaftigen Stellungnahme nicht entziehen. So nahm sie das vom Patienten angebotene Bild auf, blickte ihm ins Gesicht und sagte: »*Kauf' dir einen tollen CD-Player.*«

Moralische Dilemmata gelten als extreme Form von moralischen Konflikten. Sie entstehen, wenn sich ein Mensch zwei oder mehr Pflichten gleichzeitig verpflichtet weiß, die nicht miteinander vereinbar sind und unterschiedliche Handlungsalternativen nahe legen. »*Ein moralisches Dilemma ist eine Zwangslage. Eine Entscheidung wird verlangt, doch stehen unterschiedliche Interessen, unterschiedliche Pflichten oder gar Prinzipien gegeneinander.*« (*Arndt* 1996a:77) Wenn zum Beispiel im Krankenhaus eine Nachtschwester den Angehörigen eines verwirrten Menschen versprochen hat, von einer Fixierung abzusehen und stattdessen oft nach ihm zu sehen, kann sie in ein moralisches Dilemma geraten, wenn dieser Mensch sehr unruhig wird, während gleichzeitig ein anderer Patient nach einer komplizierten Operation zu bluten beginnt und eine sehr zeitintensive Betreuung braucht. Soll sie ihr ursprüngliches Versprechen halten (Freiheit, Selbstbestimmung, Wahrhaftigkeit) oder eher die vitalen Funktionen des frisch operierten Patienten engmaschig beobachten und sichern (Sicherheit gewährleisten, Sorge für das Leben und die Unversehrtheit)?

Hilde Steppe weist auf das gehäufte Auftreten moralischer Konflikte in sozialen Berufen hin: »*Jeder Beruf, der mit Menschen in abhängigen Situationen zu tun hat, wird sich immer wieder im ethischen Dilemma befinden. Je komplexer die Situation ist, desto komplexer ist naturgemäß auch dieses Dilemma.*« (*Steppe* 1994:57) Moralisches Empfinden und ethische Kenntnisse erhöhen die Wahrscheinlichkeit, ethische Probleme und Dilemmata wahrzunehmen. Der Unterschied zwischen Konflikten und Dilemmata ist oft nicht eindeutig zu bestimmen, weil er u. a. von den Vorerfahrungen und den Einschätzungen der jeweiligen Situation abhängt.

Im nächsten Kapitel sollen zunächst die Bedeutungen des Begriffs *Ethik* geklärt werden, um dann die Ziele, Aufgaben und Funktionen der Ethik zu beleuchten.

2.1.7 Was ist Ethik?

Aristoteles (384–322 v. Chr.) war der erste Philosoph, der ethische Theorie als eine eigenständige Disziplin beschrieb. Er unterschied theoretische (Mathematik, Logik, Physik und

Metaphysik) und praktische Disziplinen der Philosophie (Ethik, Ökonomik und Politik) (vgl. *Frewer* 1997:63). Im Unterschied zur theoretischen Philosophie beschäftigt sich die praktische Philosophie, darunter also auch die Ethik, nicht mit Fragen des Erkennens und Seins, sondern der menschlichen Praxis (vgl. *Höffe* 1997:237).

Die Ethik als eine praktische Disziplin der Philosophie versteht sich heute als **Wissenschaft vom moralischen Handeln** (*Pieper* 2000:17). Sie beschäftigt sich auf verschiedenen Reflexionsebenen mit dem Verhältnis von Moralität und Moral. Dabei prüft sie überwiegend, inwiefern moralische Normen und Grundsätze dem Prinzip der Moralität dienen. Zentraler Gegenstand der Ethik ist die Beziehung von Moral und Moralität im Kontext menschlicher Lebenspraxis. Ethik ist eine Theorie moralischen Handelns (ebd.,S. 59f).

Die Ethik als philosophische Wissenschaft vom guten und richtigen Handeln (Hofmann 1995a:445) ist jedoch nicht selbst eine Moral, sondern redet **über** Moral (*Pieper* 2000:24). »*Die Ethik ist keine Supermoral. Sie stellt keinen materialen Normenkatalog auf, der für die gesamte Menschheit verbindliche Handlungsregeln beinhaltet.*« (ebd., S. 182)

»*Ethik als Teilgebiet der Philosophie befaßt sich mit der Entstehung, Veränderung und Wirkung der Moral.*« (*Hoppe* et al. 1995:11) Ethiker denken über Maßstäbe menschlichen Handelns nach, hinterfragen bestehende moralische Normen, ob sie unter den aktuellen Umständen dem Prinzip der Moralität Rechnung tragen, und sie beraten und unterstützen Menschen bei Fragen der ethischen Entscheidungsfindung.

> Ethik ist die »*… systematische Begleitung beim Treffen von Entscheidungen (…) Ethik ist also eine rationale, das heißt eine geistige Tätigkeit*« (*van der Arend, Gastmans* 1996:36).

Ist diese geistige Tätigkeit für studierte Philosophinnen reserviert? Keineswegs! »*Ethische Überlegungen sind nicht bloß dem Moralphilosophen oder Ethiker vorbehalten.*« (*Pieper* 2000:17)

> »*Wir fällen ja tagtäglich fortwährend moralische Urteile, und dies so selbstverständlich, dass es uns kaum noch auffällt. … Wer es nun nicht dabei beläßt, einfach moralisch zu urteilen, sondern sich dafür interessiert, was das Moralische eigentlich ist, und ob es überhaupt einen Sinn hat, moralisch zu handeln, wie man solches Handeln begründen und rechtfertigen kann – wer solche Fragen stellt, fängt an, Ethik zu betreiben.*« (*Pieper* 2000:23)

Ethik ist zwar von ihrem Ursprung her ein Teilgebiet der Philosophie als wissenschaftlicher Disziplin, dennoch darf sie als Tätigkeit weder auf die wissenschaftliche Philosophie noch auf andere Wissenschaften beschränkt werden, will sie ihre positive Wirkung in der Lebenspraxis von Menschen entfalten. Ethik soll den Menschen dienen, indem sie sie über die Bedingungen moralischen Handelns aufklärt, die Zusammenhänge zwischen Moralität und Moral offen legt und bestehende Gewohnheiten und Regeln in Frage stellt.

»Ethik meint das kritische Nachdenken über das Ethos, über Normen also, die für den einzelnen Menschen wie für die Gesellschaft als verbindlich betrachtet werden.« (*Schröder* 1985:464)

In der Begegnung verschiedener in der Gesellschaft vorfindlicher Moralen kann Ethik als ein Vermittlungsinstrument eingesetzt werden (*Gillen* 2001:94 f.). Welche weiteren Ziele, Aufgaben und Funktionen werden der Ethik zugeschrieben?

2.2 Ziele, Aufgaben und Funktionen der Ethik

»Ethik ist die Lehre (Theorie, Wissenschaft) von der Moral« (*Hoppe* et al. 1995:13). *Oder wie Arndt formuliert: »Ethik … ist die theoretische Studie moralischer Werte und Gegebenheiten.«* (*Arndt* 1996a:16)

> Ethik ist demnach keine Praxis, sondern eine Theorie, deren Anliegen eine moralische Praxis ist. Ethik kann selbst keine moralische Praxis erzeugen. *»Wie niemand durch Theologie religiös wird, so wird auch niemand durch Ethik moralisch. Gleichwohl vermag die Ethik durch kritische Infragestellung von Handlungsgewohnheiten zur Klärung des moralischen Selbstverständnisses beizutragen. Der Gegenstand der Ethik ist also: moralisches Handeln und Urteilen.«* (*Pieper* 2000:13)

Ethik ist eine Theorie, die zur Klärung des moralischen Selbstverständnisses verhelfen kann. An dieser Stelle mag kritisch gefragt werden: Wie ist es eigentlich mit dem moralischen Selbstverständnis der Philosophie selbst bestellt? Anders gefragt: Sind Philosophen moralisch einwandfreie Menschen?

2.2.1 Aufgaben und Rollen von Philosophen

Sollten Philosophen moralisch beispielhafte Menschen sein, wenn sie Ethik betreiben? Nicht unbedingt. Ethiker müssen nicht selbst moralische Vorbilder sein, wie auch kompetente Theaterkritiker nicht notwendigerweise brilliante Schauspieler (vgl. *Pieper* 2000: 29 f.) oder Musikwissenschaftler hervorragende Musiker (vgl. *Frewer* 1997:65) sein müssen. Ethiker sind philosophisch tätig, und Philosophen stehen nach *Böhme* (1994) drei unterschiedliche Formen des Selbstverständnisses offen. Nicht nach jedem Selbstverständnis kann von ihnen eine Vorbildfunktion in moralischem Handeln erwartet werden. Folgende drei Formen philosophischen Selbstverständnisses sind nach *Böhme* verbreitet (*Böhme* 1994:15 ff.):

1. **Philosophie als Wissenschaft**
   Der Philosoph versteht sich als Forscher, der innerhalb der wissenschaftlichen Disziplin Philosophie spezielle Forschungsmethoden anwendet, um Wissen zu generieren. Er ist jedoch nicht verpflichtet, zu leben, was er weiß und denkt.
2. **Philosophie als Lebensform**
   Der Philosoph ist ein Lebensweiser, nicht unbedingt ein guter Wissenschaftler. Er strebt nach Weisheit, nach Selbstbildung, nach der eigenen Vollkommenheit, nach einem erfüllten Dasein, nach Freiheit und Selbstgenügsamkeit. Nach der Idee der

Philosophie als Lebensform kann jeder Mensch ein Philosoph sein. Der Lebensweise sollte sein Leben gemäß seiner Erkenntnis gestalten.

3. **Philosophie als Weltweisheit**

    Philosophie als Weltweisheit ist die Arbeit an gesellschaftlichen Fragen und allgemeinen Weltproblemen. Für *Platon* war ein Philosoph jemand, der die ewigen Ideen und Ordnungen erkannt hat und deshalb die Verhältnisse in der Welt und das gesellschaftlich-politische Geschehen richtig beurteilen kann. Heute bieten sich viele Philosophen als professionelle Generalisten an, als Ethiker, als diejenigen, die professionell mit Wert- und Orientierungsfragen umgehen.

Die meisten Ethiker verstehen sich heute als Wissenschaftler, wiewohl es auch in der philosophischen Ethik als Wissenschaft unterschiedliche Strömungen gibt. So haben die einen Philosophen eher praxisdistanziertere, andere hingegen eher praxisnähere Auffassungen von den Aufgaben der Ethik. Aus dieser Unterscheidung ergeben sich unterschiedliche Anforderungen an ethisches Denken und Entscheiden.

Während wissenschaftlich tätige Ethiker Ethik eher als wissenschaftlich-theoretische Tätigkeit darstellen, gibt es eine Reihe von Autoren, die praxisimmanentes Reflektieren moralischer Fragen bereits als Ethik bezeichnen, z. B der niederländische Gesundheitsethiker *van der Arend*.

Mit den verschiedenen Selbstverständnissen und der unterschiedlichen Nähe zu beruflichen oder anderen sozialen Praxisfeldern sind differierende Vorstellungen über Ziele, Aufgaben und Funktionen der Ethik verbunden.

2.2.2 Einzelne Ziele, Aufgaben und Funktionen der Ethik

Nach Auffassung von *Pieper* verfolgt Ethik folgende Ziele:
- menschliche Praxis hinsichtlich ihrer moralischen Qualität aufklären,
- moralische Urteilskraft erwerben lassen,
- die kritische Beurteilung von Geltungsansprüchen hinsichtlich ihrer moralischen Berechtigung einüben lassen,
- ethische Argumentationsweisen und Begründungsgänge einüben lassen,
- auf die fundamentale Bedeutsamkeit von moralischer Kompetenz und sozialer Verantwortung aufmerksam machen; zur Einsicht hinführen, dass moralisches Handeln nicht etwas Beliebiges, Willkürliches ist, das man nach Gutdünken tun oder lassen kann, sondern Ausdruck einer für das Sein als Mensch unverzichtbaren Qualität: der Humanität (*Pieper* 2000:12, 179f).

Diese Einteilung möchte ich verfeinern und sieben Einzelaufgaben der Ethik unterscheiden:
1. Aufklären, Transparenz herstellen
2. Moral legitimieren
3. Bestehende Normen überprüfen
4. Prinzipien und Normen zur Verfügung stellen
5. Handlungen auf ihre Sittlichkeit überprüfen
6. Korrektiv für die Praxis sein
7. Zur moralischen Kompetenz anleiten

Was beinhalten diese einzelnen Aufgaben? Die sieben Aspekte sollen nun näher vorgestellt werden.

2.2.2.1 Aufklären, Transparenz herstellen

Normen und Werte sind historisch gewachsen und an die jeweilige Kultur und Gesellschaft gebunden, in der sie ausgehandelt wurden. Obwohl Menschen meist unbewusst durch jene Normen und Werte gelenkt werden, die sie im Laufe von Erziehung und Sozialisation verinnerlicht haben, sind sie dennoch grundsätzlich in der Lage, sich diese bewusst zu machen, sie zu reflektieren und gegebenenfalls zu modifizieren – eine spezifisch menschliche Fähigkeit (vgl. *Schreiner* 2001 a:18 f.).

> Der Ethik kommt dabei eine aufklärende Aufgabe zu: Sie macht transparent, aus welchen Wertequellen sich konkretes menschliches Handeln speist.

2.2.2.2 Moral legitimieren

Eine zweite Aufgabe der Ethik ist die Begründung und Rechtfertigung aller Moral aus einem Unbedingten (*Pieper* 2000:92).

> Nach *Irrgang* (1995:14) verfolgt Ethik das Ziel, Verhaltensvorschriften, sittliche Verpflichtungen und Handlungsregeln für Entscheidungen argumentativ auszuweisen und zu rechtfertigen.

2.2.2.3 Bestehende Normen überprüfen

Die Aufgabe der philosophisch-wissenschaftlichen Ethik besteht nicht darin, Menschen über moralisches Handeln zu belehren, sondern darin, bestehende Normen und Werte aus einer kritisch-distanzierten Perspektive zu reflektieren.

> *»Es ist Aufgabe der Ethik, den Wert von Normen zu prüfen und festzustellen, ob sie die Entfaltung wahrhaft menschlicher Existenz fördern oder ihr abträglich sind.«* (*Schröder* 1985:464)

2.2.2.4 Prinzipien und Normen zur Verfügung stellen

Zur Aufgabe der Ethik gehört es überdies, »... *Grundprinzipien menschlichen Lebens und Zusammenlebens bereitzustellen und zu begründen*« (*Hofmann* 1995 b:36). Sie soll dem Einzelnen sowie gesellschaftlichen Gruppen bei der Suche nach dem Guten bzw. Richtigen dienen. Ethik ist auf die Sicherung menschlicher Würde und das Gelingen menschlichen Lebens und Umgangs gerichtet.

»Ethik als Wissenschaft fragt nach dem, was richtig oder falsch, gut oder schlecht ist, und zwar immer unter dem Gesichtspunkt, wie menschliches Leben und Zusammenleben möglichst optimal gelingen kann.« (*Hofmann* 1995 a:445)

Von der Ethik wird erwartet, dass sie formale Normen begründet (z. B. das Prinzip der Universalisierbarkeit von Normen), die als Maßstab zur Beurteilung materialer Normen (z. B. des Gebots, die Wahrheit zu sagen) fungieren, »*...wobei die kritische Beurteilung selber nicht von der Ethik stellvertretend für alle vorweggenommen, sondern jedem einzelnen als seine bleibende Aufgabe ständig abverlangt wird*« (*Pieper* 2000:183).

2.2.2.5 Handlungen auf ihre Sittlichkeit überprüfen

Mit Hilfe von Ethik lassen sich nicht nur Normen überprüfen, sondern auch einzelne Handlungen.

»*Ethik als wissenschaftliches System schreibt nicht vor, wie im Einzelfall konkret gehandelt werden soll, sondern versteht sich eher als eine Art Instrument, mit dessen Hilfe sich Handlungen und Unterlassungen daraufhin überprüfen lassen, ob sie den Menschen in ihren individuellen und sozialen Bezügen gerecht werden*« (*Hofmann* 1995 b:36).

Beispielsweise ist es eine Aufgabe von Pflegepraktikern und Pflegemanagern, immer wieder zu fragen: »*Stehen die Werte und Handlungen, die sich im täglichen Ablauf der Pflegeeinrichtung manifestieren, in Einklang mit der Forderung nach guter Pflege?*« (*Gastmans* 2003:111)

2.2.2.6 Korrektiv für die Praxis sein

Ethik macht Moral nicht überflüssig. *Pieper* (2000:15) weist mit Nachdruck darauf hin, dass Ethik kein Ersatz für moralisches Handeln ist; sie erschließe vielmehr die kognitive Struktur moralischen Handelns. Ethik gebe dem Handelnden Argumentationsstrategien an die Hand, die es ihm ermöglichten,
- moralische Probleme und Konflikte menschlichen Handelns als solche klar zu erfassen,
- mögliche Lösungsvorschläge zu entwickeln und auf ihre moralischen Konsequenzen hin zu überdenken sowie
- sich nach reiflicher Überlegung selbständig »mit guten Gründen« für eine bestimmte Lösung zu entscheiden (ebd.).

Ethik ist damit eine Möglichkeit zur Überprüfung und Korrektur (un-)moralischer menschlicher Praxis.

2.2.2.7 Zur moralischen Kompetenz anleiten

Nicht selten verlangen Praktiker von der Ethik, sie möge ihnen konkrete praktische Handlungsregeln zur Verfügung stellen. Die Ethik gibt jedoch keine konkreten Handlungsanweisungen. Vielmehr will sie »… *denjenigen, der gut handeln will, dazu auffordern, die in wechselnden Situationen jeweils relevanten Normen zu problematisieren und selbst zu entscheiden, was in einem besonderen Fall das Gesollte ist. Nur im Selbstdenken, -wollen und -handeln jedes einzelnen ist Freiheit real, und eben dazu will die Ethik als philosophische Freiheitslehre anleiten*« (*Pieper* 2000:184).

> Im Hinblick auf die moralische Kompetenz ist nach *Pieper* (S. 15 f.) das eigentliche Ziel der Ethik, »… *die gut begründete moralische Entscheidung als das einsichtig zu machen, was jeder selbst zu erbringen hat und sich von niemandem abnehmen lassen darf – weder von irgendwelchen Autoritäten noch von angeblich kompetenteren Personen (Eltern, Lehrern, Klerikern u. a.)*«.

Neben der Einteilung in sieben Aufgaben lassen sich drei grundlegende Funktionen der Ethik unterscheiden. Sie sollen im folgenden Kapitel vorgestellt werden.

2.2.3 Deskriptive Ethik, normative Ethik und Metaethik

Eine etablierte Klassifikation unterteilt Ethik in
  a) deskriptive (beschreibende) Ethik,
  b) normative (präskriptive, vorschreibende) Ethik und
  c) Metaethik.

Wo liegen die Unterschiede zwischen den drei Funktionen?

> »*Die sogenannte deskriptive Ethik oder auch die Moralsoziologie und -psychologie wollen Ist-Zustände erfassen: So handeln die Menschen, dies sind die ihnen wichtigen Werte, dies oder jenes halten sie für richtig oder falsch. Davon zu unterscheiden ist die normative Ethik, die Sollensaussagen, d. h. Aussagen über das moralisch richtige Handeln macht und Begründungen dafür gibt: So soll man handeln – und zwar aus diesen und jenen vernünftig nachvollziehbaren und allgemeingültigen Gründen.*« (*Bobbert* 2001:13)

Eine Sonderform der Ethik ist die **Metaethik**, d. h. die kritische Untersuchung der Ethik durch sich selbst. Die Metaethik wird als Metatheorie der normativen Ethik verstanden (*Nida-Rümelin* 1996:4). Dabei reflektiert Ethik nicht vorrangig ihren eigentlichen Gegenstand, sondern untersucht die Art und Weise, wie sie ihren Gegenstand reflektiert.

> Metaethik betreibt gleichsam ethische Selbstkritik (vgl. *Pieper* 2000:83). *Bango* spricht deshalb von einer »*Ethik der Ethik*« (1999:268).

Pieper und *Thurnherr* (1998:10) greifen diese Einteilung der Ethik auf und ordnen den drei Funktionen spezifische Aufgaben zu. Ihre übersichtliche Systematik soll das Kapitel über Ziele, Aufgaben und Funktionen der Ethik zusammenfassend abschließen:

Unter **deskriptivem** Aspekt beschreibt die Ethik
- die empirisch vorfindlichen Normen- und Wertsysteme bzw. Moralkodizes (»Moralen«) bestimmter historisch-faktischer Gemeinschaften (z. B. die Moral der Hopi-Indianer, Sitten und Gebräuche der Eskimos),
- den Einfluss klimatischer, geographischer, kultureller, religiöser, ökonomischer und anderer Faktoren auf die Moral einer Gemeinschaft,
- die verschiedenen Moralen hinsichtlich ihrer Geltungsansprüche.

Unter **normativem** Aspekt fragt die Ethik
- nach den Prinzipien eines für alle guten Lebens,
- nach dem Maßstab moralisch richtigen Handelns,
- nach dem Moralprinzip.

Unter **metaethischem** Aspekt untersucht Ethik
- die Sprache und Logik moralischer Diskurse,
- die Methoden moralischer Argumentationen,
- die Leistungskraft ethischer Theorien.

2.3 Ethische Theorien und Positionen

Angesichts der Vielzahl an Theorien und Positionen und der unüberschaubaren Fülle von Veröffentlichungen über ethische Fragen ist es schwierig, einen Überblick herzustellen. In Anlehnung an eine Einteilung von *Nida-Rümelin* (1996) gliedere ich die verschiedenen zeitgenössischen Strömungen, Ansätze und Theorien einer normativen Ethik – stark vereinfachend – nach folgendem Muster:

Normative ethische Theorien und Positionen sind:
1. **Utilitaristische Ethik** (Utilitarismus; konsequentialistischer Ansatz)
2. **Pflichtenethik**
   a) kantische Ethik (Kantianismus; deontologischer Ansatz)
   b) vertragstheoretische Ethik (Kontraktualismus; kontraktualistischer Ansatz)
   c) Tugendethik[16] (traditioneller oder feministischer Prägung)
3. **Situationsethik** (kontextualistischer Ansatz)
4. **Sonstige Ethiken**

Diese Positionen werden anhand eines Fallbeispiels in Kap. 7.7 erläutert.[17]

Das Kapitel zur allgemeinen Ethik schließt an dieser Stelle. Es wurden zunächst grundlegende Begriffsklärungen vorgenommen, dann die Ziele, Aufgaben und Funktionen der

Ethik beleuchtet und schließlich eine Systematik normativer ethischer Theorien und Positionen entwickelt. Damit sind die Grundlagen für eine praxisnähere Betrachtung der Ethik gelegt.

In Kapitel 3 verlassen wir die allgemeine Ethik. Nach einer kurzen Einführung in die angewandte Ethik werde ich Bereichsethiken von Berufsethiken abgrenzen und begriffliche Klärungen um die Bereichsethik der Pflege vornehmen. Um die Verortung einer Bereichsethik der Pflege innerhalb des Gesundheits- und Sozialwesens leisten zu können, sollen anschließend die beiden einflussreichsten benachbarten Bereichsethiken vorgestellt werden: die Ethik in der Medizin und die Ethik in der Sozialen Arbeit. Das Kapitel wird mit einem Ausblick auf die Erarbeitung einer Ethik in der Pflege abgeschlossen.

Anmerkungen

[4] Hervorhebungen in Zitaten sind jeweils original wiedergegeben. Ausdrücklich vermerkt habe ich, wenn eine Hervorhebung von mir (R. L.) stammt.

[5] Der Begriff *Norm* stammt von lat. *norma* und bedeutet einerseits Bemessungsgrundlage, Richtschnur, Maßstab, Vorbild, aber auch Regel und Vorschrift. Im ethischen Sprachgebrauch ist letztgenannte Bedeutung gebräuchlich, jedoch sollte die (interessantere) erstgenannte nicht vergessen werden.

[6] Werte sind nach *Höffe* (1997:332) die bewussten oder unbewussten Orientierungsstandards und Leitvorstellungen, von denen sich Individuen und Gruppen bei ihrer Handlungswahl leiten lassen.

[7] *Höffe* verwendet den Ausdruck Moralprinzip und versteht ihn als oberstes Kriterium, als letzten praktischen Grundsatz, der nicht aus einer allgemeinen Norm ableitbar ist und der als Kanon der Deduktion, Begründung, Rechtfertigung und Kritik untergeordneter Normen fungiert (*Höffe* 1997: 209).

[8] In der protestantischen Theologie wird eher von »theologischer Ethik« gesprochen, während im Katholizismus der Begriff »Moraltheologie« verbreitet ist.

[9] Nach *van der Arend* und *Gastmans* ist Ethik das »... *Nachdenken über menschliches Handeln aus der Perspektive der Menschenwürde*« (van der Arend/Gastmans 1996:31). *Sporken* definiert Ethik als die »... *systematische Besinnung auf das menschliche Handeln im Hinblick auf seinen spezifischen humanen Charakter*« (*Sporken* 1989:714). In diese Richtung weist auch die Ansicht, ethische Prinzipien ließen sich auf das Gebot der Menschlichkeit bzw. Humanität zurückführen (*Georg, Frowein* 1999:683).
Irmgard Hofmann formuliert einen Kompromiss, eine Kombination aus Freiheit und Menschenwürde als den höchsten Werten: »*Ethik bezieht sich immer auf die Grundfrage, was ein bestimmtes Handeln bzw. Unterlassen für den Menschen in seiner freiheitlichen Grundbestimmung bzw. Menschenwürde bedeutet*« (*Hofmann* 1995 b:36).

[10] Der Begriff der Moralität wird in unterschiedlichen Bedeutungen verwendet. In der Psychoanalyse meint er einen oft zu psychischen Störungen führenden Gehorsam gegenüber Autoritäten, die bestimmte Verhaltensweisen vorschreiben. Soziologen verstehen unter Moralität die Anerkennung der Geltung bestimmter gesellschaftlicher Maßstäbe, Normen, Werte und Sitten (vgl. *Pieper* 2000:126). Auch in der Ethik gibt es Definitionen, die von der im Text gebrauchten Bedeutung abweichen. *Van der Arend* und *Gastmans* (1996:21) verwenden den Begriff *Moralität* als Bezeichnung für besondere Handlungen, Glaubensäußerungen, Gewohnheiten und Verhaltensregeln, die für verschiedene Gesellschaftsformen, Gruppen oder Individuen kennzeichnend sind. In Fachdiskussionen wird Moralität gelegentlich auch als Sammelbegriff für moralische Vorstellungen und moralisches Handeln verwendet, d. h. in der umgangssprachlichen Bedeutung von Sittlichkeit.

[11] Ich schließe mich in meinem Verständnis des Begriffs *Handlung* der allgemein gebräuchlichen Verwendung in Pädagogik, Philosophie, Psychologie, Sozialpsychologie und Soziologie an. Demnach ist *Handeln* in Abgrenzung zum Begriff des »bloßen« Verhaltens (z. B. Stolpern, Frieren, Niesen) durch folgende Merkmale gekennzeichnet: zielgerichtet, motivational, sinnhaft, beabsichtigt, geplant, bewusst, zweckorientiert und reflektiert.

[12] Das Wort *Autonomie* stammt von griech. *autos*: selbst und *nomos*: Gesetz, bedeutet demnach etymologisch Selbstbestimmung bzw. Selbstgesetzgebung. *Van der Arend* (1998:13) definiert Autonomie als die Möglichkeit und die Fähigkeit zu wählen, d. h. selbst zu bestimmen, wie man leben möchte.

Allgemeine Ethik

13 Vgl. die Einteilung von *Holmes* (1987:47 f.), der vier Bestandteile einer ethischen Theorie unterscheidet: (1) *Fälle*, (2) *Regeln für bestimmte Bereiche* – sie sind abhängig von (3) *Prinzipien*. Diese wiederum werden logisch gerechtfertigt durch (4) philosophische oder theologische *Grundlagen*.

14 Zwischen Grundwerten und den Bestrebungen, diese Grundwerte durch ethische Grundprinzipien zu verwirklichen, wird leider nicht immer differenziert. So zählt z. B. *Pieper* (2000:97) als ethische Grundprinzipien Gleichheit, Gerechtigkeit und Menschenwürde auf. Allesamt sind das aber keine Basisnormen (S. 50) oder Grundprinzipien ethischen Handelns, sondern Grundwerte, die erst durch das Beachten von Basisnormen oder ethischen Grundprinzipien verwirklicht werden. Auch Freiheit zählt *Pieper* (S. 97) zu den ethischen Grundprinzipien, wiewohl sie Freiheit an anderen Stellen (z. B. S. 44–46, 50) als Letztprinzip der Moralität deutlich über den Status von Grundprinzipien emporhebt.

15 *Großklaus-Seidel* (2002:109 f.) unterscheidet zwischen ethischen Konflikten und Problemen. Ethische Konflikte seien im Gegensatz zu ethischen Problemen verhältnismäßig leicht zu lösen (Schwierigkeitsgrad), weil in ihnen zwei unterschiedlich bedeutungsvolle Werte konkurrierten (Wertedifferenz). Ethische Probleme seien mit unangenehmeren Gefühlen verbunden als ethische Konflikte (unangenehme Gefühle) und schwieriger zu lösen, weil gleichwertige Prinzipien gegeneinander abzuwägen seien. Stünden gleichrangige Prinzipien nebeneinander und es sei schwierig zu entscheiden, welches das gewichtigere sei, handele es sich um ein ethisches Dilemma.
Bei dieser Dreiteilung (ethische Konflikte, Probleme und Dilemmata) wird kaum ein Unterschied zwischen ethischen Problemen und ethischen Dilemmata deutlich. Zudem leuchtet *Großklaus-Seidels* Argumentation, die Schwierigkeit ethischer Konflikte sei oft gar nicht »ethischer« Natur (S. 109), nicht ein. In einem solchen Fall liegt zwar ein Konflikt vor, aber kein ethischer.

16 *Tadd* (1998:367) definiert Tugendethik (virtue ethics) als »*… a type of ethics which claims that agents should develop certain character traits rather than simply following rules or principles.*« Was bedeutet das konkret? Nach *Arndt* (2003:19) geht es der Tugendethik um Lebenshaltungen, die auf dem Hintergrund konkret benennbarer Werte eingeübt werden. »*Ein solcher Wert ist beispielsweise die Freundschaft, die Verantwortung für Welt und Umwelt, für sich selbst und für die Familie. Als Kardinaltugenden wurden von Platon vier Grundhaltungen benannt: Klugheit, Gerechtigkeit, Tapferkeit, Besonnenheit. Die drei theologischen Tugenden sind Glaube, Hoffnung und Liebe. Tugenden sind nicht im Sinne von anzustrebenden Maximen zu verstehen; sondern eine persönliche Lebensausrichtung zielt auf das Einüben des Mittelmaßes zwischen den beiden Extremen, die eine Tugend umspannt. So geht es beispielsweise bei der Tapferkeit weder um unreflektierten Aktionismus noch um feige Zurückhaltung in Krisensituationen.*« (ebd.)

17 Abweichend zur Platzierung meiner Darstellung der wichtigsten ethischen Theorien in Kap. 7.3.4 finden sich Anmerkungen zur Diskursethik als eines vertragstheoretischen Ansatzes in Kap. 3.2.5 sowie zur feministischen Care-Ethik in Kap. 8.2.4.2.

3 Bereichsethiken

In den vergangenen Jahren ist Ethik zunehmend in aller Munde – wir erleben einen »Ethik-Boom« (*Falk* et al. 1997:14; *Etzel* 1999:7). Viele gesellschaftliche Teilbereiche werden aus ethischem Blickwinkel unter die Lupe genommen. Die Rede ist von Politischer Ethik, Medienethik, Bioethik, Sozialethik u. dergl.

In diesen und anderen gesellschaftlichen Teilbereichen entwickeln sich zunehmend spezielle Ethiken, so genannte **Bereichsethiken**. Synonyme Bezeichnungen sind **Spezialethiken** (vgl. *Pieper, Thurnherr* 1998:12) und **angewandte Ethiken** (applied ethics). Aufgrund der variablen Schreibweise (Tier-Ethik oder Tierethik) nennt *Lang* sie auch **Bindestrich-Ethiken** (*Lang* 1999:464).

> *Pieper* versteht unter angewandter Ethik die Anwendung allgemeiner ethischer Prinzipien auf bestimmte Lebens- und Handlungsbereiche (*Pieper* 2000:92).

Dadurch entstehe eine »*spezielle, ›konkrete Ethik‹, die den Unbedingtheitsanspruch der Moralität im Zusammenhang mit der Moral bzw. dem Ethos einer einzelnen Handlungswissenschaft auslegt«* (S. 92 f.).

Welche Stellung hat angewandte Ethik in der Philosophie? Philosophische Ethik lässt sich (in Anlehnung an *Pieper, Thurnherr* 1998:9 sowie *Pieper* 1999:50) systematisch unterteilen in allgemeine Ethik (Grundlagenethik) und angewandte Ethik. Letztere entfaltet sich in verschiedenen Bereichsethiken (vgl. Abbildung 3).

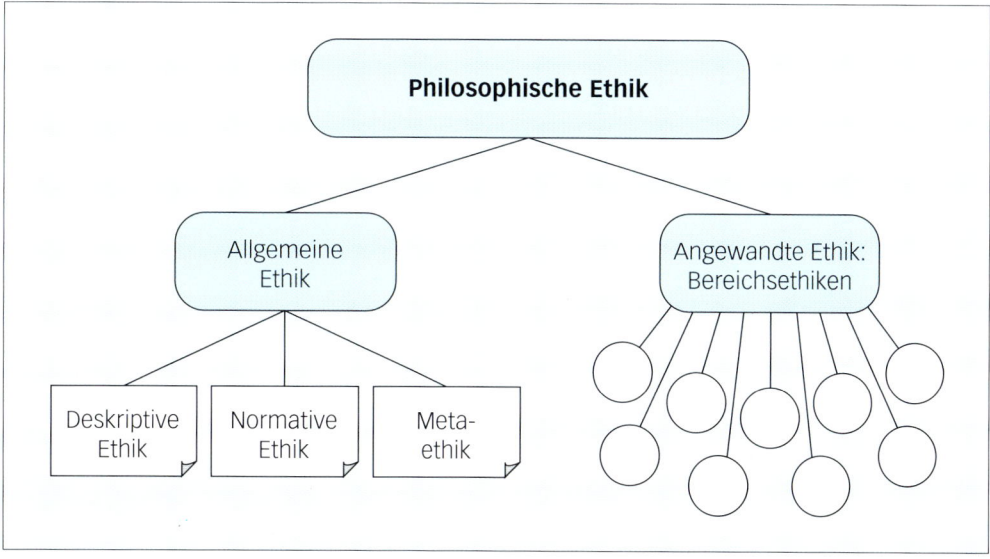

Abb. 3: Einteilung der Philosophischen Ethik.

Bereichsethiken

In Bereichsethiken stellen sich ethische Fragen, die aus konkreten Problemen der jeweiligen Bereiche hervorgehen. Es besteht meist ein Handlungs- und Entscheidungsdruck, den ausschließlich theoretisch arbeitende Philosophen in dieser Form nicht kennen. Bereichsethiken berücksichtigen das spezielle Ethos und die spezifischen Bedingungen des jeweiligen Bereiches, wenn sie die Moralvorstellungen, die dort vorherrschen, am Moralitätsprinzip prüfen. Angewandte Ethiken wollen Normenkataloge erarbeiten, die auf die einzelnen Bereiche abgestimmt sind und die in den verschiedenen Problemfeldern die Sache der Humanität vertreten (*Pieper, Thurnherr* 1998:13).

> *»Der Begriff ›angewandte Ethik‹ impliziert zwei Fragen:*
> - *zum einen die Frage, worauf Ethik, die Analyse von Wertaspekten bzw. als gültig akzeptierte Moralprinzipien angewendet werden,*
> - *zum anderen die Frage, ob in diesen Anwendungsbereichen und für diese eigene Moralprinzipien zu entwickeln sind.«* (*Schreiner* 2001 a: 22)

Es geht also zunächst darum, wie der jeweilige Bereich (z. B. Pflege oder Medizin) beschaffen ist, welche besonderen Anforderungen er stellt und unter welchen Bedingungen dort gehandelt wird. Wodurch unterscheidet er sich beispielsweise von anderen Bereichen?

Daraus ergibt sich die interessante Frage, ob moralische Normen und ethische Prinzipien speziell für einen betreffenden Bereich entwickelt werden müssen oder ob die allgemeinen Theorien und Prinzipien der philosophischen Ethik genügen und entsprechend auf den neuen Bereich angewendet werden sollen. Gegebenenfalls kann auch eine bereits etablierte Bereichsethik auf einen anderen Bereich ausgedehnt werden, in Reinform oder modifiziert. Soll zum Beispiel weiter an der Entwicklung einer Bereichsethik für die Pflege gearbeitet werden, oder genügt es, wenn sich Angehörige der Disziplin Pflege in die bereits etablierte Medizinethik einarbeiten? Dieser Frage widmen wir uns detailliert in Kap. 4.

> Bereichsethiken bilden sich in Folge gesellschaftlicher Veränderungen, die das jeweils überkommene Ethos in Frage stellen und die theoretische Auseinandersetzung herausfordern (*Nida-Rümelin* 1996:66). Sie etablieren sich, wenn von einflussreicher Seite ein gesellschaftlicher Bedarf glaubhaft vertreten wird.

Zu den ältesten Bereichsethiken gehören nach *Nida-Rümelin* (ebd.) die Rechtsethik und die Politische Ethik, zu den Bereichsethiken mittleren Alters die Technikethik und die journalistische Ethik. Jüngste Bereichsethiken sind die ökologische Ethik (Umweltethik) und die genetische Ethik (Genethik).

Ob einem gesellschaftlichen Teilbereich eine eigene Bereichsethik zugestanden wird, ist eine Frage des politischen Engagements und Geschicks. *»Angewandte Ethiken entstehen indessen nicht einfach wie von selbst aus den wissenschaftlichen oder öffentlichen Diskursen, sondern müssen durch Menschen, die an den betreffenden Problemfeldern teilhaben, in die Wissenschaften und die Lebensbereiche hineingetragen werden ...«* (*Pieper, Thurnherr* 1998:13) So entstanden einige neue Bereichsethiken in den siebziger Jahren des 20. Jahrhunderts, als es in Folge sozialpolitischer Entwicklungen zu einem gesellschaftlichen und politischen Bewusstseinswechsel gekommen war.

Bereichsethiken ändern ihre inhaltliche Ausrichtung, d. h. ihre Schwerpunkte, wenn sich bezüglich ihrer Bereiche dauerhafte Änderungen der öffentlichen Meinung oder der Rechtsprechung einstellen.

Nida-Rümelin (1996:67) führt als Beispiel die Medizinethik auf, die mit ihrem Wechsel vom paternalistischen Ethos zum Modell des autonomen Patienten einer gesellschaftlichen Entwicklung gefolgt sei.

Einige wenige Autoren verwenden die Begriffe Bereichsethik und Berufsethik synonym oder lehnen die Berechtigung von Bereichsethiken unter Betonung der universellen Geltung allgemeinethischer Theorien und Prinzipien ab (z. B. *Rehbock* 2001 b). Auffällig ist, dass es vorwiegend Absolventen von Philosophiestudiengängen sind, die sich gegen die Etablierung von Bereichsethiken wenden. Hält man sich vor Augen, dass es bei dieser Frage auch um gesellschaftlichen Einfluss und Status verschiedener Berufsgruppen geht (z. B. Philosophen, Ärzte, Pflegewissenschaftler), dann erhält die Diskussion unabhängig von der ethisch-fachlichen auch eine berufssoziologische Perspektive: Es scheint nicht selten auch um Vertretungs- und Bearbeitungsrechte gekämpft zu werden, um Finanzen, gesellschaftlichen Einfluss und persönliche Macht (z. B. Forschungsgelder und Lehrstühle).

Leider wird dieser selbstverständliche berufs- und wissenschaftssoziologische[18] Konflikt – zumindest in der Diskussion um die Etablierung einer Ethik in der Pflege in Deutschland – (noch) nicht offen ausgesprochen. Kaum weniger versteckt sind berufspolitische Motive zur Etablierung von Berufsethiken.

3.1 Abgrenzung zu Berufsethiken

Bereichsethik und Berufsethik sind keine identischen Begriffe. Wo liegen die Unterschiede zwischen den beiden Termini im Gebiet der angewandten Ethik?

Kurz gesagt: Bereichsethiken bearbeiten moralische Fragen in **wichtigen gesellschaftlichen Bereichen,** wohingegen Berufsethiken sich mit moralischen Aspekten in Zusammenhang mit der jeweiligen **Berufstätigkeit** befassen.

Eine Berufsethik ist ein Ensemble von normativen Vorstellungen zum wünschenswerten moralischen Verhalten in einem bestimmten Beruf. Sie ist je nach Art, Tradition und Auftrag des Berufes unterschiedlich ausgeprägt und besteht aus dem **Berufsethos** (mündliche Tradition) und den **Berufskodizes** bzw. **Berufsordnungen** (schriftliche Tradition).

Ein Berufskodex ist eine Sammlung beruflicher Handlungsnormen, die in Form moralischer Regeln aufgestellt wird. *Remmers* verwendet neben **Berufsethik** den Begriff **Berufsfeldethik**. »*Mit Berufsfeldethiken meinen wir generell an institutionell arbeitsteilig vorgezeichneten Tätigkeitsspektren orientierte, berufsständisch fundierte sowie berufspolitisch kontrollierte, in der Regel relativ abstrakte **Verhaltenskodizes**.*« (*Remmers* 2000 a: 25 f.)

Antje Grauhan, eine Pionierin der deutschen Pflegewissenschaft, betrachtet solche moralischen Regeln als soziale Phänomene: Wer sie befolge, fühle sich im Einklang mit den Berufskollegen und wisse sich von ihnen akzeptiert. »*Ethische Regeln dienen als innere Kontrolle, ›wenn niemand hinschaut‹. Sie dienen auch der sozialen Kontrolle, die den Neuling und den Abweichler auf den rechten Weg bringen soll.*« (*Grauhan* 1981:349).

Berufskodizes sind wichtige Teile von Berufsethiken. »*Die in Kodizes verfassten Berufsethiken sind in der Regel die Zusammenstellung von Verhaltensweisen und -maximen, die sich in einem Bereich über einen längeren Zeitraum als zweckmäßig und förderlich sowie mit bestimmten Wertvorstellungen in Einklang stehend erwiesen haben. Sie entstehen meist als Reaktion auf einschneidende historische Ereignisse oder, wenn z. B. Bedarf nach einer Abgrenzung gegenüber anderen Berufen besteht.*« (*Schreiner* 2001a: 23)

Dabei sind berufsethische Kodizes kein Privileg helfender Berufe, sondern lassen sich auch in Verbandssatzungen etwa der Ingenieursberufe sowie in Standesregeln anwaltlicher Berufe finden (*Remmers* 2000a: 237).

Die Berufsethik ständisch organisierter Berufe (bzw. Professionen, vgl. *Weidner* 1995; *Lay* 2002 a; 2002 b) wird **Standesethik** genannt. Auch sie präsentiert moralische Regeln für das berufliche Handeln, nach denen sich die Berufsangehörigen richten sollen. »*Regeln sind für ein anwendungsorientiertes Entscheiden besonders geeignet. Unser Alltagshandeln folgt zwar eher Grundhaltungen als Regeln, aber eine Standesethik fragt bevorzugt nach der Zurechenbarkeit einer Handlung und eines Eingriffs im Zusammenhang mit Haftungsfragen sowie nach Rollenpflichten und -konflikten.*« (*Irrgang* 1995:16)

Berufsethiken sind Selbstverpflichtungen bestimmter Berufe (vgl. *Gillen* 1996:111; *Höffe* 1997: 26); sie dienen zur Orientierung in moralischen Fragen, aber auch als Instrumente zur Herstellung und Sicherung von beruflicher Macht. Als politische Verlautbarungen sollen sie das Vertrauen der Gesellschaft in den gewissenhaften Umgang der Berufsgruppe mit gesellschaftlichen Privilegien unterstützen. *Loewy* (1995:10 f.) weist exemplarisch auf die Macht erhaltende Funktion des hippokratischen Eides hin: »*Der hippokratische Eid war in der Kultur der Griechen und später der Römer ein wichtiges Werkzeug, um den guten Ruf des Arztes und der Ärzteschaft zu hüten und zu bewahren. ... In erster Linie wurde der Eid ... nicht zum Wohle des Patienten geschaffen: Gut, d. h. erfolgreich zu handeln war wichtig, weil sonst der Ruf der Medizin und der Ärzte beeinträchtigt worden wäre. Die Regeln des Eids wurden hauptsächlich deswegen geschaffen, um die ärztliche Kunst nicht in Mißkredit zu bringen und den Ruf des Arztes zu schützen.*«[19]

Zusammenfassend soll der Unterschied zwischen Berufsethiken und Bereichsethiken auf den Punkt gebracht werden:
- **Berufsethiken** sind angewandte Ethiken, die moralische Anweisungen für bestimmte **Berufe** vorgeben – meist in schriftlicher Form prägnanter Kodizes oder Berufsordnungen – und dies in öffentlichkeitswirksamer Form präsentieren.
- **Bereichsethiken** dagegen sind angewandte Ethiken, die auf theoretisch anspruchsvolle Weise in **relevanten gesellschaftlichen Teilbereichen** (nicht Berufen!) wie z. B. Gesundheit oder Umwelt moralische Konflikte und Normen untersuchen und dabei den spezifischen Bedingungen und Problemstellungen dieser Bereiche Rechnung tragen.

Überschneidungen von Berufs- und Bereichsethik sind häufig anzutreffen. Beispielsweise ist der Hippokratische Eid Teil einer *Arztethik* (Berufsethik), die sich wiederum der *Ethik im Gesundheitswesen* zuordnen lässt (Bereichsethik).

Nachdem die Bereichsethik als angewandte Ethik der allgemeinen Ethik gegenüber gestellt worden ist und der Unterschied zwischen Bereichs- und Berufsethik herausgearbeitet wurde, sollen in einem weiteren Schritt die für die Pflege wichtigsten benachbarten Bereichsethiken untersucht werden: **Ethik in der Medizin** und **Ethik in der Sozialen Arbeit**. Zu diesem Zweck wird zunächst ein Übersichtsschema vorgestellt, in dem diese Bereichsethiken gemeinsam mit der später zu besprechenden Bereichsethik **Ethik in der Pflege** einzuordnen sind.

3.2 Ethik im Gesundheits- und Sozialwesen

Arndt schlägt vor, von einer **Ethik im Gesundheitswesen** zu sprechen, unter deren »Dach« nebeneinander (nicht untereinander!) sowohl die **Ethik in der Medizin** als auch die **Ethik in der Pflege** und die **Ethik in anderen Berufen des Gesundheitswesens** ihren Platz haben (*Arndt* 1996 a:17). Passt diese Einteilung für die Belange der Pflege?

Gepflegt wird an den unterschiedlichsten Orten und unter vielfältigen Aufgabenstellungen. Das Spektrum reicht von der weisungsabhängigen Assistenz bei ärztlichen Eingriffen über eigenständige Tätigkeiten in der Pflege älterer Menschen im Heim sowie von der Pflege behinderter Menschen oder von Kindern bis hin zur Beratung und Schulung von pflegenden Angehörigen im häuslichen Bereich, um nur einige Ausschnitte des weiten Berufsfeldes zu nennen.

Pflege wird demnach keineswegs ausschließlich unter dem Dach des Gesundheitswesens geleistet, sondern zu einem wesentlichen Teil im Sozialwesen. So zählen die meisten Autoren sowohl die Pflege Betagter als auch die Pflege behinderter Menschen derzeit noch nicht zum Gesundheitswesen (vgl. die zähen Auseinandersetzungen um das bundeseinheitliche Altenpflegegesetz).

Schwerdt siedelt in ihrer Dissertation die berufliche Altenpflege in einem Spannungsverhältnis zwischen Sozialfachberuf und Gesundheitsfachberuf an (*Schwerdt* 1998 a:329). Nach heutigem Selbstverständnis könnten sich auch weite Teile der Gesundheits- und (Kinder-)Krankenpflege in dieses Spektrum einreihen.[20] Am weitesten reicht die ambulante Pflege in den Sozialbereich hinein – dies bereits heute, und nach dem Konzept der Familiengesundheitspflege der WHO zukünftig um so deutlicher.

Ethik in der Pflege ist daher nicht ausschließlich Teil einer **Ethik im Gesundheitswesen**, sondern ebenso Teil einer **Ethik im Sozialwesen**. Ich verorte sie unter dem Dach einer **Ethik im Gesundheits- und Sozialwesen** und schlage eine neue Einteilung vor (vgl. Abbildung 4).

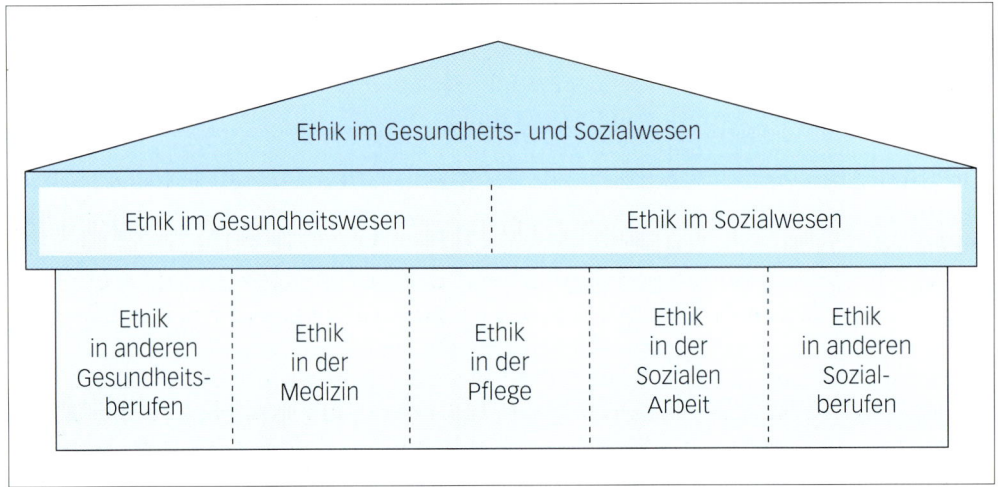

Abb. 4: Verortung der *Ethik in der Pflege* innerhalb der angewandten Ethik im Gesundheits- und Sozialwesen.

Zusammenfassend halten wir fest: Wie sich Pflege heute als eigenständige Disziplin an der Schnittstelle von Gesundheits- **und** Sozialwesen versteht, so lässt sich analog auch **Ethik in der Pflege** nicht einseitig einer Ethik zuordnen, die sich als **Ethik der Medizin, Ethik der Gesundheitsberufe** oder **Ethik der Heilberufe** versteht. Gegenstand der **Ethik in der Pflege** sind moralische Fragen im Zusammenhang mit Pflege. Da Pflege sich im Gesundheits- **und** Sozialwesen verortet, lässt sich auch die **Ethik in der Pflege** nicht ausschließlich unter die **Ethik im Gesundheitswesen** subsummieren.

Pflege wie auch ihre Ethik sollten sich gegenüber ihren Nachbardisziplinen bzw. -ethiken nicht abschotten, sondern den Austausch und die Zusammenarbeit suchen. Giese (1998: 51) rät der Pflege zu einem Blick über den eigenen Gegenstandsbereich hinaus in andere Bereiche angewandter Ethik. Wie in Abbildung 4 veranschaulicht, sollte sich ein solcher »Blick über den Tellerrand« im Fall der Pflege auf die beiden wichtigsten Nachbarethiken richten: die *Ethik in der Sozialen Arbeit* und die *Ethik in der Medizin*.

Beginnen möchte ich den Exkurs in die Nachbarschaft der *Ethik in der Pflege* mit einer Erkundung der *Ethik in der Medizin*. Ich werde nach einer kurzen Einleitung die unterschiedlichen Bezeichnungen für diese angewandte Ethik erläutern, um anschließend die

Fragen und Themengebiete der Ethik in der Medizin sowie ihre wichtigsten Prinzipien zu schildern. Die Darstellung der *Ethik in der Medizin* (Kapitel 3.3) schließt mit einem kritischen Blick auf ihr Verhältnis zur benachbarten Ethik in der Pflege.

3.3 Ethik in der Medizin

»Ethik ist kein medizinisches Fach.« (*Wellmer* 1995:V) Vielmehr ist Medizinethik »... *ein Teil der Philosophie, der sich mit Medizin beschäftigt«* (*Loewy* 1995:22). Dieser Teil wird als Bereichsethik der Medizin gefasst:

Medizinethik ist eine Variante der allgemeinen philosophischen Ethik, die deren Methoden und Ergebnisse auf den Handlungsbereich der Medizin anwendet (*Patzig, Schöne-Seifert* 1995:1) und dabei die Besonderheiten des Anwendungsgebietes zu berücksichtigen versucht.

»Die Geschichte der medizinischen Ethik oder Ethik in der Medizin ist auf Philosophie und über viele Jahrhunderte zugleich auf Theologie bezogen, besitzt aber ebenso eine eigene Entwicklung, ist Philosophie auf eigenem Boden.« (*von Engelhardt* 1997:38) Damit soll ausgedrückt werden, dass die Medizin eine lange Tradition ethischer Reflexion aufweisen kann. *»Ethik ist ein elementarer Bestandteil der Medizin von ihren ersten Anfängen bis in die Gegenwart.«* (ebd., S. 58)

Ursprünglich als ungeschriebenes Ethos des Heilwesens verstanden und bereits einige Jahrhunderte vor Beginn unserer Zeitrechnung in kodifizierte Form gebracht (z. B. im Hippokratischen Eid), kamen zahlreiche ärztliche Standesregeln und Kodizes einem im Laufe der Jahrhunderte gewachsenen Bedürfnis nach gesteigertem öffentlichen Vertrauen und gesellschaftlichen Einfluss entgegen.

Standesregeln und Berufskodizes reichten spätestens im modernen Zeitalter jedoch nicht mehr aus, um die vielfältigen ethischen Probleme in der Medizin zu bewältigen. Nach dem Zweiten Weltkrieg wurden die Berufskodizes für Ärzte erweitert und zu einer Medizinischen Ethik ausgebaut (vgl. *Sporken* 1989:712), die in Deutschland inzwischen als etabliert gelten kann. Fachzeitschriften, Akademien, Forschungseinrichtungen und vereinzelte Lehrstühle für Ethik in der Medizin stehen exemplarisch für die erzielten Fortschritte auf diesem Gebiet, wenn auch noch weiterer Entwicklungsbedarf reklamiert wird.

Kahlke und *Reiter-Theil* (1995:VI) attestieren der Ethik in der Medizin hier zu Lande einen deutlichen Nachholbedarf an Innovation und Investition gegenüber der anglo-amerikanischen Entwicklung und teilweise auch gegenüber europäischen Vorbildern. So beklagen *Amelung* und *Nüchtern*, dass Ärzte in ihrer Ausbildung im deutschen Sprachraum herzlich wenig, wenn überhaupt, von kompetenter Seite her mit medizinethischen Überlegungen und sorgfältigen Reflexionen in Berührung gebracht würden. Dies sei in den Niederlanden, teilweise in Großbritannien und an den bedeutenden Ausbildungsstätten in den USA anders (*Amelung, Nüchtern* 1992:23). Allzu oft werde vorausgesetzt, dass medizinisches Handeln in sich »ethisch« sei, als *»standesgemäßes Attribut (›mit dem Arztkittel‹)«*, beklagt *Wettreck* (2001:133).

Hoffnungen auf eine bewusstere und/oder stärkere ethische Durchdringung der Medizin machen sich besonders an Versuchen einer frühzeitigen Beschäftigung mit ethischen Fragen im Medizinstudium und einer nachfolgenden, sich selbstverständlich im medizinischen Alltag ausbreitenden Sensibilität für moralische Fragen fest. *»Wenn der Medizinstudent, wenn der junge Arzt mit den Problemen der Ethik in der Medizin vertraut gemacht werden soll, dann muß das Gespräch über ethische Fragen in der Medizin wieder möglich werden, disziplinär und interdisziplinär. Und deshalb kann Ethik in der Medizin auch nicht nur Gegenstand einer besonderen Vorlesung, gar eines Theoretikers oder Philosophen sein. Sie muß ständiger Gegenstand in den einzelnen Fächern werden, nicht in ein Spezialkolleg abgeschoben, sondern stets gefragt und gefordert.«* (*Winau* 1997:34)

Ethik in der Medizin ist heute zu einer interprofessionellen Aufgabe geworden. *»Es ist eine Fülle von Disziplinen, die zusammen mit der Medizin selbst das interdisziplinäre Gebiet der Ethik in der Medizin repräsentieren – Philosophie, Theologie, Natur- und Rechtswissenschaften, daneben Psychologie, Sozialwissenschaften und Ökonomie.«* (*Kahlke, Reiter-Theil* 1995:VII)

Entsprechend unübersichtlich ist der Sprachgebrauch in dieser angewandten Ethik, wie bereits die unterschiedlichen Benennungen für die Bereichsethik selbst anzeigen.

3.3.1 Begrifflichkeiten

Wie lauten die unterschiedlichen Bezeichnungen für die Bereichsethik der Medizin? *Illhardt* (1985) verwendet in seinem gleichnamigen Standardwerk den Ausdruck *Medizinische Ethik*. Medizinische Ethik liege – reflektiert oder unreflektiert – in der Situation des Helfens selbst begründet (ebd., S. 2). Er weist darauf hin, dass Medizinische Ethik v. a. in den USA – dort als »bioethics« bezeichnet – eine längere Tradition habe und differenzierter behandelt werde als hier zu Lande (ebd., S. IX).

Von Engelhardt nennt ein Synonym für Medizinische Ethik: *»Medizinische Ethik heißt Ethik in der Medizin ... Ethik in der Medizin ist auf philosophische Ethik bezogen oder bedeutet philosophische Begründung sittlichen Verhaltens in der Medizin«* (*von Engelhardt* 1997:52).

Schreiner (2001a: 24) wiederum verwendet *Medizinethik* und *Medizinische Ethik* synonym, plädiert hingegen eher für den Ausdruck *Ethik in der Medizin* (1996:37), dem er eine weiter gefasste Bedeutung zuspricht: die ethischen Fragen im Handlungsbereich Medizin (2001 a: 24).

Frewer macht sich ebenfalls für den Ausdruck *Ethik in der Medizin* stark: *»Hauptströmungen der Literatur führen den Titel* Ethik in der Medizin *im Titel, so u. a. die von U. Schlaudraff (1987) oder S. Reiter-Theil und W. Kahlke (1995) herausgegebenen Bücher; ebenso schlägt sich die Bezeichnung in der Gründung von Gesellschaften (›Akademie für Ethik in der Medizin‹, Göttingen, 1986) oder Universitätseinrichtungen (Institut für Ethik in der Medizin, Wien) nieder. Der Meinung von Patzig und Schöne-Seifert, daß sich der Begriff Medizinethik ›durchzusetzen scheint‹ (in: Kahlke/Reiter-Theil,* Ethik in der Medizin, *S. 1), kann daher nicht zugestimmt* *werden, auch wenn dies für die praktischen Probleme wenig Auswirkungen hat.«* (*Frewer* 1997:83)

Am diplomatischsten ist wohl *von Engelhardts* Vorschlag (1997:52, 58): Er setzt *Medizinische Ethik* mit den Ausdrücken *Ethik in der Medizin* und *Ethik der Medizin* gleich. Sie sei keine Sonderethik, wohl aber eine Ethik besonderer Situationen, die nicht nur ärztliches Handeln betreffe: »*Medizinische Ethik kann nicht nur auf den Arzt – das wäre Arztethik – beschränkt werden, sondern bezieht sich stets auch auf den Patienten und die Umwelt*« (*von Engelhardt* 1997:52).[21]

Desgleichen warnt *Frewer* vor der Bezeichnung *Ärztliche Ethik*. Bei ihr sei die Gefahr am größten, sie als Sonderethik zu betrachten, obwohl sie sich nur auf besondere Situationen im Bereich der Medizin beziehe (*Frewer* 1997:68). Wenngleich die Begriffe *Medizinische Ethik*, *Medizinethik* und *biomedizinische Ethik* weiterhin – vielfach synonym – verwendet würden, sei seit Anfang der achtziger Jahre des 20. Jahrhunderts in der bundesdeutschen Fachdiskussion ein relativer Konsens entstanden, von Fragen der *Ethik in der Medizin* zu sprechen. Damit sei die Anwendung allgemein gültiger Prinzipien und Werte in Konfliktfeldern der Medizin intendiert, ohne die Brücke zu philosophischer Theorie wie auch interdisziplinärer Betrachtung außer Acht zu lassen (ebd.).

Frewer (1997:72) betont, *Ethik in der Medizin* solle immer eine Reflexion der Bedingungen der Möglichkeit guten Handelns in den Feldern der Humanmedizin bedeuten; sie könne und dürfe nicht lediglich die Einbeziehung eines Faches in ein anderes sein.

»*Ethische Reflexion muß medizinisches Wissen und Handeln grundlegend in Frage stellen und sollte nicht als begleitende Hilfswissenschaft nur Dienstleistungscharakter annehmen.*« (*Frewer* 1997:72)

Auch *Illhardt* (1994a) beleuchtet das komplexe Verhältnis zwischen Ethik und Medizin und hinterfragt den Begriff der *angewandten Ethik*. Die Kennzeichnung der Medizinischen Ethik als angewandte Ethik dürfe nicht in der Form verstanden werden, als würde Ethik wie ein Werkzeug auf einen konkreten medizinischen »Fall« angewendet, ohne dass sie selbst sowie die Medizin sich dadurch verändern würden. Vielmehr veränderten sich bei der so genannten Anwendung (besser: im Kontakt, in der Interaktion) sowohl die Medizin als auch die Ethik. Erstere bemühe sich intensiver um das Verstehen und die angemessene Problemformulierung, während Letztere sich dahingehend verändere, dass sie nicht einfach nur Theorien, Prinzipien oder Regeln für die Anwendung zur Verfügung stelle, sondern gleichsam mit dem Anliegen der Medizin verschmelze. Dabei lerne die Ethik, dass es nicht nur um Dilemmata gehe, die sie vom höheren Standpunkt aus lösen könne, sondern um Biografien, um Geschichten von Menschen, die ohne oder mit Krankheit leben müssten (ebd., S. 20 f.).

Illhardts Hinweis führt direkt zum Kern dieser Bereichsethik: Womit befasst sich Ethik in der Medizin und welche Aufgaben nimmt sie wahr? Im folgenden Kapitel sollen ihre verschiedenen Themengebiete aufgezeigt werden.

3.3.2 Fragen und Themengebiete der Ethik in der Medizin

»In der europäischen und amerikanischen Literatur ist seit etwa 1960 eine Erweiterung der Thematik der medizinischen Ethik zu beobachten. Bis dahin galt nur die ärztliche Ethik als eigentliche Medizinethik.« (Amelung, Nüchtern 1992:21) Heute ist das Gebiet der Medizinischen Ethik viel breiter angelegt. Es umfasst nicht nur den Bereich der ärztlichen Ethik, sondern auch den Bereich der Gesundheitspolitik und -versorgung sowie den Bereich der Gesundheitserwartungen und des tatsächlichen Gesundheitsverhaltens der Bevölkerung (ebd., S. 24).

Nach *Frewer* (1997:73) lassen sich die praktischen Probleme der Ethik in der Medizin unterschiedlich systematisieren. Eine Möglichkeit besteht in der chronologischen Unterscheidung, z. B. ethische Konflikte über den Beginn des Lebens, Konflikte in Lebenskrisen oder ethische Probleme am Lebensende. Hinzu kommen Fragen der Ethik in der medizinischen Forschung und der Anwendung von Technik in der Medizin. *»Ein anderer Ansatz nimmt das Beziehungsdreieck Patient-Arzt-Gesellschaft zum Ausgangspunkt. Medizinethische Probleme wären demnach in Aspekte zwischen Patient und Arzt (z. B. der ›informed consent‹), Patient und Gesellschaft (u. a. Verteilungsgerechtigkeit) sowie Arzt und Gesellschaft (Technikanwendung, rechtlicher Rahmen etc.) zu unterteilen.«* (ebd.)

Im Diskurs um bioethische [22] Aspekte [im Gesundheitswesen; R. L.] geht es nach *Illhardt* (1999 b: 274) um folgende Fragen:
1. klinische Entscheidungskonflikte am Lebensbeginn, in Lebenskrisen und am Lebensende,
2. Gentechnologie,
3. Verstehen des Patientenwillens,
4. Forschung an nicht einwilligungsfähigen Personen,
5. Verteilung medizinischer Ressourcen (Allokation),
6. Umgang mit Patienten aus anderen Kulturen.

Nach *Schreiner* (2001 a:24) stehen derzeit »*... die großen ethischen Probleme medizinischen Handelns (z. B. Organtransplantation, Neonatologie, Therapieverzicht am Lebensende usw.)*« sowie die Frage, wie ärztliches Handeln bzw. oft auch Nicht-Handeln ethisch argumentativ begründet werden könne, im Vordergrund der Ethik in der Medizin. *»Noch eher am Rande beschäftigt sich die Medizinethik mit den ethischen Fragen, die durch die Erwartungen der Gesellschaft an die medizinischen Institutionen und die dort Tätigen entstehen, bzw. auch mit den ethischen Problemen, die dadurch bedingt sind, dass Ärzten wichtige gesellschaftliche Aufgaben, z. B. medizinische Leistungen zu verteilen, zugewiesen werden, wodurch immer mehr gesellschaftliche Bereiche medikalisiert werden.«* (ebd.)

»Ethische Probleme in der Medizin beschäftigen sich keinesfalls nur mit dem Lebensende ... Medizinethik befaßt sich ebenso mit anderen Themen, wie etwa des Lebensanfanges, der Selbstbestimmung, sowie mit Fragen, die mit den Beziehungen zwischen Ärzten, Schwestern, Patienten und Verwandten zu tun haben. Aber es gibt noch andere wichtige Fragen, die aufs engste mit Medizinethik verbunden sind: Etwa soziale Gerechtigkeit (besonders angesichts der enormen Kosten medizinischer Behandlungen) oder eine Klärung dessen, was als experimentell bzw. therapeutisch anzusehen ist ...« (*Loewy* 1995:5) Der Bereich der Fragestellungen entwickelt sich nach

Loewy (1995:17) dahingehend, »... *daß man keinesfalls nur individuelle Probleme, sondern auch Struktur- und Gemeinschaftsprobleme unter dem Begriff ›Medizinethik‹ versteht«.*

Aufgabe der Medizinethik ist es nach *Patzig* und *Schöne-Seifert* (1995:1), angesichts der moralischen Konflikte Handlungsanweisungen kommunikationsfördernd zu formulieren, sie zu überprüfen und zu rechtfertigen. Außerdem habe sie die wichtige Aufgabe, bestehende oder erwogene Rechtsvorschriften unter moralischen Gesichtspunkten zu überprüfen (ebd., S. 2).

> Insgesamt ist Medizinische Ethik, so *Illhardt* (1999b: 280), als Plan anzusehen, medizinisches Expertentum und Rolle des Laien stärker aneinander zu binden, also den Menschen das Gefühl wiederzugeben, dass die Medizin »ihre« Medizin ist und sie nicht nur Opfer bzw. Empfänger so genannter biomedizinischer Urteile sind.

In einer früheren Publikation beschreibt *Illhardt* die Aufgabe der Ethik in der Medizin als Entbindung der Ahnung des Arztes, was das Gute sei – etwa im Sinne sokratischen »Hebammendienstes« (Maieutik/maieutiké), um sie handlungsbestimmend werden zu lassen. »*Bedingung ist, daß er seine Handlungssituation durchschaut, vor allem den Patienten, sich selbst und seine Institution versteht, wovon dann Handlung und Entscheidung abhängen. Danach muss Ethik in der Medizin helfen,*

- *Maßstäbe zu finden oder zu erarbeiten, die Handeln orientieren, bewerten oder korrigieren, und*
- *die geplante (oder durchgeführte) Handlung mit/am Patienten sowie die eigenen Handlungsbedingungen zu verstehen.«* (*Illhardt* 1994 a: 22)

Die Frage, wo Maßstäbe für eine handlungsorientierende, -beWERTende oder -korrigierende Ethik gefunden werden können, leitet zum nächsten Kapitel über.

3.3.3 Prinzipien der Ethik in der Medizin

Medizinische Ethik könnte sich an obersten Normen, z. B. am Moralprinzip der Humanität orientieren, wie *Sporken* vorschlägt: »*Vor diesem Hintergrund kann die medizinische Ethik verstanden werden als die systematische Besinnung auf verantwortliches Handeln im Bereich der Gesundheitssorge im Hinblick auf seinen humanen Charakter«.* (*Sporken* 1989:715)

Loewy benennt ein anderes Kriterium als Entscheidendes. Er macht Leidensfähigkeit als den »*Grundbegriff und das Wesen der sittlichen Frage*« aus (*Loewy* 1995:32): Steine seien – im Gegensatz zu Tieren und Menschen – nicht leidensfähig. »*Leidensfähig sein heißt, sittliche Bedeutung haben. Wesen, die Lebenspläne, Hoffnungen, Gefühle u. a. m. besitzen, und die daher, sittlich gesprochen, von Bedeutung sind, sind Subjekte ...*« (S. 32). Der Medizinethiker weist auf die eingeschränkte Anwendbarkeit kantischen Autonomiedenkens hin, wenn er schreibt, dass viele Menschen nicht in der Lage seien, eigene Gesetze zu machen [d. h. autonom, also nach selbst gesetzten Regeln zu handeln, R. L.]. *Loewy* nennt als Beispiele »Schwachsinnige«, senile Menschen und Säuglinge.

Allerdings übersieht er m. E. einen entscheidenden Schwachpunkt seiner eigenen Theorie, die er *Ethik der Leidensfähigkeit* nennt: Wie will er die Leidensfähigkeit eines tief Bewusstlosen von der Leidensfähigkeit eines Steines unterscheiden? Um eine Differenz zu konstruieren, braucht er andere Kriterien, z. B. den Begriff des Lebens. Damit rekurriert er aber auf ein höheres Prinzip und müsste zugestehen, dass Leidensfähigkeit nicht der »*Grundbegriff und das Wesen der sittlichen Frage*« ist.

Die meisten Autoren der medizinethischen Literatur postulieren kein oberstes sittliches Prinzip, sondern bevorzugen eine Orientierung an Prinzipien mittlerer Ebene. »*Nachhaltig vertreten wird dieser moralische **principalism**, wenn auch nicht ohne kritische Einwände* (vgl. *Schöne-Seifert* 1996:561 ff.) *in den Medizin- und Bioethiken insbesondere anglo-amerikanischer Provenienz ...*« (*Remmers* 2000 b:311) So plädieren *Beauchamp* und *Childress*, die bekannten Autoren des US-amerikanischen Standardwerks zur Medizinethik (»Principles of Biomedical Ethics«, Erstauflage 1979), für einen prinzipienorientierten Zugang in medizinethischen Fragen (vgl. *Schöne-Seifert* 1996:561 ff.; *Illhardt* 1999 b:278). Vier grundlegende Prinzipien stellen sie in den Vordergrund der medizinethischen Reflexion:
   1. (negative) Schadensvermeidung (»nonmaleficence«),
   2. (positive) Fürsorge (»beneficence«),
   3. Respekt vor Selbstbestimmung (Autonomie) (»respect for autonomy«) und
   4. Gerechtigkeit (»justice«).

Beauchamp und *Childress* wählen demzufolge nicht ethische Theorien und oberste moralische Prinzipien wie etwa *Ehrfurcht vor dem Leben* oder *Achtung der Menschenwürde* als Zugang zur ethischen Diskussion, sondern ethische Prinzipien. Begründet wird die Positionierung auf einer mittleren Abstraktionsebene damit, dass Prinzipien »... *durch allgemein geteilte Moralvorstellungen gedeckt würden und überdies das Ergebnis einer immer wieder feststellbaren Konvergenz der gängigen Theorien darstellten*« (*Schöne-Seifert* 1996:563).

Illhardt (1999 b:278) erläutert das Zustandekommen dieses Ansatzes: Im Gegensatz zu Philosophen unterliegen Ärzte einem unmittelbaren Handlungsdruck. Die von dem utilitaristisch denkenden Philosophen *Beauchamp* und dem deontologisch denkenden Theologen *Childress* vorgelegte Konsensfigur der vier genannten Prinzipien sei »... *kein philosophisches Minimalprogramm, sondern eine andere Voraussetzung, wenn man keine Letztbegründungen sucht, sondern argumentative Hilfen für eine gute Praxis*« (ebd.).

Mit Prinzipien auf einem *mittleren Niveau* (unter der Ebene der Moralbegründung und über der Ebene der Handlungsregelung) versucht die amerikanische Medizinethik eine pragmatische Herangehensweise, mit dem Ziel eines gut begründeten Handelns (ebd.). Damit wird auch eine Außenwirkung bezweckt: »*Durch eine fallbezogene Anwendung zentraler ›principles of biomedical ethics‹ – ›non-maleficence‹, ›beneficence‹, ›autonomy‹ und ›justice‹ – sollten medizinethische Probleme in einer pluralistischen Gesellschaft transparent gemacht werden.*« (*Frewer* 1997:79)

Die vier von *Beauchamp* und *Childress* gewählten Prinzipien sind der Tradition des medizinischen Ethos entnommen, wie es sich seit der Antike über die Zeit der Aufklärung bis in das 20. Jahrhundert entwickelt hat. »*Traditionell starke Argumente wie das ›Nichtschadens-‹ und das ›Fürsorge‹-Prinzip aus dem ›vielbeschworenen‹ hippokratischen Gedankengut sind wesentliche Elemente medizinethischer Theorie. Die Autonomie des Patienten und die Idee der Gerechtigkeit repräsentieren jüngere, wenngleich ebenso wichtige Inhalte.«* (*Frewer* 1997:78)

Ein Bearbeiten moralischer Fragen auf der Ebene von ethischen Prinzipien (zwischen obersten Moralprinzipien und moralischen Regeln) kommt zwar den Bedürfnissen von medizinischen Praktikern entgegen, wirft jedoch auch Probleme auf.

Das System der ethischen Prinzipien nach *Beauchamp* und *Childress* ist, wie alle auf mittlerer Abstraktionsebene angesiedelten Prinzipienkataloge, sehr heterogen. Ärzten sind mit diesen Katalogen Prinzipien auferlegt, die nicht selten konfligieren. Wie kann man in der Medizin bei im Einzelfall widerstreitenden oder gleichberechtigten Werten handeln? Welche Werte sind dabei für die Medizinethik im Allgemeinen und für den praktisch tätigen Arzt im Konkreten vorrangig (*Frewer* 1997:79)?

Die Verpflichtung eines Arztes, »*… nur im besten Interesse des Patienten zu handeln (principle of beneficence) bzw. Schaden von ihm fernzuhalten (principle of nonmaleficence) und dabei das Selbstbestimmungsrecht des Patienten (principle of autonomy) zu respektieren, stehen auf der einen Seite. Demgegenüber stehen Prinzipien, die dem Ethos der Gemeinschaft und dem Ausbalancieren von Interessen verpflichtet sind wie etwa die Prinzipien der Fairneß und Nützlichkeit (principles of fairness and utility)*« (*Illhardt, Piechowiak* 1995:129).

Weil dieses ärztliche Dilemma alle angeht, sollte die Diskussion sozialethischer und individualethischer Prinzipien und ihrer konkreten Vermittlung« nicht nur von öffentlichem Interesse sein, sondern eine öffentliche Aufgabe werden (*Illhardt, Piechowiak* 1995:129).

3.3.4 Verhältnis zur Ethik in der Pflege

»*Die Ethik ist Domäne der Medizin. Sie wird zum Attribut medizinischer Macht. Und auch umgekehrt gilt: Wer die Macht hat, bestimmt auch die Ethik. Ethik-Fragen sind immer auch Macht-Verteilungs-Fragen.* [Fußnote:] *So ist es ein Unterschied der Positionsmacht, ob im klinischen Alltag ein Krankenpfleger oder ein (promovierter) Psychologe die Behandlung eines Patienten als unverantwortlich bezeichnet, selbst wenn es mit derselben Argumentationsstruktur geschieht.*« (*Wettreck* 2001:133)

Wie *Großklaus-Seidel* feststellt, war die medizinische Ethik bei der Erörterung ethischer Fragen im Zusammenhang von Krankheit und Gesundheit bislang tonangebend. »*Sie erhob den Anspruch, für alle Berufsgruppen im Gesundheitswesen mitzusprechen.*« (*Großklaus-Seidel* 2002:13) Also sprach sie auch für die größte Berufsgruppe im Gesundheits- und Sozialwesen mit: für die Pflege.

Einem in dieser Hinsicht traditionellen Verständnis verpflichtet, sieht *von Engelhardt* Pflege als Teil der Medizin, wenn er Pflege bzw. Pflegepersonen im Zusammenhang mit Fragen der Ethik in der Medizin aufführt: »*Medizinische Ethik meint: Ethik des Arztes und der Pflegepersonen, Ethik des Patienten wie Ethik der Umwelt*« (1997:52) und »*Ethik ist ein elementarer Bestandteil der Medizin … – Ethik der Medizin in den drei Zentren Arzt und Pflegepersonen, Kranker und Gesellschaft; … Ethik der Medizin unter den jeweiligen Bedingungen von Diagnostik, Therapie und Pflege …*« (S. 58).

Auch Frewer subsummiert Pflegeethik unter Medizinethik, wenn er erklärt: »*Wenn hier ... vom ›Arzt‹ die Rede ist, so ist dies nur als sprachliche Vereinfachung zu sehen; in gleicher Weise sind Ärztin und Arzt sowie auch die Einbeziehung pflegeethischer Praxis intendiert*« (*Frewer* 1997:83). *Loewy* folgt ebenfalls dieser Tradition, wenn er behauptet: »*In der Medizinethik handelt es sich also um die Pflichten von Ärzten, Schwestern und anderen Mitarbeitern ...*« (*Loewy* 1995:103, vgl. auch S. 19, 24, 37, 38).

> Die Auffassung, Ethik in der Pflege sei ein Teilbereich der Ethik in der Medizin, entstammt der traditionellen Ansicht, Pflege sei ein Teil der Medizin. Die dienstälteste deutsche Pflegeprofessorin, Dr. *Ruth Schröck*, nennt die weit verbreitete Vorstellung, dass Pflegeethik eine Unterkategorie der Medizinethik sein müsse, provozierend den »Mythos des Hippokrates« (*Schröck* 1995:319). Diese Vorstellung ist sowohl bei Ärzten als auch in Pflegeberufen[23] weit verbreitet.

Im September 1995 richtete die bereits im Jahr 1986 von Ärzten, Philosophen und Theologen gegründete *Akademie für Ethik in der Medizin e. V.* (AEM) eine Arbeitsgruppe »Pflege und Ethik« ein, in der sich renommierte Vertreter der *Ethik in der Pflege* engagieren, u. a. *Irmgard Hofmann, Marianne Rabe* und *Paul-Werner Schreiner*. Im publizistischen Organ der AEM, der Zeitschrift *Ethik in der Medizin*, erscheinen regelmäßig Beiträge von Pflegevertretern. *Marianne Rabe*, Leiterin der Krankenpflegeschule des Benjamin-Franklin-Klinikums Berlin, ist derzeit Vorstandsmitglied der AEM.

Stellt die Mitarbeit von Pflegevertretern in medizinethischen Gremien eine unzeitgemäße Anpassung an bzw. Eingliederung in das medizinethische System dar oder beobachten wir hier wie anderswo, dass sich Pflege zunehmend Geltung und angemessenen Einfluss verschafft, indem sie ihre Perspektiven in den gegenwärtig gegebenen Strukturen konstruktiv einbringt? Einer von mehreren Vorteilen der Mitarbeit in medizinethischen Organisationen ist, dass sich Pflege als ernst zu nehmende, mündige Partnerin in die interdisziplinäre Kooperation begibt. Vielleicht gelingt es auf diese Weise, in medizinethischen Organisationsstrukturen Erfahrungen zu sammeln, gegenseitiges Verständnis zu fördern und so den Boden zu ebnen für eine zukünftig zu etablierende Infrastruktur einer der Medizinischen Ethik gleichberechtigten *Ethik in der Pflege*. Ziel ist m. E. nicht die mittelfristige Emanzipation der Ethik in der Pflege, sondern die langfristige konstruktive Zusammenarbeit zweier gleichberechtigter benachbarter Bereichsethiken.

In den vergangenen Jahren gab es in dieser Hinsicht viel Bewegung innerhalb der Medizinethik. So ist u. a. eine Tendenz zu einem veränderten Sprachgebrauch zu erkennen. Es ist in der Fachliteratur nicht allein von *Medizinischer Ethik, Medizinethik*, oder *Ethik in der Medizin* die Sprache – hingegen tauchen zunehmend übergeordnete Ausdrücke und Beschreibungen auf, wie etwa *Ethik in den Heilberufen* (*Reiter-Theil, Kahlke* 1993:329; *Kahlke, Reiter-Theil* 1995 a:VI) oder die differenzierende Aufzählung »*ethische Probleme in der Medizin, in den Heilberufen und im Gesundheitswesen*« (*Wellmer* 1995:V). In den Niederlanden hat sich der Ausdruck **Gesundheitsethik** durchgesetzt, der berufsgruppenübergreifend alle ethischen Probleme bezüglich Gesundheit und Gesundheitsförderung umfasst (*Sporken* 1989:713; *Georg, Frowein* 1999:270), in den USA geht der Trend zum Ausdruck **health care ethics** (*Illhardt* 1999 b:273) bzw. **ethics of health care** (*Arndt* 1997 c:33).

Schreiner (1996:37 f.) argumentiert, der Ausdruck **Ethik der Gesundheitsberufe** sei zutreffender als der Ausdruck *Ethik in der Medizin*, weil im Tätigkeitsbereich Medizin nicht nur Ärzte arbeiteten und die Begründung des Handelns in arbeitsteiligen Prozessen nicht Sache **einer** Berufsgruppe sein könne. Die aktuelle Entwicklung scheint sich teilweise tatsächlich zu einem partnerschaftlichen **Miteinander** der Gesundheitsberufe hin zu bewegen, das auch die Patienten/Klienten mit ins Zentrum der Verantwortung nimmt.

Dennoch wird die Subsumption der Pflegeethik unter die Medizinethik auch in neueren medizinethischen Publikationen bislang weitgehend beibehalten, wie folgendes Beispiel zeigt: »Angesichts einer sich erst heute in ihren künftigen Konturen abzeichnenden Risikofaktorenmedizin wird Medizinethik in einem umfassenderen Sinne zur Gesundheitsethik ... Die klassische Medizinethik, die unausgesprochen weitgehend mit Arztethik identifiziert wurde, weitet den Kreis der Träger von Gesundheitsverantwortung aus; neben die Arztethik und Pflegeethik tritt als neues Konglomerat von Verantwortungen die Patientenethik oder besser ausgedrückt: die Ethik des mündigen Bürgers im Umgang mit den Risikofaktoren für Gesundheit, die nach der Ausbildung eines individuellen Gesundheitsethos verlangt ...« (*Sass* 1998:81 f). Und weiter: »Medizinethik bleibt nicht mehr beschränkt auf Arztethik oder Pflegeethik. ... Innerhalb der medizinethischen Forschung wird zwischen Arztethik, Pflegeethik, Patientenethik und Institutionenethik zu differenzieren sein« (S. 95).

Mit wenigen Ausnahmen – *Sporken* nennt Pflegepersonal »nicht-medizinische Berufstätige« (*Sporken* 1989:719) – scheinen Mediziner wie Medizinethiker zu verkennen, dass Pflege nicht mit (akut-)medizinischer Krankenpflege identisch ist, sondern gerade im Bereich der Altenpflege und der ambulanten Pflege eher im Sozialwesen beheimatet ist. Diesem Irrtum unterliegen auch einige namhafte Vertreter der Pflege, wie beispielsweise die Definition von Pflegeethik im »PflegeLexikon« erkennen lässt: Pflegeethik umreißt nach *Georg* und *Frowein* (1999:683) die medizinischen Handlungskonflikte unter den speziellen Bedingungen der Pflege, die Beziehungsgestaltung zu den Patienten und die Herausforderung beruflichen Handelns zwischen Autonomie und Kooperation. An dieser Definition stimmt einiges nicht: In der stationären Altenpflege gibt es zwar Bewohner, jedoch keine Patienten, und die Handlungskonflikte werden meist keine medizinischen sein. Überdies ist nicht jeder Handlungskonflikt ein moralischer Konflikt und damit ethisch relevant.

Eine als Krankenpflegeethik verstandene Pflegeethik findet in medizinethischen Publikationen noch am ehesten Anerkennung und Unterstützung. Wenn in diesem Sinne auch einzelne, in der Medizinethik tätige Forscher von der Annahme ausgehen, »... *daß ein eigenständiger Zugang der Krankenpflegeberufe zu ethischen Fragen der Patientenbetreuung sinnvoll und legitim ist*« (*Reiter-Theil* 1999b:207 f., Medizinethikerin und Psychologin), stellen wir zusammenfassend fest, dass einer eigenständigen Bereichsethik *Ethik in der Pflege* insbesondere von ärztlichen Vertretern der Medizinethik überwiegend keine Existenzberechtigung zugestanden wird.

Vor diesem Hintergrund stimmt es bedenklich, dass die anerkannten Prinzipien der Medizinethik zwar *Autonomie* an erster Stelle nennen, wohingegen der größten Berufsgruppe im Gesundheits- und Sozialwesen eine eigene Bereichsethik verwehrt werden soll (vgl. *Arndt* 2000 c:55).

3.3.5 Fazit

Ethik in der Medizin ist heute nicht mehr lediglich eine Sammlung von ärztlichen Berufskodizes, sondern eine pluridisziplinär angelegte, grundsätzlich etablierte Bereichsethik mit dem Anspruch auf weitere institutionelle Fundierung. Sie arbeitet – zwar nicht ausschließlich, doch deutlich überwiegend – mit ethischen Prinzipien mittlerer Abstraktionsebene.

Wurde Medizinethik noch bis in die siebziger und achtziger Jahre des 20. Jahrhunderts als eine Ethik ärztlichen Handelns verstanden, so will diese Bereichsethik heute umfassend die moralischen Fragen im **Gesundheitswesen** in den Blick nehmen. Während sich Medizinethiker in Deutschland nicht auf eine einheitliche Benennung der Bereichsethik einigen können und sich lediglich tendenziell eine Präferenz der Bezeichnung *Ethik in der Medizin* abzeichnet, wird die inhaltlich längst als eine umfassende *Ethik des Gesundheitswesens* konstruierte Bereichsethik in den Niederlanden bereits mit diesem Terminus benannt.

> Traditionell erhebt Medizinische Ethik den Anspruch, auch die moralischen Fragen im Zusammenhang mit Pflege mit zu vertreten und zu bearbeiten. Vertreter einer sich konstituierenden Bereichsethik der Pflege setzen sich gegen diesen – nicht selten entmündigend wirkenden – Anspruch zunehmend zur Wehr.

Unter dem Dach der *Ethik im Gesundheits- und Sozialwesen* ist *Ethik in der Medizin* eine der Nachbarinnnen der *Ethik in der Pflege* (vgl. Abb. 8 in Kap. 3.2.4). Im Folgenden wird nun die zweite benachbarte Bereichsethik vorgestellt: die *Ethik in der Sozialen Arbeit*.

Nach einer kurzen Einführung in die Berufsethik der Sozialen Arbeit sollen befürwortende und kritische Positionen zur weiteren Etablierung und Vertiefung dieser Berufsethik referiert werden. Begründungen einer *Ethik in der Sozialen Arbeit* sowie Beschreibungen ihrer Hauptaspekte, ihrer Werte und Prinzipien sowie ihrer Aufgaben schließen sich an.

Nachdem daraufhin die Beziehungen zwischen Ethik und Qualität in der Sozialen Arbeit und die Ziele einer entsprechenden beruflichen Bildung erschlossen worden sind, gebe ich eine kurze Zusammenfassung der wichtigsten Aspekte dieser Ethik.

3.4 Ethik in der sozialen Arbeit

Wodurch unterscheidet sich Soziale Arbeit von Pflege und Medizin? Nach *Klie* (1998 a: 131) zeichnet sie sich gegenüber den zwei genannten Nachbardisziplinen durch ihre Netzwerkkompetenz, die methodische Orientierung am Empowerment[24]-Konzept und das Paradigma der Lebensweltorientierung aus[25]. Außerdem hat sie es nicht mit dem Körper der Klienten zu tun; ihr Aushandlungsort ist das Soziale: die Zusammengehörigkeiten, Lebensorte, Verhandlungen mit Institutionen, Familien und Instanzen des Staates. »*In der Sicherung und auch Wiederherstellung sowie Reinszenierung sozialer Architekturen besteht der Handlungsauftrag der Sozialen Arbeit, die nicht nur Agentur für Dienste und Einrichtungen bzw. Makler des Klienten ist.*« (ebd.)

Auch die Soziale Arbeit ist dabei, eine Bereichsethik zu entwickeln. Sie steht in diesem Prozess – zumindest in Deutschland – noch in den Anfängen, kann aber bereits auf einen erheblichen Fundus an Wissen zum Thema *Ethik in der Sozialen Arbeit* zurückgreifen. Den Ausdruck *Ethik in der Sozialen Arbeit* verwenden allerdings nur wenige Autoren (z. B. *Bango* 1999; *Walser* 2001); die meisten sprechen von einer *Berufsethik* der Sozialen Arbeit und meinen damit die *Berufsethik* der Sozialarbeiter und Sozialpädagogen.[26] Sie scheint im Mittelpunkt des berufspolitischen Interesses zu stehen, wie die Beiträge zum Thema *Ethik* in den Fachzeitschriften und die Veröffentlichungen der Berufsverbände zeigen.

3.4.1 Berufsethik der Sozialen Arbeit

Nach dem derzeitigen Stand der Diskussion soll in der Sozialen Arbeit nicht etwa eine *Bereichsethik*, sondern eine *Berufsethik* begründet und etabliert werden (vgl. Kap. 3.1). Zu diesem Zweck überarbeiten die verschiedenen internationalen und nationalen Berufsverbände sowohl Berufsordnungen als auch *Berufskodizes*, in die große Erwartungen gesetzt werden.

3.4.1.1 Berufskodizes als Hoffnungsträger der Sozialen Arbeit

Bauer und *Hansen* (1999:17 f.) hoffen, dass das Aufgreifen und Ernstnehmen ethischer Fragen im Prozess der Entwicklung eines Ethik-Kodex der Sozialen Arbeit in der Bundesrepublik zu einem professionellen Selbstbewusstsein verhelfen könne. Lange Zeit seien soziale Dienstleistungen im Rahmen einer konfessionellen Wohlfahrtspflege und deren christlichen Moralvorstellungen erfolgt. Da aber heute nicht mehr selbstverständlich von der Geltung theologischer Ordnungssysteme ausgegangen werde, erscheine im Zeichen der Ökonomisierung Sozialer Arbeit eine »*Qualitätsüberprüfung der christlichen Nächstenliebe*« als paradox-blasphemisches Unterfangen. »*Die Profession der Sozialen Arbeit muss sich … auf ihre eigene Ethik verständigen – ein notwendiger und überfälliger Säkularisierungs- und Modernisierungsschritt an der Schwelle zum 21. Jahrhundert.*« (ebd., S. 18)

Die gegenwärtige Besinnung auf ethische Grundlagen, so die beiden Autoren, könne einen Beitrag dazu leisten, dass die Soziale Arbeit den Mut zur Wahrnehmung ihrer gesellschaftspolitischen Verantwortung finde. Die Formulierung eines Ethik-Kodex' könne in der Diskussion über Ökonomisierung und Kommerzialisierung als »*ethisches Gegengewicht*« bedeutende Akzente setzen (*Bauer, Hansen* 1999:17).

Außerdem könne auf diese Weise die Profession gesellschaftlich aufgewertet werden: Ein Ethik-Kodex trage dazu bei, »*… den professionellen Status von Sozialarbeiter/inne/n sowie deren Integrität und Verantwortlichkeit zu unterstreichen und das Bild der Sozialen Arbeit in der Öffentlichkeit zu profilieren*« (ebd.). Berufskodizes sollen nach dieser Argumentation in erster Linie die gesellschaftliche Anerkennung der Berufsgruppe als Profession vorantreiben.

Daneben soll ein Kodex der Sozialen Arbeit den Berufsangehörigen als moralische und berufskundliche Orientierung dienen. Und schließlich soll er auch den Klienten Vorteile bringen. »*Die Nutzer/innen personenbezogener sozialer Dienstleistungen sind in aller Regel keine souveränen ›Konsumenten‹, sondern Menschen, die sich zumeist in einer äußerst verletzlichen Lebenslage befinden. ›Codes of Ethics‹ können den Nutzer/innen personenbezogener sozialer Dienstleistungen als Schutz dienen und verhindern helfen, dass sie schlecht behandelt, übervorteilt, vernachlässigt oder mißbraucht werden.*« (*Bauer, Hansen* 1999:17)

Der letztgenannte Aspekt steht in der derzeitigen berufsethischen Diskussion innerhalb der Sozialen Arbeit allerdings etwas im Hintergrund. So kann *Reetz* bissig die Frage stellen: »*Doch was bringt ein solcher Berufskodex letztlich denen, die er als Nebeneffekt auch noch schützen will, nämlich den KlientInnen der Verbandsangehörigen?*« (*Reetz* 2001:8) Entsprechend stößt die Forderung nach Etablierung von Berufskodizes in der Sozialen Arbeit bei einigen Autoren auf erhebliche Kritik.

3.4.1.2 Kritik an einer Berufsethik für die Soziale Arbeit

Während *Volz* (1996:27) mit ironischem Unterton von einer relativ folgenlosen, im deutschen Kontext besonders unbekannten und besonders wenig ernst genommen »Präambel-Ethik« der Berufsordnungen und Ethikkodizes spricht, ist *Wegeners* Kritik eine grundsätzliche:

Wenn mit ethischen Kodizes Handlungen determiniert werden sollen, dann wäre damit »*… die Sittlichkeit gerade deshalb nicht gefördert, weil die Freiheit eingeschränkt*« würde (zit. n. *Abbenhues* 1995:276). Dieser Argumentation lässt sich u. a. entgegenhalten, dass gerade eine überzeugende und verbindliche Berufsethik die Grundlage für gesellschaftliche Anerkennung und Wertschätzung bilden und mit dazu beitragen könnte, die Arbeitsbedingungen in der Sozialen Arbeit so zu verbessern, dass die dort Tätigen den nötigen Spielraum für freie Entscheidungen erhalten (vgl. *Abbenhues* 1995:276 f.).

Einen weiteren Einwand bringt *Mollenhauer* (1973) vor: Berufsständische Regelungen können nicht nur Berufsangehörige, sondern den gesamten Berufsstand disziplinieren und konservativ fixieren. Traditionelle Beharrungstendenzen würden so unterstützt und Veränderungen behindert (zit. n. *Abbenhues* 1995:277). Aus diesem Einwand folgt, dass ein Berufskodex periodisch überprüft werden muss, wenn er ein taugliches Arbeitsinstrument bleiben soll. Dazu richtete beispielsweise der Schweizer Berufsverband eine Kommission ein, die mit der Aufsicht über die Einhaltung des Berufskodex beauftragt wurde (*Panchaud* 2001:4).

3.4.2 Begründungen einer Ethik in der Sozialen Arbeit

Walser (2001:14) diagnostiziert für die Soziale Arbeit einen Nachholbedarf bei ethischen Fragestellungen und *Bango* (1999:265 f.) beklagt, über die Fragen der Ethik in der Sozialarbeit sei relativ wenig veröffentlicht. Er weist auf einen Reflexionsbedarf bezüglich ethischer Qualitäten und Kompetenzen hin; in der Sozialen Arbeit habe man die Ethik lange Zeit als Nebensache betrachtet, vielleicht auch deshalb, weil in diesen Berufen eine sittliche Grundeinstellung vorausgesetzt worden sei.

Bauer und *Hansen* wiederum stellen fest, das Thema »Ethik-Kodex« sei in Deutschland bisher kaum behandelt worden (1999:17). Dazu muss angemerkt werden, dass die Kodifizierung berufsethischer Normen der sozialen Dienstleistungsberufe auch international erst in jüngster Zeit erfolgte. »*Nursing and social work are two major caring professions which have followed the example of medicine and produced their own codes of ethics. (…) The American National Association of Social Workers formulated its ethical code in 1960 (Morris et al. 1971), but it was not until 1976 that the Britisch Association of Social Workers adopted its code (BASW 1977).*«[27] (*Thompson* et al. 1994)

Bango bestätigt dies auch für den internationalen Ethikkodex der Sozialen Arbeit: »*Der internationale Kodex der sozialen Berufe, sprich Sozialarbeit und Sozialpädagogik, wurde relativ spät, 1976, während des Weltkongresses der International Federation of Social workers (IFSW) von Puerto Rico festgelegt. Hier wurde zum ersten Mal die ethische Verantwortung der Sozialarbeiter gegenüber Kollegen, Institutionen, Klienten, der eigenen Profession und der ganzen Gesellschaft niedergeschrieben.*« (*Bango* 1999:267)

Baum (1996:18) berichtet, der internationale Berufskodex finde sich mit Abweichungen in etlichen nationalen Berufskodizes wieder. Auch der Deutsche Berufsverband der Sozialarbeiter und Sozialpädagogen besitzt einen solchen Berufskodex, der als Pflichtkatalog thematisch gegliedert ist: Ethische Pflichten gegenüber sich selbst, dem Berufsstand, Kollegen, Institutionen und Anstellungsträgern, der Gesellschaft und schließlich gegenüber dem Klienten (vgl. *Baum* 1996:19).

Sozialarbeit ist keine neutrale Sozialtechnologie; vielmehr sind in der sozialarbeiterischen Tätigkeit ethische Momente ständig gegenwärtig (*Schnell* 1996:212). Moralische Konflikte gehören zum Alltag der Sozialen Arbeit, wenn zum Beispiel zwischen einer wahrscheinlichen Gefährdung des Kindeswohls und dem Erziehungsrecht der Eltern abgewogen werden muss (*Schmid Noerr* 2001:20). Die tägliche Praxis der Sozialen Arbeit erfordert es, vorgefundene soziale Gegebenheiten zu beurteilen, d. h. sie zu be-*wert*-en und herauszufinden, welche Entscheidungen zu treffen sind. Das ist nicht ohne ein – reflektiertes oder unreflektiertes – Abwägen von Gütern bzw. Werten möglich. »*Nur mit Hilfe von Werten kann entschieden werden, welcher Zielzustand erreicht werden soll.*« (*Abbenhues* 1995:279)

Weil es in den Berufen der Sozialen Arbeit unweigerlich um das Wohl und Wehe anderer Menschen geht, wird die bewusste Prüfung moralischer Maßstäbe, d. h. die ethische Reflexion, als eine implizite Forderung von Professionalität selbst empfunden (*Schmid Noerr* 2001:20). Behauptungen, die sozialen Berufe – vor allem die Sozialarbeit – hätten »*höchstgradig ethisch begründete Motivationen*« (*Bango* 1999:267), sollten indes sowohl aus psychologischer wie auch aus professionssoziologischer Sicht auf Skepsis stoßen. Hier werden wohl berechtigte Norm und tatsächliche berufliche Praxis verwechselt.

Dennoch bleibt festzuhalten: Soziale Arbeit lässt sich in ihrem Selbstverständnis ethisch begründen, insofern ihre beruflichen Ziele
- **Förderung von Selbstständigkeit und Selbstbestimmung in der menschlichen Lebensführung** (*Volz* 1996:30 f.),
- **Verbesserung der Lebenslagen von Schwachen und Gefährdeten** (*Schnell* 1996:213),
- **Förderung von Selbstbehauptung und moralischer Kompetenz** (*Schmid Noerr* 2001:25) und
- **Achtung der Menschenwürde** (*Panchaud* 2001:2)

ethisch begründete Ziele sind.

Soziale Arbeit versteht sich heute international als »Menschenrechtsprofession«, die zur Förderung der sozialen Gerechtigkeit beitragen will. Die Menschenrechtsperspektive ist nach diesem neuen Verständnis nicht eine unter vielen möglichen, sondern das **Zentrum für Theorie und Praxis der Sozialen Arbeit** (*Panchaud* 2001:2).

3.4.3 Hauptaspekte der Ethik in der Sozialen Arbeit

Schmid Noerr (2001) unterscheidet drei Hauptaspekte der Ethik in der Sozialen Arbeit:

1. **Ethik der Hilfe für Klienten**
   Sie beruhe auf der Verpflichtung auf überpersönliche moralische Grundsätze der Fairness und Gerechtigkeit sowie dem Respekt vor der unbedingten Würde des Menschen und seiner grundsätzlichen Freiheit der Selbstbestimmung. Letztes Ziel der sozialen Hilfe sei nicht nur die Wiederherstellung der Selbstbehauptung, sondern die moralische Kompetenz. »*Einer drogenabhängigen Mutter, die ihr Kind vernachlässigt, soll ja nicht nur geholfen werden, sich selbst von der Sucht zu befreien, sondern vor allem, sich um ihr Kind kümmern zu können.*« (S. 22)

2. **Ethik des institutionellen Handelns und der fachlichen Kooperation**
   Hier steht nach *Schmid Noerr* der Persönlichkeitsschutz der Klienten in der Zusammenarbeit der für sie tätig Werdenden im Mittelpunkt: »*Im Beziehungsfeld der Sozialarbeiterin/Sozialpädagogin zu benachbarten Institutionen ist unter dem ethischen Gesichtspunkt des Schutzes der vom professionellen Handeln Betroffenen ein Problem besonders wichtig, nämlich das des Datenschutzes. Die ethische Grundlage des Datenschutzes ist die Achtung vor der Selbstbestimmung der Klienten*« (ebd.).

3. **Ethik des Sozialstaates**
   Bei der Ethik des Sozialstaates geht es um die kritische Reflexion der Beziehung des Berufs bzw. der Profession zur Gesellschaft, um die ethische Bewertung der Sozialen Arbeit als gesellschaftliches Phänomen.

Die Ansprüche der drei genannten Ebenen divergieren in der Regel. Wer in der Sozialen Arbeit tätig ist, sieht sich grundsätzlich in der Verantwortung, die unterschiedlichen Interessen auszubalancieren bzw. zwischen ihnen zu vermitteln. So mag eine Sozialpädagogin auf der ersten Ebene als Helferin des Klienten auftreten, während sie zugleich den Akteuren der nächsten Ebene als Kontrolleurin des Klienten verpflichtet ist. Dieser strukturell angelegte Dauerkonflikt der Sozialen Arbeit verlangt nicht allein nach pragmatischen Lösungen, sondern erfordert »*Klärung im Rahmen einer ausdrücklichen Wertentscheidung*« (IFSW 1997:13), d. h. ethische Reflexion der zu vertretenden Werte.

3.4.4 Werte und Prinzipien der Ethik in der Sozialen Arbeit

Die Berufsethik der Sozialen Arbeit orientiere sich, so *Bango* (1999:266), an den Berufsethiken der sozialen und helfenden Berufe, betone hingegen sehr stark die Werte[28] der **Solidarität**, der **Verantwortung** sowie der **Zusammenarbeit mit anderen helfenden Berufen**. Demgegenüber führt der Ethik-Kodex der IFSW in seiner Präambel *menschliche Entwicklung, Wohlergehen, Selbstverwirklichung* sowie *soziale Gerechtigkeit* als Werte der Sozialen Arbeit auf (IFSW 1997:14).

Abbenhues (1995:281) zählt weitere berufliche Werte auf, die für die Soziale Arbeit spezifisch seien[29] und in der sozialarbeiterischen Literatur häufig genannt würden:
- *Menschenwürde,*
- *Subsidiarität,*
- *Selbstbestimmung/Selbstentfaltung/Selbstverantwortung,*
- *Partizipation,*
- *Annahme/Akzeptanz,*
- *Wahrheit,*
- *Vertraulichkeit* und
- *Ganzheitlichkeit.*

Exemplarisch beschreibt *Abbenhues*, wie diese »*Berufswerte*« (S. 281) oder »*Zentralwerte*« (S. 283) in der Sozialen Arbeit zur Geltung gelangen sollen:

»*Die Würde der Person achtend (Annahme/Akzeptanz), sind SozialarbeiterInnen verpflichtet, Individualität und Personalität des Menschen im Hilfeprozeß zu entwickeln und zu stützen. Voraussetzung dafür ist eine Vertrauensbasis zwischen den beteiligten Personen (Wahrhaftigkeit). Auf ihr aufbauend sollen SozialarbeiterInnen die Persönlichkeit ihrer PartnerInnen fördern, die nur unter den Bedingungen von Freiheit, Gerechtigkeit und Solidarität zu ihrer vollen Entfaltung kommen kann.*

Die professionelle Hilfe soll Menschen dazu befähigen, Eigeninitiative zu ergreifen (Subsidiarität), sich selbst zu verwirklichen (Selbstbestimmung und Selbstentfaltung) und sich an der Vervollkommnung der Welt zu beteiligen (Partizipation). Die personalen und sozialen Beziehungen des Menschen sind dabei genauso zu beachten wie sein Verhältnis zur Natur (Ganzheitlichkeit).

In diesem Beziehungsgeflecht soll der Mensch lernen, die Verantwortung für sein Handeln zu übernehmen (Selbstverantwortung).«

Frese (2000:115 ff.) bezieht sich auf ein spezielles Teilgebiet der Sozialen Arbeit, die Hilfe für behinderte Menschen, wenn er als »*Prinzipien, Werte und Ziele*« aufzählt:
Würde des Menschen, Ganzheitlichkeit, Gemeinschaft, Individualität, Integration, Partizipation, Autonomie, Normalisierung, Empowerment u. a.

Andere Autoren stellen in erster Linie die **Autonomie der Klienten** heraus. So fordert beispielsweise *Müller* die in der Sozialen Arbeit Tätigen dazu auf, ihre Abhängigkeit von Klienten und deren autonomen Entscheidungen nicht zu bedauern, sondern zu begrüßen: Die sozialpädagogische Arbeit müsse »*... diese Abhängigkeit nicht nur als Faktum akzeptieren, sondern selbst wollen. Denn wenn es auf dieser Ebene darum geht, das ›anerkannte Allgemeine‹ eines ›menschenwürdigen‹, ›fairen‹ Umgangs im konkreten Fall praktisch werden zu lassen, dann muß die Abhängigkeit des pädagogischen Handelns vom Handeln seiner Adressaten mehr sein als bedauerliches Technologiedefizit; dann muß der Umgang mit ihr gewollt und Ausdruck fachlichen Könnens sein*« (*Müller* 1994:49).

An der Berücksichtigung der Autonomie von Klienten sind nach *Müller* (1994:90) sozialpädagogische Versuche gescheitert, eine »objektive« Diagnostik sozialer Klientenprobleme einzuführen. Entsprechende *Versuche* »*... konnten das Problem nicht lösen, wie Sozialpädagogik ein Recht auf ›objektive‹ Diagnose hilfebedürftiger Zustände beanspruchen konnte, ohne dabei die Selbstbestimmungsrechte ihrer Klienten zu verletzen*« (ebd.).[30]

> In der Gesamtschau ist eine große Vielfalt an beruflichen Werten und ethischen Prinzipien innerhalb der Sozialen Arbeit erkennbar. Die Heterogenität entspricht der Vielgestaltigkeit der Praxisfelder, in denen Sozialarbeit und Sozialpädagogik zu finden sind. Sie korrespondiert mit der Ausprägung unterschiedlicher Funktionen und Aufgaben einer Bereichs- bzw. Berufsethik der Sozialen Arbeit.

3.4.5 Aufgaben der Ethik in der Sozialen Arbeit

Der Ethik in der Sozialen Arbeit kommen unterschiedliche Aufgaben zu. *Schlütter* beschreibt eine doppelte Aufgabe: »*Ethik in der Sozialen Arbeit behandelt alle Fragen nach der Geltung von Werten und Normen, wo immer sie im Kontext Sozialer Arbeit auftreten.*« Und: »*Ethik der Sozialen Arbeit hat die Legitimation professioneller Soziale[r] Arbeit zu begründen*« (zit. n. *Walser* 2001:14).

Neben der letztgenannten berufspolitischen Funktion wird die Begründung von beruflichen Werten und Normen in der Literatur häufiger genannt. *Schmid Noerr* mutmaßt, die ethischen Grundlagen der Sozialen Arbeit seien in erster Linie in deren eigenen Regeln und Methoden sichtbar enthalten. Dennoch, so schränkt sie ein, heiße doch »*... ethisch über Werte und Normen zu reden, diese nicht als etwas real oder angeblich Unbestreitbares vorauszusetzen, sondern sie auf ihre Berechtigung und Wirkung hin zu befragen und gegebenenfalls zu begründen*« (*Schmid Noerr* 2001:20).

Für *Volz* lautet die primäre Aufgabe der Ethik in der Sozialen Arbeit, »*Orientierung zu bieten für Akteure, die freilich bereits selbst um eine moralische (sittliche, ethische) Orientierung ihrer Praxis bemüht sind*« (1996:25).

3.4.6 Qualität und Ethik in der Sozialen Arbeit

Moralische und so genannte fachliche Qualität sind in der Sozialen Arbeit kaum voneinander zu trennen, sondern gelten als einander bedingend.

So werden beispielsweise die ethischen Berufskodizes als fachliche Richtlinien verstanden, von denen man sich eine Steigerung der Qualität Sozialer Arbeit verspricht: »*Mit der Herausgabe des Berufskodexes* [gemeint ist der schweizerische, R. L.] *ist eine weitere Grundlage für die Definition der Qualität in der Sozialen Arbeit geschaffen worden. Aus den ethischen und fachlichen Grundsätzen und Pflichten lassen sich übergeordnete Qualitätskriterien ableiten ...*« (*Panchaud* 2001:4).

Die Internationale Vereinigung der Sozialarbeiter schreibt in ihrem Ethik-Kodex: »*Ethisches Bewusstsein ist ein notwendiger Teil der beruflichen Arbeit für jede(n) SozialarbeiterIn. Seine/Ihre Fähigkeit, ethisch zu handeln, ist ein wesentlicher Aspekt der Qualität der Dienstleistung, die dem/der Klienten/Klientin angeboten wird*« (IFSW 1997:11).

Baum meint, es sei irreführend, fachliche Kompetenz und ethisches Engagement in Sozialarbeit und Sozialpädagogik so zu verstehen, als ob sie im Moment des in einer bestimmten Problemsituation geforderten Handelns erst gedanklich zusammengeführt werden müssten und könnten (*Baum* 1996:94 f.). »*In Wahrheit müssen Ethos und fachliches know-how immer schon miteinander verknüpft sein. Ethik gehört zum beruflich geforderten Fachwissen, und fachliche Kompetenz ist Teil des Berufsethos. Postulativ formuliert: ethisches Wissen muß curricular vermittelt werden, und die Aneignung höchstmöglicher Fachkompetenz (einschließlich ethischer Theorie!) ist immer schon ethische Pflicht.*« (S. 95).

Beilmann (1999:308) definiert Ethik als Reflexion auf individuelle Handlungsweisen, die Werthaltungen aufzeige, welche innerhalb eines normativ bestimmten Handlungsrahmens erfüllt bzw. nicht erfüllt würden. In einer Bestimmung von Qualität müsse gewährleistet sein, dass sowohl Effizienz wie auch Ethik im konkreten Handeln Platz fänden. Sozialmarketing sei geeignet, die Qualität in den Mittelpunkt der Handlungen zu setzen – mit einer Balance zwischen Ökonomie und Ethik (ebd.).

Aus der integrierten Perspektive von so genannten fachlichen und moralischen Aspekten gelingender Sozialer Arbeit ergibt sich eine Gesamtsicht dessen, was als Ziel von Bildungsmaßnahmen innerhalb der Sozialen Arbeit bestimmt werden kann.

3.4.7 Ziele ethischer Bildung in der Sozialen Arbeit

Soziale Arbeit ist als berufliches soziales Handeln grundsätzlich ethisch relevant. Aus dieser Erkenntnis ergibt sich für alle in diesem Bereich beruflich Tätigen die Pflicht zur ethischen Bildung.

> *»Wenn Sozialarbeit und Sozialpädagogik sich als professionelles Helfen für einzelne oder auch für Gruppen verstehen und wenn festgestellt werden darf, daß dieses Helfen fraglos ethisches Gewicht hat, so muß gefolgert werden, daß Sozialarbeit und Sozialpädagogik von ihrem professionellen Selbstverständnis her um ethisches Wissen bemüht sein müssen und dieser Wissenserwerb bereits fundamentale berufsethische Pflicht ist«* (Baum 1996:11).

Die Kenntnis der Berufskodizes Sozialer Arbeit reicht jedoch nicht aus, um verantwortliche Entscheidungen treffen zu können. *»Zwar thematisieren die Berufskodizes der internationalen und nationalen Berufsverbände sozialer Arbeit das Berufsethos in dem Maße, wie sie bestimmte Pflichten auflisten; aber sie vermitteln kein Wissen, um diese Pflichtenkataloge auch richtig zu interpretieren. Sie setzen dieses Wissen bei ihren Mitgliedern voraus, obwohl es keineswegs überall dort, wo das Studium der Sozialarbeit und Sozialpädagogik möglich ist, vermittelt wird.«* (Baum 1996:11)

Soziale Arbeit braucht deshalb fundierte Aus-, Fort- und Weiterbildung in moralischen und ethischen Fragen. *Jürg Walser*, Sozialarbeiter und Dozent an der Hochschule für Soziale Arbeit in Bern/CH, benennt in einem Interview die Ziele ethischen Unterrichts in der Sozialen Arbeit. Da *Walser* gerade nicht reduktionistisch eine kodifizierte Berufsethik in den Blick nimmt, sondern vielmehr – ähnlich wie *Baum* (1996) – eine sehr differenzierte Bereichsethik anstrebt, sollen seine Ausführungen als eines lehrenden Professionsinternen ungekürzt den Schlusspunkt des Kapitels zur ethischen Bildung in der Sozialen Arbeit setzen:

»Das Ziel wäre erreicht, wenn die Studierenden in groben Zügen über ihre ethischen Wurzeln und Entwicklungen Bescheid wissen, wenn sie im Hinblick auf Themen, zum Beispiel auf Berufsfelder, in denen sie arbeiten, oder spezielle Entwicklungen in der Gesellschaft, eine bewusste eigene Werteposition haben. Wenn sie so offen sind, dass sie sich für die Entwicklung von ethischen Konzepten in der Sozialen Arbeit interessieren und für ethische Entscheidungen. Wenn sie den Mut haben, schwierige ethische Entscheidungen – sowohl der Profession als auch eigene – anzuschauen und zu reflektieren. Wenn sie sich bewusst sind, was für ein Anspruch im Hier und Jetzt daraus an sie gestellt wird.

Dieser Anspruch besteht zum einen darin, dass sie ethische Problematiken sehen und akzeptieren, und zum anderen, dass sie, möglichst zusammen mit Anderen, auch Positionen einnehmen, welche diesen ethischen Überzeugungen, die sie im Bezug auf den Beruf vertreten, zur Thematisierung verhelfen. Ich wollte eigentlich sagen: zum Durchbruch verhelfen. Ich habe aber davon abgesehen, denn ein Risiko des Ethikunterrichts besteht darin, dass eine moralisierenden [sic] *Liste von Erwartungen präsentiert wird, die im Hinblick auf die Möglichkeit, sie zu erfüllen, jenseits von Gut und Böse sind. Und so sollte es ja gerade nicht sein.*

Wesentlich wäre zu sehen, dass in unserem Beruf niemand ohne ethische Entscheide auskommen kann, dass laufend ethische Entscheide gefällt werden müssen – vorbewusst, unbewusst, bewusst – und dass es nur darum gehen kann, sie zu reflektieren und den Berufsstandard möglichst anzupassen. Und sich nach bestem Wissen und Gewissen für die Realisierung der Umgebungsvariablen einzusetzen, welche es ermöglichen würden, solchen ethischen Vorstellungen gerecht zu werden.« (Walser 2001:15 f.)

3.4.8 Fazit

Ethik in der Sozialen Arbeit ist in Deutschland überwiegend eine Berufsethik der Sozialarbeiter und Sozialpädagogen. Sie erschöpft sich im Wesentlichen in der Forderung nach Anwendung bzw. Umsetzung ethischer Prinzipien der mittleren und unteren Abstraktionsebene, die in Form von Berufskodizes entwickelt und modifiziert werden.

In der Erarbeitung und Präsentation von berufsethischen Kodizes sehen die meisten Autoren eine große Chance zur gesellschaftlichen Einflussnahme im Sinne einer (prozesstheoretisch verstandenen) Professionalisierung der Berufe der Sozialen Arbeit.

Die in Form von Werten und Prinzipien Sozialer Arbeit vorgestellten zahlreichen beruflichen Maxime und Ziele beziehen sich auf unterschiedliche berufliche Handlungsebenen. Entsprechend der Verschiedenheit sozialer Handlungsfelder ergeben sie zwar kein geschlossenes Bild, lassen sich aber ausnahmslos ethisch begründen, sodass aus Sicht der Sozialen Arbeit kein Unterschied zwischen so genannten *fachlichen* und *explizit moralischen bzw. ethisch gerechtfertigten Prinzipien* konstruiert wird. Zur Qualität berufsfachlichen Handelns gehört die moralische Qualität der Handlungen.

In der unreflektierten Annahme, dass fachliches Handeln im sozialen Bereich per se von hohen moralischen Absichten getragen ist, liegt eine Gefahr: Die Kenntnis und Umsetzung beruflicher Kodizes wird stillschweigend vorausgesetzt, ohne die Annahme einer direkten Umsetzbarkeit zu problematisieren. Außerdem droht auf diese Weise eine systematische Aus-, Fort- und Weiterbildung in ethischen Fragen eher aus dem Blick zu geraten.

Mit dieser Zusammenfassung endet das Kapitel zur *Ethik in der Sozialen Arbeit*. Später werden wir auf das Thema zurückkommen, wenn die *Ethik in der Sozialen Arbeit* und die *Ethik in der Medizin* mit der *Ethik in der Pflege* verglichen werden sollen. Wenden wir uns nun der Ethik in der Pflege zu.

Anmerkungen

18 Aus einer wissenschaftssoziologischen Perspektive erinnert dieser Machtkampf an Konflikte zwischen Vertretern der Allgemeinen Didaktik und den sich entwickelnden Fachdidaktiken. Bezogen auf die Disziplin Pflege, gibt es eine deutliche Parallele zum Versuch, neben/gegenüber der allgemeinen Betriebswirtschaftslehre bzw. der Volkswirtschaftslehre und der bereits etablierten Krankenhausbetriebswirtschaftslehre eine eigene Pflegewirtschaftslehre zu konstituieren (vgl. *Thiele* 2001 a; ders. 2001 b).

19 Das Ansehen der Ärzteschaft sollte u. a. durch das Verbot gesichert werden, unheilbar Kranke zu behandeln. Die noch heute stark unterrepräsentierten palliativen Anteile der Medizin legen ebenso wie die Tendenz, die Betreuung chronisch und unheilbar Kranker der Berufsgruppe Pflege zu übertragen, Zeugnis von der jahrhundertelangen Auswirkung dieser historischen Norm ab (vgl. *Loewy* 1995:12).

20 In der Pflege von Patienten im Krankenhaus beobachten wir zwei unterschiedliche Entwicklungen: Einerseits verlassen Pflegekräfte arztnahe technische Bereiche wie den Operationssaal zunehmend zugunsten des Einsatzes von Operationstechnischen Assistenten (OTA), anderseits kommt es immer mehr zu einer auf die Bettenstationen ausgeweiteten Intensivtherapie und -pflege.

21 Allerdings verwendet *von Engelhardt* den Begriff *Ethik* häufig gleichbedeutend mit *Moral*, wenn er beispielsweise schreibt: »*Ethik der Gesellschaft oder Umwelt heißt das sittliche Verhalten der Angehörigen, Freunde, Arbeitskollegen ...*« (1997:54). Unter dem Punkt *Ethik des Patienten* zählt er die *dem* [verallgemeinernder, entindividualisierender Singular! R.L.] Patienten zugeschriebenen Pflichten auf.

22 *Bioethik* wird als eine angewandte Ethik betrieben, deren Gegenstand das Lebendige (griech.: *bios*) ist. Sie lässt sich zunächst grob unterteilen in Medizinethik, Tierethik und Umweltethik (ökologische Ethik). *Illhardt* (1999 b:273) differenziert genauer und verweist darauf, dass der Begriff *Bioethik* in zweierlei Hinsicht verwendet werden kann: im weiteren Sinne zur Subsummierung ethischer Perspektiven in allen Wissenschaften, welche die Prozesse des *Lebens* untersuchen (Biologie, Chemie, Politologie, Soziologie, Psychologie, Journalistik, Wirtschaftswissenschaften usw.), im engeren Sinne für die ethische Reflexion im Gesundheitswesen (ebd.).
Der Begriff selbst ist in den frühen siebziger Jahren des 20. Jahrhunderts in den USA aufgekommen (vgl. Siep 1998:16) und bezeichnet im Gesundheitswesen inzwischen eine häufig utilitaristisch gefärbte Ethik, die eher den biomedizinischen bzw. biotechnologischen Fortschritt zu fördern denn ihn durch Bedenken zu hemmen scheint (*Wunder* 1994:113). In den USA ist es üblich, statt von *medical ethics* von *bioethics* oder *biomedical ethics* zu sprechen (vgl. *Sporken* 1989:713), wobei die Tendenz heute eher zum Ausdruck *health care ethics* geht, »*... auch aus der Einsicht heraus, daß nicht nur der klinische Teil der Medizin, sondern auch die gesamte Gesundheitsversorgung und entsprechend das Handeln der nicht-ärztlichen Gesundheitsberufe ethisch reflektiert werden muß*« (*Illhardt* 1999 b:273).
Der australische Philosoph und Tierrechtler *Peter Singer* hat, so *Illhardt* (S. 277), das Renommee der Bioethik nachhaltig »angekratzt«, indem er die Tötung Neugeborener zu rechtfertigen versuchte. *Faller-Möller* wendet sich vehement gegen diese Form der Bioethik, die Menschen über bestimmte Eigenschaften wie beispielsweise Gedächtnis, Kommunikation und Bewusstsein in »Personen« und »Unpersonen« einteilt. Nach dieser Unterscheidung werde jeder, der solchen Kriterien nicht entspreche, zu einer »Unperson« erklärt, dem Wert, Würde und Rechte abgesprochen würden. Es müsse uns, so *Faller-Möller*, aber bewusst sein, dass jeder Mensch in bestimmten Lebensphasen diese Kriterien vermissen lasse. Gerade die Pflege sorge sich jedoch primär um Menschen, die gemäß der kritisierten Form von Bioethik »Unpersonen« seien (*Faller-Möller* 1999:12).

23 Zu den Pflegeberufen zähle ich Altenpfleger/innen, Altenpflegehelfer/innen, Krankenschwestern/Krankenpfleger, Krankenpflegehelfer/innen und Kinderkrankenschwestern/Kinderkrankenpfleger. (Das neue deutsche Krankenpflegegesetz verwendet die Bezeichnungen Gesundheits- und Krankenpfleger/in bzw. Gesundheits- und Kinderkrankenpfleger/in.) Dagegen rechne ich Hebammen/Entbindungspfleger sowie Heilerziehungspfleger/innen zu den der Pflege »verwandten« Berufen.

24 Der von *Julian Rappaport* entwickelte Begriff des Empowerment meint die Bestärkung von Klienten durch den Professionellen mit dem Ziel der (Wieder-)Gewinnung von Stärke, Kraft und Kreativität zur Gestaltung der eigenen Lebensräume (vgl. *Grams* 1998:48).

25 Damit ist keineswegs ausgesagt, es gebe in Medizin und Pflege keine Orientierung an der Lebenswelt (vgl. für die Medizin exemplarisch: *Illhardt* 1994a; für die Pflege: *Habermann* 1995; *Schnepp* 1997); sie besitzt in den genannten Disziplinen jedenfalls unzweifelhaft (noch?) einen geringeren Stellenwert als in der Sozialen Arbeit.

26 Der Begriff *Soziale Arbeit* wurde 1982 von *Albert Mühlum* als Bezeichnung für die gemeinsame *Praxis* von Sozialarbeit und Sozialpädagogik vorgeschlagen, mit der Bestrebung, eine entsprechende *Wissenschaft der Sozialen Arbeit* zu entwickeln (vgl. *Mühlum* et al. 1997:243). Der Ausdruck »Soziale Arbeit« konnte sich zwar durchsetzen, wird heute aber häufig als Oberbegriff für Praxis **und** Wissenschaft der Sozialarbeit/Sozialpädagogik verwendet.

27 »*Pflege und Soziale Arbeit sind zwei bedeutende Fürsorge-Professionen, die dem Beispiel der Medizin gefolgt sind und ihre eigenen Ethikkodizes entwickelt haben. (…) Die Nationale Amerikanische Vereinigung der Sozialarbeiter formulierte im Jahr 1960 ihren Ethik-Kodex (Morris et al. 1971), aber erst 1976 übernahm die Britische Vereinigung der Sozialarbeiter ihren Kodex (BASW 1977).*« (Übers.: R. L.)

28 genauer: Prinzipien. In der Sozialen Arbeit wird meist nicht zwischen Werten und Prinzipien unterschieden; R. L.

29 Diese Werte als spezifische Berufswerte der Sozialarbeit zu bezeichnen, schließt nach *Abbenhues* (1995:281) nicht aus, dass sie zugleich auch die berufsethischen Grundlagen anderer Professionen bilden.

30 Das genannte Problem ist auch in der Pflege nicht grundlegend gelöst (vgl. *Kollak, Huber* 1996; *Nolte* 1998; *Brechmüller* 1999). Am ehesten scheint mir unter dem Aspekt einer Berücksichtigung der Autonomie von Klienten die Praxis der Handhabung von Pflegediagnostik im Universitätsspital Zürich gelungen. Dort sollen die zunächst vorläufig erhobenen Pflegediagnosen möglichst immer in einem zweiten Gespräch mit dem Klienten validiert werden (*Steffen-Bürgi* 1997:12).

4 Ethik in der Pflege

Was ist *Ethik in der Pflege*? Ich möchte dieser Frage nachgehen und zunächst einige grundsätzliche Feststellungen zur Pflege treffen. So wird die Struktur der Disziplin Pflege nach *Weidner* vorgestellt, um daraus im Anschluss eine angemessene Struktur einer Bereichsethik der Pflege zu entwickeln.

Die einzelnen Teilbereiche der *Ethik in der Pflege* werden begründet und mit anderen vorgelegten Definitionen aus der Fachliteratur verglichen. Ich diskutiere die pflegerische Berufsethik und gehe im Speziellen auf die *Ethik in der Pflegepraxis* als wichtigsten Teilbereich der *Ethik in der Pflege* ein.

Es folgt die Darstellung, wie sich *Pflegeethik* entwickelt hat und welche Geltungsbereiche sie derzeit beansprucht. Dabei werden sowohl die Notwendigkeit einer Bereichsethik der Pflege als auch die Autonomie der Akteure in der Pflege hinterfragt. Die Ausarbeitung der Maßstäbe einer *Ethik in der Pflege* leitet zu einem abschließenden Vergleich der *Ethik in der Pflege* mit den bereits vorgestellten Bereichsethiken in Medizin und Sozialer Arbeit über.

4.1 Struktur der Disziplin Pflege

Ethik ist keine exakte Wissenschaft wie die Mathematik oder die Physik. Eine gewisse Uneinheitlichkeit und Uneinigkeit in der ethischen Fachdiskussion ist schon deshalb als normal zu bezeichnen, weil sich der Gegenstand der Ethik einem quantifizierenden, empirisch-analytischen Zugang weitgehend verschließt. Ethik ist eine geisteswissenschaftliche Disziplin mit theoretischen und praktischen Anteilen.

Pflege hingegen ist keine Geisteswissenschaft – wiewohl sie entsprechende Anteile besitzt – sondern eine sich verwissenschaftlichende Disziplin, die sich – zumindest in Deutschland – im pflegepraktischen Handlungsfeld teils naturwissenschaftlich, teils sozialwissenschaftlich orientiert, wohingegen sie als Pflegewissenschaft gegenwärtig tendenziell eher sozialwissenschaftlich verortet ist (vgl. *Brandenburg, Dorschner* 2003). Dabei nutzt sie die Erkenntnisse der etablierten Nachbardisziplinen (z. B. Medizin, Soziale Arbeit, Psychologie, Soziologie, Ethnologie, Pädagogik, Organisations- und Führungswissenschaften, Ökonomie, Recht, Philosophie, Anthropologie, Theologie, Geschichtswissenschaft, Gesundheitswissenschaft u. a.) und baut einen originär pflegerischen, forschungsgestützten Wissenskorpus auf.

Wie ist die Disziplin Pflege aufgebaut? *Weidner* (2000:12) identifiziert vier Handlungsfelder der Disziplin Pflege:
1. Pflegepraxis
2. Pflegemanagement
3. Pflegepädagogik und
4. Pflegewissenschaft (vgl. Abbildung 5).

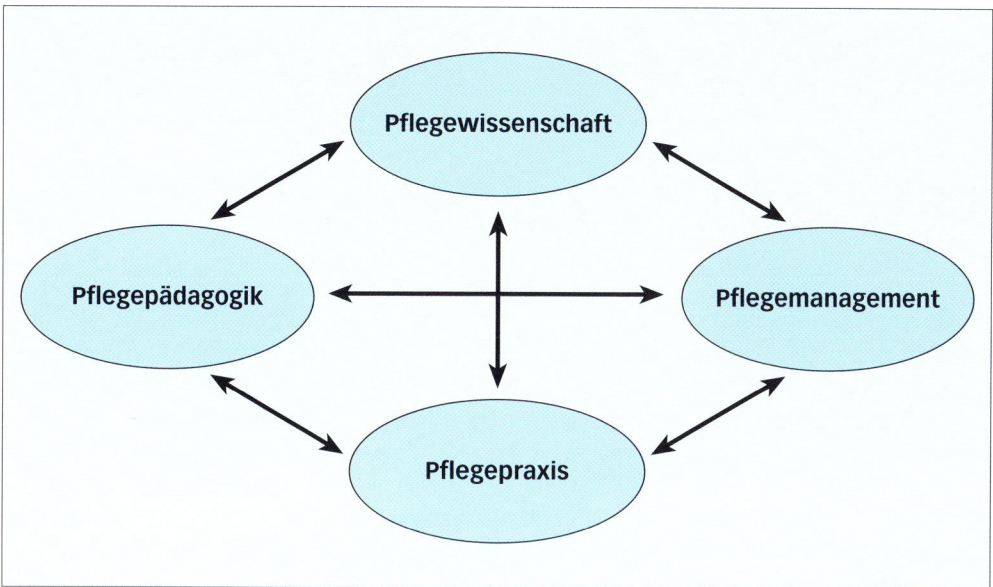

Abb. 5: Handlungsfelder der Disziplin Pflege nach *Weidner* (2000).

Nach *Weidner* hat jedes dieser vier Handlungsfelder der Disziplin Pflege seinen eigenen Praxis- und Handlungsbegriff[31], den er wie folgt beschreibt: »*Die Pflegekliniker*[32] *pflegen direkt und organisieren bzw. unterstützen die direkte Pflege von Menschen und ihren Bezugspersonen in stationären und ambulanten Kontexten. (...) Die Pflegepädagogen bilden aus, fort und weiter, sie beraten und leiten an. Die Pflegemanager führen, leiten und managen in unterschiedlichen Einrichtungen und die Pflegewissenschaftler forschen und lehren in der Pflege*« (*Weidner* 2000:12).

Wohl in keiner anderen Disziplin werden grundsätzliche Fragen des disziplinären Selbstverständnisses so intensiv und kontrovers diskutiert wie in der Pflege (vgl. *Brandenburg* 2001 a:131). Es gibt derzeit zwischen den vier Teilbereichen Pflegepraxis, Pflegemanagement, Pflegepädagogik und Pflegewissenschaft – wie auch innerhalb der Teilbereiche – keinen Konsens zur Frage, wie Pflege zu kennzeichnen sei. Zu unterschiedlich sind die geschichtlichen Traditionen, die sozialisatorischen Erfahrungen einflussreicher Personen, die Anliegen der Gewerkschaften, Kirchen und Berufsverbände sowie die Interessen der Hochschulen und der Aus-, Fort- und Weiterbildungsinstitute, ganz abgesehen von den großen Unterschieden zwischen den ca. 30 bis 50 konkurrierenden Pflegemodellen bzw. -theorien.[33]

Ethik und Pflege – beide Begriffe sind nicht einheitlich definiert. Wie sollte es dann möglich sein zu bestimmen, was *Ethik in der Pflege* ist? Oder sollte man besser von *Ethik für Pflegeberufe*, *Pflegeethik*, *Ethik der Pflege*, *Ethik des Pflegens*, *Ethik im Pflegealltag*, *pflegerischer Ethik* oder *pflegerischer Berufsethik* sprechen, wie es verschiedene Autoren tun?

Was ist mit diesen einzelnen Begriffen gemeint, und worin unterscheiden sie sich? Mir ist zu dieser Frage keine umfassende Arbeit bekannt, deshalb werde ich selbst versuchen, etwas Übersicht in die Vielfalt der Begrifflichkeiten zu bringen.

Im folgenden Kapitel wird zunächst eine Systematik der Ethik in der Pflege entwickelt. Ich möchte vier Teilbereiche der pflegerischen Bereichsethik unterscheiden und mich außerdem mit abweichenden Definitionen auseinandersetzen. Danach wird die pflegerische Berufsethik einer umfassenden Bereichsethik gegenüber gestellt. Zusammenfassende Gedanken schließen das Kapitel 4.2 ab.

4.2 Struktur der Ethik in der Pflege

Pflege ist in Deutschland auf dem Weg, eine eigene Bereichsethik zu konstituieren. *Ethik in der Pflege* ist der Oberbegriff für diese Bereichsethik, die alle vier Teilbereiche der Disziplin Pflege mit deren unterschiedlichen moralischen Fragestellungen untersucht: Pflegepraxis, Pflegemanagement, Pflegepädagogik und Pflegewissenschaft.

> **Ethik in der Pflege** ist die Reflexion moralischer Aspekte in den Handlungsfeldern der Disziplin Pflege (Pflegepraxis, Pflegemanagement, Pflegepädagogik und Pflegewissenschaft).

Im Anschluss an *Weidners* Systematik (*Weidner* 2000:12) lassen sich vier Teilbereiche der *Ethik in der Pflege* unterscheiden und benennen (vgl. Abbildung 6):

Wie den vier Teilbereichen der Disziplin Pflege unterschiedliche Aufgaben zukommen, so setzen sich entsprechend auch die vier Teilbereiche der *Ethik in der Pflege* mit unterschiedlichen Fragen auseinander.[34] Dabei müssen sie »das Rad nicht von Neuem erfinden«, sondern nehmen auch bereits entwickelte Wissensbestände außerhalb der Disziplin Pflege liegender benachbarter Bereichsethiken in den Diskurs auf. Schwerpunktmäßig ergeben sich folgende Überschneidungen:

1. **Ethik in der Pflegepraxis (Pflegeethik):**
   besitzt enge Verbindungen zur Ethik in der Medizin und zur Ethik in der Sozialen Arbeit sowie zu 2. und 3.
2. **Ethik im Pflegemanagement:**
   überschneidet sich vor allem mit Pflegeethik sowie mit Wirtschafts- und Sozialethik, aber auch mit politischer Ethik.
3. **Ethik in der Pflegepädagogik:**
   befasst sich mit Pädagogischer Ethik und Fragen der Vermittlung von (Pflege-)Ethik.
4. **Ethik in der Pflegewissenschaft:**
   beinhaltet überwiegend Aspekte der Wissenschafts- und Forschungsethik, daneben auch der Pflegeethik, der Pädagogischen Ethik und der politischen Ethik.

Der bei weitem am gründlichsten ausgearbeitete Teilbereich der Ethik in der Pflege ist in Deutschland wie auch international die **Pflegeethik**, d. h. die **Ethik in der Pflegepraxis**.

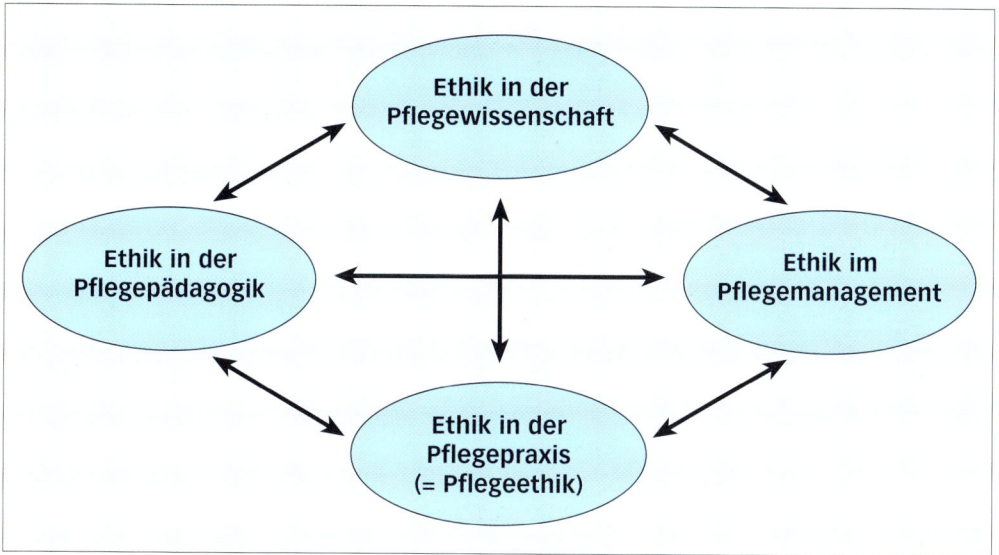

Abb. 6: Vier Teilbereiche der Ethik in der Pflege (*Lay* 2003 a: 61).

Hingegen sind die **Ethik in der Pflegepädagogik**, die **Ethik im Pflegemanagement** und die **Ethik in der Pflegewissenschaft** weit weniger entwickelt. Das zeigt sich u. a. an den Titeln von Fachbeiträgen: Derzeit gibt es im deutschsprachigen Raum nur ein einziges Buch zum Thema »Ethik in der Pflegepädagogik« (*Kemetmüller* 1998). Das erste deutschsprachige Buch zur *Ethik im Pflegemanagement* ist bei der Schlüterschen Verlagsgesellschaft erschienen: Dibelius, O.; Arndt, M. (Sr. M. Benedicta) (Hrsg.): Pflegemanagement zwischen Ethik und Ökonomie. Eine europäische Perspektive. Schlütersche, Hannover 2003.

Das vorliegende Buch konzentriert sich überwiegend auf die Bearbeitung der *Ethik in der Pflegepraxis* und der *Ethik in der Pflegepädagogik*. Dennoch scheinen mir einige Hinweise zur *Ethik in der Pflegewissenschaft* sowie zur *Ethik im Pflegemanagement* angebracht. Ich werde ihnen zwei kurze Kapitel widmen, bevor wir uns der *Ethik in der Pflegepraxis (Pflegeethik)* zuwenden. Die *Ethik in der Pflegepädagogik* soll ausführlich in Kap. 8 behandelt werden.

4.2.1 Ethik in der Pflegewissenschaft

Die Diskussion um *Ethik in der Pflegepraxis (Pflegeethik)* wird in der deutschen »Pflegelandschaft« nicht zuletzt durch die Pflegewissenschaft vorangetrieben (vgl. zu diesem Kapitel *Lay* 2003a). Sie stellt ethisch relevante Einzelthemen der Pflege in einen größeren Sinnzusammenhang (*Schäfer* 2000:181 f.) und nimmt metaethische Funktionen wahr. Im deutschsprachigen Raum finden seit den 1990er Jahren wissenschaftliche Tagungen und Kongresse zum Thema Ethik in der Pflege statt, und regelmäßig erscheinen wissenschaftliche Fachbeiträge.

Brandenburg hat die Zahl der in der wissenschaftlichen Zeitschrift[35] »Pflege« (Verlag Hans Huber) publizierten Artikel zu »ethischen« Fragen in der Pflege untersucht (*Brandenburg* 2001 a). Im berücksichtigten Zeitraum von Heft 1/1994 bis Heft 3/2000 befassten sich 15

Beiträge mit ethischen Fragen in der Pflege; das ist ein Anteil von 6,41 % (n = 234). Führt man die Untersuchung fort, dann kommt man zu folgendem Ergebnis: Von Heft 4/2000 bis Heft 5/2003 erschienen acht Aufsätze zu ethischen Fragen in der Pflege (n = 104). Rechnerisch ergibt sich in diesem Zeitraum ein Anteil von 7,69 %. In der wissenschaftlichen Zeitschrift »Pflege« erschienen im gesamten Untersuchungszeitraum von Heft 1/1994 bis Heft 5/2003 demnach 23 Beiträge (n = 338) zu ethischen Fragen in der Pflege. Das entspricht einem Anteil von 6,8 %.

Pflegewissenschaft befasst sich in der Beschäftigung mit ethischen Fragen nicht nur mit *ethischen Fragen der Pflegepraxis (Pflegeethik)*, sondern muss sich ihrerseits in der Hochschullehre, insbesondere aber im Bereich der Pflegeforschung selbst ethisch verantworten (*Schäfer* 2000:181 f.). »Ethik ist die Bedingung dafür, daß Wissenschaft adäquat angewendet werden kann.« (*Illhardt* 1986:26) Pflegewissenschaft erfordert unbedingt die Entwicklung und Berücksichtigung einer Forschungsethik.

> *»Forschung in der Pflege hat wie medizinische und pharmakologische Forschung unmittelbar mit dem Menschen zu tun. Sie birgt für betroffene Patienten, Bewohner, Angehörige, Pflegende und Forschende mannigfaltige Risiken, die insbesondere auch einer ethischen Überprüfung bedürfen.«*[36]

Im Gegensatz zur deutschen Situation existieren in anderen Ländern bereits detaillierte Richtlinien zur Forschungsethik in der Pflege. So hat beispielsweise der Schweizer Berufsverband der Pflegefachfrauen und Pflegefachmänner (SBK-ASI) im Jahr 1998 eine informative Broschüre zur Ethik in der Pflegeforschung herausgegeben (*Kesselring* et al. 2000). Auch der Internationale Pflegerat publizierte vor einigen Jahren eine Resolution zu ethischen Aspekten in der Pflegeforschung (ICN 1996).

In deutschsprachigen pflegewissenschaftlichen Büchern findet das Thema Forschungsethik bislang wenig Raum. Lediglich das aus dem Amerikanischen übersetzte umfangreiche Standardwerk von *LoBiondo-Wood* und *Haber* (1996) bietet ein recht breites Kapitel zu rechtlichen und ethischen Problemen in der Pflegeforschung (*Jackson* 1996).

Nach einer Untersuchung am Institut für Pflegewissenschaft der Privaten Universität Witten/Herdecke berücksichtigen drei von vier ausgewählten empirischen Arbeiten, die zwischen 1998 und 1999 in den großen englischsprachigen Fachzeitschriften *Scandinavian Journal of Caring Sciences*, *Journal of Advanced Nursing* und *Nursing Research* veröffentlicht wurden, ethische Aspekte, wohingegen »… von den in der deutschsprachigen Zeitschrift *Pflege* untersuchten empirischen Forschungsarbeiten nahezu jede zweite Arbeit (53 %) keine ethischen Überlegungen enthält« (*Mayer* et al. 2002:847).

Derzeit gibt es für forschende Pflegekräfte in Deutschland kein Berufsrecht, das etwa die Prüfung eines Forschungsvorhabens durch eine Ethikkommission fordern würde (*Gerhards* et al. 1999:230). *Arndt* mahnt gleichwohl eine implizite Verantwortung zur freiwilligen Selbstkontrolle an (*Arndt* 2002:30). Seit einigen Jahren arbeitet eine Vertreterin aus der

Pflege in der (medizinischen) Ethikkommission der Göttinger Universitätsklinik mit. *Wachenhausen* (2003:185) berichtet von positiven Erfahrungen mit dieser Neuerung und warnt vor Bestrebungen aus der Pflege, fernab von den schon bestehenden Ethikkommissionen im Rahmen einer Selbstverwaltung der Pflege eigene Ethikkommissionen zu gründen. Die bereits erwähnte Private Universität Witten/Herdecke hat dies dennoch getan. Sie betreibt seit Oktober 2000 eine eigene »Ethikkommission zur Begutachtung von Projekten der Pflegeforschung«. Diese war zunächst auf die Prüfung der ethischen Unbedenklichkeit von Forschungsprojekten des Instituts für Pflegewissenschaft der Privaten Universität Witten/Herdecke begrenzt; seit Januar 2002 nimmt sie auch Anträge externer Pflegeforscherinnen zur Begutachtung an.

Mit der zunehmenden Akademisierung der Pflege in Deutschland erlangt *Ethik in der Pflegeforschung* hier zu Lande erfreulicherweise immer mehr Bedeutung. Ein weiteres Themengebiet der *Ethik in der Pflegewissenschaft* liegt allerdings nahezu völlig brach: Die **ethische Untersuchung der Annahmen und Implikationen von Pflegetheorien**. Sie ist nach den kalifornischen Autoren *Smith* und Davis (1985:338) eine wichtige Aufgabe der Ethik in der Pflege. In Deutschland ist dieser Bereich der *Ethik in der Pflege* bzw. genauer: der *Ethik in der Pflegewissenschaft* noch kaum entwickelt.

Pflegetheorien werden auf ihre logische Konsistenz, ihre Umsetzbarkeit, ihre Herleitung aus anderen Theorien usf. untersucht, selten aber auf die ethischen Implikationen der ihnen zu Grunde liegenden Menschenbilder (eine bemerkenswerte Ausnahme bildet u. a. der Beitrag *van Kampens* und *Sanders'* [2000]).

Dieser theoretische Mangel scheint mir mitverantwortlich dafür zu sein, dass viele Pflegeeinrichtungen zwar vorgeben, nach einem bestimmten Pflegemodell zu arbeiten, die damit einhergehenden ethischen Implikationen aber nicht zu kennen scheinen (vgl. *Dibelius* 2001:409 f.).

Ein weiteres wichtiges Teilgebiet der *Ethik in der Pflege* ist die *Ethik im Pflegemanagement*. Leider liegt dazu wenig Literatur vor.

4.2.2 Ethik im Pflegemanagement

Ethik im Pflegemanagement ist die Reflexion der vielfältigen moralischen Aspekte im Pflegemanagement. Einerseits ist *Ethik im Pflegemanagement* auf das Handlungsfeld des Pflegemanagements selbst bezogen, z. B. auf moralische Fragen des Umgangs mit Mitarbeitern. Andererseits reflektieren für Ethik sensibilisierte Pflegemanager zugleich moralische Fragen der Pflegepraxis, denn sie wissen sich für die Gewährleistung einer ethisch verantwortbaren Pflege gesamtverantwortlich. Ihre Aufgabe ist es, inmitten von wirtschaftlichen Erwägungen Strukturen zu schaffen, die eine menschenwürdige Pflege ermöglichen.

Dazu zählen in erster Linie organisatorische Maßnahmen. Menschenwürdige Pflege ist nicht allein von individuellen Einstellungen, Werthaltungen und Verhaltensweisen der Pflegenden abhängig (*Brandenburg* 2000:174), sondern hängt wesentlich von den Rahmenbedingungen ab, unter denen Pflegende sich um eine verantwortliche Arbeit bemühen. »*Die Sicherung einer angemessenen Organisationsstruktur für die Pflege hat moralische Bedeutung.*« (*Arndt* 1999:45)

> Pflegemanager brauchen hier die Unterstützung der Einrichtungsträger. »*Finanzielle, organisatorische und räumliche Rahmenbedingungen pflegerischer Arbeit sind zwingend zu beachten. Hier geht es um die Verantwortung der Träger, der Einrichtungsbetreiber, der Arbeitgeber im Gesundheitswesen. Wie können sie ihrer Verantwortung für menschenwürdige Pflege gerecht werden? Indem sie ausreichend Personal beschäftigen, indem sie Qualifikation, Fortbildung und Supervision der Mitarbeiter unterstützen, indem sie Rahmenbedingungen schaffen, in denen menschenwürdige Pflege institutionell unterstützt und als Norm akzeptiert wird.*« (*Brandenburg* 2000:174)

Einrichtungsträgern sind finanziell nicht selten die Hände gebunden. Bauliche Verbesserungen und personelle Verstärkungen erfordern finanzielle Mittel, die nicht in ausreichendem Maße vorhanden sind. Aus diesem Dilemma kann nur politische Einflussnahme heraushelfen. Pflegekräfte – insbesondere Pflegemanager – sind gefordert, politisch aktiv zu werden, wie *Steppe* forderte: »*Pflege hat eine wichtige gesellschaftspolitische Bedeutung. Damit ist gemeint, daß wir Abschied nehmen sollten vom Mythos der wertfreien Pflege, die immer gut ist, egal welche Bedingungen sie umgeben. Wie die Geschichte beweist, haben immer schon gesellschaftliche Bedingungen Grenzen gesetzt und Möglichkeiten geschaffen, und nur die Pflegenden selbst haben dies lange negiert. Für heute heißt das, daß die Pflege sich einmischen soll und muß auf allen Ebenen des öffentlichen Lebens...*« (*Steppe* 2000:82) *Lindner* (1999:60) pflichtet dem bei: Pflege müsse sich politisch engagieren und im gesamtgesellschaftlichen Kontext für ein Gesundheitssystem eintreten, das menschenwürdige Pflege ermögliche.

Dies erscheint gerade im Hinblick auf die Konsequenzen der Einführung von *diagnosis related groups* (DRG) in Deutschland dringend erforderlich (vgl. *Menzel, Lay* 2001). Ist es moralisch vertretbar, dass Patienten z. B. nach Operationen »blutig entlassen« werden, d. h. mit relativ frischen Operationswunden aus dem Krankenhaus in die häusliche Pflege geschickt werden, wenn sich doch schon heute abzeichnet, dass der Personalengpass in der ambulanten Pflege eine sichere medizinische und pflegerische Betreuung im häuslichen Bereich in Frage stellt? Wie steht es da mit der Pflicht der Professionellen im Gesundheitswesen, Schaden von gefährdeten Menschen abzuwehren? Pflegemanager geraten hier in erhebliche ethische Konflikte, die schwierig zu bewältigen sind.

Wichtig scheint mir deshalb zuallererst eine Klärung der eigenen Ziele und Werthaltungen. Wofür stehe ich als Pflegemanagerin (ein)? Was ist mir wichtig und warum? Welche Entwicklungen strebe ich an? *Wettreck* (2001:282) empfiehlt dem Pflegemanagement, eine Wertanalyse zu erstellen, und meint damit eine Analyse der »unterliegenden« Wertehierarchie des bestehenden, tätsächlichen Managementhandelns im Sinne eines Ist-Zustandes. Dieser sei am Horizont einer grundsätzlichen »Pflege-Orientierung« des eigenen Handelns

zu messen. »*Diese Selbstreflexion könnte sich insbesondere – neben Fragen der Orientierung des operativen Alltagsgeschäfts – auseinandersetzen mit grundsätzlichen ökonomischen und wirtschaftsethischen Fragen und der Leitlinie des ›Pflegerischen‹ darin.*« (ebd.)
Die Selbstreflexion sollte m. E. mit einer gründlichen Reflexion des Unternehmens verbunden werden, um Passungen und Brüche zu identifizieren. Auf dieser Grundlage sind Anpassungen oder Veränderungen zu planen. Vielleicht ergibt sich aus der Selbst- und Unternehmensanalyse aber auch, dass sich die Pflegemanagerin einen anderen Betrieb suchen wird.

Wert(e)klärung ist ein heißes Eisen. Mitarbeiterführung und Personalentwicklung sind andere heikle Themen, mit denen sich die Ethik im Pflegemanagement befasst – können doch das Arbeitsklima und die Art der Mitarbeiterführung ethisch verantwortliches Handeln der Pflegekräfte entscheidend fördern oder behindern.

»*Pflegekräfte müssen erfahren, dass sie ernst genommen werden, dass ihre Probleme gehört werden, dass ihre Arbeit von der Organisation hinreichend anerkannt und unterstützt wird, dass sie sich in einer positiven Arbeitsumgebung befinden und eine Zukunftsperspektive haben.*« (*Gastmans* 2003:107)

Ethische Prinzipien und moralische Regeln in der Mitarbeiterführung können die Organisationskultur verbessern und dazu beitragen, dass die geführten Mitarbeiter ihrerseits achtungsvoll und unter Berücksichtigung der Autonomie mit Klienten umgehen.

Übergeordnete Ziele der Personalentwicklung sind das **Wohlbefinden** der Mitarbeiter(gruppen) im Betrieb sowie das selbständige Beherrschen der benötigten Kenntnisse und Fähigkeiten (**Selbstständigkeit**) für die jeweiligen Arbeitsanforderungen.

Das Begriffspaar *Selbstständigkeit und Wohlbefinden* lässt sich in der Managementliteratur beispielsweise in der Unterscheidung zwischen aufgaben- oder beziehungsorientierten Führungsstilen entdecken (vgl. *von Rosenstiel* 1992:309) und wird in Kap. 6.1.1 wieder aufgenommen.

Selbstständigkeit und Wohlbefinden der Mitarbeiter können als die wichtigsten Ziele der Mitarbeiterführung ausgemacht werden. Sie lassen sich nicht nur betriebswirtschaftlich rechtfertigen, sondern auch unter Rückgriff auf ethische Prinzipien begründen. So steht hinter der Forderung nach Selbstständigkeit unverkennbar die Respektierung der Autonomie des Menschen. Wohlbefinden ist das Ziel ethischer Prinzipien wie Fürsorge und Benefizienz (Gutes tun, wohl tun).

Verantwortliches Führungshandeln ist nicht erst in der Mitarbeiterführung, sondern bereits bei der Personalauswahl gefordert. *Gastmans* plädiert eingehend dafür, bereits in Bewerbungsgesprächen mit neuen Mitarbeitern einen Wertedialog zu beginnen. »*In einem offenen*

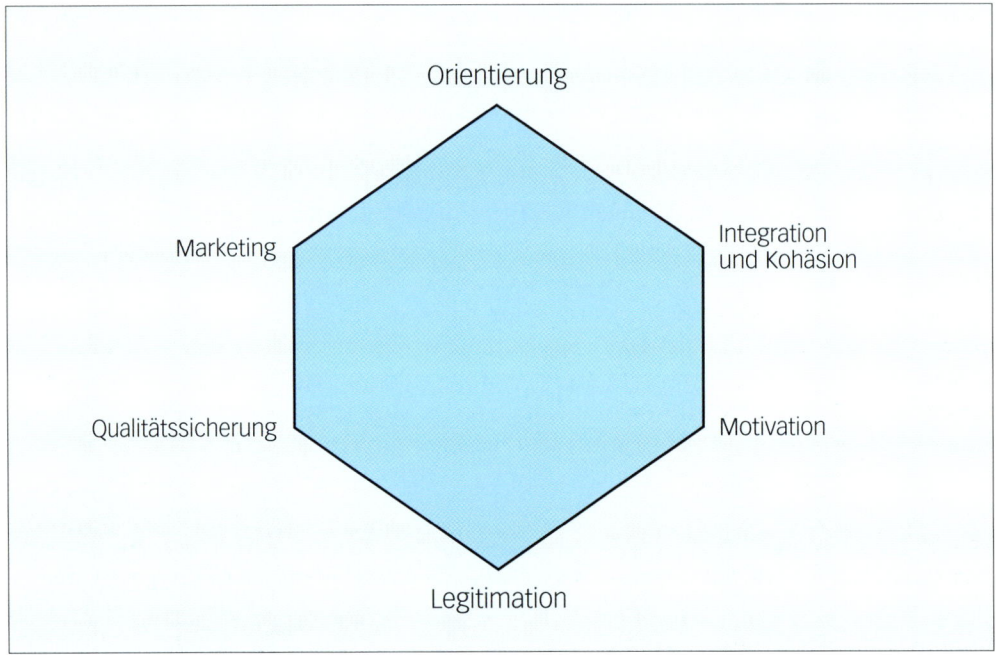

Abb. 7: Positive Aspekte der Entwicklung von Leitbildern und Pflegekonzeptionen (*Lay, Ziemer* 1999).

Gespräch über eine Reihe von ethischen Problemsituationen in der Gesundheitspflege können das Management und der Bewerber einander über ihre Werte informieren. Nur wenn das Management und die Mitarbeiter voneinander wissen, welche Werte sie wichtig finden, kann von der Offenheit, die die Grundlage für weitere Gespräche über wertebesetzte Auffassungen und Überzeugungen sowohl in Bezug auf die technischen, zwischenmenschlichen als auch auf die spezifischen ethischen Komponenten der Gesundheitspflege darstellt, die Rede sein.« (*Gastmans* 2003:108 f.) Der belgische Gesundheitsethiker empfiehlt ein strategisches Vorgehen: »Das ausdrückliche Thematisieren ethischer Fragen während des Bewerbungsgesprächs kann ein erster Schritt sein, um ethisch motivierte und autonom denkende Pflegekräfte aufzuspüren. Damit sind Pflegekräfte gemeint, die ihre Routine verlassen, ihre eigene Arbeit kritisch und kreativ betrachten und ihre fachlichen Kenntnisse wissenschaftlich untermauern können. Die heutige Knappheit an motivierten und autonom denkenden Pflegekräften unterstreicht die Wichtigkeit, dieses kleine Kapital so gut wie möglich aufzuspüren und dann so strategisch wie möglich in der Organisation zu positionieren.« (ebd.)

Es ist darüber hinaus angeraten, ethische Leitgedanken in Unternehmensphilosophien, Pflegeleitbildern oder Stationspflegekonzeptionen zu verankern (*Lay, Ziemer* 1999). Die Vorteile dieser Instrumente entfalten sich in den Bereichen, die in Abbildung 7 grafisch dargestellt werden (vgl. Kap. 7.7.6: Gelehrtes Ethos als Argument).

Für Pflegemanager scheint der verantwortliche Umgang mit Macht und Wahrheit ethisch besonders relevant zu sein. Durch ihre hervorgehobene Stellung sind Führungskräfte stets in Gefahr, ihre Macht zu missbrauchen, indem sie beispielsweise Informationen zum Nachteil anderer Menschen verwenden, zurückhalten, nur ausschnitthaft preisgeben oder gar verfälschen. Insbesondere wenn sie über Nachrichten verfügen, die ihre Mitarbeiter (noch) nicht erfahren sollen, oder wenn sie unangenehme Maßnahmen durchsetzen müssen, kommen Führungskräfte nicht selten in Gewissensnot.

Nach einer qualitativen Untersuchung von *Bauer* et al. (2003) mit Leitungspersonen aus der ambulanten und stationären Pflege ist es in Managementpositionen besonders belastend, Mitarbeitern kündigen zu müssen. Ein Geschäftsführer einer ambulanten Pflegestation berichtete beispielsweise: »*Ich muss auch Mitarbeitern kündigen und Arbeitsverträge reduzieren. Das ist etwas, was ich nicht sehr gern mache, weil ich den Mitarbeitern gesagt habe, dass wir versuchen, alles zu erhalten. Genau das kann ich im Einzelfall nicht einhalten und das geht mir gegen den Strich. Aber letztlich sind es 350 Mitarbeiter, ich habe die Verantwortung für alle und da muss ich schwierige Entscheidungen treffen – gegen meinen Willen und gegen meine Überzeugung.*« (*Bauer* et al. 2003:43) Einige der befragten Führungskräfte klagten über schlaflose Nächte vor der Kündigung eines Mitarbeiters und waren erleichtert, wenn sie dank guter Beziehungen Mitarbeiter in anderen Einrichtungen »unterbringen« konnten (S. 42).

Im Pflegemanagement, so ist deutlich geworden, sind vielfältige ethische Konflikte zu bewältigen. *Dibelius* (2001; 2003) hat Ergebnisse einer qualitativen Untersuchung in acht stationären und drei teilstationären Einrichtungen der Altenhilfe in Berlin vorgelegt. Sie führte mit den jeweiligen Pflegedienstleitungen problemzentrierte Interviews, um das Ethos und die Reflexion von Problemkonstellationen der Leitungskräfte zu erforschen. Im Einzelnen war den Pflegedienstleitungen Folgendes besonders wichtig:
- **Prinzip der Unantastbarkeit der menschlichen Würde** (z. B. entstehen Situationen von gefährlicher Pflege, die auch mit Gewalt einhergehen können, meistens bei langanhaltender Überforderung der Mitarbeiterinnen, die vermieden werden muss),
- **Balance zwischen Fürsorge und Respekt** gegenüber dem selbstbestimmten Handeln (z. B. bei der Pflege demenzkranker Menschen),
- **Sicherung der wirtschaftlichen Rechte der Bewohner** (z. B. müssen die Pflegemanagerinnen häufig die wirtschaftlichen Rechte der Bewohner vor Gericht erstreiten),
- **Prinzip der Gerechtigkeit, Offenheit und Transparenz** (sowohl gegenüber Mitarbeiterinnen als auch Bewohnern).

Im Verlauf der Untersuchung wurden erschreckende ethische Konflikte deutlich. So beschrieb eine der befragten Pflegedienstleitungen ihren inneren Konflikt aufgrund der ungünstigen Rahmenbedingungen in dramatischen Worten: »*Andere zu veranlassen, würdelos pflegen zu müssen, erlebe ich wie einen Angriff auf meine eigene Person*« (*Dibelius* 2003:25). Ethische Konflikte und Dilemmata wurden in vier Themenbereichen identifiziert:
1. Kooperation mit der geschäftsführenden Leitung (z. B. fehlende Transparenz des Finanzierungsrahmens, Rationierungsdruck, Schwächung der Stellung des Pflegemanagements gegenüber der Heimleitung),
2. Belastungsgrad der Mitarbeiterinnen im Umgang mit dementen Bewohnern/Bewohnerinnen und deren Angehörigen (z. B. Kollision der Rationierungswünsche seitens des Trägers mit dem Fürsorgeprinzip für Mitarbeiterinnen und Bewohner),
3. Kampf um Einstufung, Sachleistungen und Pflegehilfsmittel (Reklamationen und der häufige Gang zum Gericht bringen erhebliche Mehrarbeit mit sich),
5. Konflikthafte Kooperation mit Ärzten (z. B. mangelnde Absprachen, Unzuverlässigkeit, Verschreibungspraxis von Medikamenten, geringe Besuchsfrequenz gerade bei Sterbenden) (*Dibelius* 2001:411 f.; 2003:25).

Insgesamt spiegeln die Ergebnisse die hohe Sensibilität der Pflegemanagerinnen im Umgang mit ethischen Fragen (*Dibelius* 2001:413) und zeigen auf, wie vielgestaltig die ethischen Konflikte im Pflegemanagement der Altenhilfe sind.

> Die Auseinandersetzung mit Ethik im Pflegemanagement erweist sich als unabdingbare Voraussetzung, um schwierige Berufssituationen professionell bewältigen zu können (Bauer et al. 2003:49 f.).

Wie auch *Dibelius'* Untersuchungsergebnisse zeigen, gibt es zwischen Pflegemanagement und Pflegepraxis viele Überschneidungen, besonders auf der unteren und mittleren Führungsebene, wo Pflegemanager teilweise noch selbst in der praktischen Pflege mitarbeiten oder über Besprechungen und Pflegevisiten den Kontakt zum Arbeitsalltag der Pflegepraxis suchen. Oft werden sie von Pflegemitarbeitern als Berater in ethischen Fragen angefordert.

> In der Pflegepraxis treten ethische Fragen auf, die nach reflektierten Antworten verlangen und hohe Anforderungen an die ethische Bildung der Pflegemanager stellen. Weil Führungskräfte in der Vermittlung von ethischen Kompetenzen eine Multiplikatorenfunktion wahrnehmen, erscheint nach *Großklaus-Seidel* (2002:208) ihre gezielte Fort- und Weiterbildung bzw. ihr Studium in besonderem Maße erforderlich. Führungskräfte könnten ihren Mitarbeitern in der Pflegepraxis dann helfen, Probleme zu benennen, Ordnung in die Gedanken und Befürchtungen zu bringen und über weitere Handlungsschritte nachzudenken (ebd.).

Das Engagement für eine hohe Pflegequalität ist eine ethisch begründete, permanente Aufgabe für Pflegemanagerinnen und Mitarbeiterinnen in der Pflegepraxis. »*Die Sorge um den Kranken ... fordert zur ständigen Weiterentwicklung, Reflexion und Verbesserung heraus. ›Pflegerische Sorge‹ zu ermöglichen, das ist immer neu zu erringen.*« (*Wettreck* 2001:287)

4.2.3 Ethik in der Pflegepraxis (Pflegeethik)

Ethisch begründetes Denken und Handeln ist in Pflegewissenschaft, Pflegemanagement und Pflegepädagogik erforderlich, besonderes Gewicht hat Ethik aber unzweifelhaft in der täglichen Pflegepraxis, dort, wo die primäre Leistung der Disziplin Pflege erbracht wird. »*In erster Linie geht es ... bei der Ethik der Pflege um Ethik im Pflegealltag. Es gilt, die ethische Bedeutung unseres Handelns im Alltag zu verstehen und hier eine Position zu beziehen. Moralisches Handeln in der Pflege konkretisiert sich somit zunächst im pflegerischen Alltag, im täglichen Umgang miteinander, mit Patienten, ihren Familien und ihren Freunden und mit den Angehörigen anderer Berufe im Gesundheitswesen.*« (*Arndt* 1996 a:17) Ethik in der Pflegepraxis ist das, was *Lindner* (1999:46) eine »*systematisch geordnete Reflexion des pflegerischen Alltags*« nennt.

Van der Arend und *Gastmans* verwenden den Ausdruck *pflegerische Ethik* (*nursing ethics*) und bezeichnen damit die *Untersuchung von moralischen Aspekten im Zusammenhang mit der Aus-*

übung des Pflegeberufes (*van der Arend, Gastmans* 1996:195 f.). Auf persönliche Anfrage erfuhr ich von Herrn *van der Arend*, dass der Ausdruck *pflegerische Ethik*, den übrigens auch *Steppe* (1994) verwendet, aufgrund einer nicht autorisierten Übersetzung entstanden sei und durch den Begriff Pflegeethik ersetzt werden solle. In seinem Büchlein »Pflegeethik« (Original: Verpleegkundige ethiek, 1994) definiert er Pflegeethik als das »*Nachdenken über verantwortliches Handeln im Rahmen der Berufsausübung von Pflegenden*« (*van der Arend* 1998:24).

Ist (Pflege-)Ethik nun
- ein Nachdenken (*van der Arend* 1998:24) bzw. ein
- kritisches Nachdenken (*Schröder* 1985:464), eine
- systematische Besinnung (*Sporken* 1989:714), eine
- systematisch geordnete Reflexion (*Lindner* 1999:46) oder eine
- Untersuchung (*van der Arend, Gastmans* 1996:195 f.; *Ferber* 1999:161)?

Diese Frage hat große Bedeutung. Sie weist auf die geforderte Intensität ethischer Beschäftigung und auf die Frage eines wissenschaftlichen Anspruchs hin. Können philosophisch-wissenschaftliche Laien ethisch (nach-)denken oder erfordert der Begriff Ethik eine philosophisch-wissenschaftliche Untersuchung?

Mir scheint der Terminus **ethische Reflexion** angemessen. Diese muss nicht zwangsläufig eine wissenschaftliche Untersuchung sein.

(Ethische) Reflexion erfordert Hintergrundwissen in Form von (ethischen) Regeln, Prinzipien, Theorien, mit Hilfe derer Prozesse und Sachverhalte überprüft werden können. Damit kann auch so genannten Laien die grundsätzliche Fähigkeit zum ethischen Denken zugesprochen werden und bleibt nicht auf die Gruppe der wissenschaftlich ausgebildeten Philosophen beschränkt.

Pflegeethik wird als eine Ethik der Pflegepraxis verstanden. *Hofmann* (1995 b: 36) beschreibt »*... Pflege-Ethik als eine Theorie der pflegerischen Praxis ..., die dazu beitragen soll, das moralische Handeln in der Pflege zu fördern*«. Giese fordert, Pflegeethik solle sich nicht primär an Theoretiker richten, sondern Pflegepraktikern mit täglichem »hautnahem« Patientenkontakt eine Reflexions- und Orientierungshilfe bieten (*Giese* 1998:55). Ethische Reflexion muss daher von den in der Pflegepraxis Tätigen geleistet werden können, ggf. unter Beratung[37] durch Vorgesetzte oder externe Personen.

Wichtig scheint mir außerdem die Frage, ob sich Pflegeethik auf alle Pflegesettings bezieht oder aber auf die *berufliche Pflege* beschränkt werden solle, wie wir es beispielsweise bei Giese finden: »*Pflegeethik befasst sich mit allen ethisch relevanten Erscheinungsformen von Pflege. ... Pflegeethik ist in individualethischer und sozialethischer Hinsicht dergestalt zu konzipieren, daß sie nicht mehr nur einen Appell zur Einhaltung des Berufs- bzw. Standesethos der Pflegenden darstellt. Zentral ist vielmehr die Reflexion auf das Verantwortungsprofil einer Be-*

rufsgruppe, die im Gesundheitswesen tätig ist, dabei über ein spezifisches Fachwissen verfügt und der auf Grund ihrer Qualifikation Verantwortung gegenüber dem einzelnen Patienten, dem Behandlungsteam und der Gesellschaft zukommt.« (Giese 1998:51)

> Angesichts der Tatsache, dass derzeit ca. 70 % der pflegebedürftigen Menschen in Deutschland nicht in Pflegeeinrichtungen, sondern im häuslichen Umfeld gepflegt werden und dies überwiegend durch (weibliche) Angehörige geschieht, kann pflegethische Reflexion nicht auf moralische Reflexion der *Berufsausübung von Pflegekräften* begrenzt werden. Gerade die schwierigen Themen des Burnout in der Laien(langzeit)-pflege, der Gewalt gegen pflegebedürftige Angehörige, der Machtausübung durch die Gepflegten usf. lassen es dringlich geraten erscheinen, den Gegenstand der Pflegeethik als einer Ethik der beruflichen **und** nicht-beruflichen Pflegepraxis weiter zu fassen.

Um auch die nicht-berufliche Pflege durch Laien (Selbst- und Angehörigenpflege) berücksichtigen zu können und in der *Weidner'schen* Systematik der Disziplin Pflege zu bleiben, ziehe ich daher andere Grenzen und definiere Pflegeethik als die **Reflexion moralischer Aspekte der Pflegepraxis**:

Pflegeethik ist die Reflexion moralischer Aspekte der Pflegepraxis.

Pflegeethik ist der Kern der *Ethik in der Pflege*; sie ist jener Teil der Bereichsethik, der sich auf die Pflegepraxis bezieht. Synonyme Begriffe wären Ethik in der Pflegepraxis, Ethik im Pflegealltag und Ethik des Pflegens. Neben dieser begrifflichen Festlegung sind im folgenden Kapitel einige abweichende Definitionen zu diskutieren.

4.2.4 Anders lautende Definitionen

Einige Autoren verwenden andere Eingrenzungen der Begriffe. Beispielsweise umfasst *Pflegeethik* nach Auffassung von *Schreiner* (2001 a:24) folgende Aspekte:
1. das Verhalten der beruflich Pflegenden
   - formelle berufsethische Normen
   - informelle berufsethische Normen
2. die Begründung pflegerischen Handelns
   - kritische Reflexion über selbstverständlich gewordene Handlungsweisen
   - Begründung von Entscheidungen in Konfliktsituationen
3. die ethische Problematik, die sich durch die Erwartungen der Gesellschaft an die Berufsgruppe der Pflegenden ergibt.

Punkt 1 verweist auf das *gelehrte* (Berufsethik) und auf das *gelebte* Ethos der Pflegepraxis, Punkt 3 hebt die gesellschaftlichen Ansprüche an die Pflegekräfte hervor. Beide Aspekte fokussieren nach meinem Verständnis die Rahmenbedingungen, innerhalb derer in der Pflegepraxis moralische Entscheidungen getroffen werden. Punkt 2 spricht die kritische

Reflexion und die ethische Rechtfertigung moralischer Entscheidungen im pflegerischen Handeln an. Schreiners Auflistung der Aspekte von Pflegeethik scheint mir infolgedessen mit meiner Definition von Pflegeethik als der *Reflexion moralischer Aspekte der Pflegepraxis* verknüpfbar.

Eine andere Differenzierung stammt von *Arndt* (1996 a:18). Sie unterteilt *Ethik in der Pflege* in *Pflegeethik* (sie soll im Sinne einer Berufsethik die berufs- und standespolitischen Anteile umfassen) und *Ethik des Pflegens*. Letztere sei das Herz der Ethik in der Pflege. Bei der *Ethik des Pflegens* gehe es um die berufliche Beziehung zwischen einzelnen Pflegekräften und Patienten, zwischen Pflegekräften und Angehörigen, um Organisationsformen, Pflegesysteme, Dokumentation, Pflegeplanung, Evaluation und Qualitätssicherung.

Wiewohl ich die herausragenden Verdienste Frau Prof. *Arndts* (Sr. M. Benedicta) um die Etablierung der Ethik in der Pflege als Teil der Pflegewissenschaft schätze, werde ich mich dieser Klassifikation nicht anschließen. Zwar teile ich die Auffassung, dass *Ethik in der Pflege* der passende Oberbegriff ist, doch erscheint mir auf dem Hintergrund der *Weidner'schen* Systematik der Disziplin Pflege (s. Kap. 4.1) die Beschreibung einer *Ethik des Pflegens* zu weit gefasst: Wenn es auch überschneidende Zuständigkeiten gibt, so scheinen mir Organisationsformen, Pflegesysteme und Qualitätssicherung doch eher in den Bereich des Pflegemanagements als in den Verantwortungsbereich der Pflegepraxis zu fallen. Weshalb der Begriff *Pflegeethik* lediglich für die berufs- und standespolitischen Anteile der *Ethik in der Pflege* Verwendung finden soll, kann ich nicht nachvollziehen. Sinnvoller wäre es m. E., das Kind mutig beim Namen zu nennen und von *pflegerischer Berufsethik* zu sprechen, wenn politische (d. h. Macht-)Bestrebungen der Pflege bezeichnet werden sollen.

Schließlich beschreibt *Fahr* (1998:673) Pflegeethik als die »*Theorie des implizit in pflegerischen Situationen angewandten ethischen Wissens und Meinens*«. Als normative Theorie sei sie aber nicht rein deskriptiv, sondern verhalte sich kritisch zu diesem impliziten Wissen, indem sie auf allgemeinere Prinzipien und ethische Vorstellungen zurückgreife, die das Handeln legitimieren oder kritisieren könnten (ebd.). Gegen diese Definition von Pflegeethik spricht, dass Ethik im wissenschaftlichen Sprachgebrauch üblicherweise ein *bewusstes* Denken, Argumentieren und Entscheiden meint, wohingegen der von Fahr verwendete Begriff »implizit« eher für Moral bzw. Ethos (vgl. *Fahr* 2000:626) denn für »angewandtes ethisches Wissen« zutrifft. Ethisches Wissen, das unbewusst angewandt wird, ist wahrscheinlich keine Ethik, sondern Moral (zur Bedeutung von Intuition in der ethischen Entscheidungsfindung s. Kap. 8.2.7.1.6).

Insofern wäre auch in folgender Aussage *Lindners* nicht von »ethischen«, sondern von »moralischen Entscheidungen« zu sprechen: »*Mitarbeitende in pflegerischen Berufen sind – ob sie das wollen oder nicht – ständig mit ethischen Herausforderungen konfrontiert und treffen im pflegerischen Alltag – bewußt oder unbewußt – ständig ethische Entscheidungen*« (*Lindner* 1999:47). Ethische Entscheidungen sind *bewusste* Entscheidungen.

> Ich bleibe daher dabei, *Ethik in der Pflege* analog den Teilbereichen der Disziplin in *Ethik in der Pflegepraxis (Pflegeethik), Ethik im Pflegemanagement, Ethik in der Pflegepädagogik* und *Ethik in der Pflegewissenschaft* zu unterteilen und diesen Sub-Bereichsethiken die *pflegerische Berufsethik* beizuordnen. *Pflegeethik* als *Ethik der Pflegepraxis* hat demnach zugegebenermaßen Anteile von *pflegerischer Berufsethik*, aber sie geht weit über diese hinaus.

4.2.5 Pflegerische Berufsethik

Einige Autoren verstehen *Pflegeethik* nicht als *Bereichs*ethik (Ethik in der beruflichen und nichtberuflichen Pflegepraxis), sondern vorwiegend als eine *Berufsethik*.

1989, d. h. zeitlich vor der Teilakademisierung der Pflege gelegen, sah *Illhardt* Pflegeethik als eine *medizinische Berufsethik*, die folgende Aspekte analysiere:
1. medizinische Handlungskonflikte unter den speziellen Bedingungen der Pflege,
2. die Beziehungsgestaltung zu den Patienten, welche Ärzten und Pflegenden gemeinsam aufgetragen sei sowie
3. die Herausforderung beruflichen Handelns zwischen Autonomie und Kooperation.

Pflegeethik reflektiere das sich wandelnde Selbstverständnis des Berufs und mache auf die besonderen Wert- und Normenkonflikte sowie ihre Lösungsbedingungen aufmerksam (*Illhardt* 1989:806).

Auch *Georg* und *Frowein* (1999:683) beschreiben Pflegeethik in diesem Sinne als eine (berufliche) Pflichtenlehre, die mit Hilfe der Prinzipien der Autonomie, des Nicht-Schadens, des Nützens, der Gerechtigkeit und der Wahrheit Orientierung in den zahlreichen Konfliktsituationen der täglichen Praxis geben wolle.

Tatsächlich stellt die pflegerische Berufsethik einen wichtigen Ausschnitt der Pflegeethik dar. Arbeit wird auf Basis moralischer Regeln ausgeübt, insbesondere dort, wo andere Menschen mit betroffen sind (vgl. *Pieper* 2000:35). Pflege als menschennaher Dienstleistungsberuf hat in der Geschichte (siehe Kap. 4.3.1) mannigfaltige moralische Normen entwickelt, die sich in informellen moralischen Ansichten über Pflege verfestigt haben. Darüber hinaus haben sie sich in Form von Berufskodizes (gelehrtes Ethos) niedergeschlagen: »*Diskussionen über Ziele, die man zu erreichen und die Werte, die man zu verwirklichen versucht, die Haltung und das Verhalten von Berufstätigen gaben in der Pflege Anlaß für die Erstellung von Berufskodizes*« (*van der Arend, Gastmans* 1996:65).

Pflegerische Berufskodizes (s. Kap. 4.3.6.3) sollen den Angehörigen der Pflegeberufe in moralischen Fragen die Richtung weisen. In dieser Orientierung gebenden Funktion können sie als »berufsspezifische Verkehrsregeln« angesehen werden, die das »Miteinanderleben und -arbeiten möglichst störungsarm« gestalten helfen sollen (*Abermeth* 1998 a:963).

Daneben sind Berufskodizes das öffentliche Aushängeschild eines Berufes. Sie sollen der Gesellschaft die moralische Integrität der Berufsgruppe vor Augen halten. Wenn ein Beruf eigene Berufskodizes herausgebildet hat, so erfüllt er eines der klassischen Kriterien für die Weiterentwicklung zur Profession (vgl. *Weidner* 1995; *Lay* 2002 a; 2002 b). Bei der Ausarbeitung einer eigenen Ethik der Pflegeberufe spielen demzufolge auch berufspolitische Überlegungen eine Rolle.[38]

Schreiner (2001a: 25) wendet sich gegen einseitige berufspolitische Bestrebungen zur Etablierung von verbindlichen und allgemeingültigen Berufskodizes in der Pflege. Er stellt die Bemühungen in Frage, mit Hilfe der Kodifizierung berufsethischer Normen die Professionalisierung der Pflege vorantreiben zu wollen. Der ehemalige Schriftleiter der Deutschen Krankenpflegezeitschrift ist der (indikatorisch-merkmalstheoretischen und/oder prozessorientierten) professionstheoretischen Auffassung, zunächst einmal sei die Beschreibung und Zuerkennung eines eigenen Tätigkeitsfeldes anzustreben, ebenso die politische Befugnis zur Selbstverwaltung der Pflege (ebd.). Er gibt zu bedenken, dass in berufsethischen Normen nur Mindeststandards festgeschrieben werden könnten. Berufsethische Normen seien zudem nur dann relevant, wenn der Berufsgruppe auch die Kompetenz zugesprochen würde, entsprechende Entscheidungen zu treffen (S. 26).

Schreiner betont die Unterscheidung zwischen Pflegeethik und pflegerischer Berufsethik.[39] Bei letzterer gehe es um die politische Durchsetzung von beruflichen Normen, d. h. die Gültigkeit von Berufskodizes sei eine Frage des politischen Einflusses der Berufsgruppe Pflege. Pflegeethik hingegen entwickele sich davon unabhängig. »*Das bedeutet, dass es sehr wohl eine weit entwickelte und auf hohem theoretischen Niveau befindliche Pflegeethik geben kann, ohne dass für das konkrete Handeln der Pflegenden relevante kodifizierte berufsethische Normen vorhanden sein müssen.*« (S. 25)

Wenn auch mit *Schreiner* festgestellt werden kann, dass Berufskodizes keine notwendige Voraussetzung für die Erarbeitung fundierter theoretischer Kenntnisse sind, so kann ein Berufskodex dennoch »*... sinnvoll sein, wenn dieser die ethische Reflexion des Handelns der Berufsgruppe und der Berufstätigen stimuliert.*« (*van der Arend, Gastmans* 1996:65) Kodizes allein reichen selbstverständlich nicht aus; Pflegeethik benötigt ethische Kompetenz, die über die Kenntnis von berufsethischen Kodizes und Prinzipien hinausreicht.

Je komplexer das Aufgabengebiet einer Berufsgruppe ist und je größer sich ihr Bedürfnis nach gesellschaftlicher Einflussnahme darstellt, desto elaborierter erscheint ihre Ethik und desto weniger reichen ihr berufsethische Kodizes aus, um in komplexen beruflichen Fragen zu fundierten ethischen Urteilen zu gelangen und diese nach innen und außen transparent zu machen. Dennoch: »*Vermutungen, die in einer Pflegeethik nur ein künstliches Produkt sachfremder Interessen, etwa den Geltungsdrang einer nach mehr Sozialprestige strebenden Berufsgruppe sehen, gehen an der Sachlage vorbei.*« (*Volontieri* 1992:7)

»*Die postulierte Eigenständigkeit von Berufen, die zunehmende Professionalisierung von Berufsständen fordert als Voraussetzung für die Übertragung eigener Verantwortungsbereiche eigene diskursive Ethik*«, verlangt *Klie* (1998 a:123). Eine diskursive Ethik passt ohne Zweifel sehr gut zu einem Pflegeverständnis, das von Aushandlungsprozessen zwischen den an der Pflege Beteiligten ausgeht (vgl. *Lay, Brandenburg* 2001). Ist sie jedoch für alle Pflegekontexte geeignet?

Der diskursethische Ansatz ist ein vertragstheoretischer (vgl. die Einteilung in Kap. 2.3) und wurde hauptsächlich von *Habermas* entwickelt. Im Gegensatz zur Kantischen Ethik will die Diskursethik möglichst alle von einer Entscheidung betroffenen Subjekte gemeinsam in einen »herrschaftsfreien Diskurs« einbeziehen, in dem Wünsche und Bedürfnisse offen ausgesprochen und verhandelt werden. Der Diskurs soll unter symmetrischen Bedingungen erfolgen und mit den Mitteln der Argumentation einen Konsens erreichen, dem alle Teilnehmer zwanglos zustimmen können. Auf diese Weise sollen moralische Normen und Gesetze des Handelns legitimiert werden, indem alle Betroffenen sie als verbindlich konstituieren bzw. jene Regeln verwerfen, die als nicht rechtfertigbar erachtet werden (*Schwerdt* 1998c: 254).

Schwerdt spricht sich – für den Bereich der Altenpflege – **gegen** eine Diskursethik aus, weil diese die Kommunikation auf das Medium Sprache eingrenze. Viele Altenpflegeabteilungen leisteten jedoch überwiegend gerontopsychiatrische Langzeitpflege, in der andere Kommunikationsmittel wie Körpersprache und Gefühlsausdruck, also der Beziehungsaspekt, wichtiger seien als der Inhaltsaspekt von Aussagen. *Schwerdt* bevorzugt deshalb gegenüber dem präferenzutilitaristischen Ansatz *Peter Singers* und dem naturphilosophisch-verantwortungsethischen Ansatz *Hans Jonas'* die dialogische Ethik *Martin Bubers*, die sprachübergreifend formuliert sei (*Schwerdt* 1998 c: 255, vgl. dieselbe 1998 a).

Schwerdts Dissertation mit dem Obertitel »Eine Ethik für die Altenpflege« (1998 a) ist verständlich geschrieben, sie wirkt leider stellenweise durch die ausschließliche Fokussierung auf die Pflege*praxis* (bzw. noch enger: der Pflegepraxis in der *Alten*pflege) einerseits und die exklusive Bevorzugung des Ansatzes *Martin Bubers* andererseits etwas einseitig und eng. Dies verwundert – weitet die Pflegeprofessorin doch an anderer Stelle den Blick, wenn sie den Begriff der Berufsethik in einer Weise charakterisiert, die eher bereits an eine Bereichsethik denken lässt:

»*Eine Berufsethik der Altenpflege darf daher nicht die partikulären Interessen der Pflegenden allein oder vordergründig im Auge haben, sondern muß die Anliegen der Klientel und ihrer Bezugspersonen berücksichtigen und die übergreifenden sozialen Zusammenhänge im Auge behalten. (...) Eine Berufsethik der Altenpflege ist demnach als eine Ethik zu verstehen, die sich einem bestimmten Anwendungsbereich, hier der institutionellen Altenhilfe, zuwendet, und zwar als Orientierungshilfe für die Pflegenden.*« (*Schwerdt* 1998a: 20)

4.2.6 Fazit

Zusammmenfassend lassen sich zum begrifflichen Charakter einer Bereichsethik der Pflege folgende Aussagen treffen:

> *Ethik in der Pflege* ist keine Unterkategorie der *Ethik in der Medizin*. Sie ist eine autonome Bereichsethik im Sozial- und Gesundheitswesen, die ihren Ort zwischen der *Ethik in der Medizin* und der *Ethik in der Sozialen Arbeit* einnimmt und moralische Aspekte in den vier Handlungsfeldern der Disziplin Pflege reflektiert.

Gemäß der *Weidner'schen* Einteilung der Disziplin lassen sich vier Subdisziplinen der *Ethik in der Pflege* differenzieren:
1. Ethik in der Pflegepraxis (*Pflegeethik*)
2. Ethik in der Pflegepädagogik
3. Ethik im Pflegemanagement
4. Ethik in der Pflegewissenschaft.

Die drei letztgenannten Bereiche sind zwar von großer ethischer Relevanz, scheinen aber im Vergleich zur *Pflegeethik* kaum ausgearbeitet zu sein.

> *Pflegeethik* ist die Reflexion moralischer Aspekte der Pflegepraxis. Sie besteht nicht allein aus der pflegerischen Berufsethik, sondern befasst sich als Kern der *Ethik in der Pflege* umfassend mit moralischen Fragen beruflicher und nichtberuflicher Pflegepraxis. Pflegeethik geht folglich über eine reine Berufsethik hinaus.

Die pflegerische Berufsethik beinhaltet das (ungeschriebene) Berufsethos und die (geschriebenen) Berufskodizes. Berufskodizes haben nach innen orientierende, sinnstiftende und verbindende, aber auch normierende Funktion. Nach außen sollen sie der Anerkennung des Berufes in der Öffentlichkeit dienen. Gegen die letztgenannte Professionalisierungsfunktion werden innerhalb des Berufsstandes Bedenken erhoben.

Zwar reichen Berufskodizes zur ethischen Reflexion moralischer Fragen nicht aus, gleichwohl können sie Ausgangspunkte und Stimulatoren für eine elaborierte Bereichsethik werden, die sich aus unterschiedlichen theoretischen Quellen speist.
Ein Theoriemonismus der Pflegeethik (etwa in Form einer exklusiv postulierten Diskursethik oder dialogischen Ethik) ist – wie auch in der Diskussion um Pflegetheorien und -modelle deutlich wird – nicht zu empfehlen.

4.3 Pflegeethik

Die Pflegepraxis ist ohne Zweifel der wichtigste Teil der Disziplin Pflege, wohingegen die Bedeutung des Pflegemanagements, der Pflegepädagogik und v. a. der Pflegewissenschaft gegenüber der praktischen Pflege kontrovers diskutiert wird (vgl. *Schröck* 1997). In ähnlicher Weise bildet Pflegeethik als Ethik in der Pflegepraxis den wichtigsten Teil der Bereichsethik *Ethik in der Pflege*. Ihr soll deshalb in diesem Kapitel besondere Aufmerksamkeit gelten.

Ich beginne mit einem kurzen Bericht über die historische Entwicklung der Pflegeethik. Anschließend werde ich die Notwendigkeit ethischer Reflexion in der Pflege aufweisen und begründen, warum die Etablierung einer eigenen Bereichsethik in der Pflege unabdingbar ist. Überlegungen zum nötigen Maß an Autonomie für eine moralisch vertretbare Pflegepraxis und zum Geltungsbereich der Ethik in der Pflege führen schließlich zur Frage, welche Maßstäbe für die Pflegeethik gelten sollen.

4.3.1 Geschichtliche Entwicklung der Pflegeethik

»*Die pflegerische Ethik ist ein junges Fachgebiet und noch ganz in der Entwicklung begriffen. Es gibt auf der ganzen Welt eine wachsende Zahl von Pflegekräften und Ethikern, die sich mit den ethischen Aspekten der Pflege befassen und die hierzu besonders ausgebildet wurden.*« (van der Arend, Gastmans 1996:55)

Um die zukünftige Entwicklung der Pflegeethik einschätzen und mitgestalten zu können, empfiehlt sich ein Blick in die Vergangenheit. Welche Vorstellungen über Ethik wurden in der Geschichte der Pflege vertreten und aus welchen Gründen? Ich beschränke mich in der Darstellung der bedeutendsten Phasen auf die jüngere Geschichte, d. h. auf die Zeit des 20. Jahrhunderts.

»*Was die Wertsysteme anbetraf, entsprach das Ethos der Pflege an der Wende vom 19. zum 20. Jahrhundert einer Verweltlichung der christlichen Ideale in humanitäre und einer formalen Zuordnung der Mitmenschlichkeit zum Pflegeberuf.*« (Käppeli 2001 a:8) Wie sich die Pflege im Laufe des 20. Jahrhunderts verberuflichte und säkularisierte, so nahm auch der Einfluss der Theologie auf diesen wichtigen gesellschaftlichen Bereich zu Gunsten der philosophischen Ethik ab.

Sarah T. Fry, eine der international bekanntesten Ethikerinnen in der Pflege, fasst die geschichtliche Entwicklung der Ethik in der Pflegepraxis im 20. Jahrhundert zusammen:

»*Im frühen 20. Jahrhundert bedeutete ethisches Verhalten in der Pflege hauptsächlich das Befolgen der Regeln der Etikette sowie die Ausführung der vorgeschriebenen Aufgaben und Pflichten. Die Regeln der Etikette beinhalteten Formen höflichen Verhaltens, wie Ordentlichkeit, Pünktlichkeit, Höflichkeit und die unauffällige Begleitung und Unterstützung des Arztes. Sie beinhaltete ebenso die Achtung gegenüber Autoritätspersonen, insbesondere gegenüber der Pflegedienstleitung und dem Arzt. Die Pflichtausübung erforderte eine strenge Einhaltung der Krankenhausregeln und eine selbstaufopfernde Einstellung. Die Krankenschwester bewies ihr moralisches Pflichtbewußtsein, indem sie Loyalität gegenüber dem Arzt, der Ausbildungs- und Arbeitsstätte zeigte. Unhinterfragter Gehorsam und der Vorsatz, sich in nichts einzumischen, waren weitere Einstellungen, mit denen die Krankenschwester die Akzeptierung ihrer moralischen Pflichten unter Beweis stellen konnte (Robb 1921).*

In den frühen Lehrwerken der Pflegeethik vermischen sich noch Etikette und Ethik als Maßstäbe ethischen Verhaltens. Aikens (1916) verstand unter ›Pflegeethik‹ all jene Ideale, Sitten und Gewohnheiten, die mit den allgemeinen Charakteristika einer Krankenschwester in Verbindung gebracht wurden. Gladwin (1939) sah die Pflegeethik als eine qualifizierte und moralisch perfekte Pflichterfüllung an. Robb (1921) definierte die Pflegeethik als Verhaltensregeln, die von der Krankenschwester bei ihrer Arbeit in der Krankenversorgung befolgt werden. Selbst in Lehrwerken der 50er Jahre wurden die Krankenschwestern dazu angehalten, ihren Beruf mit Loyalität, Klugheit, vortrefflicher Persönlichkeit und respektvollem Verhalten auszuüben (Morison 1957).« (Fry 1995:52)

Arndt bezieht sich auf eine Untersuchung von *Lamb* (1982) und berichtet, in den fünfziger Jahren des 20. Jahrhunderts sei viel Energie auf die Formulierung von Ethikregeln verwandt worden, die auf eine Standesethik hinausführten und Richtlinien für das Verhalten von Pflegenden darstellten. »*Der Schwerpunkt verlagerte sich jetzt von der Persönlichkeit der Schwester auf die Vorstellung der Person als Schwester, die zum medizinischen Fachpersonal zählt. Diese Verlagerung kann als Beginn von Versuchen zur Professionalisierung angesehen werden. Hier wurde die soziale Rolle der Pflegenden definiert, und Ethikunterricht war auf die Sozialisation der Lernenden in die Rolle als Pflegende ausgerichtet.*« (*Arndt, Bondolfi* 1996:27)

Schon in den 60er Jahren des 20. Jahrhunderts wiesen britische Pflegelehrbücher eigene Ethikkapitel auf; es erschienen auch in Fachzeitschriften Beiträge zu spezifischen Ethikthemen sowie Ethiktexte in Monografien (*Arndt* 2003 b:66). *Arndt*, die in den 60er Jahren in Großbritannien eine Krankenpflegeausbildung absolvierte, berichtet, Ethik sei seit den frühen 70er Jahren zum Lehr- und Lerngegenstand in Aus-, Fort- und Weiterbildungen geworden (ebd.).

Von Beginn der siebziger Jahre des 20. Jahrhunderts an, so berichtet sie an anderer Stelle, habe sich der Ethikunterricht in den angloamerikanischen Ländern vertieft der Vermittlung von moralphilosophischen Inhalten zugewandt. »*Pflegende setzen sich mit den Grundlagen ethischer Theoriebildung auseinander, sie formulieren ethische Prinzipien, die auf die Pflege ausgerichtet sind; sie schaffen eigene, spezifische Strukturen für moralisches Handeln in konkreten Situationen pflegerischer Praxis; Pflegende lernen, eigene Entscheidungsräume zu sehen und zu nutzen. Kurz: eine allgemeine, diffuse Pflegeethik entwickelt sich zu einem eigenen Wissens- und Handlungsbereich …*« (*Arndt, Bondolfi* 1996:27)

Fry bestätigt diese Einschätzung in ihrem Werk »Ethik in der Pflegepraxis. Anleitung für ethische Entscheidungsfindungen«, einer Auftragsarbeit des Internationalen Pflegerates (ICN): »*Mit der Zeit hat sich die Rolle der Krankenschwester innerhalb der Pflege langsam von der gehorsamen Helferin des Arztes zu einer unabhängigen, qualifizierten Kraft verändert, die für das, was sie im Beruf tut (oder nicht tut), zur Rechenschaft gezogen werden kann. Diese Rollenveränderung ging einher mit einer Veränderung der Ansichten über die ethischen Verhaltensmaßstäbe für Pflegende. … Anstatt lediglich die von anderen bestimmten ethischen Entscheidungen auszuführen, begannen die Pflegenden, Eigenverantwortung für unabhängige Entscheidungen (einschließlich der ethischen Entscheidungen) innerhalb der Pflege zu fordern*« (*Fry* 1995:52 f.).

Besonders in den USA, in Großbritannien und den skandinavischen Ländern wurde die Entwicklung einer eigenen Pflegeethik seit den 70er Jahren des 20. Jahrhunderts stark vorangetrieben. In den Beneluxstaaten und im deutschsprachigen Raum besteht in dieser Hinsicht ein erheblicher Nachholbedarf, trotz einer steigenden Zahl von Fachbeiträgen zu ethischen Themen in der Pflege – insbesondere in Zeitschriften.

Konnten beispielsweise *Schmidt* und *Thierhoff* noch 1992 beklagen, für den Ethikunterricht an Krankenpflegeschulen stehe – von vereinzelten Aufsätzen und Versuchen abgesehen – praktisch kaum Lehrmaterial und begleitende Literatur zur Verfügung (1992:189), so wendete sich die Situation im Laufe der neunziger Jahre: Allein für den Zeitraum vom 1. Januar 1993 bis zum 30. Juni 2000 erfasste die Informations- und Dokumentationsstelle der Akademie für Ethik in der Medizin (IDEM) zu »Ethik in der Pflege« 2.558 Literaturzitate (*Hofmann* 2000:22).

Die Zahl der Fachbeiträge sagt freilich nichts über ihre inhaltlichen Schwerpunkte aus: »*Obwohl das Angebot von pflegerisch-ethischen Artikeln in Krankenpflege- und nichtpflegerischen Zeitschriften ständig zunimmt, stellen wir fest, daß die Entwicklung einer pflegerischen Ethik noch in den Kinderschuhen steckt. Die Lehrbücher sind im allgemeinen noch voll von medizinisch-ethischer Problematik*«, stellten die niederländischen bzw. belgischen Autoren *van der Arend* und *Gastmans* (1996:42) fest.

Zeitschriftenartikel zur *Ethik in der Pflege* gibt es zuhauf, doch liegen nur wenige Bücher zu diesem Thema in deutscher Sprache vor. Wie es in einer lebendigen *scientific community* zu erwarten ist, wurden die jeweiligen Werke einer kritischen Würdigung unterzogen:
- *Tschudin* (1988) wurde von *Milhahn* und *Zegelin* (1993:321) kritisiert,
- *Abermeth* (1989) von *Rabe* (2001b),
- *Kruse* und *Wagner* (1994) wurden von *Schröck* (1995:319) und *Giese* (1998) kritisiert,
- *Fry* (1995) von *Kersting* (2000, 2002:247 ff.),
- *Arndt* (1996) von *Remmers* (2000a:204 ff.) und *Kersting* (2002:264 ff.),
- *Remmers* (2000a) wiederum von *Schnell* (2001:16 f.) und *Darmann* (2001b:238; 2002),
- *van Schayck* (2000) von *Schreiner* (2001d) und
- *Sperl* (2002) von *Elsbernd* (2003).

Meines Wissens sind neben weiteren – neu erschienenen – Fachbüchern lediglich die Arbeiten des niederländischen Gesundheitsethikers *Dr. Arie van der Arend* und der deutschen Pflegeprofessorin *Dr. Ruth Schwerdt* bislang von nennenswerter Kritik ausgenommen. Beide Autoren stellen übrigens einen eigenständigen Zugang der Pflege zu ethischen Fragen in den Vordergrund.

Pflegeethik hat sich über einige Jahrzehnte an der Medizinischen Ethik orientiert. Auch in den Vereinigten Staaten war diese Entwicklung zu verfolgen. Solange Pflegekräfte dort den Ärzten weitgehend untergeordnet waren und keine eigene professionelle Identität besaßen, konnten sie sich nicht vom biomedizinischen Modell und damit von der Dominanz durch die Medizinische Ethik lösen. Erst eine forcierte Entwicklung eigener Theorien und die immer stärkere Verlagerung der Pflegeausbildung von den Hospital Schools und Colleges auf die Universitäten haben in den USA »*… zu einer Verwissenschaftlichung der Pflegeberufe und in Ansätzen auch zur Heranbildung einer eigenständigen Pflegeethik geführt*« (*Laga* 1995:12).

> In der zu beobachtenden (Teil-)Akademisierung der Pflege in Deutschland liegt die Chance, traditionelle Grundlagen, Curricula und Managementkonzeptionen aus ethischer Perspektive zu überprüfen. Dass sich Pflegekräfte in Deutschland vermehrt mit ethischen Fragen und der Sorge um die moralische Qualität der Pflege befassen, hängt nicht nur mit der zunehmenden Technisierung und Ökonomisierung des deutschen Sozial- und Gesundheitswesens zusammen, sondern ist Dank ethischer Bildung auch das Ergebnis stärkeren Bewusstwerdens und systematischeren Bearbeitens ethischer Konflikte.

Heute befasst sich Ethik in der Pflege »... *mit dem, was ist, und mit dem, was sein könnte und sein sollte*« (*Arndt* 2000 c:56), wobei nach meiner Einschätzung die normativen Elemente gegenüber rein deskriptiven deutlich überwiegen. Wie sich die Geschichte der Ethik in der Pflege weiter entwickeln wird, ist eine spannende Frage. *Arndt* macht den Beginn einer neuen Phase aus, in der »... *Ethik in der Pflege sich an neuerer Philosophie orientiert, die von der Phänomenologie, vom Existentialismus und von feministisch-kritischen Ansätzen beeinflusst ist*« (*Arndt, Bondolfi* 1996:27).

Der geschichtliche Exkurs soll an dieser Stelle enden. Es scheint mir angezeigt, innezuhalten und einige grundsätzliche Fragen zu bedenken. In den bisherigen Teilen dieses Buches wurde wie selbstverständlich davon ausgegangen, dass Pflege einer ethischen Reflexion bedarf. Ist dies tatsächlich der Fall? Reichen Vorschriften in Pflegefachbüchern und Pflegestandards nicht aus, um Menschen verantwortlich zu pflegen? Wählen nicht gerade wohlmeinende und menschenfreundliche Personen einen sozialen Beruf? Ist eine ethische Reflexion der Pflege überhaupt erforderlich?

4.3.2 Notwendigkeit ethischer Reflexion in der Pflege

»*Pflege in sich selbst hat moralische Bedeutung, weil es hier direkt um das Gut des Lebens, um Gesundheit wie auch um Leid und Krankheit und um Sterben und Tod geht*«, schreibt *Arndt* und schließt daraus: »*Somit kann nur gute Pflege ethischen Ansprüchen gerecht werden.*« (*Arndt* 2002:28)

Pflegekräfte sind durch ihren intensiven körperlichen, psychischen und sozialen Kontakt zu Menschen in außergewöhnlichen Lebenssituationen häufiger als die meisten anderen Berufe mit elementaren Fragen des Lebens konfrontiert, die von ihnen eine hohe ethische Kompetenz fordern. »*Bedingt durch die besondere Art ihrer Tätigkeit stellen sich für Pflegende spezifische Aufgaben, Anforderungen und ethische Probleme. Diese Probleme erfordern – in der Alltagspraxis wie in der Ausbildung und öffentlichen Diskussion – eine eigenverantwortliche moralische Beurteilung und ethische Reflexion durch die Pflegenden selbst.*« (*Rehbock* 2000:281)

»*Pflegende sind gezwungen, täglich vor Ort ethische Entscheidungen zu treffen.*« (*Milhahn, Zegelin* 1993:320) Der unmittelbaren Betroffenheit mit schwierigen moralischen Fragestellungen können sie im Berufsalltag kaum entrinnen: »*Das Besondere in der Pflege ist, daß Pflegende darauf vorbereitet sein müssen, nicht nur theoretische Grundlagen der Ethik zu hören und zu diskutieren, sondern selbst in der Pflegepraxis in moralische Dilemmata involviert zu werden, in denen sie Entscheidungen treffen müssen, die praktische Konsequenzen nach sich ziehen können. Ganz im Gegensatz dazu sieht die Lage zum Beispiel von Philosophiestudenten aus, die in sicherer Distanz Ethik und Moral ausschließlich theoretisch diskutieren*« (*Windels-Buhr* 1997:755).

Traditionelle Normen und Umgangsformen reichen in der komplexen Vielfalt heutiger beruflicher Pflege häufig nicht aus, um menschenwürdiges Leben in seinen vielgestaltigen Erscheinungsformen zu sichern. Eine besondere Herausforderung stellt heute die Multikulturalität in der Pflege dar (vgl. *Sairanen* 2003). Wo »*... Menschen aus verschiedenen Kulturkreisen und Weltanschauungen auf engstem Raum zusammenleben und -arbeiten, verlangt die Antwort auf die Frage, wie im konkreten Fall das richtige Handeln aussehen könnte, ein hohes Maß an sozialwissenschaftlichem Wissen und ethischer Reflexion*« (*Hofmann* 1995a:444).

Der Bedarf an ethischer Bildung betrifft jedoch nicht nur die Pflegepraxis, sondern im Weiteren alle Handlungsfelder der Disziplin Pflege. »*Wir können uns in der Pflege moralischen Entscheidungen nicht entziehen, und wir können uns ethisches Denken nicht ersparen. Dies gilt für den Pflegealltag, wie auch für den Anspruch einer sich entwickelnden Pflegewissenschaft.*« (*Arndt* 1996a:55)

> Damit Pflegekräfte sich in der Praxis an gemeinsamer moralischer Urteilsbildung und ethischer Reflexion aktiv beteiligen, muss Ethik ein wichtiger Bestandteil der Pflegeausbildung und der Pflegewissenschaft sein (vgl. *Rehbock* 2000:281; dieselbe 2001 a: 16). Auch im Pflegemanagement, wo täglich folgenreiche Entscheidungen getroffen werden müssen, sind ethische Kenntnisse und moralische Kompetenz unabdingbar.

Ähnliches gilt für die Pflegepädagogik, wie wir in Kap. 8 sehen werden.

Johann Ach führt Gründe für eine – seiner Meinung nach bislang allerdings erst in Ansätzen entwickelte – eigenständige Bereichsethik der Pflege ins Feld: Das Spektrum der Krankheiten habe sich in Richtung chronischer Leiden verändert, während gleichzeitig die medizinischen Verfahren zum Teil aggressiver geworden seien. »*Beide Entwicklungen führen dazu, daß sich nicht nur die professionellen Ansprüche an die Pflege verändern, sondern daß auch die Charakteristika der zentralen ethischen Konflikte bzw. Konfliktfelder, mit denen sich die Angehörigen von Pflegeberufen heute konfrontiert finden, sich deutlich gewandelt haben.*« (*Ach* 1998:160 f.)

Als weitere Begründung bringt *Ach* den steigenden Ökonomisierungsdruck in die Diskussion ein: Rationalisierung, Rationierung und Ökonomisierung wirkten sich insbesondere auf die Beziehung des Pflegepersonals zu den Klienten aus, die zunehmend von divergierenden Verpflichtungen einerseits gegenüber den Klienten und andererseits gegenüber der nach marktwirtschaftlichen Prinzipien haushalten müssenden Institution charakterisiert sei.

Überdies sei der Professionalisierungsprozess der Pflege unter ethischen Gesichtspunkten bedeutsam, weil er zu einem Wandel im Anforderungsprofil führe, der immer größere Verantwortungsspielräume eröffne und zumute sowie eine gesteigerte öffentliche Rechtfertigungspflicht pflegerischen Handelns fordere.

Und schließlich, so *Ach*, treffe der gewachsene ethische Rechtfertigungsbedarf auf einen gesellschaftlichen Wertepluralismus, mit dem Pflegekräfte in ihrem Alltagshandeln konfrontiert würden, insofern z. B. auch ihre Klienten unterschiedlichen sozialen und kulturellen Traditionen entstammten und unterschiedlichen weltanschaulichen oder ethischen Auffassungen verpflichtet seien (S. 161).

Pflege als sich verwissenschaftlichende Praxisdisziplin braucht ethische Reflexion, das ist deutlich geworden – doch kann diese nicht auch von den Nachbardisziplinen, etwa der Medizin, geleistet werden? In ihrem Buch »Ethik für Pflegende« räumen van der Arend und Gastmans ein, dass »... *die pflegerische Ethik eine Anzahl von Merkmalen mit der biomedizinischen Ethik gemein*« hat (*van der Arend, Gastmans* 1996:41). »*Pflege braucht Ethik*« (*Schröder* 1993:725) – doch besteht ein Bedarf an einer **eigenen** Bereichsethik für die Pflege?

Die von *Ach* genannten Begründungen für eine eigenständige Bereichsethik reichen m. E. nicht aus, sondern müssen durch stichhaltige Argumente ergänzt werden, die auf die Spezifika von Pflege fokussieren und deutlich herausarbeiten, dass sowohl innerhalb der Profession als auch interprofessionell und gesellschaftlich ein erheblicher Bedarf an einer eigenen Bereichsethik der Pflege besteht.

4.3.3 Notwendigkeit einer eigenen Bereichsethik

Ist eine eigenständige Bereichsethik (*Ethik in der Pflege*) erforderlich? Diese Frage wird sehr kontrovers diskutiert.

Das von ärztlichen Vertretern der Medizinischen Ethik oft geäußerte Argument, Pflege brauche keine eigene Bereichsethik, weil Pflege ein Teil der Medizin sei, ist leicht mit dem Hinweis zu entkräften, dass Pflegen keinesfalls mit Arztassistenz identisch ist und Pflege sich zudem als eigenständige Disziplin im Gesundheits- und Sozialwesen versteht. Ethik in der Pflege ist daher folgerichtig nicht unter dem Dach einer Medizinischen Ethik anzusiedeln, sondern verortet sich als eigenständige Bereichsethik zwischen einer Ethik in der Medizin und einer Ethik in der Sozialen Arbeit (vgl. Abb. 4).

Schwieriger zu widerlegen scheint die von philosophischer Seite gerne ins Feld geführte Behauptung, es könne keine eigene Ethik in der Pflege geben, weil es der Pflege nicht möglich sei, exklusive ethische Prinzipien zu entwickeln oder auszuwählen, die nicht auch für andere Lebensbereiche oder Berufe gelten könnten (z. B. *Fahr* 1998:674 f.; *Rehbock* 2000). Aber auch dieses Argument greift bei genauerer Betrachtung zu kurz:

Niemand in der Pflege hat behauptet, Pflege wolle eine allgemeine philosophische Ethik von Neuem erfinden. Der Sachverhalt ist ein anderer: Bei der Ethik in der Pflege geht es um die Etablierung und Institutionalisierung einer *Bereichsethik*:
    a) für die speziellen Aufgabengebiete pflegerischer Berufe, die sowohl im Gesundheits- als auch im Sozialwesen die zahlenmäßig größte Gruppe stellen, sowie
    b) für den Bereich des gesellschaftlichen Phänomens *Pflege(n)* überhaupt.

Die Forderung nach der Exklusivität ethischer Prinzipien ist nicht haltbar – Bereichsethiken **müssen keine** ethischen Theorien oder Prinzipien erfinden oder auswählen, die ausschließlich für diesen Themen- bzw. Lebensbereich Gültigkeit besitzen sollen. Würde eine solche Forderung erhoben, dann dürfte es keine einzige Bereichsethik geben – damit hätten beispielsweise auch die Bioethik, die Medizinethik, die Sozialethik, die Wirtschaftsethik oder die Umweltethik ihre Existenzberechtigung verloren.

Die Disziplin Pflege ist daher gut beraten, sich nicht von solchen Argumenten beeindrucken zu lassen, zumal in ihnen nicht selten auch berufspolitische Aspekte vermutet werden dürften. Es stimmt: »*[There] is really very little that is morally unique to nursing*«[40] (*Veatch* 1981, zit. n. Tadd 1998:367). Vielleicht könnte Pflege sich an der unbekümmerten Gelassenheit mancher Vertreter der Ethik in der Sozialen Arbeit ein Beispiel nehmen, die in Bezug auf die in ihrer Profession aufgestellten Wertelisten und Prinzipienkatalogen bekannt geben, diese als spezifische Berufswerte und -prinzipien der Sozialen Arbeit zu bezeichnen schließe selbstverständlich nicht aus, dass sie zugleich auch die berufsethischen Grundlagen anderer Professionen bilden (vgl. *Abbenhues* 1995:281).

Pflege braucht eine eigene Bereichsethik, wenn es auch Vertreter der Pflege gibt, die die recht ungewöhnliche Auffassung vertreten, Pflege solle aus berufspolitischen Gründen auf die Ausbildung einer eigenen Bereichsethik verzichten. *Tadd* erläutert diese Position: »*It is also worth pointing out that if nurses wish to have a voice in bioethics or the ethics of health care generally, then pursuing a separatist approach may prove unhelpful and isolate them from the mainstream of debate*«[41] (*Tadd* 1998:368). Allerdings kann eine Kooperation im Gesundheitswesen zu Gunsten aller Beteiligter unter gleichberechtigten Partnern eher gelingen. Wenn Pflege(ethik) dagegen als kleine, in ethischen Fragen weniger entwickelte Schwester der etablierten Medizin(ethik) im interprofessionellen Diskurs mühsam um Gehör bitten muss, stehen die Chancen für eine echte Kooperation schlechter (vgl. *Peil* et al. 1996:77).

Eine Kooperation von Pflege(ethik) und Medizin(ethik) kann die disziplinären Perspektiven weiten, denn Interessen bzw. Anliegen von Pflege und Medizin sind nicht identisch. »*In health care, the term ›medical ethics‹ is used specifically for the ethical system under which physicians operate. Nursing ethics has become a separate entity because nurses have begun to recognize that their concerns are different than those of physicians.*«[42] (*Turner, Rufo* 1992:272)

Menche et al. (2001:17) heben hervor, Pflegeethik sei keinesfalls ein Anhängsel der Medizinethik, auch wenn die allgemeinen ethischen Grundsätze wie Schutz des Lebens, Schadensvermeidung, Patientenautonomie oder Schweigepflicht für die ärztlichen und pflegerischen Bereiche übereinstimmten. Für die Pflege gebe es eine Reihe von Besonderheiten, deren Spezifika sich als *Ethik in der Pflege* beschreiben und veranschaulichen ließen.

Pflegerische Ethik unterscheide sich von der biomedizinischen Ethik durch ihre spezifische Ausrichtung auf professionelle Pflegeaktivitäten und durch die Rolle und Position derjenigen, die diese Aktivitäten ausüben, argumentieren *van der Arend* und *Gastmans* (1996:41). *Müller-Angst* (1999, o. S.) weist darauf hin, dass Kenntnisse und berufliche Stellung der Pflegekräfte ihnen eine Macht verleihen, deren Gebrauch mit Hilfe permanenter ethischer Überlegung überprüft werden müsse. Hinzuzufügen wäre m. E.: Eine kontinuierliche Machtkontrolle im Sinne ethischer Reflexion kann nicht von berufsexterner Seite gewährleistet werden.

Auch *Berg* et al. (2000) erörtern die Frage, ob eine spezielle Pflegeethik notwendig sei. Sie bejahen diese Frage, legen den Fokus aber nicht auf Rolle, Position und Aktivitäten der Pflegekräfte, sondern auf die gepflegten Menschen und die Besonderheit der Beziehung zwischen Pflegekräften und Gepflegten. Der Kern ihrer Argumentation soll hier kurz wiedergegeben werden:

Im Mittelpunkt einer von der Philosophie her verstandenen Ethik, so Berg et al., stünden allgemeine Normen und Werte, nach denen sich Menschen richten sollten. Die Menschen, die den allgemeinen Normen und Werten zu entsprechen hätten, würden allerdings meist als gesunde und autonome Personen verstanden. Pflegeethik habe demnach ihre Berechtigung, »*... weil sie etwas in ihren Verantwortungsbereich stellt, was von der übrigen Ethik zu wenig beachtet wird: Die Eigenart der Beziehung zwischen pflegebedürftigen Menschen und Pflegenden*« (*Berg* et al. 2000:670).

Es gibt eine Reihe anderer Gründe für die Etablierung einer eigenen Bereichsethik *Ethik in der Pflege*, zum Beispiel das Argument, dass keine der benachbarten Disziplinen – das sind in erster Linie Medizin und Soziale Arbeit (vgl. Abb. 4) – den inhaltlichen Bereich der Pflege überschauen kann. Sie können lediglich Überschneidungsflächen betrachten, nicht aber das Gesamt des inhaltlichen Feldes. »*Auch wenn Abgrenzungsfragen nicht im einzelnen geklärt sind, bleibt festzuhalten, daß Pflege eine Disziplin im Gesundheitswesen* [und im Sozialwesen; R. L.] *ist, deren Schwerpunkte sich von denen anderer Berufe unterscheiden und von keinem anderen Beruf erfüllt werden.*« (*Bartholomeyczik* 1997 a:53)

Großklaus-Seidel hält fest, Pflege vertrete durchaus andere Positionen zu ethischen Problemen als die Medizin. Sie betont zudem, dass die einzelnen Berufsgruppen keineswegs das gemeinsame ethische Anliegen »Wohl des Patienten« verfolgten. Es gebe vielmehr unterschiedliche Sichtweisen darüber, was dem Patienten in einer konkreten Situation zugute komme und was ihm schade. Wichtig sei es, dass die Pflege (zunächst) ihren eigenständigen Beitrag formuliere (*Großklaus-Seidel* 2002:14 f.).

Eine weitere Begründung für die Notwendigkeit einer eigenen Bereichsethik besteht darin, dass sowohl pflegende Laien als auch beruflich Pflegende jene Gruppe von Personen ausmachen, die die längste Zeitdauer in der Betreuung der Klienten zubringen. Keine andere (Berufs-)Gruppe hat i. d. R. einen zeitlich intensiveren Kontakt zu pflegebedürftigen Menschen. »*Während die Kontakte von Ärzten (sowie Krankengymnasten und ähnlichen Berufsgruppen) mit den Patienten stärker auf die Krankheit und die Überwindung derselben zielen, obliegt den Pflegenden im Krankenhaus* [wie auch in anderen Pflegesettings, R. L.] *sehr viel stärker die unmittelbare und elementare Sorge für die Kranken ...*« (*Schreiner, Gahl* 1995:89)

Aus der genannten zeitlich intensiven Betreuung erwächst häufig eine besondere zwischenmenschliche Beziehung, die zu spezifischen psychologischen und moralischen Problemen führt (Fragen der Abgrenzung, der professionellen Distanz, der fürsorgenden Zuwendung, der persönlichen Privat- und Intimsphäre, des Loslassens, der Aggression, der Gewalt[43] u. a.), insbesondere, weil Pflege i. d. R. mit großer körperlicher Nähe verbunden ist: »*Pflege zeichnet sich durch ihre spezifische Körpernähe aus.*« (*Remmers* 1997:280; vgl. ders. 1996:122 ff.)

In der pflegerischen Praxis sind alle Akteure in hohem Maße leiblich beteiligt (*Remmers* 2000 a:12) – und das, so füge ich hinzu, im Unterschied zu allen anderen menschen- bzw. körpernahen Dienstleistungen **regelmäßig und während längerer Zeitabschnitte.** *Remmers* sucht das der Pflege gegenüber allen angrenzenden Berufen eigene Wesensmerkmal, das Einzigartige und Unverwechselbare von Pflegearbeit und vermutet, es sei in den elementaren Strukturen eines durch *face-to-face-*, *body-to-body-* und *side-by-side*-Beziehungen charakterisierten Interaktionsprozesses zu rekonstruieren (*Remmers* 2000 a:13).

Bei Pflege handelt es sich nach *Klie* (1998 a: 130) um »*... körpernahe Interaktionen, in der Pflege alter Menschen wahrgenommen durch generationsverschiedene Personen, in denen in besonderer Weise Menschenwürdefragen aufgeworfen werden: Pflege ist ein potentieller Übergriff auf den Körper des Pflegebedürftigen.*« Es ist eines der Spezifika von Pflege, dass sie fast immer mit Körperkontakt und einem Überschreiten von persönlich-territorialen Grenzen einhergeht, und zwar nicht nur bei instrumentell-technischen Verrichtungen, die auch ein Arzt in dieser oder ähnlicher Weise durchführt, sondern während der Durchführung von körperbetonten persönlichen Alltagsaktivitäten wie Waschen, Kleiden, Essen. Deshalb geschieht das Nahe-Kommen von Pflegekraft und Klient i. d. R. in einer anderen Beziehungsqualität als zwischen Ärzten und ihren Patienten.

> Patienten bauen zu Ärzten häufig eine Beziehung wie zu fachlich-technischen Behandlungsexperten auf, zu Pflegekräften hingegen häufiger eine Beziehung des **Vertrauens**, mehr noch, der persönlichen **Vertraulichkeit**.

Wie kommt es zu solchen vertraulichen Beziehungen, warum entstehen sie häufig auch in weniger lang dauernden Pflegeverläufen, z. B. in der Pflege im Akutkrankenhaus? Pflegebeziehungen sind meist unfreiwillig eingegangene Beziehungen, die jedenfalls mit großer körperlicher, häufig auch mit emotionaler Nähe verbunden sind (vgl. *Hofmann* 2001 c: 211). »*In der Pflege sucht sich der Pflegebedürftige – abgesehen von Familienkonstellationen – denjenigen, der ihn pflegt, in der Regel nicht selbst aus. Es handelt sich, zumindest potentiell, um unfreiwillige Begegnung, im übrigen beiderseits: Auch die Pflegekraft sucht sich den Pflegebedürftigen nicht aus und ist zu Handlungen gezwungen, die sie an anderen Menschen, die ihr fremd sind, grundsätzlich nicht vornehmen würde.*« (*Klie* 1998 a:130)

Vielleicht dient die häufig zu beobachtende Vertraulichkeit der Angstabwehr bzw. dazu, das unvermeidliche Nahe-Kommen während persönlicher oder gar intimer Alltagsaktivitäten zu legitimieren. Vertraulichkeit in den Pflegebeziehungen kann zu Konflikten führen, die auch ethische Implikationen aufweisen, werden doch persönliche Grenzen und Schamgefühle von Klienten und Pflegekräften in Frage gestellt.

In der täglichen Pflegearbeit ist es unvermeidbar, dass die Schamgrenzen von Patienten und Pflegekräften, insbesondere Berufsanfängern, überschritten werden: »*Pflegende berühren die Menschen am ganzen Körper und haben Zugang zu allen Körperöffnungen. Es geht an die nackte ungeschützte Haut und darunter*«(*Hofmann* 2001 d:4). Wenn solcherlei Grenzüberschreitungen zur selbstverständlichen Routine geworden sind, ist die Würde von Menschen in Gefahr: »*Das unreflektierte Erlernen von scheinbar selbstverständlichen Grenzüberschreitungen kann dazu führen, daß auch andere unbedingt zu achtende Grenzen in der Pflegearbeit bei anderen und sich selbst nicht mehr erkannt bzw. respektiert werden. Die Folge ist eine unzulässige Verletzung der Menschenwürde.*« (*Hofmann* 2001 d:8)

Schließlich ist es ein ethisch zu berücksichtigendes Spezifikum der Pflegepraxis, dass sie täglich unter unmittelbarem Handlungsdruck steht, während sie indes keine vollständige Handlungsautonomie besitzt, sondern in Angelegenheiten der medizinischen Diagnostik und Therapie von ärztlicher Weisungsbefugnis eingeschränkt wird.

Van der Arend sieht das Spezifikum der Pflegeethik in den pflegeeigenen Kontexten bzw. den typisch pflegerischen Situationen bedingt, in denen Pflegekräfte unter dem Einfluss berufsspezifischer Faktoren handeln müssen (*van der Arend* 1998:26). »*Auffallend ist, daß viele moralische Probleme die Folge der besonderen Position sind, die der Pflegende im Beziehungsgeflecht des Gesundheitswesens einnimmt.*« (ebd.) Die Konflikte, die sich nicht nur aus der partiellen Weisungsabhängigkeit, sondern gerade auch aus der schwierigen Abgrenzbarkeit von pflegerisch-autonomen und medizinisch-subsidiären Aufgaben für die betroffenen Pflegekräfte ergeben, sind vielfältig und nicht allein psychologischer Natur. Sie haben sowohl berufspolitische als auch moralische Implikationen.

»*Brauchen wir nun eine eigene Ethik für die Pflege?*«, fragt *Arndt* (2000 c:52) und fährt fort: »*Im formellen Sinn muss die Antwort negativ ausfallen. Pflegende müssen sich keine eigene und neue Moralphilosophie ausdenken. Wir brauchen jedoch Ethik in der Pflege. Diese gründet dann auch auf traditionellen Elementen der Moralphilosophie. Die Pflege ist aber frei und unabhängig genug, moderne und neuere Ethikansätze aufzunehmen, um sich auch darauf zu stützen*« (S. 52 f.).

> Dem kann zugestimmt werden: Pflege braucht keine neuen ethischen Theorien und Prinzipien zu erfinden, wie auch *Hofmann* bestätigt: »*Es braucht für die Pflege sicher keine eigene Ethik in dem Sinne, daß sie sich neue Grundsätze und Handlungsrichtlinien erarbeiten müßte*« (*Hofmann* 1995 a:446). Dennoch bleibt die Aufgabe, die Spezifika der Disziplin Pflege zu bestimmen und daraus abzuleiten, welche ethischen Theorien und Prinzipien den Gegenständen der Disziplin angemessen sind und welche eher nicht. Das sind metaethische Aufgaben, die nur Angehörige der Disziplin selbst leisten können, ggf. unter Beratung durch Philosophen, Theologen und anderer in Ethik Ausgebildeter. Die Ergebnisse dieser Überlegungen müssen im Anschluss nicht nur politisch durchgesetzt, pädagogisch vermittelt und manageriell implementiert werden, sondern sind stets neu zu hinterfragen und zu modifizieren.

Um die Führungsrolle bei der Etablierung einer solchen Bereichsethik übernehmen zu können, muss Pflege ihren gesellschaftlichen Einfluss geltend machen. Sie braucht Handlungsfreiheit, um eine eigene Bereichsethik zu entwickeln und um in den Handlungsfeldern moralische Entscheidungen treffen zu können. Besitzt die Disziplin in Deutschland diesen Einfluss bereits? Reichen ihre Befugnisse aus?

Großklaus-Seidel merkt an, in der englischsprachigen Literatur würden im Rahmen der Pflegeethik selbstbewusst die Möglichkeiten zu einer ethischen Entscheidung in Theorie und Praxis wahrgenommen. Eine andere Tendenz sei jedoch im deutschen Kontext zu beobachten. Pflegende zeigten sich nach wie vor verunsichert darüber, ob sie angesichts ärztlicher Weisungsbefugnis sowie der rechtlichen Rahmenbedingungen für die Berufsausübung von Pflegenden überhaupt Freiraum für ethische Entscheidungen besäßen (*Großklaus-Seidel* 2002:87). Sind Pflegekräfte in Deutschland frei genug, um moralisch handeln zu können?

4.3.4 Nicht frei zu moralischem Handeln?

Pflegekräfte sind in unterschiedlichen Arbeitsbereichen tätig. Je nach ihrer Qualifikation, ihrer Arbeitsstelle und ihrer Erfahrung kommt ihnen ein mehr oder weniger großer Entscheidungs- und Handlungsspielraum zu.

Beispielsweise ist das Krankenhaus ein institutioneller Rahmen, der den Entscheidungsspielraum **aller** Akteure stark begrenzt. *Darmann* stellt fest, dass »... *die Bedingungen im Krankenhaus oft nicht geeignet sind, um sich moralisch legitim zu verhalten*« (*Darmann* 2001 b: 239). Zwei Begrenzungen fallen nach *Illhardt* und *Lauer* (1989:634 f.) besonders ins Gewicht: Ärzte, Pflegekräfte und andere Mitarbeiter können nicht allein nach ihrem Gewissen entscheiden, sondern müssen immer den »Entscheidungsstil« des Hauses berücksichtigen, der durch seine Struktur und Organisation vorgegeben wird. Die zweite Begrenzung stammt aus der sozioökonomischen Situation, d. h. den Sachzwängen der Institution (ebd.). Wirtschaftliche Zwänge können Entscheidungsspielräume auf eine solche Weise einengen, dass moralische Konflikte vorprogrammiert, weil strukturell angelegt, sind.

Das trifft nicht nur auf die Bedingungen in Krankenhäusern zu. *Hoffmann* (1993:723) schildert ein Beispiel für einen moralischen Konflikt in der ambulanten Pflege: Einem Diabetiker könnte möglicherweise von der ambulant tätigen Pflegekraft beigebracht werden, sich selbst Insulin zu injizieren und seine Blutzuckerwerte zu überwachen. Das Berufsethos fordert diese Förderung der Selbstständigkeit des Klienten, betriebswirtschaftliches Denken verbietet sie jedoch, denn solche Klienten dienen dem ambulanten Pflegedienst als zuverlässige Einnahmequelle, solange sie abhängig gehalten werden. Hier geht es nicht nur um Gewinnmaximierung des ambulanten Pflegedienstes, sondern um eine Mischkalkulation: Eine zeitaufwändige Pflege des einen Klienten, die entstehende Kosten kaum oder nicht deckt[44], kann u. U. durch sichere Einnahmen aus weniger aufwändigen Pflegemaßnahmen bei anderen Klienten mit finanziert werden.

Wie sollen sich die Pflegekräfte verhalten? Kann eine einzelne Pflegekraft in solchen Fällen überhaupt noch eine freie Entscheidung treffen? Oder sind die Weichen für diese Entscheidungen bereits längst auf einer sozial- und wirtschaftspolitischen Ebene gestellt? *Gastmans* meint, die Pflegekräfte würden in ihrer täglichen Arbeit zumeist fremdbestimmt. »*Pflegekräfte müssen häufig Entscheidungen ausführen, die von anderen getroffen worden sind, wodurch der Rahmen ihrer eigenen Wahlmöglichkeiten eingeschränkt ist. Pflegekräfte sind Rädchen in einem hochkomplizierten Pflegesystem, das von anderen – meist Nicht-Pflegekundigen wie Wirtschaftswissenschaftlern, Juristen, Politikern usw. – beherrscht wird*« (*Gastmans* 2003:97). Pflegekräfte können demnach nur eingeschränkt freie Entscheidungen treffen.

Moralisches Handeln setzt jedoch Entscheidungs- und Handlungsfreiheit voraus. Nach *Höffe* (1997:76) meint Freiheit Selbstbestimmung, d. h. Unabhängigkeit von Fremdbestimmung. Wenn es für einen Handelnden keine freie Wahlmöglichkeiten unter verschiedenen Handlungsmöglichkeiten gibt, ist er »*nicht frei zu moralischem Handeln*« (*Arndt* 1997 b:516). Insbesondere die existentialistische Ethik betont, dass ohne Vorliegen echter Handlungsalternativen keine Freiheit besteht und somit kein moralisches Handeln möglich ist, das zu einem sinnvollen Leben führen kann.

Arndt konkretisiert, was dies für die Pflege bedeutet: »*Freiheit zu moralischem Handeln in der Pflege ist nur gegeben, wenn zwei Bedingungen erfüllt sind:*
  1. *Die Pflege muß berufliche Autonomie entwickeln.*
  2. *Die pflegerische Verantwortung muß zunächst dem Patienten gelten und nicht dem Arzt oder einer Institution*« (1997b:517).

Die Frage, ob Pflege autonom genug ist, um moralische Entscheidungen treffen zu können, wird unterschiedlich beurteilt. Unter den Bedingungen der Krankenpflege – insbesondere der stationären Krankenpflege – sind Pflegekräfte zweifelsohne nur teilweise frei zu moralischem Handeln. Die Schweizer Pflegewissenschaftlerin Dr. Dr. *Käppeli* (1988:26) ist der Ansicht, Krankenpflegepersonal besitze keine Handlungsfreiheit, sondern sei weitgehend von Personen und Umständen im beruflichen Umfeld abhängig.

Käppeli folgert, die Krankenpflege müsse umschreiben und aushandeln, für welchen Teil der Pflege sie die alleinige Verantwortung übernehme. Davon müsse sie ableiten, welche moralischen Normen erforderlich seien, damit bei der Tätigkeit im definierten Bereich die Integrität der Patienten, der Institution und vor allem auch der Pflegenden gewährleistet bleibe (S. 27).

Sie gibt zu bedenken, dass moralisches Handeln in der (Kranken-)Pflege nur möglich sei, wenn die Pflege innerhalb der Gesellschaft und insbesondere innerhalb des Gesundheitswesens über ein Minimum an Autorität, Anerkennung und Mitentscheidung – d. h. zusammengefasst: Autonomie – verfüge (S. 20). »*Die Notwendigkeit der Autonomie kann folgendermaßen begründet werden: Wenn Krankenpflege und die einzelnen Berufsangehörigen nicht selbst in einem bestimmten Maße unabhängig über ihre Tätigkeit entscheiden können, können sie nicht garantieren, daß sie ihr Versprechen* [an die Gesellschaft, die moralischen Standards ihres Berufsstandes zu befolgen; R. L.] *einhalten. Jegliche Leitbilder, ethische Grundsätze und Regeln moralischer und anderer Art werden dann überflüssig.*« (S. 22)

Pflege solle aufhören, so *Käppeli* weiter, berufliche und politische Fragen so zu behandeln, als ob sie nicht auch moralische Fragen wären. Pflege müsse politisch aktiv werden, mit dem Ziel der Autonomie. Diese solle es den Pflegekräften ermöglichen, gemäß dem vom Beruf angenommenen Wertsystem zu praktizieren und die Lebensqualität der Patienten zu sichern, so *Käppelis* Appell (S. 27). Auch bei *Tschudin* findet sich die ethisch begründete Forderung nach beruflicher Autonomie: »*Um verantwortlich zu sein, brauchen wir ein gewisses Mass* [sic] *an Autonomie. Wir müssen frei sein, um handeln zu können*« (*Tschudin* 1988:80).

In einer Gesellschaft, die Gesundheit für **machbar** hält und der Pflege daran keinen Anteil beimisst (*Schreiner* 1995:144 f.), ist es die vordringlichste berufspolitische Aufgabe der

Pflege, ihren Beitrag zur Gesundheitsförderung aufzuzeigen. Der Gesundheitsbegriff wird aus pflegerischer Perspektive zu entfalten sein, d. h. er ist beispielsweise über die Zufriedenheit mit dem jeweiligen Maß an Selbstständigkeit und Wohlbefinden in den Alltagsaktivitäten zu beschreiben (s. Kap. 6.1).

Wie sollte es allerdings einer Berufsgruppe, die in ihrer Autonomie erheblich eingeschränkt ist, glücken, Selbstbestimmung und funktionelle Eigenständigkeit ihrer Klienten zu fördern? *Wanner* (1987) meint, dass es einer wenig emanzipierten Berufsgruppe wohl nur schwer gelingen dürfte, einen wirksamen Beitrag zur emanzipierten Patientenorientierung zu leisten (zit. n. *Stratmeyer* 1994:14). Vielleicht kann von Pflegekräften aber gerade wegen ihrer unvollständigen beruflichen Autonomie Verständnis und Einfühlungsvermögen in die grundsätzlich vorhandenen Abhängigkeiten der Klienten erwartet werden.

Die ethische Reflexion kann sich, so *Tepe* (1999: 274 f.), nicht mit dem Aufstellen von wohlbegründeten Moralprinzipien begnügen, ohne die jeweiligen gesellschaftlichen Rahmenbedingungen mitzudenken, die den tatsächlichen Handlungsspielraum der Menschen und damit die Verwirklichungschancen ethischer Prinzipien bestimmen. *»Man kann z. B. nicht auf der einen Seite die Personalstrukturen in der Pflege ständig ausdünnen, die finanzielle und gesellschaftliche Anerkennung der Pflegenden auf einem niedrigen Niveau halten sowie die Pflegenden selbst von der Diskussion über die Ethik pflegerischen Handelns ausschließen und zugleich auf der anderen Seite an das Ethos der Pflegenden appellieren, die ihnen anvertrauten Menschen nicht nur als Objekte zu behandeln, sondern sie im Sinne des Prinzips der Menschenwürde als menschliche Subjekte zu achten, d. h. ihnen Geborgenheit zu vermitteln, ihnen Zeit zu widmen etc. Die Moralkritik entlarvt eine derartige Haltung als* **Doppelmoral** *und klagt die Herstellung solcher gesellschaftlicher Strukturen ein, die ein beherztes ethisches Handeln einzelner Menschen überhaupt erst ermöglichen.«* (S. 275)

Käppeli vermutet in diesem Zusammenhang, Krankenschwestern seien sich kaum bewusst, dass Ereignisse, die ihnen moralisches Handeln unmöglich machten, immer auch Verletzungen der Integrität des Berufes darstellten (*Käppeli* 1988: 26). Was ist daraus zu folgern? *Tepe* (1999: 280) schließt aus dem Defizit an Selbstbestimmung in der Pflege, dass die politische Bildung der Auszubildenden durch die Hinführung zu einer (z. B. gewerkschaftlich) organisierten politischen Interessenvertretung gerade im Interesse einer Ethik pflegerischen Handelns ein zentraler Bestandteil der Pflegeausbildung sein müsse.

Die Forderung nach beruflicher Autonomie der Pflege klingt plausibel. *Sellman* hingegen bezweifelt, dass eine vollständige Handlungsfreiheit automatisch zu einem moralischeren Handeln der Pflegekräfte führen würde: »*It might be suggested that only as an autonomous agent can a nurse act in the best interests of patients although this argument has a number of problems. Apart from the suspicion that as an autonomous agent the nurse has as much scope to do harm as good, there is the more difficult problem that ensues if all nurses have autonomy and choose to act in ways that are less than consistent with each other the potential[s] for confusion and chaos are increased. There is a need for nurses to share at least some broad common ethic …* «[45] (Sellman 1996: 47).

Mit seiner ersten Einschränkung findet *Sellman* meine Zustimmung: Freiheit kann verantwortlich gebraucht, aber auch missbraucht werden. Allerdings ist der Umgang mit Freiheit aus pädagogischer Sicht ein Lernprozess, der der Profession Pflege durchaus zuzumuten und zuzutrauen ist.

> In Deutschland verfügen Pflegekräfte im Geltungsbereich des SGB XI (Soziale Pflegeversicherung) über eine nahezu vollständige Handlungsautonomie, ohne von ärztlichen Weisungen abhängig zu sein. Genau in diesem Geltungsbereich sind die meisten Pflegekräfte in Deutschland tätig. Ich kann daher die pessimistische Einschätzung, Pflegekräfte besäßen keine Autonomie, nicht teilen. Pflege ist nicht völlig abhängig, sondern verfügt über Handlungsspielräume, selbst im Krankenhausbereich.

Prof. Dr. *Monika Krohwinkel* stellt ein »*Managementmodell der Aufgaben- und Verantwortungsbereiche der Pflege*« vor, das in einer vom Bundesministerium für Gesundheit geförderten mehrjährigen Studie in verschiedenen deutschen Krankenhäusern entwickelt wurde. Das Managementmodell unterscheidet folgende fünf[46] Aufgaben- und Verantwortungsbereiche der Pflege im Krankenhaus (Krohwinkel et al. 1992:56,62):
1. direkte Pflege,
2. Pflegedokumentation,
3. Pflegeorganisation,
4. Mitarbeit bei Diagnostik und Therapie,
5. Kooperations- und Koordinationsaufgaben.

Wer trägt die Verantwortung für das Handeln in den fünf bzw. sechs Aufgaben- und Verantwortungsbereichen beruflicher Pflege?

In den Bereichen **direkte Pflege, Pflegedokumentation** und **pflegerische Arbeitsorganisation** trägt berufliche Pflege die »*Entscheidungs-, Durchführungs- und Evaluationsverantwortung*« (Krohwinkel 1992:48). Dies trifft m. E. auch für **Bildungs- und Qualitätssicherungsaufgaben** zu. Im Aufgabenbereich **Mitarbeit bei Diagnostik und Therapie** tragen hingegen Ärzte die Entscheidungs-, Delegations- und Evaluationsverantwortung. Pflegekräfte übernehmen die Durchführungsverantwortung. »*Bei den **Kooperations- und Koordinationsleistungen** ... werden ... Aufgaben in Abstimmung mit anderen Berufsgruppen und Arbeitsbereichen übernommen.*« (ebd.)

Andere Autoren wiederum werden nicht müde hervorzuheben, dass es im Krankenhaus keinen arztfreien Bereich gebe und daher alle pflegerischen Tätigkeiten unter der Weisungs- und Aufsichtpflicht des abteilungsleitenden Arztes (»Chef«arzt) stünden. Nach meinem Eindruck ist diese Sichtweise unter Fachjuristen jedoch insbesondere seit Einführung des SGB XI eher rückläufig.

Ich formuliere meine Schlussfolgerungen:
Im Krankenhaus arbeiten Pflegekräfte traditionell mit Ärzten zusammen, die ihnen in medizinischen Fragen weisungsbefugt sind. Was als medizinische Frage zu gelten hat, wird in der Praxis unterschiedlich ausgehandelt und ist auch in der Rechtsprechung nicht eindeutig entschieden.

Die Frage, ob Pflegekräfte in ihrer täglichen Arbeit genügend Autonomie zu verantwortlichem Handeln besitzen, ist aus meiner Sicht insbesondere in der ambulanten Pflege und in der stationären Altenpflege, also im Geltungsbereich der Sozialen Pflegeversicherung, grundsätzlich zu bejahen, wenn auch aus berufspolitischen und ethischen Gründen eine Ausweitung des pflegerischen Entscheidungs- und Handlungsspielraums deutlich zu fordern ist.

Der ökonomische Druck nimmt in allen pflegerischen Arbeitsfeldern zu, in besonderer Weise im Pflegemanagement, wo täglich viele moralisch relevante Entscheidungen zu fällen sind. Es scheint daher dringend geboten, eine *Ethik im Pflegemanagement* zu etablieren.

In Pflegepädagogik und Pflegewissenschaft scheinen die vorhandenen Entscheidungs- und Handlungsmöglichkeiten aus ethischer Sicht – nicht aus gesundheitspolitischer Sicht – überwiegend auszureichen.

Nachdem nun mehrfach von verschiedenen Arbeitsfeldern der beruflichen Pflege die Rede war, stellt sich die Frage, mit welchen Aufgabengebieten der Pflege sich die Pflegeethik befassen sollte.

4.3.5 Geltungsbereich der Pflegeethik

Auf welche Teile der Pflegepraxis bezieht sich Pflegeethik? Traditionell gilt sie als eine *Ethik in der Krankenpflege* (*Schmidt* 1993:326) bzw. *Ethik der Krankenpflege*, wie zwei Zitate aus bekannten Werken illustrieren sollen:

Volontieri (1992:7) schreibt: »*Als bloßer Appendix ärztlicher Ethik wäre der systematische Ort einer Pflegeethik dabei aber verkannt. Ihre Berechtigung ist nicht an die Existenz einer ärztlichen Ethik gebunden. Die Notwendigkeit einer eigenständigen ethischen Betrachtung des Krankenpflegebereichs resultiert vielmehr aus der besonderen Natur dieses Handlungsfeldes selbst.*«

Auch *Eid* (1994a:2) setzt Pflegeethik mit Krankenpflegeethik gleich, wenn er fragt: »*Was aber ist das Spezifische einer Moral des Pflegeberufs, also auch einer Ethik, die diese Moral genauer untersucht, darstellt und fördert? Das Spezifische ist nur zu erkennen, wenn wir nicht nur in eingeengter Weise an das jeweilige medizinische Problem denken, wenn wir Pflege nicht als medizinisch-technische Aufgabe auffassen, sondern als Aufgabe, dem Menschen zu helfen, der krank ist.*«

Einige Autoren beschränken den Geltungsbereich der Pflegeethik noch weiter, indem sie ihn auf das berufliche Handlungsfeld des Pflegepersonals **im Krankenhaus** reduzieren (so *Volontieri* 1992:84). Altenpflege wird in der Pflegeethik-Literatur bislang kaum berücksichtigt, obwohl einzelne Autoren die Wichtigkeit einer Ethik für die Altenpflege fundiert begründen (z. B. *Schwerdt* 1998a).

Aus meiner Sicht sprechen viele Gründe gegen eine Aufteilung in Krankenpflege-Ethik und Altenpflege-Ethik. Mag das geltende deutsche Sozialrecht die traditionelle Trennung zwischen Kranken- und Altenpflege derzeit noch unterstützen, so vollzieht die Pflegewissenschaft eine derartige Spaltung mehrheitlich nicht mehr (vgl. *Klie* 1998b:13 ff.). Nachdem nicht zuletzt die beginnende Etablierung der Pflegewissenschaft in Deutschland das

Ende der traditionellen Trennung von Kranken-, Kinderkranken- und Altenpflege eingeläutet hat, mag es verwundern, dass die Kath. Fachhochschule Freiburg ihre Pflegepädagogik- und Pflegemanagementstudiengänge seit dem Wintersemester 1999/2000 in zwei verschiedenen Studienschwerpunkten anbietet: Gesundheitspflege und Gerontologische Pflege (vgl. *Brandenburg, Klie* 2000; *Brandenburg* 2001a). Ob sich diese Differenzierung durchsetzen kann, werden die Nachfrage und der Arbeitsmarkt entscheiden.

Im internationalen Vergleich und in Hinblick auf die Professionalisierung der Gesamtdisziplin Pflege verschwindet die traditionelle Trennung zwischen »sozialpflegerisch« (Altenpflege) und »medizinisch-pflegerisch« (Krankenpflege, Kinderkrankenpflege) zunehmend; in der Pflegepraxis ist sie ohnehin immer weniger erkennbar.

Pflegeethik bezieht sich deshalb auf **alle** Tätigkeitsgebiete beruflicher und nichtberuflicher Pflegepraxis und sollte nicht mehr einseitig als Ethik der (beruflichen) (stationären) Krankenpflege verstanden werden. In neueren Publikationen hat sich entsprechend der allgemeine Ausdruck **Pflegeethik** gegen den Begriff **Krankenpflege-Ethik** durchgesetzt.

Pflegeethik ist die Reflexion moralischer Aspekte der Pflegepraxis. Reflexionen erfordern Kriterien, Theorien, Vergleichsmöglichkeiten – kurz: Maßstäbe. Welches sind die Maßstäbe der Pflegeethik?

4.3.6 Maßstäbe der Pflegeethik

Von *Albert Einstein* ist der Ausspruch überliefert, die Theorie bestimme, was wir beobachten könnten. Das trifft auch auf die Reflexion moralischer Aspekte der Pflegepraxis zu. »*Ob wir ein Problem als moralisches Problem erkennen, hängt von unserer Erfahrung und von unseren Maßstäben ab.*« (*van der Arend* 1998:10)

Ihre Maßstäbe erfindet Pflegeethik nicht selbst. »*Pflege wird für ihre Subdisziplin Ethik Methoden, Begriffe und Modelle aus der philosophischen Ethik entleihen und für die Pflege spezifizieren. Sie wird die Philosophie in Dienst nehmen für ihr Anliegen. Altenpflege wird zusätzlich Erkenntnisse der Gerontologie heranziehen.*« (*Schwerdt* 1998c:254) Welche ethischen Wissensbestände der allgemeinen Ethik kann Pflegeethik übernehmen bzw. modifizieren? Welche Theorien, Prinzipien und Regeln kann die junge Bereichsethik als ihrem Gegenstand adäquat bestimmen?

Formal existieren drei Quellen, aus denen sich pflegeethisches Wissen speist:
1. allgemeine ethische Theorien,
2. materiale Prinzipien der Pflegeethik,
3. Ethik-Kodizes der Pflege.

Die drei Quellen entsprechen unterschiedlichen Abstraktionsebenen und sollen nun im Einzelnen beleuchtet werden.

4.3.6.1 Allgemeine ethische Theorien

Ethische Theorien gibt es zuhauf. In Kap. 2.3 haben wir bereits eine vereinfachende Einteilung kennen gelernt, und in Kap. 7 wird ein ausführliches Fallbeispiel ihre Anwendung veranschaulichen. Jede dieser ethischen Theorien bzw. Positionen lässt sich grundsätzlich auf die Pflege übertragen, und so wurden in der Vergangenheit vielfältige Empfehlungen vorgelegt, an welcher ethischen Theorie sich Pflegeethik orientieren solle.

Die deutsche Gesellschaft für Fachkrankenpflege e. V. (DGF) lehnt sich beispielsweise in ihrem Ethik-Kodex »Ethische Regeln der Intensivpflegenden« stark an die deontologische Ethik *Immanuel Kants* an (DGF 1996:843). *Schwerdt* befürwortet für die Altenpflege eine Orientierung an Martin Bubers dialogischer Ethik (*Schwerdt* 1998a), während *Schreiner* als Mitglied der Wissenschaftlichen Albert-Schweitzer-Gesellschaft dieser Ethik nahe zu stehen scheint (vgl. *Schreiner* 1993a). Andere Autoren befürworten vertragstheoretische Ansätze oder plädieren für eine feministische Care-Ethik (s. Kap. 8.2.4.2).

Achtung vor der Menschenwürde ist ein Prinzip, das in vielen Veröffentlichungen zur Pflegeethik als oberste Norm (Moralprinzip, Moralität) genannt wird. Worin begründet sich die Würde des Menschen? Die Wert-Schätzung der Menschenwürde hängt in erster Linie vom vertretenen Menschenbild ab (s. Kap. 7.7.1).[47] *Grewel* gibt ein Beispiel:
»*Das Leitbild des gesunden Menschen wurzelt in einem abstrakt-idealtypisch entworfenen Menschenbild, das ›den‹ Menschen, an dem alles dran ist und alles funktioniert und der keine Einbußen an Wohlbefinden erleidet, zum Maß des Menschseins erklärt. Realistisch betrachtet, das heißt nach der jedem zugänglichen Erfahrung, leben jedoch die meisten Menschen mit Beeinträchtigungen. Es ist darum dringend geboten, daß wir in Medizin, Ethik und Gesundheitspolitik nicht den Gegensatz zwischen Gesundheit und Krankheit, sondern ihr Ineinander zum Ausgangspunkt nehmen. Wir müssen gesunde und kranke, behinderte und nichtbehinderte Menschen zunächst einmal unter dem Gesichtspunkt einer grundlegenden Gemeinsamkeit ins Auge fassen.*« (*Grewel* 1990:41)

Diese Gemeinsamkeit kann in einer gemeinsamen menschlichen Existenz gefunden werden, im menschlichen Leben, in der menschlichen Würde. Ausgehend von Schriftstücken konfessioneller Verbände, tendiert die Ethik in der Pflege entsprechend dazu, statt von *Patienten* und *Pflegebedürftigen* von *pflegebedürftigen Menschen* zu sprechen. Diese Bezeichnung betont das *Mensch-Sein* (und damit die *Menschenwürde*) der gepflegten Menschen. Pflege lernt an dieser Stelle von der Heilpädagogik, wo sich die Bezeichnung *behinderte Menschen* (statt *Behinderte*) durchgesetzt hat (vgl. *Frese* 2000:11).

Wichtig scheint mir, sich nicht auf eine einzige ethische Theorie oder ein einziges Moralprinzip festzulegen. Hier kann Pflegeethik von der Ethik in der Sozialen Arbeit lernen: *Hermann Baum* diskutiert für die einzelnen Aufgabenfelder der Sozialen Arbeit unterschiedliche Ethiken, die er mit den jeweiligen Besonderheiten dieser Felder begründet (vgl. *Baum* 1996). Ein Theoriemonismus der Pflegeethik (etwa in Form einer exklusiv postulierten Diskursethik oder dialogischen Ethik) ist – wie auch in der Diskussion um Pflegetheorien und -modelle deutlich wird – ebenso wenig zu empfehlen wie eine ausschließliche Festlegung auf einzelne ethische Prinzipien.

4.3.6.2 Materiale Prinzipien der Pflegeethik

Die Ethik erarbeitet und begründet Grundsätze und Prinzipien, die von der Praxis sowohl als allgemeine Orientierungshilfen genutzt werden können als auch eine geeignete Basis für moralische Handlungsanweisungen (z. B. berufliche Standards) bieten (vgl. zu diesem Kapitel *Lay* 2001 b).

Welches sind nun die materialen (inhaltlichen, nicht formalen) ethischen Prinzipien, nach denen Pflegeethik die Pflegepraxis reflektiert? Als übergeordnete Kriterien für die ethische Bewertung von Pflege können nach *Arndt* (1996a:66 ff.) die *fünf Prinzipien einer Ethik der Verantwortung* dienen:

1. Achtung vor dem Leben
2. Das Gute und das Richtige
3. Gerechtigkeit und Fairneß
4. Wahrheit und Ehrlichkeit
5. Individuelle Freiheit und Selbstbestimmung (Autonomie)

Veatch und *Fry* (1987, zit. n. *Fry* 1995:26 ff.) formulieren ähnliche Prinzipien. Sie vertreten **fünf Grundsätze für die pflegerische Berufsausübung**:

1. **Wohltätigkeit** (Gutes tun[48] und Leiden verhüten[49])
2. **Gerechtigkeit** (bedürfnisentsprechende und faire Verteilung der Pflegeleistungen)
3. **Autonomie** (persönliche Freiheit zur Selbstbestimmung)
4. **Aufrichtigkeit** (wahrhaftiges, respektvolles und vertrauensvolles Handeln)
5. **Loyalität** (Pflicht, seinen eigenen Verpflichtungen treu zu bleiben)

Inhaltlich stimmen die *fünf Grundsätze für die pflegerische Berufsausübung* nach *Veatch* und *Fry* überwiegend mit den von *Arndt* zitierten *fünf Prinzipien einer Ethik der Verantwortung* überein. Nach meiner Auffassung wäre evtl. der fünfte Punkt in der Aufzählung von *Veatch* und *Fry* (Loyalität als Pflicht, seinen eigenen Verpflichtungen treu zu bleiben) zu streichen, da er unter Punkt 3 (Autonomie als persönliche Freiheit zur Selbstbestimmung) subsummiert werden kann.

Eine andere Sammlung materialer Prinzipien stammt von *Marianne Rabe* (2000:11). Sie untersuchte drei deutsche Kodizes, eine deutsche Berufsordnung sowie einen niederländischen und einen internationalen Ethikkodex der Pflege. Als Ergebnis hält sie in einer Ethik für das Gesundheitswesen, insbesondere aber für die Pflege, sechs übergeordnete moralische Orientierungen für besonders bedeutsam.

1. Würde,
2. Dialog,
3. Verantwortung,
4. Fürsorge/Fürsorglichkeit,
5. Gerechtigkeit,
6. Autonomie.

Rabe bestimmt die Funktion der sechs »*übergeordneten Wertorientierungen*« (*Rabe* 2000:11): »*Diese übergeordneten moralischen Orientierungen sollen bei der Beantwortung der Frage helfen: Wie kann ich in der Pflege moralisch handeln? Was sollte ich tun?*« (ebd.). Die sechs Orientierungen, so *Rabe*, überschneiden sich inhaltlich zum Teil und stehen manchmal auch in Spannung zueinander.

Im Vergleich zu den beiden genannten Listen von *Arndt* sowie *Veatch* und *Fry* fällt auf, dass der Punkt »*Wahrheit/Ehrlichkeit/Aufrichtigkeit*« bei *Rabe* nicht explizit erwähnt wird. Das ist in meinen Augen ein bedauerlicher Nachteil dieser Einteilung. Die Begriffe »*Gerechtigkeit*« und »*Autonomie*« finden sich in allen drei Listen, *Rabes* Punkt »Fürsorge/Fürsorglichkeit« sinngemäß evtl. auch im Begriff der »Wohltätigkeit« bei *Veatch* und *Fry*. Das von Rabe postulierte Prinzip der dialogischen Verständigung (»Dialog«) scheint mir eine wichtige Ergänzung zu den beiden erstgenannten Listen zu sein, wohingegen die Punkte »*Würde*« und »*Verantwortung*« schwierig in einer solchen Auflistung konsistent unterzubringen sind, da sie inhaltlich auf andere Prinzipien verweisen.

An dieser Stelle ist zu fragen, weshalb die Pflegeethik eigene Prinzipienkataloge wählt und nicht einfach beispielsweise die in Kap. 3.3.4 aufgeführte bewährte Liste der Medizinethiker *Beauchamp* und *Childress* übernimmt, die eine Orientierung an vier Prinzipien empfehlen:
 1. *nonmaleficence,*
 2. *beneficence,*
 3. *respect for autonomy,*
 4. *justice.*

Arndt argumentiert, Ethik in der Pflege könne nicht einfach die Prinzipien einer biomedizinischen Ethik, wie sie von *Beauchamp* und *Childress* durchbuchstabiert wurden, adaptieren. Es sei nicht hinreichend, einfach Autonomie, Benefizienz, Non-Malefizienz und Gerechtigkeit pflegerisch zu denken. Die Prinzipien der klassischen biomedizinischen Ethik stammten aus der analytischen Tradition der Moralphilosophie, und für die Pflege seien zusätzliche andere Traditionen zu erschließen (*Arndt* 2003 a:21).

Eine andere Antwort ist: In der Liste von *Beauchamp* und *Childress* fehlt das Prinzip der Wahrhaftigkeit oder Aufrichtigkeit, das im täglichen Umgang mit pflegebedürftigen Menschen und Angehörigen unverzichtbar ist. Es kann entgegen verschiedener Versuche nicht schlüssig in die vier in der Medizinethik etablierten Prinzipien integriert werden, sondern verlangt nach einer eigenen Würdigung. So schlägt beispielsweise die von *Kesselring* et al. (2000:5) erwähnte, ebenfalls von den zwei genannten Medizinethikern abgeleitete Einteilung fehl, die dergestalt formuliert ist:

1. Achtung der Würde der Person; das heißt:
   - Autonomie
   - Wahrhaftigkeit (veracity)
   - Verlässlichkeit (fidelity)
   - Vertraulichkeit (confidentiality)
2. Gutes tun/nicht schaden (beneficence/non-maleficence)
3. Prinzip der Gerechtigkeit

Autonomie und Würde (von *Menschen*, nicht der *Person*; vgl. die Diskussion in der Bioethik sowie SBK-ASI 1999 b) sind m. E. oberste Prinzipien (Moralprinzipien), sie meinen aber Unterschiedliches. Daher sollte Autonomie nicht als Unterpunkt des Prinzips der Achtung vor der Würde eingeordnet werden.[50]

Abschließend sollen noch zwei skandinavische Vorschläge für ethische Prinzipienkataloge der Pflege erwähnt werden. Die schwedische Pflegewissenschaftlerin *Norberg* (2002: 26) ergänzt die klassische Prinzipienliste von *Beauchamp* und *Childress*, wenn sie als in der Krankenpflege diskutierte »ethische Grundregeln« bzw. Prinzipien notiert:
- Autonomie (Selbstbestimmung)
- Benefizienz (Gutes tun)
- Gerechtigkeit
- Nonmalefizienz (keinen Schaden zufügen)
- Schutz des Lebens und
- Wahrheit-Sagen.

Raija Sairanen, eine finnische Pflegewissenschaftlerin, zählt als ethische Prinzipien der Pflege in ähnlicher Weise auf:
- Das Wohl des Kranken voranstellen
- Leben erhalten
- Dem Kranken nicht schaden
- Die Würde des Menschen achten
- Vertrauenswürdig sein (*Sairanen* 2003: 207).

Welche ethischen Prinzipien sollen nun für die Pflege gelten? Der **gemeinsame inhaltliche Nenner** der aufgeführten pflegeethischen Prinzipiensammlungen könnte m. E. lauten:
- *das Wohlergehen/Wohlbefinden fördernde Fürsorge*,
- *Achtung der Autonomie/Selbstständigkeit*,
- *Gerechtigkeit*,
- *Aufrichtigkeit* .

Als weiteres Prinzip wäre *dialogische Verständigung* hinzuzufügen. Mein Kompromissvorschlag für eine Liste **materialer ethischer Prinzipien der Pflege** lautet daher:

1. Förderung von Wohlergehen/Wohlbefinden,
2. Förderung von Autonomie/Selbstständigkeit,
3. Gerechtigkeit,
4. Aufrichtigkeit,
5. dialogische Verständigung.

Dialogische Verständigung ist nicht unter Achtung der Autonomie/Selbstständigkeit einzuordnen, sondern muss jene ergänzen. Ohne dialogische Verständigung sind viele Menschen mit der Zuerkennung und Zumutung von Autonomie überfordert, gerade in Zeiten von Krankheit oder Pflegebedürftigkeit (vgl. *Illhardt* 1999:275). Dialogische Verständigung ist eine der Grundvoraussetzungen für erfolgreiche Pflegeplanung (vgl. *Lay, Brandenburg* 2001).

Alle genannten Prinzipien können selbstverständlich keine exklusive Gültigkeit für ethische Fragen in Pflege und Medizin beanspruchen, sondern beinhalten allgemeine moralische Grundforderungen, die nicht nur für Pflegekräfte, Ärzte oder andere helfende Berufe, sondern prinzipiell für alle Menschen gültig sind (vgl. *Rehbock* 2000:283).

Daraus den Schluss zu ziehen, Pflege und Medizin bräuchten keine eigenen Bereichsethiken, weil die allgemeine philosophische Ethik genüge (*Rehbock* 2000), scheint mir zu kurz gedacht, gerade wenn Bereichsethiken mit Berufsethiken und Berufskodizes gleichgesetzt werden, wie es bei manchen Philosophinnen (vgl. *Rehbock* 2001b) der Fall zu sein scheint.

Schreiner versteht Pflegeethik als angewandte Ethik, für die gelte, »... *dass nicht eigene Moralprinzipien zu entwerfen, sondern die allgemein handlungsleitenden Prinzipien für den Handlungsbereich der Pflege zu konkretisieren sind.*« (*Schreiner* 2001a:23) Wie ethische Prinzipien beispielsweise in der Pflege von Menschen mit Schmerzen konkret umgesetzt werden können, beschreibt *Laurel Archer Copp* eindrucksvoll (*Copp* 2000:85 f.). Eine solche Konkretisierung ist in ähnlicher Weise auch mit Hilfe von Ethik-Kodizes möglich.

4.3.6.3 Ethik-Kodizes der Pflege

Die im vorigen Kapitel angesprochenen Prinzipien der Pflegeethik stellen einen Konsens dar, der sich in den meisten ethischen Berufskodizes der Pflege wiederfindet, z. B. im Ethikkodex des Internationalen Pflegerates (vgl. ICN 2000).

Der ICN-Ethikkodex ist der einzige Pflegekodex, der in Deutschland nennenswerte Verbreitung gefunden hat. Nach *Fry* (1995:53) besitzt er eine lange Entstehungsgeschichte[51]: Bereits 1923 begann der ICN in Montreal an einem Konzept für einen Pflegekodex zu arbeiten, der für alle Pflegekräfte in der ganzen Welt Gültigkeit haben sollte. Der Zweite Weltkrieg unterbrach die Arbeit, so dass erst 1953 auf einem ICN-Kongress in Sao Paulo, Brasilien, die erste Fassung verabschiedet werden konnte. In den Jahren 1965, 1973 und 2000 wurde der Kodex überprüft und überarbeitet.

»*Codes do not remain static but evolve with society and with the profession's role in society*«[52], beobachten *Smith* und *Davis* (1985:336). In Folge gesellschaftlicher Veränderungen wechselten auch die Inhalte des ICN-Kodex'. Vergleicht man beispielsweise die ursprüngliche Version von 1953 mit der Fassung von 1973, so fallen mit *Grauhan* (1981) einige wichtige Veränderungen auf:

- *»Die Reihenfolge der pflegerischen Funktionen wurde verändert. Während die Fassung von 1953 den ›Dienst am Kranken‹ an erste Stelle setzt und ›Förderung von Gesundheit‹ an die letzte, ist die Reihenfolge von 1973 umgekehrt.«* (S. 350)
- In der Version von 1953 ist das Verhältnis zwischen Pflegepersonen und Ärzten noch in drei von vierzehn Regeln beschrieben, während im Jahr 1973 Ärzte nicht mehr extra erwähnt werden, sondern unter die Bezeichnung »*Mitarbeiter aus anderen Berufen*« subsummiert werden (ebd.).[53]
- *»In den Regeln von 1973 gibt es keine Hinweise mehr auf das Privatleben der Schwester. Wenn wir den Vergleich ziehen zwischen dem Florence Nightingale-Gelübde von 1893: ›ich verspreche, ein reines Leben zu führen‹ über die Formulierung von 1953: ›das Privatleben der Schwester soll dem Beruf zur Ehre gereichen‹ bis hin zur Fassung von 1973: ›die Krankenschwester sollte in ihrem beruflichen Handeln jederzeit auf ein persönliches Verhalten achten, das dem Ansehen des Berufes dient‹ – so können wir erkennen, daß man nicht länger von uns verlangt, 24 Stunden am Tag an sieben Tagen der Woche Krankenschwester zu sein. Es wird uns gestattet, zu Hause als gewöhnliche Menschen zu leben ...«* (S. 351)

In der neuesten Fassung aus dem Jahr 2000 (*ICN* 2000:563) heißt es übrigens nicht mehr »*Mitarbeiter aus anderen Berufen*«, sondern »*Kollegen aus der Pflege und anderen Professionen*«, was im beruflichen Miteinander partnerschaftlicher und gleichberechtigter klingt und Pflege überdies als Profession bezeichnet. Die Bezeichnung »*Profession*« ist auch in folgender Änderung zu finden: »*Die Pflegende soll in ihrem beruflichen Handeln jederzeit auf ein persönliches Verhalten achten, das dem Ansehen der Profession dient und das Vertrauen der Bevölkerung in sie stärkt*« (ebd.).

Die vom ICN autorisierte deutsche Übersetzung des international bekanntesten Ethik-Kodex der Pflege ist allerdings auch in der neuesten Fassung vom Jahr 2000 nicht an allen Stellen gut geglückt. In der offiziellen deutschen Übersetzung wird die Passage »*Nursing care is unrestricted by considerations of age, colour, creed, culture, disability or illness, gender, nationality, politics, race or social status*« wie folgt wiedergegeben (*ICN* 2000:563): »*Sie wird ohne Rücksicht auf das Alter, Behinderung oder Krankheit, das Geschlecht, den Glauben, die Hautfarbe, die Kultur, die Nationalität, die politische Einstellung, die Rasse oder den sozialen Status ausgeübt*«.

Die Formulierung »*ohne Rücksicht auf*« scheint gerade das Gegenteil der englischen Originalpassage auszudrücken. Selbstverständlich sollen Pflegekräfte die aufgezählten Gesichtspunkte berücksichtigen! Angemessener könnte beispielsweise folgende Übersetzung sein: (Pflege) »*wird ohne einschränkende Unterscheidungen hinsichtlich des Alters, Behinderungen oder Krankheit, des Geschlechts, des Glaubens, der Hautfarbe, der Kultur, der Nationalität, der politischen Einstellung, der Rasse oder des sozialen Status ausgeübt*«.

Der vollständige Text des ICN-Code kann im Internet unter der Adresse *http://www.icn.ch/ethics.htm* in verschiedenen Sprachen abgerufen werden. Neben diesem weltweit renommiertesten Kodex gibt es eine Vielzahl weiterer Ethik-Kodizes für Pflegende. Eine umfassende Übersicht bietet *Arndt* im Anhang ihres Werkes »Ethik denken – Maßstäbe zum Handeln in der Pflege« (*Arndt* 1996a).

Einige Autoren bringen kritische Einwände gegen Berufskodizes in der Pflege vor, so auch *van der Arend*, wenn er schreibt: »*Berufskodizes vermitteln uns eine Vorstellung davon, wie das pflegerische Handeln im Idealfall aussieht. Im wesentlichen sind sie jedoch das Ergebnis von internen berufsethischen Diskussionen. Es ist allerdings sehr schwierig, die ganz unterschiedlichen Erfahrungen und Anwendungsbereiche in der Pflege auf einen Nenner zu bringen. Das gelingt nur durch Abstraktion: Wir müssen den größten gemeinsamen Teiler und eine übergreifende Norm finden. Dann verfügen wir über eine ideale Norm, deren praktische Bedeutung nicht mehr leicht zu erkennen ist. Pflegende haben daher auch meist Schwierigkeiten, einen solchen Berufskodex anzuwenden. Außerdem hat diese Abstraktion zur Folge, daß in einen Berufskodex allerlei Normen aufgenommen werden, die nicht spezifisch für Pflegende gelten, sondern beispielsweise für jede Art der beruflichen Hilfeleistung ...*« (*van der Arend* 1998:49 f.).

Remmers führt diesen Gedanken fort. Er ist der Auffassung, aus den in Berufskodizes katalogisierten ethischen Prinzipien ließen sich keine konkreten Anweisungen für ein bestimmtes, von Fall zu Fall jeweils neu zu prüfendes und zu rechtfertigendes Handeln gewinnen (*Remmers* 2000b:318; 2003:49).

Schreiner wiederum meint, kodifizierte berufsethische Normen seien ein Charakteristikum so genannter freier Berufe. Pflegekräfte hingegen seien durchweg weisungsabhängig tätig. Deshalb spiele in Deutschland eine formelle Berufsethik in den Pflegeberufen kaum eine Rolle – und könne das auch nicht – und berufsethische Normen seien daher wenig bekannt (2001a:23). Wenn der Aussage zur Weisungsabhängigkeit von Pflegekräften in dieser pauschalen Form auch nicht zugestimmt werden kann (vgl. Kap. 4.3.4), so belegen doch die Untersuchungen von *Eilts-Köchling* et al. (2000) in Berliner Krankenhäusern, auf die sich Schreiner bezieht, dass Ethik-Kodizes tatsächlich kaum bekannt sind.

Rehbock hält fest, dass Berufskodizes zur Identität von Berufen beitragen. Sie seien dennoch keine Heiligtümer, sondern selbst Gegenstände ethischer Reflexion und Kritik (vgl. 2001 b). Eine Kritik, die m. E. im Hinblick auf eine »Ver-*Öffentlichung*« der Ethik in der Pflege zu formulieren wäre, betrifft die Fixierung pflegerischer Ethik-Kodizes auf die *berufliche* Pflege, wie es auch in anderen (Berufs-)Kodizes üblich ist. Will sich Pflegeethik nicht nur als Berufsethik verstehen, sondern sich zu einer gesellschaftlich relevanten Bereichsethik weiterentwickeln, dann sollten auch
    a) für die Laienpflege ethische Leitlinien erarbeitet werden und
    b) pflegende Laien in pflegeethischen Gremien vertreten sein.

Sich der Laienöffentlichkeit zu öffnen, wäre ein mutiger Schritt. Vorbild könnten Gremien wie die vorhandenen Ethikkomitees sein, in denen i. d. R. auch fachfremde Vertreter der Öffentlichkeit ihren etablierten Sitz haben und fachexterne Sichtweisen einbringen können.

4.3.6.4 Zusammenfassung und Kritik pflegeethischer Maßstäbe

Pflegeethik nutzt drei Quellen bzw. Erscheinungsformen ethischer Wissensbestände: ethische Theorien, ethische Prinzipien und moralische Regeln. Letztere leiten sich aus den erstgenannten ab und finden ihren sichtbaren Niederschlag in Ethik-Kodizes. Aus einer skeptischen Haltung gegenüber Exklusivitätsansprüchen komme ich zu der Auffassung, dass weder einzelne ethische Theorien noch einzelne materiale ethische Prinzipien ausreichen, um in den vielgestaltigen moralischen Fragen der Pflege Orientierung zu bieten. Auch die vorhandenen Ethik-Kodizes sind keine ewigen Wahrheiten, die nach vollständiger Loyalität verlangen, sondern müssen kritisch behandelt werden.

Ist es die Aufgabe von Pflegekräften, sich an die bestehenden berufsethischen Normen anzupassen? Pflegekräfte müssen lernen, »... *ihre persönlichen Wertvorstellungen und Ansichten mit den verschiedenen ethischen Konzepten sowie den daraus resultierenden Anforderungen an ethisch begründetes Verhalten in Einklang zu bringen*« (*Fry* 1995:61). *Käppeli* postuliert: »*Moralisches Handeln in der Krankenpflege heißt, entscheiden und handeln entsprechend den vom Berufskollektiv als gut erkannten und bestimmten Werten und Grundsätzen.*« (*Käppeli* 1988:20) Moralisches Handeln kann allerdings auch darin bestehen, etablierte und berufsintern angesehene Grundsätze und Regeln in einer spezifischen Situation gerade **nicht** zu befolgen.

Ich möchte ein persönliches Beispiel anführen. Als Krankenpfleger versuchte ich einmal, einer älteren Dame das Frühstücken schmackhaft zu machen. Sie litt unter einer Depression und einer wohl damit zusammenhängenden Appetitlosigkeit. Seit einigen Tagen hatte sie kaum etwas zu sich genommen. Mir tat die Klientin Leid und ich beschloss eines Morgens spontan, etwas zu tun, das im Krankenhaus verboten ist, nämlich gemeinsam mit der Klientin von ihrer Frühstücksmahlzeit zu essen. Ich setzte mich der Klientin gegenüber an den Tisch und fragte sie, ob ich ihr beim Essen Gesellschaft leisten dürfe und ob sie mir auch etwas abgeben wolle.

Sie blickte mich erstaunt an und gab mir eines der zwei Brötchen. Beide saßen wir nun am Patiententisch und frühstückten miteinander. Zwar befürchtete ich damals, dass jemand das Krankenzimmer betreten könnte, der für meine unkonventionelle Maßnahme kein Verständnis aufbringen würde, zugleich erfüllte mich aber eine tiefe Befriedigung über den Erfolg dieses ungewöhnlichen Vorgehens.

Pflegekräfte sollen nicht fremde dogmatische Vorgaben erfüllen, sondern selbst reflektieren und verantwortliche Entscheidungen treffen. Das bedeutet, dass sie bestehenden Prinzipien und Regeln nicht unreflektiert gehorchen sollen, wie treffend diese auch formuliert sein mögen. »*But appeal to the ethical ›rule book‹ fails to provide answers in terms of difficult individual moral choices which must be made in the teaching and practice of nursing.*«[54] (*Carper* 1997:252) Erforderlich ist eine persönliche Auseinandersetzung mit ethischen Grundprinzipien und kodifizierten Regeln auf der Basis erkannter eigener Wertmaßstäbe. »*Moralisches Handeln im Pflegeberuf würde bedeuten, daß sich die Pflegenden die vom Berufskollektiv als gut erkannten, ethischen Werte und Grundsätze selbstkritisch aneignen und ihr konkretes berufliches Handeln danach ausrichten.*« (*Hofmann* 1995 b:36) Ein wortgetreues Befolgen von Prinzipien und Regeln ist dagegen nicht intendiert.

»*Verantwortliches, dem Anspruch der Moralität gerecht werdendes Handeln verlangt daher immer zweierlei: einerseits die Anerkennung der Geltung universaler ethischer Prinzipien und andererseits die Berücksichtigung der Besonderheiten der jeweiligen Handlungssituation. Beide Perspektiven, die universelle und die individuelle [bzw. kontextuelle; R. L.], das Allgemeine und das Besondere gilt es zu berücksichtigen und zu verbinden. Dazu bedarf es der Urteilsfähigkeit als dem [sic] Vermögen, das Besondere mit dem Allgemeinen zu verbinden. (...) Das moralische Urteil, aufgrund dessen ein verantwortliches Handeln erst möglich ist, besteht demnach aus zwei Teilen (vgl. Höffe 1979:96) und setzt immer zweierlei voraus: einmal die Kenntnis universaler ethischer*

Prinzipien und ihrer Geltungsgründe und andererseits das (Urteils-)Vermögen, sie auf konkrete Situationen zu übertragen und anzuwenden... .« (*Schilmöller* 1999:230)

Wie die Berücksichtigung medizinethischer Kodizes unstrittig zur Qualität ärztlichen Handelns gehört, so ist auch das grundsätzliche – d. h. nicht streng gesetzliche – Beachten der anerkannten pflegerisch-ethischen Grundsätze und Regeln ein unverzichtbares Merkmal verantwortlicher Pflege.

> Ethik in der Pflege erschöpft sich nicht in der Erarbeitung und Kritik von Berufskodizes und Prinzipienkatalogen, sondern reflektiert die spezifischen Gegebenheiten der Pflege auf dem Hintergrund ethischer Theorien und Prinzipien, um in den vier Feldern der Disziplin zu moralisch verantwortlichem und praktikablen Handeln anzuregen (vgl. Kap. 5.2 u. 8.2.2).

Mit dieser Zusammenfassung endet die grundlegende Darstellung der Ethik in der Pflege. Die Bereichsethik der Pflege soll im nächsten Schritt mit den zwei Nachbarethiken verglichen werden, der Ethik in der Medizin und der Ethik in der Sozialen Arbeit.

4.4 Ethik in der Pflege und ihre Nachbarethiken der Medizin und der Sozialen Arbeit

Unter dem gemeinsamen Dach der **Ethik im Gesundheits- und Sozialwesen** untersuchten wir drei unterschiedliche Bereichsethiken:
- im Gesundheitswesen die **Ethik in der Medizin**,
- im Sozialwesen die **Ethik in der Sozialen Arbeit** und – entsprechend dem Selbstverständnis der Disziplin Pflege –
- im Überschneidungsbereich zwischen Gesundheits- und Sozialwesen die **Ethik in der Pflege**.

Die Vermutung war, dass sich Unterschiede zeigen würden, aus denen die *Ethik in der Pflege* als eine sich etablierende junge Bereichsethik Schlüsse für ihre weitere Entwicklung ziehen könnte.

4.4.1 Zusammenfassungen der drei Bereichsethiken

Um die drei Bereichsethiken vergleichen zu können, sollen sie zunächst in ihren wichtigsten Aspekten einander gegenüber gestellt werden.

4.4.1.1 Kurzfassung der Ausführungen zur Ethik in der Medizin

Ethik in der Medizin ist heute nicht mehr lediglich eine Sammlung von ärztlichen Berufskodizes, sondern eine pluridisziplinär angelegte, grundsätzlich etablierte Bereichsethik mit dem Anspruch auf weitere institutionelle Fundierung. Sie arbeitet – zwar nicht ausschließlich, doch deutlich überwiegend – mit ethischen Prinzipien mittlerer Abstraktionsebene.

Wurde Medizinethik noch bis in die siebziger und achtziger Jahre des 20. Jahrhunderts als eine Ethik ärztlichen Handelns verstanden, so will diese Bereichsethik heute umfassend die moralischen Fragen im *Gesundheitswesen* in den Blick nehmen.

Während sich Medizinethiker in Deutschland nicht auf eine einheitliche Benennung der Bereichsethik einigen können und sich lediglich tendenziell eine Präferenz der Bezeichnung *Ethik in der Medizin* abzeichnet, wird die inhaltlich längst als eine umfassende *Ethik des Gesundheitswesens* konstruierte Bereichsethik in den Niederlanden bereits mit diesem Terminus benannt.

> Traditionell erhebt die Medizinische Ethik den Anspruch, auch die moralischen Fragen im Zusammenhang mit Pflege mit zu vertreten und zu bearbeiten. Vertreter einer sich konstituierenden Bereichsethik der Pflege setzen sich gegen diesen – nicht selten deutlich paternalistisch gefärbten – Anspruch zunehmend zur Wehr.

4.4.1.2 Kurzfassung der Ausführungen zur Ethik in der Sozialen Arbeit

Ethik in der Sozialen Arbeit ist in Deutschland vorwiegend eine Berufsethik der Sozialarbeiter und Sozialpädagogen. Sie erschöpft sich im Wesentlichen in der Forderung nach Anwendung bzw. Umsetzung ethischer Prinzipien bzw. Regeln der unteren und mittleren Abstraktionsebene, die in Form von Berufskodizes entwickelt und modifiziert werden.

In der Erarbeitung und Präsentation von berufsethischen Kodizes sehen die meisten Autoren eine große Chance zur gesellschaftlichen Einflussnahme im Sinne einer (prozesstheoretisch verstandenen) Professionalisierung der Berufe der Sozialen Arbeit.

Die in Form von Werten und Prinzipien Sozialer Arbeit vorgestellten zahlreichen beruflichen Maxime und Ziele beziehen sich auf unterschiedliche berufliche Handlungsebenen. Entsprechend der Verschiedenheit sozialer Handlungsfelder ergeben sie zwar kein geschlossenes Bild, lassen sich aber ausnahmslos ethisch begründen, so dass aus Sicht der Sozialen Arbeit kein Unterschied zwischen so genannten fachlichen und explizit moralischen bzw. ethisch gerechtfertigten Prinzipien konstruiert wird. Zur Qualität berufsfachlichen Handelns gehört die moralische Qualität der Handlungen.

In der häufig unreflektierten Annahme, dass fachliches Handeln im sozialen Bereich per se von hohen moralischen Absichten getragen ist, liegt eine Gefahr: die Kenntnis und Umsetzung beruflicher Kodizes wird stillschweigend vorausgesetzt, ohne die Annahme einer direkten Umsetzbarkeit zu problematisieren. Außerdem droht auf diese Weise eine systematische Aus-, Fort- und Weiterbildung in ethischen Fragen eher aus dem Blick zu geraten.

4.4.1.3 Kurzfassung der Ausführungen zur Ethik in der Pflege

Ethik in der Pflege ist eine Bereichsethik im Sozial- und Gesundheitswesen, welche ihren Ort neben der *Ethik in der Medizin* und der *Ethik in der Sozialen Arbeit* hat und moralische Aspekte in den Handlungsfeldern der Disziplin Pflege reflektiert.

Analog der Weidner'schen Einteilung der Disziplin lassen sich vier Subbereichsethiken der *Ethik in der Pflege* differenzieren: *Ethik in der Pflegepraxis* (auch *Pflegeethik* genannt), *Ethik im Pflegemanagement*, *Ethik in der Pflegepädagogik* und *Ethik in der Pflegewissenschaft*. Letztere scheint im Vergleich zur Pflegeethik kaum ausgearbeitet zu sein.

Pflegeethik ist die Reflexion moralischer Aspekte der Pflegepraxis. Sie besteht nicht allein aus der pflegerischen Berufsethik, sondern befasst sich als Kern der *Ethik in der Pflege* umfassend mit moralischen Fragen beruflicher **und** nichtberuflicher Pflegepraxis. Pflegeethik geht also über eine reine Berufsethik hinaus.

Die pflegerische Berufsethik beinhaltet das (ungeschriebene) Berufsethos und die (geschriebenen) Berufskodizes. Berufskodizes haben nach innen orientierende, Sinn stiftende und verbindende, aber auch normierende Funktion. Nach außen sollen sie der Anerkennung des Berufes in der Öffentlichkeit dienen. Gegen die letztgenannte Professionalisierungsfunktion werden innerhalb des Berufsstandes Bedenken erhoben. Zwar reichen Berufskodizes zur ethischen Reflexion moralischer Fragen nicht aus, gleichwohl können sie Ausgangspunkte und Stimulatoren für eine elaborierte Bereichsethik werden, die sich aus unterschiedlichen theoretischen Quellen speist.

Moralische Normen haben in der Pflege eine lange Tradition. Vor allem seit den siebziger Jahren des 20. Jahrhunderts entwickelt sich darüber hinaus eine Kultur der ethischen Reflexion, die in den 1990er Jahren in Deutschland zur Forderung nach einer »eigenen Pflegeethik« geführt hat. Wenn die Disziplin Pflege auch keine neue Ethik erfinden will, so hat sie dennoch einen legitimen Anspruch auf Entwicklung einer eigenen Bereichsethik.

Um moralische Entscheidungen verantwortlich treffen zu können, sollte Pflege vorhandene Spielräume nutzen und sich zugleich politisch für die Ausweitung pflegerischer Handlungsfreiheit einsetzen.

Pflegeethik ist heute nicht mehr allein eine Angelegenheit beruflicher, stationärer und/oder krankenbezogener Pflege, sondern eine Aufgabe in allen Tätigkeitsfeldern der Pflege.

Maßstäbe der Pflegeethik finden sich auf mehreren Abstraktionsebenen. So nutzt Pflegeethik sowohl übergeordnete ethische Theorien und Entscheidungshilfen als auch materiale ethische Prinzipien mittlerer Ebene sowie moralische Regeln, wie sie beispielsweise in pflegerischen Berufsordnungen und Berufskodizes zu finden sind.

Nach der verkürzten Darstellung der drei Bereichsethiken soll nun ein Vergleich unternommen werden.

4.4.2 Vergleich der Ethik in der Pflege mit den Bereichsethiken von Medizin und Sozialer Arbeit

Medizin, Pflege und Soziale Arbeit hängen in vielfältiger Weise miteinander zusammen, wenn in der Literatur meines Wissens bislang auch noch keine übergreifende Systematik dieser Zusammenhänge geleistet wurde. Als bekanntestes Beispiel für die Option einer fruchtbaren Zusammenarbeit der drei Professionen sei die Eröffnung des St. Christopher's

Hospice in London durch die englische Krankenschwester, Sozialarbeiterin und Ärztin Cicely Saunders im Jahr 1967 angeführt.

Ob es zwischen den Bereichsethiken von Medizin, Pflege und Sozialer Arbeit Übereinstimmungen gibt, soll in diesem Kapitel hinsichtlich folgender Kriterien untersucht werden:
1. Alter, Geschichte
2. Bereichsethik oder Berufsethik
3. Rolle von Kodizes
4. Einheitlichkeit der Bezeichnung
5. institutionelle Etablierung
6. Interprofessionalität
7. bevorzugte Abstraktionsebenen der Ethik
8. Verhältnis zu den anderen zwei Bereichsethiken
9. Gefahren

Ich beginne den Vergleich mit dem Aspekt »**Alter, Geschichte**«.
Die älteste Bereichsethik ist ohne Zweifel die Ethik in der Medizin. Ihre Geschichte geht bis in die Antike zurück. Moralische Vorschriften in bezug auf Pflege lassen sich zwar bereits um den Beginn unserer Zeitrechnung finden, wurden jedoch erst im 17. Jahrhundert in kodifizierte Formen gebracht. Der eigentliche Beginn einer Pflegeethik kann erst im 20. Jahrhundert ausgemacht werden. Damit ist Pflegeethik geringfügig älter als die Ethik in der Sozialen Arbeit, die als Jüngste im Kreis der drei benachbarten Ethiken gilt.

Bereichsethik oder Berufsethik?
Ethik in der Medizin galt lange Zeit als Ärztliche Ethik (*ein* Beruf), beginnt heute aber zunehmend den gesamten Bereich des Gesundheitswesens einzuschließen. Sie kann damit immer weniger als eine ärztliche Berufsethik definiert werden. Soziale Arbeit hingegen ist vorwiegend eine Berufsethik der Sozialarbeiter und Sozialpädagogen (*zwei* Berufe). Ethik in der Pflege scheint gegenwärtig ebenfalls überwiegend noch eine Berufsethik der Pflegeberufe zu sein (*viele verschiedene* Pflegeberufe).

Welche Rolle spielen Kodizes?
Ärztliche Kodizes existieren seit der Antike und wurden immer wieder modifiziert. Inzwischen sind sie teilweise in Berufsordnungen und in das Standes- und Haftungsrecht eingegangen. In der Pflege wurden insbesondere seit Mitte des 20. Jahrhunderts ethische Kodizes entwickelt und im Laufe der Jahre mehrmals revidiert. Ihre Inhalte sind allerdings bei den Berufstätigen kaum bekannt. Die Soziale Arbeit setzt ihre Hoffnungen im Sinne eines Strebens nach weiterer Professionalisierung fast ausschließlich auf die Erarbeitung und Weiterentwicklung von fachlichen Kodizes und unterscheidet diese nicht von Ethik-Kodizes.

Einheitlichkeit der Bezeichnung
Für das Programm ethischer Reflexion gibt es in Medizin und Pflege gleichermaßen viele unterschiedliche Bezeichnungen. In beiden Disziplinen zeichnet sich ein Trend zur Bezeichnung »*Ethik in der* …« (Medizin bzw. Pflege) ab. Auch Subbereichsethiken werden auf diese Weise benannt. Soziale Arbeit kennt weniger Bezeichnungen für ihre Bereichsethik, und auch hier kommt die Bezeichnung »*Ethik in der* Sozialen Arbeit« immer mehr in Gewohnheit.

Institutionelle Etablierung

Am Weitesten etabliert ist die Ethik in der Medizin. Es gibt Forschungsinstitute, Beratungseinrichtungen, Fachgesellschaften und vereinzelt Lehrstühle. Pflege ist auf diesem Weg noch nicht so weit (s. Kap. 9). Am Wenigsten konnte sich bislang die Ethik in der Sozialen Arbeit institutionell etablieren. Hier verfolgen hauptsächlich die Berufsverbände eine Etablierung mit dem Ziel einer Professionalisierung.

Interprofessionalität

Ethik in der Medizin ist heute ein von mehreren Professionen getragenes und vertretenes Unterfangen. Die Bereichsethik der Pflege scheint sich derzeit eher gegenüber nicht-pflegerischer Einflussnahme zu verschließen. Ein Beobachter gewinnt den Eindruck, die noch in einem jungen Stadium befindliche Bereichsethik solle zunächst innerhalb der eigenen Disziplin, insbesondere der Pflegewissenschaft und der Pflegepädagogik, begründet und gefestigt werden. Übersehen wird dabei leicht, dass die Schlüsselfiguren in diesem Prozess überwiegend Vertreterinnen der Disziplin Pflege sind, die sich in *anderen* Disziplinen (zusätzlich) qualifiziert haben.

Ethik in der Sozialen Arbeit scheint eher als eine Angelegenheit der eigenen Profession betrachtet zu werden.

Bevorzugte Abstraktionsebenen der Ethik

In allen drei Bereichsethiken werden derzeit überwiegend ethische Kriterien und Maßstäbe mittlerer Abstraktionsebene propagiert. Für die Ethik in der Sozialen Arbeit trifft dies am Deutlichsten zu.

Verhältnis zu den anderen zwei Bereichsethiken

Die Ethik in der Sozialen Arbeit scheint die zwei benachbarten Ethiken nicht in Betracht zu ziehen, wohingegen die Ethik in der Medizin aus dem traditionellen naturwissenschaftlichen Selbstverständnis der Disziplin heraus die Ethik in der Sozialen Arbeit ignoriert. Gegenüber der Ethik in der Pflege nimmt die Ethik in der Medizin indes eine vereinnahmende Haltung ein, indem sie größtenteils beansprucht, moralische Fragen der Pflege mit zu bearbeiten.

Die Bereichsethik der Pflege wehrt sich mehrheitlich gegen dieses Ansinnen der Nachbarethik und postuliert ihre Eigenständigkeit. Ihre Nachbarethik der Sozialen Arbeit nimmt Ethik in der Pflege – dem Beispiel der Ethik in der Medizin entsprechend – ebenfalls (noch) nicht zur Kenntnis.

Gefahren

Die Ethik in der Medizin weist eine Tendenz auf, sich im Gesundheitswesen allzuständig zu fühlen, obwohl sie sich hauptsächlich auf medizinische Fragen der Moral konzentriert und soziale Konflikte eher ausklammert. So scheint sie nicht wahrhaben zu wollen, dass Pflege mit ihrer Bereichsethik zu großen Teilen im Sozialwesen und nicht nur im Gesundheitswesen beheimatet ist.

In der unreflektierten Annahme, dass fachliches Handeln im sozialen Bereich per se von hohen moralischen Absichten getragen ist, liegt eine Gefahr für die Ethik in der Sozialen Arbeit. Die Kenntnis und Umsetzung beruflicher Kodizes wird stillschweigend vorausgesetzt, ohne die Annahme einer direkten Umsetzbarkeit zu problematisieren. Außerdem droht auf diese Weise eine systematische Aus-, Fort- und Weiterbildung in ethischen Fragen eher aus dem Blick zu geraten.

Die größte Gefahr für die Bereichsethik der Pflege besteht wohl in einer Abschottungstendenz gegenüber der Ethik in der Medizin. Eine gewisse Abgrenzung mag zur Vorbereitung einer späteren partnerschaftlich-gleichberechtigten Zusammenarbeit für eine gewisse Zeit natürlich erscheinen, doch ist darauf zu achten, dass das Gespräch mit der etablierten Nachbarethik nicht vernachlässigt wird. Jede Bereichsethik sollte mit den Nachbarethiken Kontakt halten und eine fruchtbare Zusammenarbeit zum Wohle der Patienten bzw. Klienten, der Professionsangehörigen und der ganzen Gesellschaft anstreben.

Mit diesem Plädoyer schließt das Kapitel 4 zur Ethik in der Pflege. Im folgenden Kapitel werden wir in einem Zwischenschritt der Frage nach dem Zusammenhang von Ethik und Qualität in der Pflege nachgehen, um anschließend in Kapitel 6 eine integrative Systematik von Pflegeethik und Pflegequalität kennen zu lernen.

Anmerkungen

[31] Jeder Praktiker benötigt Theorien, um zu praktizieren. Mir ist in diesem Zusammenhang wichtig zu betonen, dass die vier Handlungsfelder der Disziplin Pflege sehr unterschiedliche Theorien besitzen und benötigen. Deshalb trifft die häufig anzutreffende Gleichsetzung der Pflegepädagogik (speziell: der Pflegeschulen) mit »Theorie« und der Pflegepraxis mit »Praxis« keineswegs zu.

[32] Gemeint sind Pflegepraktiker, unabhängig vom jeweiligen Ort, an welchem gepflegt wird (griech.: *kline* bedeutet *Bett*)

[33] Vgl. die Übersichten zu Pflegetheorien bzw. -modellen bei *Chinn, Kramer* (1996), *Fawcett* (1996), *Evers* (1997), *Kirkevold* (1997), *Schaeffer* et al. (1997), *Brandenburg* et al. (1998), *van Kampen* (1998), *Brandenburg, Dorschner* (2003).

[34] Die Ausdifferenzierung einer Bereichsethik in Sub-Bereichsethiken ist kein ungewöhnliches Phänomen, sondern entspricht den unterschiedlichen Anforderungen der Subbereiche. Dass sich z. B. Pflegewissenschaftlern in Forschung und Lehre andere ethische Probleme stellen als den in der Pflegepraxis tätigen Angehörigen der Disziplin, ist offenkundig. Auch in den Einzelfeldern der Medizin ist es übrigens zu einer Subspezialisierung gekommen, wenn dort beispielsweise von *Ethik in der Humangenetik* oder *Ethik in der Intensivmedizin* gesprochen wird (vgl. *Frewer* 1997:68).

[35] Wir zählen zwar einige Dutzend deutschsprachige Pflegezeitschriften, aber nur wenige bewegen sich auf wissenschaftlichem Niveau. Die wichtigste wissenschaftliche Fachzeitschrift für Pflege im deutschsprachigen Raum ist unbestritten o. g. Zeitschrift »Pflege«, die erstmals 1988 erschien. Daneben gibt es seit 1996 die Vereinszeitschrift »Pflege und Gesellschaft« (PfleGe) des Deutschen Vereins für Pflegewissenschaft e. V. Die seit der Jahreswende 1998/1999 im Internet sowie als Printmedium publizierte »Pr-InterNet« ist ebenfalls dabei, sich unter die wissenschaftlich angesehenen Zeitschriften einzureihen.
Nach *Arndt* (2000a: 30) haben die in Deutschland herausgegebenen Pflegefachzeitschriften eine Gesamtauflage von ca. 160.000 Exemplaren im Monat. Im Vergleich mit der Fülle an pflegerischer Fachliteratur in angelsächsischen Ländern und im Wissen, dass es in Deutschland zwischen 900.000 und 1,1 Mio. ausgebildete oder sich in Ausbildung befindliche beruflich Pflegende gibt, erscheint diese Zahl gering.

[36] Präambel der Satzung der Ethikkommission des Instituts für Pflegewissenschaft der Privaten Universität Witten/Herdecke, Abs. 2, Satz 2; http://notesweb.uni-wh.de/wg/medi/wgmedi.nsf/ContentByKey/AFRR-5MPE8E-DE-p, besucht am 9.7.2003

[37] Beratung durch Vorgesetzte erfolgt in der Regel informell, wohingegen externe Beratung meist stärker formalisiert ist (vgl. *Lay* 2001c). Formelle Beratung verstehe ich als freiwillig vereinbarte, zeitlich begrenzte und durch Gespräche geleistete Begleitung und Unterstützung bei der möglichst selbständigen Bewältigung von schwierigen Aufgaben.

38 Dasselbe gilt im übrigen für Qualitätssicherungsprojekte. »Qualitätssicherung trägt in einer nicht zu unterschätzenden Weise zur Professionalisierung des Berufs bei.« (*Giebing* 1991b:1109)

39 An dieser Stelle scheint ein Widerspruch zu bestehen. Wie im vorigen Kapitel ausgeführt, umfasst der Begriff Pflegeethik bei *Schreiner* (2001a: 24) u. a. den Aspekt der formellen berufsethischen Normen.

40 »*Es gibt im Bereich der Moral wirklich nur Weniges, das einzigartig zur Pflege gehört.*« (freie Übers.: R. L.)

41 »*Es muss auch darauf hingewiesen werden, dass das Verfolgen eines separatistischen Zugangs sich nicht als hilfreich erweisen könnte, wenn Pflegekräfte eine eigene Stimme in der Bioethik oder allgemein in der Ethik im Gesundheitswesen anstreben, und dass es sie von der Hauptströmung der Debatte ausschließen könnte.*« (Übers.: R. L.)

42 »*In der Gesundheitsversorgung wird der Ausdruck ›Medizinische Ethik‹ speziell für das Ethiksystem gebraucht, unter dem Ärzte tätig sind. Pflegeethik ist eine eigene Größe geworden, weil Pflegekräfte zu erkennen begonnen haben, dass ihre Anliegen sich von denen der Ärzte unterscheiden.*« (Übers.:R. L.)

43 Vgl. zum Thema *Gewalt in der Pflege*: Sauter, Richter (1998); Richter (1999); Städtler-Mach (1999:159 ff.), Arndt (2000b), Schreiner (2001b, 2001c); Sauter 2003.

44 Hier ist z. B. an eine Sterbebegleitung zu denken, die bekanntermaßen von der Sozialen Pflegeversicherung nicht finanziert wird. Einige Unternehmen fühlen sich verpflichtet, auch den Anteil an Kommunikation zu leisten, der nicht bezahlt wird. Der Geschäftsführer einer ambulanten Einrichtung beschrieb diese Selbstverpflichtung so: »*Wir haben bestimmte Ansprüche, von denen wir nicht abgehen, zum Beispiel im Bereich der Sterbebegleitung. Dort wird dann auch schon mal eine 24-stündige Sitzwache geleistet, auch wenn wir nicht einmal einen Bruchteil der Kosten erstattet bekommen.*« *(Bauer* et al. 2003:44) Allerdings dürfte es sehr wenige Einrichtungen geben, die solche Leistungen dauerhaft ohne Kostenerstattung erbringen können. Eine Lösung kann darin bestehen, dass gemeinnützige Vereine oder Kirchen- und Pfarrgemeinden diese Kosten übernehmen, wie es vielerorts bereits üblich ist.

45 »*Es mag vorgebracht werden, dass eine Pflegekraft nur als autonome Akteurin im besten Interesse der Patienten handeln könne, doch dieses Argument bringt eine Reihe von Problemen mit sich. Abgesehen vom Verdacht, dass die Pflegekraft als autonom Handelnde ebenso viel Spielraum zum Schädigen wie zum Wohltun hat, entsteht das schwierigere Problem, dass Verwirrung und Chaos möglicherweise zunehmen, wenn alle Pflegekräfte selbst bestimmen und sich dafür entscheiden, anders als ihre Kolleginnen zu handeln. Es ist wichtig, dass Pflegekräfte zumindest einige allgemeine ethische Überzeugungen gemeinsam haben …*« (Übers.: R. L.)

46 *Krohwinkels* Aufzählung ist hilfreich, wenn auch unvollständig. Es fehlen z. B. Aus- Fort- und Weiterbildung sowie die Mitarbeit an der Weiterentwicklung der Pflege im Rahmen von Pflegeforschung und explizitem Qualitätsmanagement. Ich schlage deshalb vor, die Liste der fünf Aufgaben- und Verantwortungsbereiche beruflicher Pflege um einen sechsten Punkt zu erweitern: *Bildungs- und Qualitätssicherungsaufgaben*.

Im Hinblick auf die fortschreitende internationale Entwicklung und Vereinheitlichung von Pflegediagnosen empfiehlt sich zudem die präzisere Bezeichnung »*medizinische Diagnostik und Therapie*«.

47 Vgl. *Strack* (1997:2): »*Sage mir, welches Bild du dir vom Menschen machst, und ich sage dir, wie du (ihn) pflegst. (…) Es lohnt sich für den Bereich der Pflege, über ›das‹ Menschenbild beziehungsweise die Menschenbilder nachzudenken, und zwar nicht nur wegen der Patienten, sondern auch wegen der Pflegenden.*«

48 *Veatch* und *Fry* rekurrieren auf die alten philosophischen Prinzipien der Benefizienz bzw. Nonmalefizienz, die meist mit »Gutes tun« bzw. »nichts Schlechtes tun« übersetzt werden. In ihrer ursprünglichen lateinischen Bedeutung meinen diese Begriffe jedoch etwas Anderes: Benefizienz stammt nicht von lat. *bonum facere* (Gutes tun), sondern von lat. *bene facere* (gut machen). Etwas gut zu tun, ist Benefizienz. In dieser Formulierung erkennen wir den Bezug zur Qualität. Diesen Hinweis verdanke ich Herrn Prof. *Illhardt* (vgl. hierzu Illhardt 1999a:172: »*Moralisch gut‹ und ›professionell gut‹ sind zwar nicht deckungsgleich, aber beide Konzepte stützen sich gegenseitig. Professionalität ohne moralische Qualität wäre ebenso unsinnig wie moralische Qualität ohne Professionalität*«).

49 Leiden zu verhüten ist eine Forderung, die auf das Gebot, niemandem zu schaden (lat.: *neminem laedere*) zurückgeht und im Gesundheitswesen als Nonmalefizienz bekannt wurde. Es gilt als das älteste bekannte ethische Prinzip und findet sich bereits im vorderindischen Ahimsa-Gebot des »Nicht-Verletzens« und »Nicht-Tötens« (*Lenk* 1997:8).

50 Dieselbe Kritik betrifft übrigens die Anordnung der in den »Ethischen Grundsätzen« des Schweizer Berufsverbandes der Pflegefachfrauen und Pflegefachmänner (SBK-ASI 1999b) aufgeführten Prinzipien. Auch in dieser Liste wird die »Respektierung der Autonomie« als ein Resultat des Grundsatzes der »Achtung des Menschen« (präzisiert als »Achtung der Würde jedes einzelnen Menschen und der Einzigartigkeit seines Lebens«) betrachtet.

Deutlich wird in diesen Überlegungen, dass die Konsistenz von Prinzipienkatalogen auch deshalb so schwierig herzustellen ist, weil es keinen Konsens über die Wertehierarchie und die Moralität (die höchste moralische Norm) gibt. Über Berufskodizes oder Berufsordnungen könnte zwar versucht werden, einen Konsens herzustellen und das Ergebnis zu proklamieren. Da moralisches Handeln letztlich aber auf persönlichen Gewissensentscheidungen beruhen soll, wäre ein solches Ergebnis nicht als verbindliche Norm durchsetzbar bzw. im Falle der Nicht-Befolgung nicht sanktionierbar.

Anders sähe die Situation aus, wenn die beschlossenen Prinzipien Eingang in das Straf-, Haftungs- oder Berufsrecht nähmen. Das ist jedoch von übergeordneten Prinzipien nicht zu erwarten (allenfalls in Form so genannter unbestimmter Rechtsgüter).

[51] Einer der ältesten Kodizes der Pflege ist das weltberühmte Florence-Nightingale-Gelübde. Wie *Thompson* et al. unter Berufung auf *Robinson* (1946) ausführen, stammt es jedoch nicht von der Pionierin der angelsächsischen Krankenpflege selbst, sondern wurde 1893 von *Lystra Grecter*, Leiterin der Farrand Training School for Nurses am Harper Hospital in Detroit, ausgedacht (*Thompson* 1994:36).

[52] »Kodizes bleiben nicht statisch, sondern entwickeln sich mit der Gesellschaft und der Rolle der Profession in der Gesellschaft.« (Übers.: R. L.)

[53] Anmerkung R. L.: *Smith* und *Davis* (1985:336) führen näher aus, worum es bei diesem Punkt ging: »The 1953 version of the International Council of Nurses' *International Code of Nursing Ethics* states: ›*The nurse sustains confidence in the physician and other members of the health team; incompetence or unethical conduct of associates should be exposed but only to the proper authority.*‹ *(International Council of Nurses, 1953). The 1973 version states:* ›*The nurse takes appropriate action to safeguard the individual when his care is endangered by a co-worker or any other person.*‹ *(International Council of Nurses, 1973). This illustrates a shift both within nursing and society from the Perspektive that the nurse's first responsibility is to the physician, to the perspective that the nurse's first responsibility is to the client. The future development of nursing ethics requires a constant reevaluation of the codes ...*«
[»Die Version des internationalen Pflegeethik-Kodex des Weltpflegerates aus dem Jahr 1953 hält fest: ›Die Pflegekraft hält das Vertrauen in den Arzt und andere Mitglieder des Gesundheitsteams aufrecht; Inkompetentes oder unmoralisches Verhalten von Mitarbeitern soll ausschließlich den vorgesehenen Stellen gemeldet werden.‹ (Internationaler Pflegerat ICN 1953). Die Version von 1973 proklamiert: ›*Die Pflegekraft unternimmt angemessene Schritte, um den Einzelnen zu schützen, wenn seine Betreuung durch einen Mitarbeiter oder eine andere Person gefährdet ist.*‹ *(Internationaler Pflegerat ICN 1973). Hier wird in Pflege und Gesellschaft ein Perspektivenwechsel deutlich: Von der Ansicht, die Pflegekraft sei zuerst dem Arzt verantwortlich, hin zu der Perspektive, ihre erste Verantwortlichkeit gelte dem Klienten. Die zukünftige Entwicklung der Pflegeethik erfordert eine konstante Überprüfung der Kodizes ...*« (Übers.: R. L.)]

5 Pflegequalität ohne Ethik?

Dieses Kapitel widmet sich den Zusammenhängen von Ethik und Qualität in der Pflege. Es soll gezeigt werden, dass traditionelle Modelle und Definitionen von Pflegequalität eine explizite Berücksichtigung ethischer Aspekte unterlassen.

Zu Beginn schildere ich die historischen Vorstellungen über die Güte von Pflege – modern ausgedrückt: über ihre Qualität. Anschließend binde ich die geschichtliche Entwicklung ein in die Diskussion konkreter Modelle zur Beschreibung von Pflegequalität und erörtere einige Definitionen von Pflegequalität.

Aus der in diesem Kapitel ausgebreiteten Argumentation leite ich den Schluss ab, dass Qualitätskonzepte und -definitionen eine ethische Fundierung benötigen. Beginnen wir nun mit dem zweiten Blick in die Geschichte (vgl. Kap. 4.3.1), dieses Mal nicht aus einer ethischen Perspektive, sondern mit dem Fokus auf der Frage, welche Kriterien von *Pflegequalität* in den jeweiligen Epochen handlungsleitend wirkten.

5.1 Geschichte der Qualität in der Pflege

»*Der Qualitätsgedanke ist so alt wie die Menschheit. Er unterliegt Werten und Normen der jeweiligen Epoche*« (*Schomburg* 1997:8). Dies gilt auch für die Frage nach den Kriterien für Pflegequalität. Verschiedene historische Auffassungen von Pflege legten jeweils fest, was als gute Pflege galt.

Die erste berufsmäßige Pflegeausbildung wurde 1782 vom Mannheimer Arzt *Franz Anton Mai* begründet. Die von ihm ausgebildeten Krankenwärter waren Hilfskräfte zur Gewährleistung ärztlichen Handelns. Ihre Krankenbeobachtung sollte dem nicht ständig anwesenden Arzt wertvolle Informationen für Diagnostik und Therapie verschaffen. Vielen einflussreichen Ärzten war die Ausbildung von Krankenwärtern jedoch ein Dorn im Auge, so dass *Mai* sie wieder aufgeben musste. So war Pflege zu Beginn des 19. Jahrhunderts eine karitative Liebestätigkeit um Gotteslohn, die gehorsam und aufopferungsvoll die als ungleich wertvoller erachtete Tätigkeit des Arztes unterstützen sollte (vgl. *Lay* 2003 b). Trotz vereinzelter eigenständiger Ansätze (z. B. durch *Nightingale*, *Nutting* und *Karll*) hielt sich das Verständnis von Pflege als einer unselbstständigen Hilfstätigkeit bis weit in das 20. Jahrhundert.

Steppe (1990:3) verweist auf ein »Handbuch der Krankenpflege« von 1917 (Hrsg.: *A. Bum*), in dem die damaligen berufsethischen Normen aufgeführt sind:
»*Wünschenswerte, zum großen Teil unabweisbare Eigenschaften einer guten Krankenpflegerin sind Selbstlosigkeit, Pflichttreue, Folgsamkeit, Ordnungs- und Wahrheitsliebe, Beobachtungsgabe, Taktgefühl, Reinlichkeit, Verschwiegenheit und eigene volle Gesundheit und Rüstigkeit (…) Sie ist die unentbehrliche geschätzte Hilfskraft des behandelnden Arztes und seiner Stellvertreter (…) Er muß von der Pflegerin verlangen, daß sie seine Verfügungen kritiklos und unbedenklich nach den Regeln der Wissenschaft und der Schule präzis durchführt und sich durch nichts in der Durchführung beirren läßt.*«

Für die Beurteilung, was unter guter Pflege zu verstehen ist, waren neben Geistlichen traditionell Ärzte zuständig. Aus ihrer Perspektive war gute Pflege in erster Linie reibungslose Unterstützung von medizinischer Diagnostik und Therapie. Auch führende Vertreter der Pflegeberufe sahen darin bis in die siebziger Jahre des zwanzigsten Jahrhunderts die eigentliche Hauptaufgabe der Pflege. *»Die exakte Ausführung ärztlicher Anordnungen wurde mit pflegerischer Fachkompetenz gleichgesetzt ...«* (Steppe 1985:11)

Pflegequalität erwies sich im gewissenhaften Befolgen ärztlicher Verordnungen, in fachkundiger Assistenz, im Ermöglichen medizinischer Abläufe und im Verwahren und Versorgen abhängiger alter oder kranker Menschen. Da Pflege einerseits als ein minder qualifizierter Heilhilfsberuf zur Unterstützung ärztlichen Handelns galt und andererseits überwiegend in einem konfessionellen Kontext erbracht wurde, war eine eigene Berufsethik weder notwendig noch erwünscht. Pflegekräfte mussten sich daher – wenn moralisches Denken von ihnen überhaupt erwartet wurde – an den Anweisungen des zuständigen Arztes oder Geistlichen bzw. an der Medizinischen Ethik orientieren.

In den siebziger und achtziger Jahren des 20. Jahrhunderts distanzierten sich die Berufsangehörigen zunehmend von der Forderung nach selbstlosem, aufopferungsvollen Dienen in der Pflege. Im Zuge der internationalen Qualitätssicherungsbewegung wuchs bei Altenpflegerinnen, Kinderkrankenschwestern und Krankenschwestern in den achtziger Jahren des 20. Jahrhunderts die Einsicht, dass die grundlegenden Auffassungen von Pflege kritisch überprüft werden müssen, und zwar von der Berufsgruppe selbst. Dieser Prozess des Umdenkens und der zunehmenden Befreiung aus der paternalistischen Umklammerung der Pflege durch Medizin und Theologie war von entscheidenden pflegewissenschaftlichen Durchbrüchen begleitet, z. B. der Ernennung der ersten deutschen Pflegeprofessorin, *Ruth Schröck*, im Jahr 1987.

Die Diskussion um den Pflegenotstand in den Jahren 1988–1992 verschaffte der Berufsgruppe in Deutschland unerwartet viel Gehör bei der Bevölkerung und bei Politikern. Aufgrund erschreckender Berichte in den Medien gewann Pflege plötzlich große öffentliche Beachtung. Pflegeverbände und Gewerkschaften nutzten die Gunst der Stunde, um nicht nur die unzureichenden Arbeitsbedingungen, sondern auch das veränderte professionelle Selbstverständnis der Pflege bekannt zu machen. So gab beispielsweise der Deutsche Berufsverband für Pflegeberufe (DBfK) im Jahr 1992 eine Berufsordnung für Altenpflegerinnen und Altenpfleger, Kinderkrankenschwestern und Kinderkrankenpfleger, Krankenschwestern und Krankenpfleger heraus, welche das gewandelte Selbstverständnis treffend beschreibt. Ein kurzer Auszug verdeutlicht die neuen Auffassungen von beruflicher Pflege:

»§ 1
1. *Pflege ist als eigenständiger Beruf und selbständiger Teil des Gesundheitsdienstes für die Feststellung der Pflegebedürftigkeit, die Planung, Ausführung und Bewertung der Pflege zuständig.*
2. *Pflege als Beruf ist Lebenshilfe und für die Gesellschaft notwendige Dienstleistung. Sie befaßt sich mit gesunden und kranken Menschen aller Altersgruppen.*
3. *Pflege als Beruf leistet Hilfe zur Erhaltung, Anpassung und Wiederherstellung der physischen, psychischen und sozialen Funktionen und Aktivitäten des Lebens.*
4. *Pflege als Beruf ist eine abgrenzbare Disziplin von Wissen und Können, welche sie von anderen Fachgebieten des Gesundheitswesens unterscheidet.* (...)

5. *Pflege als Beruf stützt sich in der Ausübung des Berufes und in der Forschung auf ihre eigene wissenschaftliche Basis und nützt dabei die Erkenntnisse und Methoden der Natur-, Geistes- und Sozialwissenschaften.«*

Gemäß § 3, Abs. 1 sind beruflich Pflegende verpflichtet, »... *im Rahmen der ganzheitlich-fördernden Prozeßpflege pflegerische Bedürfnisse und Maßnahmen in eigener Verantwortung zu erfassen, zu planen, auszuführen, zu dokumentieren und zu überprüfen« (DBfK* 1992:3–5). Diese Formulierung bezieht sich auf Krohwinkels *»Rahmenmodell ganzheitlich-fördernder Prozesspflege«.*

Dort wird *ein »Managementmodell der Aufgaben- und Verantwortungsbereiche der Pflege«* beschrieben, dessen fünf (nach meiner Einteilung: sechs) Bereiche in Kap. 4.3.4 bereits vorgestellt wurden (vgl. *Krohwinkel* et al. 1992:56, 62). Die Qualität von Pflege erschöpft sich nach *Krohwinkels* Systematik nicht in der fachkundigen und sorgfältigen Mitarbeit bei (medizinischer) Diagnostik und Therapie, sondern lässt sich ebenso bezüglich der anderen Aufgaben- und Verantwortungsbereiche untersuchen.

Im folgenden Kapitel sind einige wichtige konzeptionelle Ansätze und Modelle zur Beschreibung der Qualität von Pflege zusammengestellt.

5.2 Konzeptionelle Ansätze zur Pflegequalität

Pflegequalität hängt von verschiedenen Bedingungen ab, die sich gegenseitig beeinflussen. Zahlreiche Autoren haben versucht, Qualitätsfaktoren zu identifizieren:

Nach *Thiel* (1990:458) wird die Qualität von Pflege u. a. beeinflusst von der Anzahl und Qualifikation des eingesetzten Pflegepersonals, der Pflegeorganisation, den pflegerischen Rahmenbedingungen (Räumlichkeiten, Hilfsmittel, Arbeitsphysiologie), der Ablauforganisation, der hausspezifischen medizinischen und pflegerischen Zielsetzung, der berufsübergreifenden Kooperation, der Kontinuität der Pflege einschließlich der entsprechenden Dokumentation, der Wahl des pflegetheoretischen Modells und dessen Transfer in den täglichen Pflegeprozess, der Pflegebedürftigkeit und den Möglichkeiten des kranken Menschen, sich in den Pflegeprozess einzubringen sowie der Übereinstimmung von Pflegebedarf und vorhandener Pflegekapazität. *Etzel* (1999:5) bestätigt, dass die konkreten Bedingungen vor Ort Einfluss auf die Pflegequalität haben, und nennt u. a. folgende zusätzliche Faktoren: die Erfahrung der Kolleginnen, das Verhältnis zur Pflegedienstleitung und die Anerkennung, die Pflegende erfahren oder nicht erfahren.

Arets et al. (1996:191 ff.) betonen, Pflegequalität beziehe sich auf einen Dienstleistungsprozess. Dieser werde zu einem wichtigen Teil bestimmt durch:
- die Art, in der die Pflegende die Pflege ausübt,
- die Art und Weise der Organisationsstruktur, in der Pflege stattfindet,
- die Lenkung durch das Management,
- die Dienstleistung (Zuverlässigkeit, Professionalität, Reaktionsvermögen, Empathie, Mittel/Voraussetzungen) sowie
- die Umgebung.

Halangk (1997:6) unterscheidet zwischen objektiven und subjektiven Qualitätskriterien der Pflege. Als objektive Kriterien benennt sie pflegebezogene Kosten, Verweilzeiten und den Gesundheitszustand von Patienten. Subjektive Kriterien sind nach *Halangk* das Befinden und die Zufriedenheit der Patienten sowie die Zufriedenheit der Mitarbeiter.

Die im deutschsprachigen Raum bekannteste Systematisierung der Merkmale von Pflegequalität wurde 1975 von der Kaderschule des Schweizerischen Roten Kreuzes in Zürich vorgestellt. Sie geht zurück auf ein Stufenmodell, das *Reiter* und *Kakosh* 1952 in den USA entwickelten. Das Schweizerische Modell enthält sechs »Kriterien zur Beurteilung von Pflegequalität im Spital« (*Fiechter, Meier* 1981:173 ff.):

- Berücksichtigung von Lebensgewohnheiten
- Erhaltung und Förderung der Selbstständigkeit
- Hilfe zur Anpassung an veränderte Bedingungen
- Aufrechterhaltung und Förderung der Beziehung nach außen
- Hilfe zum Verständnis von Krankheit, Diagnostik, Therapie und Pflege
- Planung der Pflege

Jedes dieser Kriterien kann in vier verschiedenen Ausprägungsgraden (Stufen) erfüllt werden: Optimale Pflege, angemessene Pflege, sichere Pflege und gefährliche Pflege. Die Merkmale der Pflege sind in jedem der sechs Kriterien (Bereiche) für jede einzelne Stufe beschrieben. Beispielsweise bedeutet »optimale Pflege« im Bereich »Planung der Pflege«, dass die gepflegte Person sowie ihre Angehörigen bei Zielsetzung, Planung und Beurteilung der Pflege mit einbezogen werden.

Die von der Kaderschule festgelegten Kriterien beziehen sich im wesentlichen auf die direkte Pflege in einem Krankenhaus, also die unmittelbare Arbeit mit Patienten. Es wurde später versucht, die Kriterien zu ergänzen, z. B. um den Aspekt der Pflegedokumentation und die Art der Beziehung zum Patienten. Eine Übertragung des Modells auf die Altenpflege findet sich bei *Mybes, Pfau* und *Rückert* (1980, zit. n. *Klie* 1995:10).

Der Ansatz des Stufenmodells war eine wertvolle Hilfe bei der Entwicklung von Pflegestandards. Als Defizit des Modells muss gleichwohl erwähnt werden, dass Wirtschaftlichkeit als Komponente von Pflegequalität gänzlich unbeachtet blieb. Hatte dieser wichtige Faktor in der wohlhabenden Schweiz der siebziger Jahre des 20. Jahrhunderts nicht genügend Fürsprecher?

Allgemeine Zustimmung fand in den folgenden Jahren die Vorstellung von »vier Grundprinzipien pflegerischer Tätigkeit«:
1. *Wohlbefinden*,
2. *Wirksamkeit*,
3. *Wirtschaftlichkeit* und
4. *Sicherheit* (*Juchli* 1979: 22 f.).

Mit Hilfe dieser Kriterien sollte die Qualität von Pflege beurteilt werden. Besonders in der Ausbildung von Altenpflegerinnen und Krankenschwestern erfreute sich dieses Modell großer Beliebtheit, erschien es doch einfach, kompakt und einprägsam (»*W,W,W,S*«). Um die Leistungen von Pflegeschülern möglichst umfassend beurteilen zu können, fügten manche Pflegeschulen die Kategorien *Hygiene*, *Arbeitsplanung* und *Kommunikation* hinzu.

Versuchen wir die Qualität geleisteter Pflege mittels der genannten Kriterien *Wohlbefinden, Wirksamkeit, Wirtschaftlichkeit, Sicherheit, Hygiene, Arbeitsplanung und Kommunikation* einzuschätzen, dann stoßen wir auf einige logische Probleme dieser Aufzählung:

- Besteht nicht die *Wirksamkeit* von Pflege zu einem großen Teil aus der Gewährleistung bzw. Förderung des *Wohlbefindens* der gepflegten Menschen?
- Ist *Arbeitsplanung* nicht ein Teilaspekt des Umgangs mit der zur Verfügung stehenden Arbeitszeit und damit ein Beitrag zur *Wirtschaftlichkeit*?
- Stellt *Hygiene* in der pflegerischen Arbeit nicht einen wesentlichen Beitrag zur *Sicherheit* dar?
- Kann *Kommunikation* als Teil der Interaktion einfach als siebtes Element in einer linearen Aufzählung erscheinen? Sollte nicht stattdessen der weiter gefasste Begriff »Interaktion« (verstanden als zwischenmenschliches Handeln) verwendet und mit den anderen Kriterien verknüpft werden?

Darüber hinaus scheinen auch im erweiterten »WWWS-Modell« entscheidende Komponenten der Pflegequalität zu fehlen:

- Weshalb wird die Erhaltung bzw. Förderung von *Selbstständigkeit* nicht als Qualitätsmerkmal aufgeführt? Ist sie etwa das, was mit dem Begriff *Wirksamkeit* gemeint war? Ich vermute eher, dass *Wirksamkeit* die technische Richtigkeit von Pflegemaßnahmen, z. B. eines reinigenden Darmeinlaufs, bedeutete. Diese Annahme findet sich bestätigt, wenn *Juchli* (1979:23) als Beispiel für wirksame Pflege aufführt: »*... dem Patienten korrekte, fehlerfreie Grund- und Behandlungspflege zukommen lassen (z. B. Injektion subcutan statt i. m. oder umgekehrt, Salbe auftragen statt einmassieren)*«.
- Welchen Stellenwert besitzt die moralische bzw. ethische Dimension der Pflegequalität? Ist nicht die *Pflegeethik* als *Reflexion moralischer Aspekte der Pflegepraxis* ein elementarer Bestandteil von Pflegequalität?

Insgesamt erscheint das »WWWS-Modell« der *Grundprinzipien pflegerischen Handelns* auch in seiner erweiterten Fassung nicht befriedigend. Neben dem ungelösten Problem einer logischen Anordnung der Kriterien von Pflegequalität besteht das Hauptdefizit aller traditionellen Ansätze zur Beschreibung guter Pflege im Fehlen einer ethischen Dimension von Qualität.

Wenn wir im nächsten Kapitel die bisher vorgelegten *Definitionen* von Pflegequalität untersuchen, wird ersichtlich, dass auch sie eine explizite ethische Perspektive vermissen lassen: Pflegeethische Überlegungen lassen sich nur indirekt herausarbeiten (vgl. *Lay* 2001b: 2 ff.).

5.3 Definitionen von Pflegequalität

Der Begriff *Qualität* stammt von lat. *qualitas* und bedeutet Beschaffenheit, Eigenschaft, Eigenart, Sorte, Güte und Wert. Weil Qualität im Gegensatz zur Quantität nicht direkt messbar ist (*Dorsch* 1987:554), wird sie als Vergleich zwischen definierten Anforderungen und tatsächlich erbrachter Leistung umschrieben (vgl. *Siebers, Wander* 1993:5).

Nach *Giebing* (1991a:2) stammt der erste Versuch einer Qualitätsdefinition für Pflege von *Lee* und *Jones* (USA 1933): »*Hochqualifizierte Pflege ist die Pflege, die alle relevanten Kenntnisse und Techniken anwendet, die der Pflege zur Verfügung stehen.*«

Die etablierte Unterscheidung zwischen den Variablen Struktur-, Prozess- und Ergebnisqualität wurde 1966 von Donabedian eingeführt. Diese drei Variablen finden sich auch in *Williamsons* Definition von Pflegequalität (1978): »*Qualität ist der Grad des erreichten Erfolgs in der Pflege, der mit verantwortlichem Gebrauch von Mitteln und Leistungen erreicht wird*« (zit. n. *Giebing* 1991a: 2).

Williamson zielt auf die Gesichtspunkte *Zweckmäßigkeit* und *Wirtschaftlichkeit* und geht damit über die Beschreibung von *Lee* und *Jones* hinaus, die lediglich die traditionelle pflegefachliche Seite hervorhoben. Ähnlich formuliert auch *Thiel* (1990:458): »*Unter Pflegequalität verstehe ich das Ergebnis der notwendigen pflegerischen Intervention, bezogen auf pflegerische Ziele, unter Berücksichtigung der tatsächlich vorhandenen Rahmenbedingungen.*«

Nach *Locher* ist Pflegequalität »*… ein Leistungsangebot an Pflege von bestimmter Güte. Der bestmögliche Qualitätswert wird erbracht, wenn krankheitsrelevante und individuelle Bedürfnisse des Patienten … situationsangemessen erfüllt werden*« (*Locher* 1978, zit. n. *Grosse* 1990:454).

Die Befriedigung der Bedürfnisse der gepflegten Menschen ist jedoch allein kein hinreichendes Kriterium für Pflegequalität. *Juchli* betont die Rolle der Pflegekräfte bei der Gewährleistung von Qualität: »*Wenn wir davon ausgehen, daß Krankenpflege vom Bild des Menschen bestimmt wird, d. h. von der Einstellung und Haltung desjenigen, der Pflege ausübt, wird klar, daß die Qualität der Pflege von der Lebensqualität der einzelnen Pflegeperson abhängt*« (*Juchli* 1987:79).

Juchlis Aussage nimmt nicht ausschließlich die pflegebedürftigen Menschen in den Blick, sondern betont Voraussetzungen für Qualität auf Seiten des Pflegepersonals. Sie entspricht Juchlis eher individualistisch ausgerichtetem Verständnis der Pflegepraxis und deutet übergeordnete sozial- und gesundheitspolitische Gesichtspunkte lediglich an.
Juchlis auf das pflegende Individuum gerichtetem Blickwinkel steht *Donabedians* gesellschaftsbezogene Sichtweise aus dem Jahr 1968 gegenüber: »*Qualität ist der Grad der Übereinstimmung zwischen den Zielen des Gesundheitswesens und der wirklich geleisteten Pflege*« (zit. n. *Giebing* 1991a: 2).

Die Anforderungen, die die Gesellschaft an die Betreuung pflegebedürftiger Menschen stellt, sind als sozialer Auftrag an die berufliche Pflege zu verstehen (vgl. *Schwerdt* 1998 b: 108). Nach *Arndts* Auffassung »*… bestehen gesetzliche Regelungen, die indirekt auf ein gesellschaftliches Mandat verweisen*« (*Arndt* 1996a: 11).

Sozial- und gesundheitspolitische Ziele einer Gesellschaft hängen entscheidend von der Wirtschaftskraft des jeweiligen Landes ab[55]. In der Berufsordnung des Deutschen Berufsverbandes für Pflegeberufe wird dieser Gedanke aufgegriffen: »*Die Qualität der pflegerischen Versorgung ist abhängig von den Normen und Wertvorstellungen der Gesellschaft, ihrem Menschenbild und den Ressourcen eines Landes*« (DBfK 1992:3).

Wenn sich aus den gesetzlichen Regelungen ein gesellschaftliches Mandat der Berufsgruppe ableiten lässt, dann muss Pflege in ihren Zielsetzungen den vorgegebenen gesellschaftlichen Auftrag berücksichtigen. Aus dieser Perspektive kann Pflegequalität beschrieben werden als *der* »*… Grad an Übereinstimmung zwischen den anerkannten Zielen der Berufsgruppe und dem erreichten Erfolg in der Pflege*« (Schiemann 1990, zit. n. *Giebing* 1996:12).

Eine wichtige Ausweitung der Diskussion um Pflegequalität nimmt Dr. *Hermann Brandenburg*, Professor für Gerontologie und Pflegewissenschaft an der Kath. Fachhochschule Freiburg, vor. Er fokussiert Qualität als Ergebnis eines interprofessionellen Aushandlungsgeschehens (*Brandenburg* 1998:61). »*Pflegequalität meint das Ergebnis eines interprofessionellen Aushandlungsprozesses zwischen Patienten, Pflegenden, Ärzten und anderen therapeutischen Gruppen hinsichtlich der objektiven und subjektiven Kriterien der Förderung und Aufrechterhaltung der Selbständigkeit und Gesundheit des Patienten. Handwerklich-technische, kommunikative, organisatorische, kontextuelle und institutionelle Aspekte der Pflege werden als konstitutiv für den Qualitätsbegriff angesehen.*« (S. 63 f.)

Brandenburgs Beschreibung von Pflegequalität aus dem Jahr 1998 erweitert die Perspektive um den Aspekt umfassender Interaktion und ist geeignet, die Diskussion voran zu bringen. Um den Pflegequalitätsbegriff weiter zu entwickeln, sollte zusätzlich der Aspekt der ethischen Reflexion integriert werden. Warum Qualitätsbeschreibungen heute nicht mehr ohne Berücksichtigung ethischer Perspektiven formuliert werden sollten, wird im nächsten Kapitel herausgearbeitet (vgl. *Lay* 2001b: 5 f.).

5.4 Qualität gefordert – Ethik nicht erforderlich?

In der Pflege gibt es eine Vielzahl geschriebener und ungeschriebener Normen. Sie lassen sich hauptsächlich aus folgenden historischen Vorstellungen von Pflege ableiten:

Pflege als christliche Liebestätigkeit, als Werk der Barmherzigkeit, als Dienst am Nächsten um Christi willen, als gelebte Nächstenliebe[56], als Dienen um Gotteslohn, als sinnvolle Beschäftigung für bürgerliche Frauen, als höchste weiblich-sittliche Tugend, als mütterlich-fürsorgliches Beschützen und Erziehen, als aufopferungsvolle Hingabe an Bedürftige, als Voraussetzung, um einen Krieg führen zu können, als heldenhafter Dienst für das Vaterland, als schönster Frauenberuf, als kirchlich-diakonisches oder kirchlich-karitatives Engagement, als ehrenamtliche Familienangelegenheit, als humanitärer Dienst an der Menschheit, als unauffällig-bescheidene Hilfeleistung, als Dienst im Stillen, als duldsames Umsorgen, als hausarbeitsnahe Tätigkeit, als erfüllende Tätigkeit für kinderlose Frauen, als medizinische Hilfstätigkeit zur Gewährleistung ärztlichen Handelns, als sozialpädagogische oder medizinisch-technische Assistenztätigkeit, als Frauenarbeit mit geringer Vergütung, als unpolitische Tätigkeit, als berufsverbandlich geringgradig organisierte Arbeit, als qualifizierte Fachberufe im Sozial- und Gesundheitswesen, als eine professionelle Dienstleistung, als eine neue Profession, als eine eigenständige wissenschaftliche Disziplin.

Auf dem Hintergrund dieser verschiedenen geschichtlichen Auffassungen von Pflege wird die Vielzahl der beruflichen Normen in der Pflege verständlich, denn mit der Zuschreibung von Rollen und Funktionen für das Pflegepersonal sind »... immer auch moralische Ideale verbunden gewesen« (*Bondolfi* 1996a:19). In der Diskussion um Möglichkeiten zur Beschreibung von Pflegequalität wird dieser Aspekt völlig vernachlässigt.

Es wundert mich, dass in der Pflegeliteratur trotz einer Flut an Regeln zur Gewährleistung einer »guten« Pflege bisher kaum explizit eine Verbindung von Ethik und Qualität konstruiert und diskutiert worden ist. *Reutlinger* (2001) untersuchte einige Dutzend internationale Fachbeiträge zur Qualität in der Pflege und stellt fest, die ethische Dimension in der aktuellen Diskussion um den Inhalt und den Nachweis der Pflegequalität werde in der gesichteten Fachliteratur kaum diskutiert, allenfalls in impliziter Weise (S. 89). Die Schweizer Pflegewissenschaftlerin berichtet lediglich von einer einzigen Ausnahme: »*Anderson (1996) fordert, dass für eine Gesundheit für alle auch Prinzipien der Gerechtigkeit in Entscheidungen zur Effizienz der Pflege mit einfließen müssen. Sie fordert von Institutionen, ethische Standards zu entwickeln und diese als Richtlinien für Effizienzprogramme zu nutzen. Nach Anderson (ebd.) kann eine Organisation Ziele wie bessere Qualität und Produktivität über längere Zeit nur aufrecht erhalten, wenn Führung, Qualität und Ethik konzeptionell vereint werden.*« (S. 90)

Eine solche konzeptionelle Verbindung liegt bislang nicht vor. Ethik und Qualität scheinen zwar beide das »Gute« zu meinen, dies jedoch aus unterschiedlichen Blickwinkeln. Pflegerische Aussagen über Qualität werden ohne explizite Berücksichtigung ethischer Perspektiven formuliert. Beispielsweise schlägt *Kellnhauser* folgende Definition von Pflegequalität vor: »*Qualität ist der Grad der Übereinstimmung zwischen erbrachter Pflege und den bestehenden Kriterien für diese Pflege*« (*Kellnhauser* 1991:332 ff.).

Wer diese Kriterien aufstellt, wird nicht ausgeführt. Es kann sich nach dieser Definition sowohl um staatliche Vorgaben (z. B. Pflegeversicherungsgesetz) als auch um interne Regelungen eines Pflegeanbieters (z. B. Heimordnung in einer Einrichtung für schwerstbehinderte Menschen) handeln. Auch Anordnungen von Einzelpersonen, z. B. der Inhaberin eines ambulanten Pflegedienstes, können etwa in Form einer Dienstanweisung zum Maßstab für Pflegequalität werden.

Was in den Kriterien verlangt wird, ist durch juristische Bestimmungen allein nicht hinreichend umrissen. Zudem reicht die moralische Verantwortung i. d. R. weiter als die gesetzliche: »*Jemand kann rechtlich völlig korrekt und dennoch unmoralisch handeln*« (*Pieper* 2000:137, vgl. auch *Fry* 1995:35 f.; *Arndt* 1997a:10; *von Engelhardt* 1997:49). *Berger* schildert ein anschauliches Beispiel für diese Problematik: Ein Altenpfleger arbeitet auf einer Etage, auf der eine strenge hierarchische Ordnung herrscht. Er bekommt von der Wohnbereichsleitung den Auftrag, alle Bewohner der Etage zu baden, weil »Badetag« sei. Soll er den etablierten Standard beachten und sich der Tradition des »Badetages« fügen (vgl. *Berger* 1999:99)?

Wie die Pflegetätigkeiten ausgeführt werden, schlägt sich schließlich in der Qualität der Pflegeergebnisse nieder. Ein ergebnisorientiertes Kennzeichen von Qualität ist die Kundenzufriedenheit. Sie allein ist gleichwohl kein hinreichendes Kriterium für die Qualität von Pflege (vgl. *Klie* 1998a:135). Beispielsweise kann die Pflege eines stuhlinkontinenten alten Menschen im Pflegeheim so geschehen, dass das Selbstwertgefühl des Gepflegten entweder bedroht oder gestärkt wird. Der Bewohner wird zwar die Unterschiede wahrnehmen, sie aber wahrscheinlich auch deshalb nicht konkret beschreiben, weil er sich von den Pflegekräften andauernd abhängig weiß.

Traditionell ist Qualität als Erfüllung von Aufgaben bzw. als Eignung zu ihrer Erfüllung definiert. Nach dieser Definition ist Qualität zunächst einmal nicht-moralisch. Sie stellt keine ethisch begründeten Ansprüche an ihre jeweiligen Inhalte, sondern ist als ein eher ökonomisch gedachter, nicht-moralischer Vergleich zwischen Anforderungen und betrieblichen Realitäten formuliert. In der Auffassung von Qualität als Maß der Übereinstimmung von Soll und Ist fehlt jedoch die ursprüngliche Wortbedeutung der *Güte* und des *Wertes*.[57]

> Bisher vorgelegte Definitionen von Pflegequalität meinen die »Güte« von Pflege ohne Berücksichtigung einer ethischen Perspektive erfassen zu können. Qualität darf jedoch nicht vermeintlich wertneutral als Übereinstimmung von Vorgabe und Umsetzung bestimmt werden, wie folgendes Beispiel verdeutlicht: Angenommen, eine Pflegerin in einem Straflager eines totalitären Staates befolge die Anweisungen zur Mithilfe bei medizinischen Experimenten an Gefangenen genau. Damit würde ihr Verhalten nach traditioneller Definition (Übereinstimmung von Auftrag und Realisierung) eine hohe Qualität aufweisen! Spätestens bei dieser überspitzten Argumentation wird deutlich, wie »wertblind« und potenziell »ungut« eine vermeintlich wertneutrale Definition von Qualität ist.

Wie in Kap. 5.1 gezeigt, sind die Kriterien, anhand derer die Qualität von Pflege gemessen wird, stark kontext- und zeitabhängig. Aus sozialpsychologischer Sicht können sie schon deshalb nicht wertneutral formuliert werden, weil *jede* Kommunikation ethische Werte (prämoralische Güter) stützt oder untergräbt. Übertragen auf die pflegerischen Interaktionen bedeutet das, dass jedes pflegerische Tun und Lassen auf die damit vertretenen und transportierten Güter hin untersucht werden kann: »*Jede unserer Handlungen ist geprägt von unseren Erfahrungen, unseren Vorstellungen und den Grundwerten oder Normen, von denen wir uns leiten lassen, ob wir das bewußt oder unbewußt tun – es gibt kein wertneutrales Handeln*« (*Lindner* 1999:55).

Allgemeine pflegerische Zielsetzungen und Entscheidungen im Pflegealltag enthalten immer auch eine ethische Komponente, die genau betrachtet werden will. Allerdings ergibt sich in der Fülle beruflich problematischer Situationen die Ungewissheit darüber, welche Probleme moralischer Art sind und welche nicht. *Loewy* stellt fest, es sei »*... schwierig, genau zu sagen, was ein ›ethisches‹ Problem überhaupt ist und wie sich ein ›ethisches‹ von einem anderen Problem eigentlich unterscheidet. Das mag deswegen sein, weil fast jedes Problem, das wir im täglichen Leben antreffen, unvermeidlich auch ethische Dimensionen aufweist; andererseits ist es auch sicherlich der Fall, daß es kaum ein wirkliches ›rein‹ ethisches Problem gibt*« (1995:20).

Tschudin hebt das Kriterium »soziales Handeln« hervor: »*Jede Entscheidung, die andere Menschen betrifft, hat eine moralische Dimension*« (1988:33). Freilich besteht bei diesem Präzisierungsversuch die Schwierigkeit der Abgrenzbarkeit pragmatischer und ethischer Perspektiven fort, wie *Loewy* zu Recht anmerkt: »*... da ja fast alle wirklichen Fragen in gewisser Hinsicht auch andere und nicht nur einen selbst angehen, so ist ein Teil jeder Frage und jedes Problems im praktischen täglichen Leben auch eine Frage der Ethik*« (1995:21).

Gibt es überhaupt eine Differenz zwischen pragmatisch-sachlichen und moralischen Fragen oder Konflikten? Wenn ein Unterschied zwischen pragmatischen und moralischen Konflikten besteht, dann ist er jedenfalls nicht objektiv vorhanden, quasi in der Sache selbst begründet, sondern entsteht durch die Perspektive des Beobachters. Zwei Vergleiche sollen diese These stützen: Nicht jedes Problem ist ein rechtliches, aber jedes Problem kann auch aus juristischer Perspektive untersucht werden – nicht jede Angelegenheit ist eine religiöse, aber jede Angelegenheit kann auch aus theologischer Sicht betrachtet werden.

Was folgt daraus für die Differenzierung von moralischen und pragmatischen Fragen? Versuchen wir einen gangbaren Weg zu finden: In beiden Fällen werden von Beteiligten oder Beobachtern konkurrierende Werte oder Normen identifiziert.

> Nun scheint der Unterschied zwischen moralischen und pragmatischen Problemen darin zu liegen, dass bei moralischen Problemen mindestens einer dieser Werte ethisch begründet wird oder mindestens eine der Normen als ein ethisches Prinzip bzw. als eine moralische Regel ins Feld geführt werden.

»Ethische Probleme betreffen immer Wert, Ziel, Motivation und Begründung einer Handlung sowie ihrer Alternative(n), die andere Menschen in Mit-leiden-schaft zieht oder ziehen würde. ... Mitleidenschaft ist ein wichtiger Aspekt jeder Handlung: Andere werden dadurch betroffen, ›leiden‹ (positiv oder negativ) darunter, also müssen Handlungen legitimiert werden.« (Illhardt 1999 b: 280)[58]

Pflege als menschenbezogenes, d. h. soziales Handeln hat immer auch eine moralische Dimension, die beobachtet und untersucht werden kann. Doch folgt aus diesem **Können** auch ein **Sollen**? Diese Frage ist eindeutig zu bejahen. Dabei handelt es sich nicht um einen naturalistischen Fehlschluss (s. Kap. 7.3.4.2), vielmehr ist die normative Forderung über das Können hinaus klar zu begründen:

> Weil pflegerisches Tun oder Unterlassen menschliche Grundwerte (wie etwa Selbstbestimmung, Menschenwürde[59] und Wohlergehen) gerade in Krisensituationen des Lebens sowohl zu gefährden als auch zu fördern vermögen, darf die ethische Betrachtung von Pflege nicht vernachlässigt werden.

Wie intensiv Untersuchungen moralischer Aspekte von Pflege durchgeführt werden sollen und ob sie eher auf einer theoretisch-abstrakten Ebene oder auf der Handlungsebene der Pflegepraktiker ihren Platz haben sollten, ist damit noch nicht festgelegt. Definitionen und theoretische Entwürfe von guter Pflege sollten heute jedenfalls die ethische Dimension ausdrücklich mit einschließen. Das müssten gerade deutsche Pflegekräfte aus der nationalsozialistischen Vergangenheit gelernt haben (vgl. *Illhardt* 1990).

Einmischen müssen sich Vertreterinnen der Disziplin Pflege auch dort, wo Qualität lediglich im ökonomisch-quantifizierenden Sinn propagiert wird. Pflege ist nach heutigem Verständnis zwar eine menschennahe Dienstleistung, jedoch kein Produkt, das nach Vorgaben aus der Industrie exakt vermessen und grenzenlos rationalisiert werden kann. *Illhardt* (1985:48) möchte in Hinblick auf Qualitätssicherung beachtet wissen, dass »*... nicht jede Art von Qualität standardisierbar und in Zahlen greifbar ist: so werden zwischenmenschlich-existenzielle Begegnungen – zweifelsohne Elemente eines guten Standards – in herkömmlichen Erfolgsstatistiken nicht erfaßt. Jede Qualitätskontrolle, die das nicht berücksichtigt, führt zu falschen Ergebnissen und ist darum – ethisch und ökonomisch – eher desorientierend*«.

Nach *Schwerdt* (1998 b:116) kann die Qualität von Leistungen in der Altenhilfe »*... weniger als z. B. im Industriebereich anhand quantifizierbarer Ergebnisse definiert werden, da Selbständigkeit und Wohlbefinden wohl kaum als fertige und dauerhafte Produkte der Altenhilfe erzielt werden können*«. Zudem bleiben nach *Schwerdt* (ebd.) die Erfolge der Altenhilfe häufig unsichtbar (rehabilitative, prophylaktische Effekte).

Krompholz-Schink (1999:38) warnt in eindringlichen Worten: »*Nun soll auch die Pflege unter dem Vorwand der Kosteneinsparung mechanisiert werden. Als Mittel der Unterwerfung des Bereiches bzw. des Sprachspiels Pflege unter die Leitbilder der Ökonomie dient die Einführung der Qualität, allerdings im ... ökonomischen Sinne. Will sich die Pflege nicht disqualifizieren lassen, so muß sie den Mut aufbringen, zu versuchen, das nicht in objektiven Daten Ausdrückbare ihres Tuns trotzdem zu vertreten*«. Er räumt allerdings ein, Pflege werde nicht einfach von der Ökonomie okkupiert, sondern scheine selbst aktiv auf eine Ökonomisierung hinzuarbeiten. Ihm dränge sich der Eindruck auf, »*... als habe die Pflege nur darauf gewartet, ihre Fachtermini in an Industrieprozessen orientierte Ablaufvorgaben einzufügen, um endlich als Profession anerkannt zu werden*« (ebd.).

Käppeli äußert zur Ökonomisierungstendenz der Pflege eine andere Vermutung. Sie sieht die traditionelle Beziehung zwischen Pflegeperson und Leidendem als Bündnis charakterisiert, das dem Mit-Leiden der Pflegeperson mit dem Leidenden erwachsen sei (2001b: 304). Die Schweizer Pflegewissenschaftlerin stellt in der Pflege eine Tendenz fest, auf dem Hintergrund etwa von technologieinduzierter Sachbezogenheit und Ökonomismus das Bündnis zwischen Pflegeperson und Patient durch einen Vertrag zu ersetzen. Als Motiv für diesen Versuch vermutet sie die Hoffnung, sich damit erfolgreich der Berührung mit dem Leiden entziehen zu können (ebd.).

> **Qualität gefordert – Ethik erforderlich!** Das ist das Fazit dieses Kapitels. Vorstellungen über Pflegequalität, die auf eine Berücksichtigung moralischer Fragen verzichten, sind aus ethischer Sicht inakzeptabel, da potentiell unmoralisch. Qualitätsmanagementsysteme, die ohne Berücksichtigung ethischer Grundprinzipien die Güte der Dienstleistung Pflege zu beurteilen versuchen, sind zuvorderst von Pflegewissenschaft und Pflegemanagement, aber auch von den Mitarbeitern in der Pflegepraxis abzulehnen.

Im folgenden Kapitel wird eine modellhafte grafische Darstellung der wesentlichen Elemente von Pflegequalität zur Diskussion gestellt (»Komponenten der Pflegequalität in der direkten Pflege«). Die Grafik ist das Kernstück eines neuen Pflegemodells, das als Alternative in seinen Grundzügen zur Diskussion steht. Es erhebt den Anspruch, seine elementaren Begriffe und Ziele ethisch zu rechtfertigen und zudem die ethische Reflexion in der Pflegepraxis ausdrücklich in den Mittelpunkt zu stellen.

Anmerkungen

[54] *»Sich aber auf eine Sammlung moralischer Verhaltensregeln zu berufen, stellt keine Antworten bereit, wenn in der Pflegepädagogik und in der Pflegepraxis schwierige individuelle moralische Entscheidungen getroffen werden müssen.«* (freie Übers.: R. L.)

[55] So wird der im europäischen Vergleich hohe Professionalisierungsgrad der Pflege in Skandinavien u. a. auf die volkswirtschaftlichen Erlöse aus dem Verkauf von Meeresöl zurückgeführt.

[56] *Kaiser* weist in seinem bemerkenswerten Beitrag »Zwischen Liebe und Aggression. Zur Ethik pflegerischen Handelns« auf die problematische Rolle der Nächstenliebe als (alleiniger) Leitidee der Pflege hin: »*Die Grundhaltung der Nächstenliebe kann ... Probleme verstärken, wenn sie nämlich den **Gedanken des Erfolgs** als unwichtig betrachtet und somit verhindert, daß über ›Erfolgserlebnisse‹ in der Pflege offen gesprochen wird*« (Kaiser 1998:155).

[57] *Pieper* beklagt, der Wertbegriff habe sein qualitatives Moment verloren und werde nur noch auf quantifizierbare Gegenstände bezogen. Durch seine Reduktion auf zählbare und berechenbare Größen sei der Wertbegriff verarmt, Menschen würden preislich taxiert und ihrer Würde beraubt. Zur Grundlage unseres Handelns müsse daher neben dem quantifizierenden wieder ein qualitatives Wertbewusstsein treten (2000:70).

[58] Vgl. zur historisch-pflegewissenschaftlichen Bedeutung von Mit-Leiden *Käppeli* (2001b).

[59] Eindrucksvolle Schilderungen von Krankenhaussituationen, in denen die Würde von Menschen verletzt wurde, finden sich bei *Terhaar* (1995).

6 Ethik im Zentrum der Pflegequalität

Was bedeutet **gute** Pflege? Ist sie das, was gewöhnlich unter Pflegequalität verstanden wird? Ist Güte identisch mit Qualität? Oder ist Güte eher ein philosophischer Begriff, eine Frage der Ethik?

Wie kann man die Güte von Pflege beschreiben und beurteilen? Qualitätsmanagement und Ethik scheinen unterschiedliche Perspektiven und Zugangswege anzubieten. In der Pflegeliteratur finden sich erstaunlicherweise kaum Verknüpfungen zwischen diesen beiden Ansätzen. So wird das Thema **Ethik** in der pflegerischen Qualitätssicherungsliteratur meist nur am Rande berücksichtigt (vgl. *Lay* 2001a; *Reutlinger* 2001). Ebenso gibt es in der Pflegeethik-Literatur keine systematische Verbindung zum Thema **Qualität** (vgl. *Lay* 2001b).

Pflegequalität imponiert in der Literatur bislang überwiegend als eine ökonomisch relevante Größe. Sie sollte jedoch nicht ausschließlich unter volks- und betriebswirtschaftlichen Aspekten betrachtet, sondern als ein ursprüngliches moralisches Anliegen der Profession verstanden werden – als ethisch begründetes pflegerisches Bemühen um menschliche Würde und Lebensqualität.

> »*Qualitätssicherung in der Pflege ist eine ethisch begründbare Pflicht.*« (*Illhardt* 1999a:172)

Ethik ist keine randständige, beiläufige »Zugabe«, sondern berührt den Kern pflegerischen Verständnisses. Der Pflegeethik gebührt der Platz im Zentrum der Pflegepraxis. Zwei Zitate aus der Schweiz sollen eingangs diese These stützen (Hervorhebungen: R. L.):

»*Die* **Würde des Menschen** *und die* **Einzigartigkeit des Lebens** *stehen* **im Zentrum allen pflegerischen Handelns**«, so der Schweizer Berufsverband der Pflegefachfrauen und Pflegefachmänner in seinen Ethischen Grundsätzen für die Pflege (SBK 1990). *Monika Müller-Angst*, die Präsidentin des Verbandes, drückt diesen grundsätzlichen Gedanken so aus: »***Die Ethik steht im Mittelpunkt der Pflege***. *Sie wohnt unserer Sprache, unseren Entscheidungen und unserem Handeln inne* …« (1999, o. S.).

Pflegeethik ist das zentrale Element einer verantwortlichen Pflegepraxis.[60] Spiegelt sich diese Sichtweise, wenn schon nicht in Qualitätsmanagementmodellen, so doch zumindest in Pflegetheorien bzw. -modellen[61] wieder? Sind Pflegemodelle so aufgebaut, dass Ethik in ihnen den zentralen Platz einnimmt, aus dem sich alle Theoriebausteine ableiten lassen?

Ich meine, diese Frage eher verneinen zu können. Die gängigen Pflegemodelle leiten ihre Elemente i. d. R. weder **explizit** aus ethischen Theorien und Grundprinzipien ab noch haben ethische Reflexionen einen zentralen Platz in der Darstellung der Modelle. Aus Sicht der *Ethik in der Pflegewissenschaft* wäre aber genau dies gefordert: Pflegemodelle sollten ihre zentralen Konzepte explizit ethisch begründen (können).

In der Beschäftigung mit unterschiedlichen Pflegemodellen einerseits und der Diskussion um Pflegequalität andererseits arbeite ich seit 1996 an der Entwicklung eines neuen Pflegemodells. Es ist in meiner damaligen Tätigkeit als Praxisanleiter entstanden und trägt in Abgrenzung zu medizinisch-pathogenetischen Ansätzen den Namen »Modell der Gesundheitspflege«. Seit Februar 1998 wird die gesamte Ausbildung der Pflegeschüler an der Krankenpflegeschule des Kreiskrankenhauses Emmendingen (www.krankenhaus-emmendingen.de) in Unterricht und Ausbildungspraxis nach diesem Modell durchgeführt. Die Umsetzung des Modells erstreckt sich konzeptionell u. a. auf
- die theoretischen Unterrichte,
- das Ausbildungshandbuch,
- Mentorenanleitungen,
- klinische Unterrichte,
- gezielte Maßnahmen der innerbetrieblichen Fortbildung,
- den Standard »Pflegequalität« (siehe Anhang),
- anonyme schriftliche Befragungen zur Ausbildungsqualität und die
- praktische staatliche Prüfung am Ende der Ausbildung.

Die im Rahmen der Qualitätssicherung regelmäßig durchgeführten anonymen Befragungen der Pflegeschüler bestätigen dem Modell eine gute Anwendbarkeit in der Pflegepraxis sowie eine gute bis sehr gute Auswirkung auf die Qualität der theoretischen und praktischen Ausbildung.

Im folgenden Kapitel werden nun die wichtigsten Konzepte des neuen Pflegemodells vorgestellt.[62]

6.1 Modell der Gesundheitspflege

Der wichtigste Teil des Modells ist eine integrative Kombination von
   a) traditionellen pflegefachlichen Anliegen,
   b) Elementen aus der Qualitätsdiskussion und
   c) der Forderung nach ethischer Fundierung der Pflege
in Form einer grafischen Darstellung.

Pflegequalität verstehe ich hier als die Qualität direkter Pflege im Alltag. Sie entsteht im Zusammenwirken verschiedener Elemente, die ich als Komponenten bezeichne (von lat. *componere*: zusammensetzen, zusammenfügen). Diesen Teil des neuen Pflegemodells nenne ich »Modell der Komponenten von Pflegequalität«.

Mit ihm soll die Beschreibung des Pflegemodells eingeleitet werden. Erläuterungen zur abgebildeten Grafik werden folgen.

Abbildung 8 (*Lay* 2001b:15) stellt die *Komponenten der Pflegequalität in der direkten Pflege* grafisch dar: Innerhalb eines Interaktionsfeldes sind in Form eines Dreiecks um den zentralen Baustein *Pflegeethik* die drei *Hauptkomponenten* angeordnet: *Wirksamkeit, Sicherheit und Wirtschaftlichkeit.*

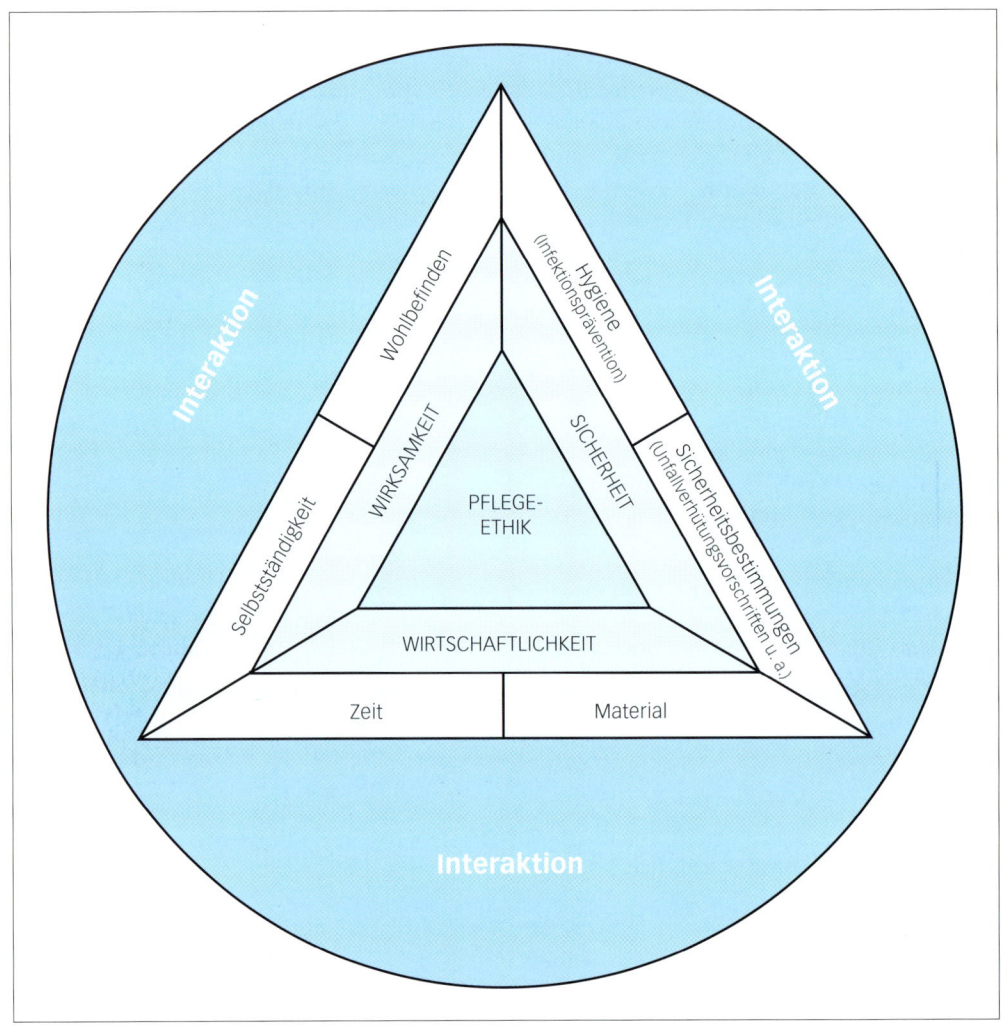

Abb. 8: Komponenten der Pflegequalität in der direkten Pflege (Lay 2001b: 15).

Bevor ich auf die Komponenten im Einzelnen eingehe und ihre Bedeutung unter Rückgriff auf Überlegungen aus der Ethik, der Qualitätsdiskussion und der Pflegewissenschaft begründe, soll in vereinfachter Form kurz der jeweilige Hauptgedanke zu jeder Komponente genannt werden. So hoffe ich den Lesern mit den kurzen Erläuterungen zur Grafik zuerst einen kleinen inhaltlichen Überblick zu bieten, um dann vertieft die Komponenten und ihre Zusammenhänge zu behandeln.

Hier der kurze Überblick:
- Unter **Wirksamkeit** verstehe ich das erfolgreiche Erhalten bzw. Fördern von *Selbstständigkeit* und/oder *Wohlbefinden* der Klienten[63].
- **Sicherheit** zu gewährleisten, meint das infektionspräventive *hygienische Vorgehen* und die Beachtung anderer üblicher *Sicherheitsvorschriften* (z. B. Unfall-Verhütungs-Vorschriften, rückenschonendes Arbeiten, Datenschutz, Brandschutzvorschriften, MPBetreibV, Umweltschutzbestimmungen etc.).

- **Wirtschaftlichkeit** wird durch bewusstes Aufwenden von Arbeitszeit und -material erreicht. Hierzu zählen u. a. der gezielte Personaleinsatz, die Arbeitsplanung und der zweckmäßige Gebrauch bzw. Verbrauch von notwendigem Sachbedarf.
- **Interaktion** weist auf die Qualität des zwischenmenschlichen Handelns hin (kommunikative Kompetenz, Beziehungsgestaltung, Kooperations- und Koordinationsvermögen, Reaktion auf Schwierigkeiten). Sie hat eine umfassende Bedeutung für alle pflegerischen Phänomene und ermöglicht es, die anderen Komponenten zu verwirklichen.
- Die Auswahl möglichst umweltfreundlicher Materialien, ihre schonende Anwendung und verantwortungsvolle Entsorgung ist wohl unstrittig ein (umwelt-)ethisches Anliegen. Darüber hinaus vertrete ich die Überzeugung, dass der **Pflegeethik** aus vielen Gründen eine zentrale Position in konzeptionellen Überlegungen zur Güte von Pflege zukommt.

Sowohl die *Interaktion*, die die anderen Komponenten möglich macht, als auch die drei Hauptkomponenten *Wirksamkeit*, *Sicherheit* und *Wirtschaftlichkeit* werden – wie zu zeigen sein wird – wesentlich durch ethische Überlegungen legitimiert.

>Meine These lautet daher: *Pflegeethik ist die zentrale Komponente der Pflegequalität.*

Das dargestellte Modell der Komponenten von Pflegequalität ist zunächst nur zur Einschätzung und Förderung der Qualität **direkter** Pflege konzipiert, da es sich hierbei um die primäre Pflegeleistung handelt. Eine darüber hinaus gehende Beschreibung dessen, was Pflegequalität in den übrigen Aufgaben- und Verantwortungsbereichen der Pflege ausmacht (Pflegedokumentation, Pflegeorganisation, Mitarbeit bei medizinischer Diagnostik und Therapie, Kooperations- und Koordinationsaufgaben sowie Bildungs- und Qualitätssicherungsaufgaben), beabsichtige ich zunächst nicht.[64] Gleichwohl scheint eine analoge Anwendung des grafischen Modells auf diese Bereiche nahe zu liegen. So ließen sich beispielsweise die Zieldimensionen *Selbstständigkeit* und *Wohlbefinden* auf Mitarbeiterführung und Berufspädagogik übertragen (vgl. Kap. 4.2.2).

An den einzelnen Komponenten entlang gehend, werde ich im weiteren Verlauf von Kap. 6 Schritt für Schritt die wichtigsten Begriffe und Ideen des *Modells der Gesundheitspflege* herausarbeiten und ethisch begründen. Beginnen wir mit der Bedeutung der Komponenten *Selbstständigkeit* und *Wohlbefinden*.

Entgegen traditioneller Vorstellungen von Pflege, die auf funktionale Defizite, die Unterstützung ihrer Behandlung und die Kompensation ihrer Folgen gerichtet sind, liegt im Modell der Gesundheitspflege die Betonung auf den *Entwicklungsmöglichkeiten von Menschen* und ihrer *gezielten Förderung* durch kompetente Pflegende. Mit anderen Worten: Nach dem Modell der Gesundheitspflege wollen Pflegekräfte nicht Gebrechlichkeit, Krankheit oder Behinderung »bekämpfen« oder kompensieren, sondern gesundheitsförderliche Entwicklungen von Menschen erkennen, anregen und wirksam unterstützen.

Pflegende sollen mit Hilfe des neuen Pflegemodells die Entwicklung pflegebedürftiger Menschen hin zu einem zufrieden stellenden Niveau an Selbstständigkeit und Wohlbefinden in den Alltagsaktivitäten fördern können.

Die einzelnen Passagen dieser Aussage sollen in den folgenden Kapiteln erläutert werden. Ich beginne mit der Begründung der pflegerischen Ziele Selbstständigkeit und Wohlbefinden, werde daraus in der Folge eine pflegerische Definition von Gesundheit ableiten und dann den Ausdruck »zufrieden stellendes Niveau« erklären. Nach einer Erläuterung zum Begriff der Alltagsaktivitäten werde ich schließlich eine neue Definition von Pflege vorstellen.

6.1.1 Selbstständigkeit und Wohlbefinden als Zieldimensionen der Pflege

Autonomie ist ein ethischer Wert, der in der *Ethik in der Pflege* wie auch in der allgemeinen Ethik und in anderen Bereichsethiken höchste Anerkennung genießt. Die Achtung und Förderung von Autonomie kann als eine der höchsten ethischen Pflichten der Pflege deklariert werden. »*In dem Maße, in dem Pflegende es als ihre Aufgabe verstehen, sich für die Autonomie von Patienten einzusetzen, verpflichten sie sich einem eigenen pflegerischen Anliegen.*« (*Arndt* 1997b: 516)

Der Kern pflegerischen Handelns ist nach *Görres* und *Friesacher* (1998:161) die Beziehung und damit Interaktion zwischen einem Pflegenden und jemandem, der Pflege benötigt. Autonomie sei hierbei einer der zentralen Begriffe (ebd.). *Schwerdt* begründet die Förderung von Autonomie anthropologisch und verwendet hierzu das in der Pflege üblichere Wort **Selbstständigkeit**: »*Gute Pflege im anthropologischen Sinne meint die Ermöglichung und Förderung größtmöglicher Autonomie (Selbstständigkeit) im Vollzug der Aktivitäten des täglichen Lebens, im Rahmen gesellschaftlicher Einbindung*« (1998a:19).

6.1.1.1 Selbstständigkeit als Zieldimension der Pflege

Selbstständigkeit ist ein in der Pflege etablierter Begriff, der auf zwei verschiedene Bedeutungen von Autonomie verweist:
1. funktionelle Eigenständigkeit und
2. Selbstbestimmung.[65]

Diese beiden Seiten von Selbstständigkeit sollen im Folgenden näher beschrieben werden.

6.1.1.1.1 Selbstständigkeit als funktionelle Eigenständigkeit

In der Pflege geht es zu einem großen Teil darum, vorhandene Fähigkeiten pflegebedürftiger Menschen zu erhalten oder wieder/weiter entwickeln zu lassen. Ziel ist die (Wieder-)Etablierung einer umfassenden Selbstpflege bzw. die Bewältigung der Alltagsaufgaben. *Conradi* (2003:40) bestätigt diesen Gedanken: »*Die Förderung und Erhaltung der Selbstständigkeit von Patientinnen und Patienten ist eines der zentralen Pflegeziele. Sie werden darin unterstützt, so viel wie möglich selbst zu tun, also beispielsweise selber beim Essen den Löffel zum Mund zu führen, statt das gereichte Essen bloß zu schlucken.*«

Schlecht (1999:136) führt ein anderes Beispiel aus dem pflegerischen Alltag an: die Bewegungs(un)fähigkeit eines Menschen. »*Auch hier geht es um ethische Überlegungen, wenn – aus den verschiedensten Gründen – entschieden wird, ob jemand im Bett bleibt oder ob Mobilisation o. ä. geplant und durchgeführt wird.*« Ein Wert, der die Entscheidung beeinflussen könne, sei möglicherweise die Beweglichkeit eines Menschen. Sie sei zu fördern, meint *Schlecht*, um eine möglichst große Autonomie des Pflegebedürftigen wiederzuerlangen bzw. zu erhalten.

Ein groß angelegtes europäisches Pflegeforschungsprojekt in den Jahren 1998 bis 2001 bestätigte, dass Autonomie im pflegerischen Kontext gerade auch Handlungs- und Bewegungsfreiheit bedeutet. Die in dieser Untersuchung befragten Patientinnen verstanden unter Autonomie beispielsweise ein Maximum an Unabhängigkeit, alles für sich selbst tun zu können, ohne die Hilfe Anderer (*Arndt* et al. 2002:7 f.).

Die funktionelle Seite der Selbstständigkeit als alleiniges Pflegeziel reicht jedoch nicht aus.

Kesselring (1996:12) kritisiert die herausragende Stellung der Unabhängigkeit im Pflegemodell von *Roper*, *Logan* und *Tierney* (1987), in dem das Ziel der Pflege laute, möglichst viel Unabhängigkeit in möglichst vielen ATL[66] zu erreichen. In diesem Pflegemodell, das in den siebziger und frühen achtziger Jahren des 20. Jahrhunderts auf dem Hintergrund des staatlich finanzierten National Health Service Großbritanniens seinen Anfang nahm, liegt die Betonung tatsächlich sehr stark auf Funktionalität in Alltagsaktivitäten der Klienten (Abhängigkeits-Unabhängigkeits-Kontinuum; *Roper* et al. 1987).

»*Eine starke Ausrichtung der Pflege auf das Wiedererlangen von Unabhängigkeit von anderen läuft Gefahr, funktionelle Fortschritte hoch zu bewerten und den Patienten dafür zu loben, ohne in Betracht zu ziehen, was diese Fortschritte für den betroffenen Menschen bedeuten.*« (*Kesselring* 1996:12)

Auch *Klie* relativiert die absoluten Forderungen nach Aktivierung in manchen Pflegeauffassungen, wenn er warnt: »*Regelhaft ist davon auszugehen, dass der Mensch zur Selbstständigkeit strebt. Ob dies allerdings angesichts tiefer Kränkungen, Verluste und angesichts eines möglicherweise nahen Todes immer das richtige Leitbild ist, bleibt jeweils zu prüfen. Sloterdijk hat den Begriff der ›Weltferne‹ als Metapher für die Situation sich vom Leben verabschiedender, älterer Menschen eingeführt, deren innere Gegenwart nicht die äußere der Institution, Familie und Pflegenden sein muss, die sich ggf. stets durch Aktivierungsprogramme bemühen, den Pflegebedürftigen in die jeweils eigene Gegenwart zu holen. Unter diesem Blickwinkel kann ein Aktivierungsprogramm gerade Würde unverträglich sein, indem es Menschen ein für sie angemessenes Abschiednehmen oder Insich- und Beisichsein verhindert*« (*Klie* 1998a:131).

Aktivierung mit dem Ziel der Funktionalität ist ein wichtiges, aber kein hinreichendes allgemeines Pflegeziel.

6.1.1.1.2 Selbstständigkeit als Selbstbestimmung

Funktionelle Eigenständigkeit ist die eine Seite der Selbstständigkeit; Selbstbestimmung ist der andere Teil.[67] Zahlreiche Autoren betonen, wie wichtig es ist, die Selbstbestimmung pflegebedürftiger Menschen anzuerkennen und zu fördern.

Rehbock (2000: 288) mahnt: *»Achtung der Autonomie des Patienten fordert vom Helfenden, dass er sich im Rahmen seiner Möglichkeiten in die Lage des Hilfsbedürftigen hineinversetzt, um zu verstehen, was gut für ihn ist, was er braucht und was er wirklich will und akzeptieren kann. Diese Forderung schließt die Bereitschaft ein, auch solche Bedürfnisse und Wünsche zu respektieren, die man selbst nicht teilt, wie etwa bestimmte Essgewohnheiten oder auch das Rauchen«.*

Großklaus-Seidel (2002:143) gibt zu bedenken: *»Pflegerische Handlungen sind in der Regel nicht so invasiv wie medizinische, weshalb der ›informed consent‹ selten eingeholt wird. Doch auch ›body-to-body‹ Kontakte bedürfen der Einwilligung, weil sie die Intimsphäre berühren und damit nicht nur physisch, sondern auch psychisch ›verletzen‹ können. In zahlreichen Dienstleistungsberufen, die am und mit dem Körper von Kunden arbeiten, ist es mittlerweile üblich geworden, das eigene Handeln anzukündigen und das Einverständnis seines Gegenübers zu erbitten. Für den Bereich der Pflege ist dies trotz aller vorhandener Sensibilität oft noch schwierig – vielleicht deshalb, weil die Pflege es mit ›Kranken‹ zu tun hat. Krankheit und Pflegebedürftigkeit bedeuten jedoch nicht zwangsläufig Handlungs- und Entscheidungsunfähigkeit.«*

Bobbert (2003:93) argumentiert in ähnlicher Weise. Sie weist darauf hin, dass zahlreiche pflegerische Handlungen etwa bei der Körperpflege oder bei der Nahrungsaufnahme aus körperlichen Berührungen bestehen. Diese körperlichen Zugriffe seien zwar weniger invasiv als medizinische Eingriffe, wiederholten sich aber häufig und ließen sich meist nicht vermeiden. Die unausweichliche Abhängigkeit kranker Menschen von der Hilfe durch Pflegende mache differenzierte Überlegungen zum Recht auf Achtung der Autonomie um so notwendiger. *»Denn in letzter Konsequenz stellt jede Art pflegerischer Hilfe, die ohne oder gar gegen das Einverständnis des Kranken ausgeführt wird, einen körperlichen Übergriff dar, der das Recht des Kranken auf Achtung der Autonomie verletzt. Deshalb muss vor einer noch nicht dagewesenen Pflegemaßnahme eine ›informierte Zustimmung‹ eingeholt werden und die Pflegemaßnahme sollte, während sie ausgeführt wird, von Vorankündigungen darüber, was jetzt als nächstes ›gemacht wird‹, begleitet sein.«* (2003:93)

Grams (1998:45) plädiert für eine *»Pflege der Ermöglichung«*, bei der sowohl Patienten als auch Pflegekräfte Verantwortung übernehmen. Gerade die Körperpflege werde oft als mechanischer Reinigungsvorgang durchgeführt, ohne Selbstbestimmung und Mitgestaltung des Patienten. Ausgangspunkt einer »Pflege der Ermöglichung« seien hingegen Zusammenarbeit und situative Absprachen zwischen Patient und Pflegekraft, z. B. über Ziel und Modalitäten der Waschsituation (S. 46).

Die Selbstbestimmung der Klienten anzuerkennen und sie zu fördern, ist eine wichtige Forderung an Pflegekräfte (s. Abb. 17 in Kap. 4.3.6.2). Dennoch ist zu fragen: Ist die Selbstbestimmung der Klienten stets das oberste Ziel von Pflege?

Eingeschränkte Selbstbestimmung?

»*Pflege hat moralische Implikationen*«, schreibt *Arndt*. »*Sich um den anderen Menschen zu sorgen, das Gute für andere zu tun, ist moralisches Handeln.*« (*Arndt* 1999:45)

Wer bestimmt, was für einen Menschen *gut* ist? Grundsätzlich kann das nur der jeweils betroffene Mensch selbst, deshalb sollen pflegebedürftige Menschen über ihre Angelegenheiten selbst bestimmen.

Doch es gibt begründete Ausnahmen von dieser Norm. *Kuhlmey* fragt: »*Ist selbstbestimmtes Handeln für alle Menschen gut?*« und gibt sogleich die Antwort: »*Ein ethisches Problem und ein deutliches Nein: wenn Selbstbestimmung für eine Person mit großer Unsicherheit und Angst verbunden ist, dann hat sie für diese Person nicht den Wert, den sie möglicherweise in anderen Personen hat*« (1999:92).

Diese Position lässt zunächst an Paternalismus denken. Der im Sozial- und Gesundheitswesen negativ besetzte Begriff *Paternalismus* bezeichnet nach Höffe den Versuch eines einzelnen oder des Staates, das Wohlergehen anderer Personen (bzw. der Staatsbürger) auch ohne deren Einwilligung, extremenfalls sogar gegen ihren Willen herzustellen (*Höffe* 1997:224). Während in den meisten pflegetheoretischen Vorstellungen ein paternalistisches Verhalten strikt abgelehnt wird, gibt es in der Pflegepraxis Situationen, in denen eine Nichtbeachtung des augenblicklichen Rechtes eines Klienten auf Selbstbestimmung moralisch gefordert sein kann, z. B. wenn sich ein Mensch das Leben nehmen möchte und die Pflegekraft ihn dabei antrifft, oder wenn sich ein Kleinkind die Infusionsnadel entfernen will.[68]

Paternalismus bzw. Maternalismus (von lat. *pater:* Vater bzw. *mater:* Mutter) muss kontextbezogen beurteilt werden. »*In pflegerischen Berufen tritt das Paternalismusproblem in vielen Fällen nicht als eine Frage der Zulässigkeit der Einmischung auf, sondern, da das Verhältnis ein nichtreziprokes ist, als Frage nach der jeweiligen Angemessenheit eines bestimmten Ausprägungsgrads professionellen Eingreifens, als Frage nach den Mitteln und nach der Verhältnismäßigkeit. Anders ausgedrückt: es kommt auf die Ausbalancierung heteronomer Einflußnahme zur Schadensabwendung und zur Förderung des Guten einschließlich der Förderung der Autonomie an.*« (*Schwerdt* 1998c:59). Nach *Körtner* (2004:112) gehört zu einer professionellen Pflege die Fähigkeit zur ethisch begründeten Selbstbegrenzung der Fürsorge.

Hofmann diskutiert Selbstbestimmung vor dem Hintergrund der schwierig zu interpretierenden Handlungen von Menschen mit altersbedingten Verwirrtheits- und Demenzerscheinungen: »*Widerstand gegen bestimmte pflegerische oder therapeutische Maßnahmen wird in aller Regel nicht als Ausdruck einer autonomen Willensäußerung verstanden – was aber doch immerhin denkbar wäre – sondern als unvernünftige, weil demenzbedingte ›Verweigerung‹*« (*Hofmann* 2001 b:182). Dennoch bleibt festzuhalten: »*Psychische Erkrankungen führen in vielen Fällen tatsächlich zu vorübergehendem Autonomieverlust. Von daher gehört es zur Verantwortung und Professionalität der Pflegenden, ihre eigenen Ängste und Machtgefühle ebenso wie ihre Interpretation permanent zu reflektieren, damit sie nicht bestehende Abhängigkeiten verstärken oder (un-)bewusst ausnutzen und so die Würde[69] und das Selbstwertgefühl der Betroffenen unnötig verletzen*« (*Hofmann* 2001b:182 f.).

Kranke und pflegebedürftige Menschen verfügen nicht immer im selben Maße über die Fähigkeit zur Selbstbestimmung. »*Die Wirkung bestimmter Medikamente oder eine persönliche Schwächung können z. B. unsere Fähigkeit zur Selbstständigkeit beeinflussen, d. h. dass wir in bestimmten Momenten autonomer sind als in anderen.*« (*Richardson, Webber* 1998:25)

Deshalb darf es grundsätzlich keinen Zwang zur alleinigen Selbstbestimmung geben. Nicht nur Kinder, sondern viele pflegebedürftige Erwachsene sind damit überfordert, allein Entscheidungen treffen zu sollen. Sie brauchen Beratung und Unterstützung, um sich entscheiden zu können. »*Dem Patienten die Entscheidungshoheit zu überlassen, ist sicher ein wichtiger Schritt, aber im Klinikalltag ist eher das Problem, sie dialogisch zu gestalten. Dialogizität statt Autonomie heißt das Prinzip einer pragmatischen Entwicklung, die einerseits die Selbstbestimmungsfreiheit des Patienten respektiert, ihn aber andererseits in dieser Freiheit nicht allein läßt.*« (*Illhardt* 1999b:275)

Wie steht es mit der Selbstständigkeit eines sterbenden Klienten? Wenn auch in der Sterbebegleitung meist nicht (mehr) die Förderung der funktionellen Eigenständigkeit im Vordergrund steht, so wird doch die Achtung der Selbstbestimmung um so wichtiger. Sie kann in Zusammenarbeit mit den Angehörigen auch in den kleinen Verrichtungen des Alltags erfolgreich aufrechterhalten und eventuell gesteigert werden. Dies trägt zur Stärkung des Selbstwertgefühls des Sterbenden bei, das auf Grund der unausweichlichen Lage und der schwindenden Kräfte oft erheblich gefährdet ist.

> Nach meiner Erfahrung ist es empfehlenswert, gerade in der Sterbebegleitung vorrangig das Ziel Wohlbefinden zu verfolgen. Wohlbefinden bezieht sich auf den ganzen Menschen in seiner Lebenswelt, also auf die psychische, körperliche und soziale Situation sowie auf die nichtpersonale Lebensumgebung.

6.1.1.2 Wohlbefinden als Zieldimension der Pflege

Selbstständigkeit ist in ihren zwei Aspekten *funktionelle Eigenständigkeit* und *Selbstbestimmung* die Verkörperung des ethischen Prinzips der Ermöglichung von Freiheit bzw. Autonomie. Von hier bezieht die Komponente *Selbstständigkeit* ihre Berechtigung.

Ein klassisches ethisches Prinzip ist die Benefizienz, d. h. das Wohltun, die Sorge für bzw. um das Wohlergehen anderer Menschen. Benefizienz zielt auf Leidensvermeidung bzw. -verminderung und Förderung der Entfaltungsmöglichkeiten von Menschen, insbesondere auf Wohlergehen, Wohlsein bzw. Sich-wohl-Fühlen. Mit pflegerischer Hilfe ist menschliches Leben so auch angesichts von Krankheit, Behinderung, Altern und Sterben lebbar, wie *Wettreck* (2001:69) eindrucksvoll schreibt: »*Ziel pflegerischer Arbeit ist die menschliche Lebbarkeit auch bedrohten, beschädigten Lebens – durch Linderung und möglichst Besserung des Jetzt-Zustandes des Patienten, sowie die Prophylaxe von Verschlechterungen und Leidens-Vergrößerung.*« (ebd.)

Im Heilwesen besitzt der Grundsatz, nicht zu schaden (nil nocere), seit jeher obersten Stellenwert. Nach *Hofmann* (2001e:12) sollte sich – wie die Medizin – auch die Pflege diesem Imperativ verpflichtet fühlen. »*Positiv lässt sich ›nicht schaden‹ übersetzen mit: ›für das Wohl-*

befinden eines kranken, pflegebedürftigen, abhängigen Menschen Sorge zu tragen« (ebd.). Pflege verfolgt dieses übergeordnete Ziel explizit spätestens seit Virginia Henderson mit den Begriffen *wellness* bzw. *well-being*, zu deutsch: Wohlbefinden.

> Wohlbefinden ist ein subjektives Empfinden, das sich in vier verschiedenen Erfahrungsebenen zeigt:
> 1. *psychisch* (emotional, kognitiv und spirituell)
> 2. *körperlich-biologisch* (auf körperliche Integrität und physiologische Vorgänge bezogen)
> 3. *sozial* (auf die personale Umwelt bezogen)
> 4. *ökologisch* (auf die nichtpersonale Umwelt bezogen)

Wie sich das psycho-bio-sozio-ökologische (Wohl-)Befinden eines Menschen entwickelt, wird nicht zwangsläufig durch äußere Umstände festgelegt. Die Entwicklung in der Dimension Wohlbefinden hängt vielmehr stark davon ab, wie der betroffene Mensch seine Situation erlebt und deutet. Was für einen Menschen Wohlbefinden bedeutet, ist kulturell und biographisch geprägt und somit individuell verschieden. Wohlbefinden ist ein Phänomen, das subjektiv erlebt und bewertet wird.

Kinzelmann (1999:79) kritisiert, Wohlbefinden sei ein unspezifisches virtuelles Globalziel, das von jeder Pflegekraft individuell definiert werde und an deren eigenem Wertesystem orientiert sei. Diese Gefahr muss ernst genommen werden. Pflegekräfte können das Befinden der Klienten nicht von vermeintlich objektiven Faktoren ableiten, sondern müssen es über empathische Befragung und gezielte Beobachtung ermitteln. Wichtig ist die Reflexion der eigenen Befindlichkeit der Pflegekraft, der eigenen Ängste und Wünsche, um das jederzeit zu erwartende Risiko von Wahrnehmungsfehlern zu verringern.

6.1.1.2.1 Wohlbefinden als ausschließliches Ziel der Pflege?

Ziel aller pflegerischen Maßnahmen ist es nach *Schlecht* (1999:142), pflegebedürftigen Menschen Wohlbefinden zu ermöglichen oder es zu erhöhen. Auch nach Auffassung *van der Arends* und *Gastmans*« ist »… *der gesamte Pflegeprozeß auf ein Ziel gerichtet: die Förderung des Wohlbefindens des Patienten«* (1996:93). Die Orientierung des pflegerischen Handelns auf das Wohlbefinden des Patienten mache es zur ethischen Tätigkeit (S. 97).

> Hier melde ich Zweifel an, und zwar unabhängig von der Frage, ob die genannten Aussagen deskriptiv oder normativ gemeint sind. Steht das Wohlbefinden der Klienten in jeder Pflegesituation im Vordergrund pflegerischer Bemühungen? Keinesfalls! Bei vielen Klienten ist nicht vorrangig Wohlbefinden, sondern rasches Wiedererlangen von Selbstständigkeit gefordert.

Wenn beispielsweise ein Jugendlicher nach einem Fahrradunfall möglichst schnell wieder »auf die Beine kommen« will, weil er kürzlich eine Ausbildung begonnen hat und sich noch in der Probezeit befindet, dann wird er u. U. Schmerzen und Übelkeit in Kauf nehmen, um nur rasch wieder gehen zu lernen. Über den Weg der primären Steigerung der Selbstständigkeit mag dieser Klient schließlich ein höheres Maß an Wohlbefinden gewinnen, aber aktuell ist nicht das Wohlbefinden, sondern die Selbstständigkeit das vorrangige Pflegeziel.

6.1.1.3 Selbstständigkeit und Wohlbefinden angemessen kombinieren

Das oben genannte Beispiel zeigt die Wechselwirkung von Selbstständigkeit und Wohlbefinden in dem Sinne, dass Selbstständigkeit zu Wohlbefinden führen kann. Folgendes Beispiel belegt die umgekehrte Variante: »*Fest steht, daß Individuen bei ihrer Geburt vollkommen von Hege und Pflege abhängig sind. (...) Jedenfalls kann man nur durch Umsorgtwerden Selbstständigkeit erzielen: ohne Hege und Pflege, ohne daß andere ihre Wohltätigkeitspflichten erfüllen, könnte niemand seine Autonomie erreichen, die immerhin und notwendigerweise durch die Gemeinschaft begrenzt wird.*« (*Loewy* 1995:169)

Selbstständigkeit und Wohlbefinden bedingen einander: Das eine pflegerische Ziel ist nicht vollständig ohne das andere zu erreichen. In der Philosophie finden wir eine Parallele, wenn das Begriffspaar *Autonomie – Fürsorge* in ähnlicher Weise diskutiert wird. Hier sei an meinen Kompromissvorschlag für eine Liste materialer ethischer Prinzipien der Pflege in Kap. 4.3.6.2 erinnert:
1. Förderung von Wohlergehen/Wohlbefinden,
2. Förderung von Autonomie/Selbstständigkeit,
3. Gerechtigkeit,
4. Aufrichtigkeit,
5. dialogische Verständigung.

Für die Hauptrolle von Selbstständigkeit und Wohlbefinden in pflegerischen Prozessen finden sich inzwischen in der Literatur zahlreiche Bestätigungen (chronologisch angeordnet; Hervorhebungen durch d. Verf.):
- *Krohwinkel* (1993:25) bestimmt als primäre pflegerische Zielsetzungen: »*Erhalten, Fördern bzw. Wiedererlangen von* **Unabhängigkeit** *und* **Wohlbefinden** *der pflegebedürftigen Person ... in ihren Aktivitäten des Lebens und in ihrem Umgang mit existentiellen Erfahrungen des Lebens.*«
- Auch in der renommierten Berliner Altersstudie (vgl. *Mayer, Baltes* 1996) waren **Selbstständigkeit** und **Wohlbefinden** zwei bedeutende Untersuchungsparameter.
- In der Suche nach grundlegenden Werten der Altenpflege bestimmt *Schwerdt* (1998a: 334) als praktische gerontologische Zielsetzungen die Erforschung der Bedingungen und Voraussetzungen eines größtmöglichen Maßes an **subjektivem Wohlbefinden/ Lebenszufriedenheit/»Glück«** im höheren Lebensalter und die Erarbeitung von Gestaltungsmöglichkeiten zur Ermöglichung dieses Ziels, dessen formale Bedingung ein größtmögliches Ausmaß an **Autonomie/Selbstständigkeit/Selbstbestimmung/(Alltags) Kompetenz** darstellt.
- »*In der interventionsgerontologischen und pflegewissenschaftlichen Fachliteratur werden als übergeordnete Zielsetzungen das* **Wohlbefinden (Lebenszufriedenheit, Glück)** *und die* **Selbstständigkeit (Autonomie, Selbstbestimmung)** *des älteren Menschen mit Hilfebedarf genannt. Damit ist die Werthaltung ausgedrückt, daß der betreffende Mensch* **glücklich und selbstbestimmt** *sein soll. (...) Eine Altenhilfe, die sich an der genannten* **Zielrichtung Selbstständigkeit** *orientiert, wird aktivierende und rehabilitierende Methoden wählen ... Die*

Zielrichtung Wohlbefinden erfordert, den Lebenskontext des Individuums, das einer institutionellen Hilfe bedarf, im Rahmen angemessener, individuell gerechter Hilfe zu rekonstruieren oder möglichst wenig zu stören.« (*Schwerdt* 1998b:115)

- *»Unverzichtbar ist es daher, Werte wie* **Selbständigkeit** *(z. B. Autonomie, Alltagskompetenz) und* **Wohlbefinden** *(z. B. Glück, Lebensqualität) in den Pflegeprozess einzubringen.«* (*Die ethische Verantwortung der Pflegeberufe* 1998:25)
- Pflegequalität bezieht sich nach *Brandenburg* zwar nicht ausschließlich, aber doch auch auf die korrekte handwerklich-technische Vorbereitung, Ausführung und Überwachung pflegerischer Maßnahmen, die für die Aufrechterhaltung der **Selbständigkeit** und das gesundheitliche **Wohlbefinden** des Patienten unerlässlich sind (*Brandenburg* 1998:57 f.).
- Zu zentralen Elementen im Prozess der ethischen Entscheidungsfindung nach der Nimweger (*Gordijn* 2000:116) bzw. Nimwegener Methode (*Steinkamp, Gordijn* 2000:240) gehören die Fragen nach **Wohlbefinden** und **Autonomie** des Klienten.
- *Brandenburg* mahnt im Hinblick auf eine Professionalisierung der Pflege eine Bindung an ethisch-moralische Normen und Werte an, »… *vor allem die Sicherung der* **Autonomie** *der Lebenspraxis und des* **Wohlbefindens** *der Patienten und Bewohner«* (*Brandenburg* 2000:179).
- *Schanz* betont die verbliebene Handlungsfähigkeit eines pflegebedürftigen Menschen und definiert Pflege als »… *die Aktivierung seiner* **Selbständigkeit** *und Selbstkontrolle nach seinen Möglichkeiten und die Förderung seines* **Wohlbefindens**« (*Schanz* 2002:42).
- *Brandenburg* und *Dorschner* (2003:40) beschreiben Pflege als ein »… *komplexes Interaktionsgeschehen …, in dem die Gewährleistung und Förderung von* **Selbständigkeit** *und* **Wohlbefinden** *der zu pflegenden Menschen im Zentrum stehen.«*
- Nach *Schwerdt* (2003:215) ermöglichen ethische Begriffe, Ziele für die Klientele der Pflege im Kontext allgemeiner menschlicher Ziele zu bestimmen. »*Zentrale Ziele stellen die Förderung der* **Autonomie** *und* **Selbstständigkeit** *in der Ausübung der Aktivitäten des täglichen Lebens (Abk. ATL) bzw. in der Selbstpflege sowie die Förderung der* **Lebensqualität** *bzw. des* **Wohlbefindens** *der zu Pflegenden dar.«* (ebd.)

Selbstständigkeit und Wohlbefinden sind die zwei elementaren Zielrichtungen der Pflegepraxis. Über diese beiden Komponenten ist ein Zugang zu einer eigenständigen pflegerischen Bestimmung des Gesundheitsbegriffs möglich.

6.1.2 Eine pflegerische Definition von Gesundheit

In der Erarbeitung des Modells der Gesundheitspflege entschied ich mich für die Begriffe *Selbstständigkeit* und *Wohlbefinden* und gegen das Begriffspaar *Unabhängigkeit* und *Wohlbefinden*, das *Krohwinkel* (1993:25) in ihrem Pflegemodell verwendet. Der Grund ist meine Auffassung, Ziele seien aus psychologischen Gründen positiv zu formulieren (vgl. *Lay, Menzel* 1999). Un-Abhängigkeit ist jedoch die Negation eines Übels (Abhängigkeit). Vermutlich ist *Krohwinkel* bei der Übernahme des u. a. von *Roper* et al. (1987) gebrauchten Begriffs *independence* (engl.: Unabhängigkeit, Selbstständigkeit) diese Unaufmerksamkeit unterlaufen.

Ethik im Zentrum der Pflegequalität

Roper et al. haben *Hendersons* und *Orems* Modelle dahingehend konstruktiv weiterentwickelt, dass sie die Dimension *independence* als Kontinuum darstellen (Abhängigkeits-Unabhängigkeits-Kontinuum [eine sprachlich schöne, aber psychologisch ungünstige Übersetzung des Recom Verlags]), wohingegen es bei *Orem* bekannterweise noch kein Kontinuum, sondern nur drei Stufen gab (ebenfalls etwas unglücklich *Pflegesysteme* genannt).

Wohlbefinden kommt als Zieldimension im Modell von *Roper* et al. zu kurz, während bei *Krohwinkel* der Begriff *Unabhängigkeit* ungünstig scheint und zudem die Vorstellung eines Kontinuums fehlt. Ich habe daher von *Roper* et al. die Idee des *Kontinuums* übernommen – übersetze jedoch *independence* mit *Selbstständigkeit* – und von *Krohwinkel* den zentralen Begrifff des *Wohlbefindens* entlehnt. Sie wiederum scheint ihn der nordamerikanischen Diskussion um die Charakterisierung der Pflege als *care/caring* entnommen zu haben (vgl. Kap. 8.2.4.2).

Die beiden Zieldimensionen der Pflegepraxis stelle ich aus didaktischen Gründen in einem Koordinatenkreuz dar (Abb. 9). So wird die unangemessene Vorstellung einer Dichotomie (gesund vs. krank; pflegebedürftig vs. »ist fit«, abhängig vs. unabhängig, verwöhnen vs. fordern) am ehesten zu Gunsten eines Denkens in Kontinua überwunden.[70] Ich vermute, dass sich jede Pflegesituation in diesem Koordinatenkreuz darstellen lässt und Pflegeverläufe sichtbar gemacht werden können.

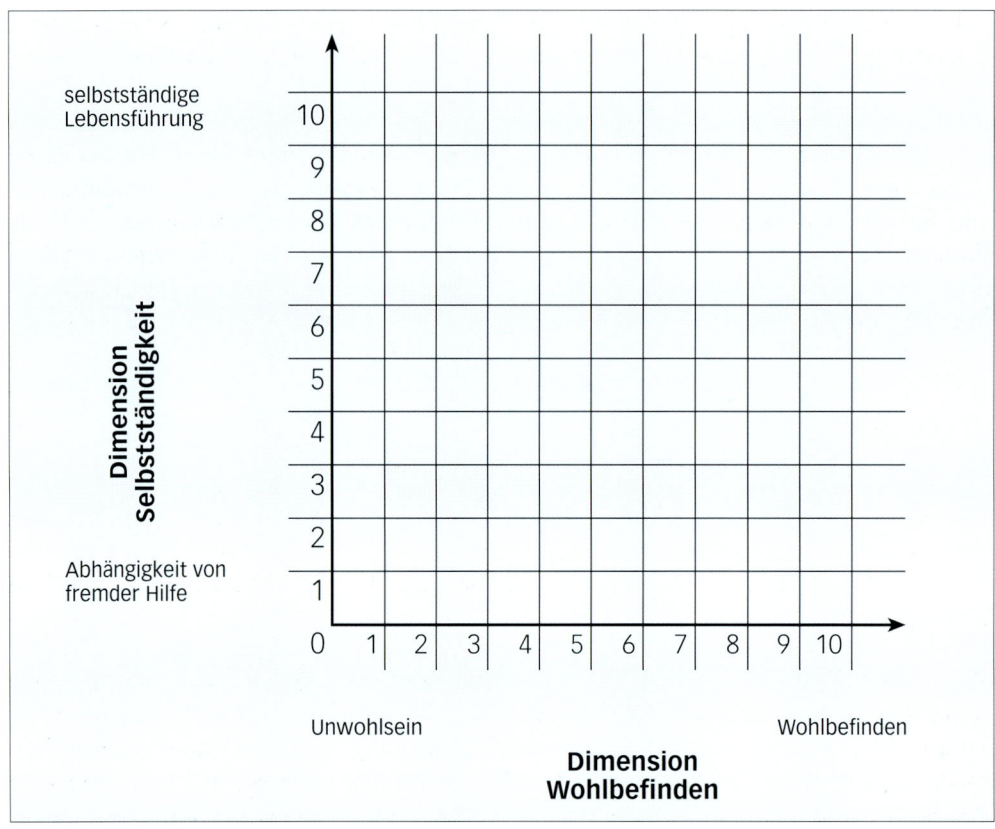

Abb. 9: Zwei Zieldimensionen der Pflegepraxis: Selbstständigkeit und Wohlbefinden (*Lay* 1998).

Gesundheit wird im Modell der Gesundheitspflege anhand des Entwicklungsstandes entlang zweier Dimensionen beschrieben: Selbstständigkeit und Wohlbefinden. Gesundheit definiere ich als *zufrieden stellende Entfaltung von Selbstständigkeit und Wohlbefinden in den Aktivitäten des Lebens*.

Ist es zulässig, eine arztunabhängige pflegerische Beschreibung von Gesundheit durchzuführen? Muss sich Pflege nicht an medizinischen Diagnosen orientieren? Sind nicht alle Zustände, in denen Menschen der Pflege bedürfen, in medizinisch-kategoriellen Begriffen klassifizierbar? »*Bei der Besinnung auf die Disziplin Pflege ist es zunächst einmal unwichtig, ob Pflegebedarf nur im Zusammenhang mit medizinisch zu diagnostizierender Krankheit auftritt oder auch ohne sie möglich ist. Diese Diskussion ist deswegen zwecklos, weil es keine psychische, somatische oder soziale Einschränkung gibt, die nicht mit einer medizinischen Diagnose belegt werden könnte.*« (*Bartholomeyczik* 1997a:49) Allenfalls für gesunde Neugeborene mag es zutreffen, dass sie zwar pflegebedürftig sind, aber keine diagnostizierbare Krankheit haben (vgl. *Menche* et al. 2001:8).

Nach heutigem Pflegeverständnis ist Pflege eine *eigenständige wissenschaftliche Disziplin im Gesundheits- und Sozialwesen*, die Fragen nach Gesundheit, Krankheit, Gebrechlichkeit und Behinderung autonom betrachten kann. Dazu hat sie mindestens ebenso viel Berechtigung wie beispielsweise die Psychologie oder die Soziologie.

Gesundheits- und (Kinder-)Krankenpflege, Entbindungspflege und Altenpflege repräsentieren **eigenständige Fachberufe** und unverzichtbare **Dienstleistungen** im Gesundheits- und Sozialwesen. Pflegekräfte leisten einen bedeutenden gesellschaftlichen Beitrag zum Wohlergehen von Einzelnen und Gruppen. Zu einer **professionellen Kooperation** gehört nach diesem Verständnis die Bereitschaft, die Befunde anderer Berufsgruppen, z. B. der Medizin oder der Sozialen Arbeit, in die eigenen Überlegungen zur Förderung der Klienten einzubeziehen und eine konstruktive Gesprächskultur zu pflegen.

6.1.3 Der Ausdruck »zufrieden stellendes Niveau«

Gesundheit meint aus pflegerischer Perspektive eine *zufrieden stellende Entfaltung von Selbstständigkeit und Wohlbefinden in den Aktivitäten des Lebens*, so lautete mein Vorschlag. Warum verwende ich den Ausdruck »zufrieden stellend«? Dafür sind mehrere Gründe Ausschlag gebend:

Zum einen ist Gesundheit auch gemäß obiger Definition nicht machbar. Sie kann nicht vom Pflegepersonal produziert werden. Wie Ärzte für ihre fachgerechten Bemühungen bezahlt werden, ohne dass sie eine Garantie auf deren Erfolg ausstellen können, stehen Pflegende in einer ähnlichen Schwierigkeit: »*Nursing is an ethical enterprise because it involves choosing alternative actions in the treatment of human beings. These decisions are made in an environment with two crucial limitations:*

> 1. Limited resources, such that the giving of something, like nursing time, to one patient will involve withholding from another.
> 2. Limited knowledge, such that we do not know how a patient will react physically and spiritually to a nursing action.«[71] (*Allmark* 1992:17)

In vielen Fällen müssen Professionelle wie Klienten und Umfeld eine Zufriedenheit mit den jeweils möglich gewordenen Ergebnissen erarbeiten.

Der Ausdruck »zufrieden stellend« ist auch deshalb wichtig, weil die Forderung nach (gesundheitlicher) Vollkommenheit zutiefst unmenschlich wäre. »*Die Menschlichkeit des Menschen hängt am Recht auf Unvollkommenheit. Indikator für die Humanität einer Gesellschaft ist, wie weit sie das Recht auf Unvollkommenheit schützt.*« (*Körtner* 2004:39)

Utopische Vorstellungen von Gesundheit wie die erste Definition der WHO aus dem Jahr 1947 *(»complete physical, mental and social well-being«*[72]*)* sind demotivierend, diskriminierend und können bei allen Beteiligten Schaden anrichten. Gerade in der Pflegepraxis ist die Gefahr des Ausbrennens (Burnout) groß. Pflegemodelle sollten daher keine absoluten Ansprüche erheben, sondern die einschränkenden Bedingungen der Pflegepraxis konzeptionell berücksichtigen.

> »*Nurses attempting to apply nursing models frequently describe guilt. They have not fulfilled the plan, not met the patient's needs. This is because models ignoring environmental limitations will suggest ›ought‹ actions which cannot be met. Yet one cannot suggest someone ought to do something of which they are incapable.*«[73] (*Allmark* 1992:18)

Der dritte Grund für die Formulierung »zufrieden stellend« ist die Erkenntnis, dass Gesundheit eine von der jeweiligen Gesellschaft und Kultur abhängige (inter-)subjektive Konstruktion ist. Das gilt insbesondere für die Komponente Selbstständigkeit. »*Das Streben nach Unabhängigkeit in möglichst vielen ATLs als Ziel der Pflege kann nur aus einer Kultur heraus verstanden werden, welche die Unabhängigkeit, Selbständigkeit und Mobilität des einzelnen Menschen als erstrebenswert hält. In Zeiten und Kulturen, in denen die Gruppe vor dem Individuum Vorrang hat, ist Abhängigkeit von anderen eine Selbstverständlichkeit. So ist es für viele Japaner heute noch selbstverständlich, dass sie im Alter von den Jüngeren abhängig sein dürfen, weil sie, als sie jünger waren, ihrerseits Kinder und Alte gepflegt hatten.*« (*Kesselring* 1996:12)

Gesundheit ist eine Beschreibung, die soziokulturell geprägt und individuell dennoch verschieden ist. Soll die Autonomie der Beteiligten (Klient, Professionelle, Angehörige, gesellschaftliche Institutionen) gewahrt bleiben, so sind Beschreibungen von Gesundheit auf unterschiedlichen Ebenen auszuhandeln: politisch, ökonomisch, (versicherungs-)rechtlich, (inter-)disziplinär, institutionell sowie im Gespräch der vor Ort Handelnden. Was je nach Situation als zufrieden stellendes Maß/Niveau von Selbstständigkeit und Wohlbefinden gelten kann/soll, ist Auftrag und Ergebnis von Aushandlungsprozessen (vgl. *Brandenburg* 1998:61).

> Gesundheit kann aus pflegerischer Perspektive als eine *zufrieden stellende Entfaltung von Selbstständigkeit und Wohlbefinden in den Aktivitäten des Lebens* definiert werden.

6.1.4 Der Begriff der Alltagsaktivitäten (Aktivitäten des Lebens)

Die meisten Untersuchungen zur Selbstständigkeit im Alltag älterer Menschen konzentrieren sich auf einen Ausschnitt der Selbstständigkeit, nämlich das beobachtbare Verhalten in konkreten Alltagsaktivitäten (*Brandenburg, Sowinski* 1996:387):
»*Selbständigkeit – so verstanden – bezieht sich auf den funktionalen Aspekt der alltäglichen Lebensführung und bedeutet konkret die von fremder Hilfe und Unterstützung weitgehend unabhängige Durchführung von Alltagsaktivitäten, etwa bei der Körperpflege ...*«

Neben der Körperpflege gibt es eine Fülle anderer Aktivitäten (die auch als »Passivitäten« erscheinen können), für deren Aspekte Pflege sich zuständig sieht. Die Geschichte der Alltagsaktivitäten kann an dieser Stelle nicht umfassend ausgebreitet werden; einige kurze Hinweise sollen genügen.

Von der Diätetik der griech. Antike über die Diätetik des Mittelalters (etwa bei *Hildegard von Bingen*) ist eine Linie zu diätetischen Regeln der Lebensführung im 18. und 19. Jahrhundert nachzuzeichnen. *Florence Nightingales* »Notes on Nursing. What it is and what it is not« (1859) stehen ebenfalls in dieser Tradition. *Henderson* griff die bei *Nightingale* genannten Zuständigkeiten der Pflege auf und entwickelte unter Rückgriff auf *Maslows* Bedürfnistheorie eine Liste von »daily activities«[74], die später u. a. von *Abdellah et al., Orem* und anderen Pflegetheoretikerinnen modifiziert wurde.

Während dies in den sechziger Jahren des 20. Jahrhunderts geschah, entwickelten Rehabilitationsmediziner parallel das Konzept der »Activities of daily living« (ADL), das wiederum verschiedene Änderungen erfuhr. Im Mittelpunkt dieses medizinischen bzw. gerontologisch-geriatrischen Konzeptes steht die Messung der funktionellen Eigenständigkeit in unterschiedlichen Alltagsaktivitäten (vgl. *Olbrich, Diegritz* 1995).

Roper nimmt in einem Interview (*Mönig* 1998) auf diese Tradition Bezug, als sie über die Entstehung ihres Konzepts der Aktivitäten des Lebens berichtet: »*Anfangs wählte ich ›Aktivitäten des täglichen Lebens‹, aber zu dem Zeitpunkt, als ich Win Logan und Alison Tierney einlud, das Konzept mit mir zusammen zu entwickeln, hatten die Ergotherapeuten bereits die Bezeichnung ADL's gewählt, um persönliche Fertigkeiten jedes Menschen zu beschreiben. So haben wir es schließlich nach langen Diskussionen die 12 AL's* [activities of living; Anmerkung: Mönig] *genannt.*« (S. 463). *Roper* griff zwar sowohl die pflegewissenschaftlichen (u. a. *Henderson*) als auch die ergotherapeutischen (bzw. gerontologischen) Konzepte der Alltagsaktivitäten auf, vernachlässigte jedoch den in der Pflegetradition vorhandenen Faktor Wohlbefinden gegenüber der starken Betonung von Funktionalität.

Juchli nahm in den achtziger Jahren das Konzept der Lebensaktivitäten von *Roper* et al. in ihr Standardwerk zur Krankenpflege auf und benannte sie in »*Aktivitäten des täglichen Lebens*« (ATL) um (vgl. *Brandenburg, Sowinski* 1996). Nach *Grünendahl* stellen die Aktivitäten des täglichen Lebens im Prinzip ein grobes Kategoriensystem für die systematische Beobachtung von Patienten dar (*Grünendahl* 1998:123).

Krohwinkel schließlich veränderte die ATL zu AEDL (Aktivitäten und existentielle Erfahrungen des Lebens), d. h. sie fügte im Wesentlichen so genannte existentielle Lebenserfahrungen hinzu, die von ihr näher bezeichnet werden.

In Anlehnung an traditionelle Bedürfnismodelle (*Henderson, Orem, Roper* et al.) und neuere Befähigungsmodelle (*Krohwinkel* et al. 1992; *Krohwinkel* 1993 u. 1998) entwickelte ich das Beobachtungsschema der Alltagsaktivitäten weiter, indem ich die Items teilweise umformulierte und neu ordnete sowie die Beobachtungskategorie Nr. 12: »Sich orientieren in den Erfahrungen des Lebens« neu einfügte. Die Aktivität Nr. 12 soll es u. a. ermöglichen,
- biografische Ansätze in der Pflege insbesondere betagter Menschen konzeptionell zu würdigen,
- Phänomene wie Glauben oder Hoffen aufzunehmen,
- Erfahrungen aus der Basalen Stimulation® zu berücksichtigen und
- der psychiatrischen Pflege pflegetheoretisch einen Rahmen zu bieten.

Ich schlage ein Entwicklungs- bzw. Pflegeergebnismodell vor, das von 12 »*Aktivitäten des Lebens*« *(AL)* ausgeht. Die AL stellen Felder dar, in denen sich Menschen im Laufe ihres Lebens entwickeln:
1. Kommunizieren und soziale Beziehungen gestalten
2. Sich bewegen
3. Vitale Funktionen aufrechterhalten
4. Seinen Körper pflegen
5. Sich kleiden
6. Essen und trinken
7. Ausscheiden
8. Ruhen und schlafen
9. Raum und Zeit gestalten
10. Nach seiner geschlechtlichen Identität leben
11. Für Sicherheit sorgen
12. Sich orientieren in den Erfahrungen des Lebens

Jedes dieser zwölf Items lässt sich in der Geschichte der Pflege aufzeigen, beginnend bei der griechischen Diätetik und endend bei modernen Konzepten des Bobath-Konzeptes, der Validation oder der Kinästhetik (vgl. z. B. das Item Nr. 9 und das kinästhetische Prinzip *Umgebung gestalten*). Die einzelnen Aktivitäten sind nicht scharf gegeneinander abzugrenzen, sondern vernetzt zu betrachten, was sich z. B. bei »Seinen Körper pflegen« erkennen lässt: Körperpflege hängt mit allen anderen großen Themen zusammen. Die Liste von 12 Aktivitäten ist lediglich ein Versuch, aus Gründen der Vereinfachung eine didaktisch hilfreiche Unterscheidung zu treffen und für Beobachtung und Kommunikation eine praktikable Gliederungshilfe anzubieten.

Menschen erleben und gestalten ihr Leben in den 12 *Aktivitäten des Lebens* (AL) unterschiedlich **selbstständig** und in jeweils unterschiedlicher **Befindlichkeit**. Ein akzeptables Maß an Selbstständigkeit in den AL gehört zur Gesundheit ebenso dazu wie eine akzeptable Entwicklung von Wohlbefinden.

Worin besteht die Rolle der Pflegekräfte bezüglich der in diesen zwölf Lebensbereichen zu beobachtenden gesundheitlichen Prozesse der Klienten?

6.1.5 Definition des Pflegens

Nach dem Modell der Gesundheitspflege ist es das primäre Anliegen von Pflege, Menschen die gegenwärtige und zukünftige Entfaltung von Selbstständigkeit und Wohlbefinden in den Aktivitäten des Lebens zu ermöglichen. Wie geschieht das in der Pflegepraxis?

Zunächst haben Pflegekräfte einen Beobachtungsauftrag. In der Dimension *Selbstständigkeit* beobachten sie Selbstbestimmung und funktionelle Eigenständigkeit, in der Dimension *Wohlbefinden* die subjektive Befindlichkeit. Gemeinsam mit den jeweiligen Klienten und ihren wichtigsten Bezugspersonen stellen Pflegekräfte aktuelle und potenzielle Einschränkungen in den Aktivitäten des Lebens (AL) bezüglich der zwei Dimensionen Selbstständigkeit und Wohlbefinden fest, schätzen die Entwicklungspotenziale[75] und Umweltbedingungen der Klienten ein und unterstützen ihre gesundheitliche Entfaltung (vgl. Abb. 10).

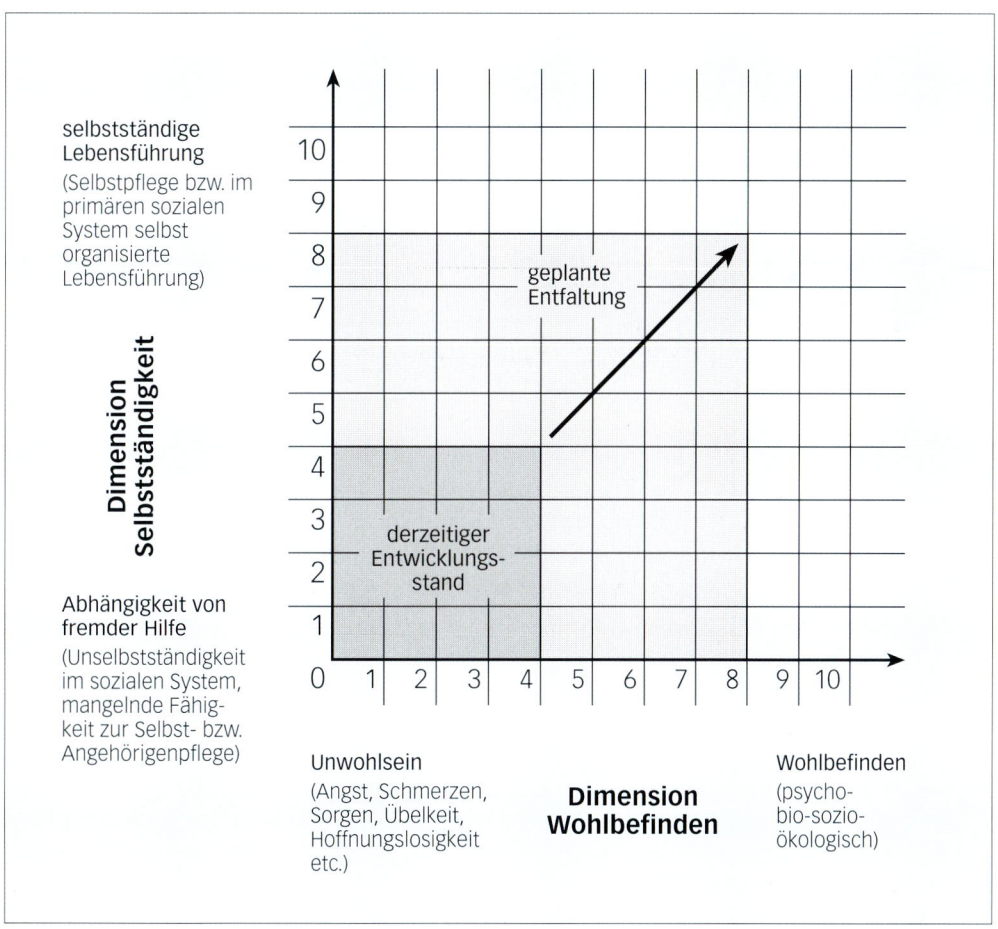

Abb. 10: Beispiel für die Förderung der gesundheitlichen Entfaltung eines Klienten (*Lay* 1998).

Gesundheitliche Entfaltung wird im *Modell der Gesundheitspflege* als Weiterentwicklung einer Person oder eines sozialen Systems (z. B. Familie) durch Steigerung von Selbstständigkeit und/oder Wohlbefinden in den AL verstanden.

Ist aufgrund innerer oder äußerer Faktoren keine zumindest geringfügige Steigerung möglich (Fortschrittsziel), so unterstützen Pflegekräfte die betroffenen Menschen bei der *Erhaltung* ihres erreichten Entwicklungsniveaus (Erhaltungsziel). Daraus leite ich eine Bestimmung der Hauptaufgabe von Pflege ab:

Pflege(n) definiere ich als **gezielte Interaktion zur Förderung von Selbstständigkeit und Wohlbefinden in den Aktivitäten des Lebens.**

Pflege nach dem Modell der Gesundheitspflege ist Gesundheitsförderung und konkrete Lebenshilfe. Sie befindet sich im Einklang mit zentralen ethischen Werten und Prinzipien, insofern ihr Ziel die Entfaltung der Entwicklungspotentiale von Menschen ist. Das Hauptanliegen, es den gepflegten Menschen in dialogischer Verständigung zu ermöglichen, sich in Richtung eines zufrieden stellenden Niveaus an Selbstständigkeit und Wohlbefinden zu entfalten, ist Ausdruck des Respekts vor der menschlichen Freiheit als oberstem Wert.

Die Hauptkomponenten der Pflegequalität (*Wirksamkeit, Sicherheit, Wirtschaftlichkeit* und *Interaktion*) sind grundsätzlich ethisch legitimiert, wie ich im nun folgenden zweiten Teil von Kapitel 6 herausarbeiten werde.

6.2 Integration von Pflegeethik und Pflegequalität

Wie können Qualität und Ethik in der Pflege verknüpft werden? Das Modell der Gesundheitspflege bietet die Möglichkeit einer integrativen Sichtweise an. Diese Integration soll nun erläutert werden (vgl. *Lay* 2001b:15 ff.). Ich beginne meine Argumentation mit der Komponente Wirksamkeit, werde dann die Sicherheit aus ethischer Perspektive als wichtigen Baustein der Qualität von Pflege begründen und anschließend das kontroverse Thema »Wirtschaftlichkeit und Ethik« diskutieren. Eine Begründung der ethischen Bedeutung der Komponente Interaktion leitet schließlich über zu dem Versuch einer neuen Definition von Pflegequalität, welche die ethische Dimension pflegerischer Praxis berücksichtigt.

6.2.1 Wirksamkeit

Wann kann man davon sprechen, dass geleistete Pflege wirksam war? *Imogene King*, eine der bekanntesten Interaktionstheoretikerinnen der Pflege, beschreibt drei Faktoren:
1. Gesundheitsförderung,
2. Gesundheitserhaltung und
3. Genesung/Erholung von Krankheit:

»*The delivery of quality care in health care systems is expected by the public. One measure of quality is a measure of effectiveness of care. Effectiveness of care can be measured by whether or not the goals for health promotion, health maintenance, or recovery from illness have been attained.*« (1981:142)[76]

> Nach dem *Modell der Gesundheitspflege* ist es das Ziel pflegerischen Handelns, die gegenwärtige und/oder zukünftige Gesundheit von Individuen und sozialen Gruppen (z. B. Familien) zu erhalten und zu fördern. Gesundheit wird hier verstanden als zufrieden stellende Entfaltung von Selbstständigkeit und Wohlbefinden in den Aktivitäten des Lebens.

Nach diesem Verständnis ist Pflege wirksam, wenn es ihr durch gezielte Interaktion gelingt, die stets durch innere und äußere Faktoren gefährdete gesundheitliche Entfaltung von Individuen und sozialen Gruppen in den Aktivitäten des Lebens zu erhalten bzw. zu fördern.

Die von mir als *Gesundheitspflege* bezeichnete Pflege ist auch dann wirksam, wenn aus medizinischer Sicht keine Heilung möglich ist und daher auch keine Gesundheit im medizinischen Sinn erreicht werden kann. So ist es Pflegekräften auf Grund ihrer Ausbildung und ihrer Berufserfahrung möglich, sogar sterbende Menschen gesundheitswirksam zu pflegen, indem sie ihre Selbstständigkeit und ihr Wohlbefinden fördern.

Hier lehne ich mich an den von *Bartholomeyczik* beschriebenen Paradigmenwechsel in der Pflege an. Pflege ist in diesem neuen Selbstverständnis *kein »ungezieltes Bewahren«* (*Bartholomeyczik* 1997b:14) oder konservierendes Versorgen von Menschen, sondern ein »gezieltes Behandeln« (ebd.) mit einer pflegetherapeutischen Zielrichtung.
So verstandener Pflege geht es nicht um das *Versorgen* im Sinne einer Befriedigung der (zumeist als körperliche identifizierten) Bedürfnisse der Klienten, sondern darum, Menschen gesundheitswirksam zu *pflegen*, d. h. positive Entwicklungen in den Dimensionen Selbstständigkeit und Wohlbefinden zu fördern sowie negativen entgegenzuwirken.

> Das Modell der Gesundheitspflege ist somit **kein** Bedürfnismodell, wiewohl es mit dem Beobachtungsraster der Aktivitäten des Lebens arbeitet, sondern ein Entwicklungs- bzw. Ergebnismodell. Die in der Literatur gelegentlich zu findende pauschale Gleichsetzung aller Pflegemodelle, die auf Alltagsaktivitäten Bezug nehmen, mit Bedürfnismodellen trifft nicht zu.

Selbstständigkeit und Wohlbefinden in den Aktivitäten des Lebens zu erlangen, ist ein elementares menschliches Ziel. Es steht im Einklang mit den zentralen pflegeethischen Prinzipien der Förderung von Autonomie/Selbstständigkeit und Wohlergehen/Wohlbefinden von Menschen (s. Kap. 4.3.6.2). Die Verwirklichung dieses Zieles in unterschiedlichen Lebenssituationen zu unterstützen, ist ein zutiefst moralisches Anliegen und die wichtigste Aufgabe von Pflegekräften. »*Selbstständigkeit und Wohlbefinden sind unverzichtbare Werte und übergeordnete Ziele im Pflegeprozess.*« (*Lay* 2001b:15)

Die Forderung nach wirksamer Pflege lässt sich ethisch begründen. Kommen wir zur Begründung der nächsten Komponente: Sicherheit.

6.2.2 Sicherheit

Menschliches Wohlergehen ist stets durch innere und äußere Einflüsse gefährdet. Individuen und soziale Gruppen lernen deshalb, angemessene Anstrengungen zu unternehmen, um ihre Gesundheit zu erhalten (Selbsthilfepotenzial[77]). In der komplexen Lebenswelt geschieht es jedoch häufig, dass die Selbsthilfepotentiale eines Menschen und die Unterstützungsmöglichkeiten durch Angehörige nicht ausreichen, um gesundheitsfördernde Entwicklungen zu sichern. Hier kann professionelle Pflege aktiv werden und die Entfaltung von Selbstständigkeit und Wohlbefinden in den Aktivitäten des Lebens (AL) fördern.

> Pflege leistet nicht nur eine fachgerechte Soforthilfe in Notfallsituationen, sondern versucht grundsätzlich, die Möglichkeiten zur Entwicklung und Entfaltung von Menschen zu sichern. Dies geschieht in akuten Krisensituationen sowie bei chronischer Beeinträchtigung, aber auch prospektiv, d. h. im Rahmen von präventiven Maßnahmen. Sicherheit zu bieten bedeutet dann, das *zukünftige* Wohlbefinden bzw. die *zukünftige* Selbstständigkeit der Klienten zu gewährleisten. Die zukünftige Gesundheit wird auch durch das Beachten der Hygieneregeln und das Befolgen der übrigen Sicherheitsvorschriften zu sichern versucht (z. B. Unfall-Verhütungs-Vorschriften, rückenschonende Arbeitsweise).

Solche Maßnahmen schützen nicht nur Klienten[78] und Angehörige, sondern auch die mittelbar oder unmittelbar beteiligten Helfer vor Schaden. Schaden ist nicht nur als körperliche Schädigung zu verstehen, sondern auch als soziale Beeinträchtigung, beispielsweise bei unverantwortlichem Umgang mit vertraulichen Daten.

Menschen Gutes zu tun (Benefizienz) und ihnen nicht zu schaden (Nonmalefizienz) sind *ethische Grundprinzipien*, die in der Pflege eine lange Tradition besitzen, obwohl sie bislang oft auf körperlich-prophylaktische Maßnahmen ausgerichtet sind (z. B. Dekubitusprophylaxe, Schutz vor Sturz) und oft nicht explizit als ethisch motiviert identifiziert werden.

Schaden kann auch in einer Verletzung der Intimsphäre bestehen. Nach *Rabe* (2000:12) empfinden viele Menschen die Abhängigkeit von Helfern bei grundlegenden und intimen Lebensaktivitäten als Einschränkung ihrer Würde. *Grams* (1998:45) gibt zu bedenken: Wenn z. B. bei der Körperpflege die Intimsphäre von Patienten keine Berücksichtigung finde, gerade in Mehrbettzimmern, in denen sich fremde Menschen auf engstem Raum begegneten, dann werde der Ort der Körperpflege zum öffentlichen Ort. Dies widerspreche jeglichen Konventionen und Normen unserer Gesellschaft. Auch *van der Arend* und *Gastmans* betonen: »Wenn die Krankenschwester beim Patienten eine Ganzwaschung durchführt und dabei die Bettvorhänge schließt, wird man sich kaum vergegenwärtigen, daß wichtige ethische Werte geschützt werden, und zwar die Integrität des Patienten und seine Intimsphäre.« (*van der Arend, Gastmans* 1996:105)

Gefährdete Menschen in Schutz zu nehmen, die sich in einer gegebenen Situation nicht oder nicht effektiv selbst schützen können, ist eine traditionelle Forderung an Pflegekräfte.

> Das stellvertretende Einstehen zum Wohle von Klienten, die ihre Interessen gegenwärtig nicht selbst wahrnehmen können, wird als *Advokatenfunktion der Pflege* bezeichnet (vgl. *Arndt* 1996a:53). Nahezu alle pflegerischen Berufskodizes schreiben Pflegekräften eine solche Rolle zu. Das bekannteste Beispiel findet sich im ICN-Ethikkodex für Pflegende (ICN 2000:563): »*Die Pflegende greift zum Schutz des Patienten ein, wenn sein Wohl durch einen Kollegen oder eine andere Person gefährdet ist.*«

Sicherheit zu gewährleisten ist ein moralisches Grundanliegen. Eine Pflege, die nicht auf die Sicherheit von Klienten achtet, lässt sich nicht mit der Menschenwürde vereinbaren, weil sie konkrete Lebenschancen von Menschen gefährdet. Lebenschancen liegen aus pflegerischer Sicht zunächst im Aufrechterhalten-Können von Selbstständigkeit und Wohlbefinden in Alltagsaktivitäten wie beispielsweise Essen und Trinken. »*Zu Ansätzen einer Konkretisierung von Humanität in der Pflege gehören so einfache Dinge wie Bettlägerige vor dem Essen zu einer solchen Position im Bett zu verhelfen, daß sie auch sicher essen können. Und nicht das stehengelassene Essen abzuräumen mit dem Kommentar ›Hat keinen Appetit‹. Dabei konnte der Patient nicht essen, weil er, halb heruntergerutscht im Bett, kaum sehen konnte, was auf dem Tablett stand und auch kaum einen Löffel sicher hätte vom Teller zum Mund führen können. Statt dessen wird dann möglicherweise eine Infusion angehängt, weil der Patient ja angeblich keinen Appetit hat.*« (*Bartholomeyczik* 1995:876)

Sicherheit ist eine wichtige Komponente der Pflegequalität. Wie die anderen Komponenten lässt auch sie sich ethisch begründen. Als nächste Komponente betrachte ich die Wirtschaftlichkeit. Weil es der am kontroversesten diskutierte Aspekt ist, soll ihm ein ausführlicheres Kapitel gewidmet werden.

6.2.3 Wirtschaftlichkeit

Aristoteles bezeichnete moralische Kompetenz als *Tugend* (griech.: *areté*). »*Tugend ist jene Tüchtigkeit der Seele, die den einzelnen befähigt, ein Ziel anzustreben, über dessen Wert in der Polis ein Konsens besteht, und dieses Ziel mit wirtschaftlich vertretbaren Mitteln umzusetzen. Moralisches, wirtschaftliches und politisches Handeln sind demnach für Aristoteles voneinander untrennbar.*« (*Pieper* 2000:67) Wirtschaftliches Denken ist traditionell kein Gegensatz zur Moral, sondern bildet eine Einheit. »*Ökonomie als Lehre von der guten Haushaltung beinhaltete in der traditionellen Ethik immer auch die Aspekte von Klugheit* **und** *Gerechtigkeit.*« (*Illhardt* 1985:99, Hervorhebung: R. L.)

Heute wird die Vereinbarkeit von Wirtschaftlichkeit und Moral im Gesundheits- und Sozialwesen vielfach in Frage gestellt. Dies hängt mit dem erheblich gestiegenen ökonomischen Druck zusammen. Auf der gesellschafts- und gesundheitspolitischen Ebene stellt sich die »*... Frage nach einem ethisch verantwortlichen Umgang mit dem Problem der Knappheit*« (*van der Arend, Gastmans* 1996:180). Wie ist das zunehmende Problem der Knappheit finanzieller Ressourcen zu lösen?

»Knappheit kann mit einem effizienteren Umgang mit verfügbaren Mitteln beantwortet werden.« (van der Arend, Gastmans 1996:181) Spätestens wenn diese Strategie ausgereizt ist, müssen allerdings Entscheidungen darüber getroffen werden, wer in welcher Situation an welcher Form der Lebensunterstützung (also auch an Behandlung und Pflege) und in welchem Ausmaß Anteil erhalten soll. Solche volks- und betriebswirtschaftlich geforderten Entscheidungen auf unterschiedlichen Ebenen[79] sind in erster Linie politischer Art, müssen aber in ihrer Tragweite nicht nur aus ökonomischer, sondern auch aus ethischer Sicht untersucht werden.

Dann kann es geschehen, dass sich das Nachdenken über soziale Gerechtigkeit im Sozial- und Gesundheitswesen in konkreten wirtschaftlichen Entscheidungen niederschlägt. *Arndt* zitiert aus einem Zeitungsartikel, dass die südafrikanische Regierung im Sommer 1995 die Durchführung von kostspieligen Transplantationen ausgesetzt habe, *»... weil diese bisher kaum dazu beitrugen, den Gesundheitszustand der Gesamtbevölkerung zu heben. So kostet eine Herztransplantation soviel wie die Antibiotikabehandlung von 25.000 Kleinkindern mit oft tödlich verlaufenden Lungeninfektionen«* (Arndt 1996a:127).

»Deutschland ist ein reiches Land, eines der reichsten Länder der Erde. Es kommt weniger darauf an, was wir uns leisten können, als darauf, was wir uns leisten wollen hinsichtlich der Ausgaben im Gesundheitswesen. Welche Priorität hat die Gesundheit in der Politik? Und sollte das Gesundheitswesen wirklich nur eines sein, das sich um ›Gesundheit‹ kümmert und nicht auch die Sorge um Behinderte, chronisch Kranke, Alte und Sterbende einschließt?« (Arndt 2000a:31)

Ethische Entscheidungen über verantwortliches wirtschaftliches Handeln werden primär auf einer sozial- und gesundheitspolitischen Makroebene getroffen. In der Folge sind auf der Mikroebene verantwortliche Entscheidungen gefordert. Pflegepraktikern stellt sich beispielsweise täglich die Frage, welchem der Klienten sie den größten Anteil ihrer knapp bemessenen Arbeitszeit zuteilen sollen.

Wenn in einem konkreten Beispiel eine Altenpflegerin in der Spätschicht zusammen mit einer Altenpflegeschülerin und einem Zivildienstleistenden für 25 Heimbewohner zuständig ist, von denen vier eine regelmäßige dekubitusprophylaktische Lageveränderung benötigen und gleichzeitig die Begleitung eines sterbenden Menschen und der Schutz dreier demenzkranker Bewohner gefordert wird, dann ist es nicht nur arbeitsorganisatorisch vonnöten, sondern auch ein moralisches Gebot, Prioritäten zu setzen und moralische Entscheidungen über die Verwendung der Arbeitszeit zu treffen. Aus meiner persönlichen Erfahrung als Krankenpfleger bedeutet das, zu lernen, mit gutem Gewissen verantwortbare Abstriche zu machen. Pflegekräfte müssen lernen, denjenigen Klienten weniger Zeit zu widmen, die sie zu diesem Zeitpunkt nicht so dringend benötigen wie andere. Diese Beurteilung erfordert Erfahrung und sollte reflektiert und bewusst geschehen, damit sie bedarfsangemessen und sozial gerecht ist.

Zu einem reflektierten Umgang mit pflegerischer Arbeitszeit gehört es in diesem Zusammenhang, eine kulturelle Norm zu hinterfragen, die sich in der Pflege häufig findet: den dauerhaften Zustand der Geschäftigkeit. *Tewes* (2002:106) führt ein Untersuchungsergebnis von *Menzies* (1974) an, nach dem Pflegekräfte mit großem Geschick Geschäftigkeit vortäuschen, wenn es eigentlich nichts (Manuelles; d. Verf.) zu tun gibt. *»Mit einem solchen*

Verhalten wird die manuelle Tätigkeit im Vergleich mit der psychosozialen Arbeit überbetont.« (*Tewes* 2002:106)

Neben einer gekonnten Personaleinsatzplanung und dem täglich neuen Setzen von aktuellen Schwerpunkten kann moralisches Handeln darin bestehen, auf Defizite, die zur Gefährdung von Klienten führen (können), unmissverständlich aufmerksam zu machen.

Nicht alle akuten oder chronischen Personalengpässe können von einzelnen Pflegekräften oder Pflegeteams kompensiert werden. Wo institutionelle Rahmenbedingungen eine gute Pflegearbeit mehr behindern als fördern, gehört es zur kollektiven Verantwortung[80] der Pflegenden, auf diese Missstände immer wieder in entsprechender Form argumentativ hinzuweisen und konstruktive Vorschläge für Veränderungen einzubringen (*Hofmann* 1999: 189).

»Es ist menschenverachtend, wenn schwerkranke Patienten auf dem Stationsflur untergebracht werden, eilig das Essen eingegeben wird, Kranke nachts gewaschen werden, Sterbende in Nebenräume abgeschoben werden.« (*Milhahn, Zegelin* 1993:323) Wo Sicherheit und Wohlergehen von Klienten und/oder Personal dauerhaft gefährdet sind, wird Protest zur Pflicht (vgl. *Hofmann* 2001a:56).

Für Pflegekräfte kann das bedeuten, dass sie nicht nur im akuten Fall ihre Vorgesetzten über eine schon bestehende oder drohende Überlastung frühzeitig informieren, sondern sich auch langfristig in sozial- und gesundheitspolitischen Vertretungen für eine ethisch vertretbare Pflege einsetzen.

»Vor allem von der Pflege wird immer wieder erwartet – trotz völlig unzureichender Bedingungen –, Humanität zu verwirklichen, ja sogar noch die Inhumanität anderer Berufe zu kompensieren.« (*Bartholomeyczik* 1992:516)[81] Wenn Humanität ein Ziel ist, dem Pflege sich verschreiben will, muss die Berufsgruppe ihre schwierige Lage öffentlich bekannt machen. *»Der politischen Strategie, ›Menschlichkeit‹ in der Pflege durch ökonomische Entscheidungen zur Privatsache der einzelnen Pflegenden zu machen, kann nur damit begegnet werden, dass die Entscheidung über das Verständnis und die Kriterien der ›Pflege-Qualität‹ in die gesellschaftliche Diskussion zurückverlagert wird.«* (*Wettreck* 2002:164)[82]

Eine Trennung von Ethik, Politik und Ökonomie sei ethisch nicht zu rechtfertigen, resümiert auch *Sperl* und leitet für die Pflegenden die Pflicht ab, sich einzumischen. *»Wir müssen selbst dafür sorgen, dass unsere Gedanken und Erfahrungen öffentlich Gehör finden und bei der Entscheidungsfindung berücksichtigt werden. Ethik muss politisch werden.«* (*Sperl* 2002:38)

Mit *Wettreck* bin ich der Meinung, dass sich die Pflege berufsständisch weiterentwickeln, professionalisieren muss, denn ein *»Beruf wie die Pflege, der einen menschlich unverzichtbaren Auftrag hat, ist moralisch zur Selbstfindung und Weiter-Entwicklung verpflichtet.«* (*Wettreck* 2001:145) In ähnlicher Weise schlussfolgert *Arndt* (2003c:21): *»Berufspolitisches Engagement ist eine moralische Verpflichtung für die Pflege.«*

Auch *Lindner* betont die politische Mitverantwortung der Pflegekräfte: »*So wichtig und wesentlich die Hilfe für den einzelnen Menschen vor Ort ist, so notwendig ist es, krankmachende Strukturen innerhalb der Gesellschaft oder innerhalb der Institution zu benennen und für ihre Veränderung einzutreten. Ich bin der festen Überzeugung, daß Pflegenden in diesem Bereich eine hohe Verantwortung zukommt*« (Lindner 1999:63).

Dieser Ansicht ist grundsätzlich zuzustimmen, wenn auch nicht in dieser pauschalen Form. Nicht jede Pflegekraft ist zur aktiven Mitarbeit in politischen Gremien bereit und in der Lage[83]. Dennoch gehören m. E. zur politischen Mitverantwortung zumindest ein Interesse an (berufs-)politischen Zusammenhängen und die Mitgliedschaft in einem Berufsverband und/oder einer Gewerkschaft, wie sie auch der Ethikkodex für Pflegende fordert: »*Durch ihren Berufsverband setzt sich die Pflegende dafür ein, dass gerechte soziale und wirtschaftliche Arbeitsbedingungen in der Pflege geschaffen und erhalten werden.*« (ICN 2000:563)

Der belgische Gesundheitsethiker *Gastmans* sieht zwar die Gesellschaft bzw. ihre politischen Vertreter in der Pflicht, Spielraum für eine menschenwürdige Pflege zu schaffen, fügt aber hinzu, es gehöre auch zur Verantwortung der Pflegekräfte selbst, nach einem höchstmöglichen Pflegepraxisniveau zu streben. Hierzu sei es nötig, eine Machtposition aufzubauen: zum Beispiel durch Beteiligung an der Arbeit von Berufsorganisationen oder durch Übernahme von Leitungsfunktionen in Schlüsselpositionen im Gesundheitssystem (*Gastmans* 2003:96).

Bei allen Bemühungen um bessere materielle und personelle Ausstattung der Pflegeeinrichtungen sollten Pflegekräfte nicht aus den Augen verlieren, dass nicht alles, was wünschenswert erscheint, volkswirtschaftlich machbar ist. Trotz berechtigter Bemühungen um eine Steigerung der Pflegequalität halte ich es nicht für ethisch vertretbar, statt einer *angemessenen* eine **optimale** Pflegequalität zu fordern. Auch Ethiker in der Pflege sind vor dieser idealistischen Versuchung nicht gefeit, wie folgende Beispiele zeigen:
- In den Ethischen Grundregeln der Altenpflege, die vom *Code for Nurses* des International Council of Nurses (ICN 1973) abgeleitet sind, heißt es: »*Die Altenpflegerin wirkt bei der Verbesserung der Pflegequalität mit und ermöglicht es somit, diese auf dem jeweils höchsten Stand zu halten*« (Martens 1995).
- Ethik reflektiert nach *Lindner* (1999:46) den pflegerischen Alltag systematisch geordnet und dient dazu, »*... den zu versorgenden Menschen in der ihnen eigenen Würde voll* [ein sehr hoher Anspruch! R. L.] *gerecht zu werden*«.
- Nach *Arndt* »*... muß jeder, Patient, Klient, Bewohner oder Kunde in dem Maße Zuwendung und physische Hilfe beim täglichen Leben beanspruchen dürfen, wie er braucht, um die von ihm angestrebte Lebensqualität zu erreichen*« (*Arndt* 1997b:520).

Grauhan warnte bereits 1981 anlässlich eines Kongresses des ICN: »*Bei fortschreitender Entwicklung des Pflegeberufs in einem Land werden die Minimalforderungen beruflicher Ethik immer mehr durch Gesetze ersetzt, und die Ziele werden höher gesetzt. Mitglieder des Berufs, insbesondere seine Führungskräfte, müssen aber dafür Sorge tragen, daß die Ziele nicht in den Wolken schweben, wo die Mehrheit der Mitglieder sie nicht erreichen kann*« (Grauhan 1981:350).

Entgegen individualistisch-subjektivistischer Pflegeauffassungen wäre es dagegen nach *Hofmann* die Aufgabe einer Pflege-Ethik, »*... Modelle und Theorien auf ihre anthropologi-*

schen und ethischen Implikationen hin zu befragen, bevor sie in die Praxis eingeführt werden. Dazu gehörte auch die Zurückweisung utopischer Vorstellungen, die im Namen pflegerischer Optimierung die Grenzen personeller und sozialstaatlicher Ressourcen gänzlich außer acht lassen« (*Hofmann* 1995b:38).

Die wünschenswerte Intensität einer auf individuelle Entfaltung ausgelegten Pflege hat dort ihre moralische Grenze, wo sie andere schützenswerte Güter gefährdet, wie die ausreichende materielle und immaterielle Unterstützung anderer Bürger oder die Gesundheit der Pflegekräfte.

Große Chancen zur Sicherung einer ethisch vertretbaren Verteilung der Mittel im Sozial- und Gesundheitswesen sehe ich in der Pflegeforschung. So wurde z. B. in den USA ermittelt, dass die Verweilzeit von Frühgeborenen im Krankenhaus bei entsprechender Nachbetreuung der Säuglinge ohne Gefährdung der Kinder reduziert werden kann. Durch konsequentes Verfolgen dieser Maßnahme würden in den USA jährlich Ausgaben von 334 Millionen Dollar für andere gesellschaftliche Aufgaben frei (*Brooten* et al. 1986, zit. n. *Brandenburg, Dorschner* 1997:89).

Kortus ist zuzustimmen: »*Der medizinische Arbeitsbereich steht heute durch wirtschaftliche Vorgaben in einem enormen Spannungsbogen zwischen ethischen Ansprüchen ... einerseits und ökonomischen Bedingungen einer marktwirtschaftlichen Gesellschaftsstruktur andererseits. Dabei besteht die Gefahr von ›Entweder-Oder-Überlegungen‹, die allerdings in die Irre führen, wenngleich sie seit Anfang der neunziger Jahre* [des 20. Jahrhunderts; R. L.] *zunehmend populär werden. Hier kann nur die Überzeugung des ›Sowohl-als-auch‹ gelten, mit der deutlich wird, daß der wirtschaftliche Umgang mit den vorhandenen Mitteln die größte Chance bietet, wissenschaftliche und fachliche Kenntnisse zum Wohle des Patienten einzusetzen und durch wirtschaftliches Handeln größtmögliche Effekte für ihn zu erzielen*« (*Kortus* 1998:44).

In der Pflegepraxis bieten sich gerade in einer Phase explosionsartiger pflegewissenschaftlicher Entwicklungen viele Möglichkeiten, überkommene pflegerische Maßnahmen kritisch auf ihre Effizienz zu überprüfen. Als Experte für Dekubitusprophylaxe weiß ich, dass noch immer viel Zeit und Material für vorbeugende Anwendungen aufgewandt werden, deren Wirksamkeit pflegewissenschaftlich als widerlegt gilt oder deren Gefährlichkeit sogar erwiesen ist. Ineffiziente Maßnahmen wirken sich konsequenterweise in einem Mangel an anderen Stellen aus. Gezielte Maßnahmen zur Kontrolle von Effizienz und *Qualität* »*... sind daher ethisch notwendig, weil sie ein höheres Niveau der Gesundheitspflege für mehr Menschen erreichbar machen*« (*van der Arend, Gastmans* 1996:181).

Nach *Fry* (1995:27) sind von Pflegekräften Entscheidungen darüber gefordert, wie eine gerechte oder faire Zuteilung der Pflegeleistungen unter den von ihnen betreuten Patienten aussehen soll. Ziel sei eine faire Verteilung der zur Verfügung stehenden Pflegemittel unter den Patienten. So könne man auf eine Verteilung der Mittel da verzichten, wo sie nicht benötigt werden. Wirtschaftlichkeit bedeutet also nicht nur den verantwortlichen Einsatz von Pflegearbeitszeit, sondern auch die kostenbewusste Verwendung von Geräten und pflegerischen Bedarfsartikeln (Zeit und Material). Wirtschaftliches Arbeiten sichert den Fortbestand der Pflegeeinrichtungen und leistet einen unverzichtbaren Beitrag zur Sicherung von Arbeitsplätzen.

In der derzeitigen gesellschaftlichen Situation kann Pflegequalität nicht mehr idealistisch unter Vernachlässigung des Faktors Wirtschaftlichkeit untersucht werden. Eine den Faktor Wirtschaftlichkeit ausblendende Sichtweise wäre aus ethischer Sicht nicht zu begründen. Der gelegentlich immer noch vertretenen Ansicht, Qualität bedürfe »*...nicht unbedingt der Wirtschaftlichkeit*« (so *Kuhlmey* 1994:76), ist deutlich zu widersprechen. Ein verantwortlicher Umgang mit Zeit und Material muss von allen Pflegekräften erlernt werden.

»*Auch in Deutschland steht die Kostendämpfung im Gesundheitswesen im Brennpunkt der Diskussion. Jede Pflegende hat damit die Verpflichtung, die Mittel so optimal wie möglich zu nutzen. Verschwendung von Menschenkraft oder Materialien ist nicht zeitgemäß ... Bei effizienter Pflege geht es darum, in der Lage zu sein, mit so wenig Mitteln wie möglich, verantwortlich das Ziel zu erreichen.*« (*Arets* et al. 1996:195)

> Pflege ist eine für die Gesellschaft notwendige, auf menschliches Leben und seine autonomen Entfaltungsmöglichkeiten gerichtete (Dienst-)Leistung. Wirtschaftlichkeit sichert die konstante Erbringung dieser gesellschaftlich benötigten Leistung. Deshalb ist Wirtschaftlichkeit in der Pflege grundsätzlich eine ethisch legitimierte Forderung.

Diese Legitimation gilt jedenfalls dann, wenn die konkreten wirtschaftlichen Strukturen und Prozesse eine menschenwürdige Pflege hilfebedürftiger Menschen ermöglichen, ohne wesentliche andere gesellschaftliche und ethische Werte zu missachten. Für den gegenteiligen Fall ist ethische Reflexion ein unverzichtbares Steuerungsmittel im Gesundheits- und Sozialwesen: »*Die zunehmende Ökonomisierung, gerade in der Sozialen Arbeit und Pflege, benötigt ein funktionelles Gegengewicht, so sie in ihren Folgen Halt machen soll vor persönlichkeitsverletzenden Entwicklungen für Teile der Gesellschaft.*« (*Klie* 1998a:123)

Wirksamkeit, Sicherheit und Wirtschaftlichkeit sind wichtige Komponenten der Pflegequalität. Als weitere Komponente der Pflegequalität soll die *Interaktion* näher beschrieben und begründet werden.

6.2.4 Interaktion

Interaktion als zwischenmenschliches Handeln, das die Kommunikation umfasst, ist ein unverzichtbares Element von Pflege. »*Es scheint mir eine Frage der Ethik zu sein, insbesondere aber auch der Ethik der Pflegeberufe,* auf allen Ebenen für die Erhaltung und Förderung der Gesundheit mitzuarbeiten ...« (*Dätwyler* 1990:52)

Pflegekräfte interagieren mit zahlreichen Kooperationspartnern, um ihr gesellschaftliches Mandat zu erfüllen. Die wichtigste Kooperations- und Koordinationsleistung von Pflegepraktikern ist das Zusammenspiel mit Klienten und ihren primären Bezugspersonen bzw. -gruppen. Wenn Pflegekräfte eine zufrieden stellende Entfaltung von Selbstständigkeit und Wohlbefinden eines Klienten fördern wollen, dann müssen sie mit ihm und seinen nächsten Angehörigen kooperieren. Im Zentrum der ethischen Reflexion steht nach *Johann Ach* die Interaktionsbeziehung zwischen Pflegekraft und Klienten. Darüber hinaus trägt ethische Reflexion einer Vielzahl anderer Interaktionsbeziehungen Rechnung (*Ach* 1998:163).

Weit reichende Auswirkungen auf die Interaktionen mit Klienten und Angehörigen hat beispielsweise die Qualität der Beziehungen der Pflegemitarbeiter zu ihren Vorgesetzten und untereinander. Im Ethik-Kodex der Altenpflege heißt es entsprechend: *»Die Altenpflegerin sorgt für eine gute Zusammenarbeit mit ihren Mitarbeitern auf allen Gebieten, die für die Betreuung älterer Menschen notwendig sind«* (*Martens* 1995). Weil qualitativ hochwertige Pflege außerdem eine gute Zusammenarbeit *aller* beteiligten Berufsgruppen notwendig macht, fordert der Ethik-Kodex des ICN von Pflegekräften eine umfassende Kooperationsbereitschaft: *»Die Pflegende sorgt für eine gute Zusammenarbeit mit den Kollegen aus der Pflege und anderen Professionen«* (ICN 2000:563).

»Pflegerische Handlungen sind Teil des Gesundheitssystems; seine Effektivität ist von der Koordination der Pflege mit den anderen Komponenten des Systems abhängig« (*King* 1964, zit. n. *Fawcett* 1996:119). Weil die Qualität der Beziehungen zu anderen Leistungserbringern im Sozial- und Gesundheitswesen großen Einfluss auf die Kontinuität und Effektivität der pflegerischen Dienstleistung besitzt, muss Pflege mit dem Angebot anderer unterstützender bzw. therapeutischer Dienstleistungen abgestimmt werden (vgl. *Lay, Schonhardt-Maier* 1999:36 f.; *Brandenburg* 1998:61).

Die zwischenmenschlichen Beziehungen sind als wesentlicher Teil der Dienstleistungsqualität zu verstehen (*Sperl* 1994:11). In der Pflegepraxis bedeutet Dienstleistungsqualität die in der Interaktion angestrebte Wirksamkeit, Sicherheit und Wirtschaftlichkeit der Pflege unter gleichzeitiger Beachtung ethischer Prinzipien und moralischer Normen.[84] Pflegequalität kann nur im Zusammenwirken aller am Dienstleistungsprozess Beteiligten verwirklicht werden.

Hauptbeteiligter ist zunächst der betroffene Klient. Er hat entscheidenden Anteil am Dienstleistungsprozess. Der Ausprägungsgrad seiner Partizipation liegt je nach Pflegesituation zwischen den Extremen des passiven Erduldens (ich erinnere an den etymologischen Ursprung des Begriffs *Patient* aus lat. *patiens*: geduldig) und der Vorstellung, der Klient sei in den Prozess der Leistungserbringung einbezogen *»... as a partial employee of the service organization«*[85] (*Grover* 1987, zit. n. *Staffelbach* 1994:290).

Mitbetroffen sind aber auch die Angehörigen. Im ambulanten Pflegebereich sind sie nicht selten körperlich und psychisch erschöpft und zudem gemeinsam mit den Pflegebedürftigen sozial isoliert. Gerade die »Insulation« kann für pflegende Angehörige wie für die Pflegebedürftigen selbst *»... eine extreme Bedrohung ihres eigenen Lebens, Lebenskonzeptes und ebenso ihrer Würde«* darstellen (*Klie* 1998a:136).

Städtler-Mach (2003:174) erinnert daran, dass in unserem Gesundheitssystem vielfach Töchter und Schwiegertöchter für die Pflege von Angehörigen mit herangezogen werden. Die öffentliche Wohlfahrt werde dadurch entlastet, das subjektive Wohlbefinden dieser Frauen dagegen vielfach belastet. *Städtler-Mach* fragt deshalb (ebd.): *»Wie weit kann das Leben eines Menschen durch die Pflegebedürftigkeit eines Familienmitglieds dominiert werden?«* *Loewy* nimmt zu dieser Frage grundsätzlich Stellung: *»Auch wenn ein Patient etwa unbedingt nach Hause will und sich weigert, in ein Pflegeheim zu gehen, so bedeutet das noch lange nicht, daß die Familie alles – nur um des Patienten willen – opfern muß.«* (*Loewy* 1995:38)

Während Angehörige im häuslichen Bereich von professionellen Helfern mehr Entlastung annehmen und erfahren sollten, werden sie in stationären Einrichtungen hingegen oft zu wenig am Prozess der Pflege beteiligt. Pflegekräfte sollten sich immer wieder vor Augen halten, dass sie eine *externe* Dienstleistung anbieten: *Fremdpflege*. Die eigentlichen »Insider« sind der betroffene Mensch und seine Angehörigen. Die Ressourcen der *Eigenpflege* (Selbstpflege und Angehörigenpflege) stellen die wichtigsten Faktoren für eine dauerhafte gesundheitliche Entfaltung eines Klienten in seinem sozialen Kontext dar (*Lay* 1998).

Angehörige bedeuten allerdings nicht in jedem Fall eine Ressource, denn sie können die Entfaltung eines pflegebedürftigen Menschen nicht nur unterstützen, sondern auch einschränken. Wichtig ist deshalb das Berücksichtigen der individuellen Ziele, Möglichkeiten und Kräfte pflegender Angehöriger sowie ihre Begleitung, Beratung und Unterstützung.

> Auch das *Wohlbefinden und die Selbstständigkeit der pflegenden Angehörigen* sind Ziele professioneller Pflege.

Die Disziplin Pflege verfügt in Deutschland über wenige theoretische Ansätze, die eine Zusammenarbeit mit dem Klienten *in seinem sozialen System* thematisieren. Viele herkömmliche Pflegemodelle sehen den Klienten als Individuum, losgelöst von sozialen Bindungen; Pflegebeziehungen werden entsprechend verkürzt als Dyade gekennzeichnet. Hier könnte die Pflegewissenschaft von der Sozialen Arbeit lernen.

Gerade im Bereich der psychosozialen Pflege sind von Pflegekräften heute umfassende Kompetenzen gefordert. Pflege ist eine professionelle Dienstleistung, und diese erfordert mehr als technisch-instrumentelle Fertigkeiten. Daraus ergibt sich eine besondere Verantwortung[86] der Pflegekräfte für die Gestaltung der beruflichen Beziehungen.

»Durch das zunehmende Autonomiestreben innerhalb der Pflege einerseits und durch die explosionsartige Entwicklung von hochwertigen … Technologien andererseits wuchs allmählich die Erkenntnis, daß das Arbeiten in der Pflege nicht nur aus der technisch richtigen Anwendung von Wissen und Fähigkeit besteht. Die Art des Umganges mit dem Patienten und die Qualität und der Inhalt von verschiedenen Kommunikationsprozessen sind ein integraler Bestandteil der Pflege.« (van der Arend, Gastmans 1996:54)

Gelingende Kommunikation ist die Grundvoraussetzung für erfolgreiche Pflege. *King* betonte bereits im Jahr 1964, dass die Effektivität der Pflegehandlung von der Kommunikation der an ihrer Durchführung beteiligten Individuen abhängt (zit. n. *Fawcett* 1996:119). Im interaktionellen Prozess der Pflege tauschen Pflegekraft und Klient Erfahrungen und Einschätzungen aus (vgl. *Lay, Menzel* 1999; *Lay, Brandenburg* 2001). In diesem kontinuierlichen Prozess des Verstehen-Wollens und Aushandelns kommt das (bereichs-)ethische Prinzip der dialogischen Verständigung zum Tragen (s. Kap. 4.3.6.2).

Indem Pflegekräfte eine vertrauensvolle Beziehung mit dem Klienten und seinen Bezugspersonen aufbauen, ermöglichen sie ihm Schritte auf dem Weg zur Selbstentfaltung, zu mehr Selbstständigkeit und/oder größerem Wohlbefinden. Die Verständigungsprozesse auf diesem Weg gestalten sich je nach Klient-Pflegeperson-Beziehung unterschiedlich und erscheinen als das Ergebnis individueller Faktoren: »*Goals, needs and values of nurse and client influence the interaction process*«[87] (*King* 1981:143). Dabei sind die Bedürfnisse und Wertvorstellungen von Pflegekraft und Klient unterschiedlich und erfordern eine flexible Gestaltung der Pflegeprozesse.

In der Pflegepraxis ist gelegentlich die Forderung zu hören, man solle Patienten »*so pflegen, wie man selbst gepflegt werden wollte*«. Dabei wird übersehen, dass Klienten wahrscheinlich nicht so gepflegt werden möchten, wie Pflegekräfte selbst gepflegt werden wollten. Die Vorstellungen von angemessener Pflege differieren kulturentsprechend und lebensgeschichtlich stark. Eine siebzigjährige türkische Frau wird höchstwahrscheinlich eine andere Pflege wünschen als eine siebzehnjährige deutsche Krankenpflegeschülerin.[88]

Ohne dialogische Verständigung können Pflegekräfte nicht wissen, wie ihre Klienten gepflegt werden möchten. Nicht alles, was zum fachlichen Repertoire der Pflege gehört, ist immer richtig und angemessen. Selbst die Forderung nach einer intensiven Pflegebeziehung kann nicht absolut vertreten werden. »*Auch das Beziehungsangebot der Pflegekraft an den Pflegebedürftigen und umgekehrt verlangt der würdeabhängigen Austarierung (...) Vielleicht möchte der Pflegebedürftige lediglich eine nüchterne Pflegehandlung ohne psychosoziale Begleitung.*« (*Klie* 1998a:130)

Um die (fremden) Wertvorstellungen von Klienten angemessen wahrnehmen und berücksichtigen zu können, sollten sich Pflegekräfte zunächst ihrer eigenen moralischen Überzeugungen bewusst werden. »*Es wird klar, wie hilfreich es wäre, wenn Pflegende wüßten, nach welchen ethischen Gesichtspunkten sie pflegen wollen. Da die Auseinandersetzung mit diesen Themen so wenig erfolgt, ist vielen nicht bewußt, an welchen Werten und Normen sie sich orientieren.*« (*Schlecht* 1999:134) Dies trifft sowohl für einzelne Pflegekräfte als auch für Pflegeteams und Arbeitsgruppen zu (vgl. *Lay, Ziemer* 1999).

Auf die Inhalte der im Zentrum des Modells der Komponenten von Pflegequalität stehenden Pflegeethik brauche ich an dieser Stelle nicht einzugehen, da ich sie bereits in Kap. 4.3 ausgebreitet habe. Das vorliegende Kapitel soll mit dem Versuch einer neuen Definition von Pflegequalität abgerundet werden.

6.3 Eine neue Definition von Pflegequalität

Nachdem ich alle Komponenten der Pflegequalität in der direkten Pflege erläutert und aus ethischer Sicht begründet habe, schlage ich als Ergebnis der bisherigen Überlegungen eine neue Definition der Qualität direkter Pflege vor (vgl. *Lay* 2001b: 20):

> **Pflegequalität** (in der direkten Pflege) gibt den Grad der Verwirklichung von pflegerischen Zielen an, die sich auf die Förderung bzw. Erhaltung von Selbstständigkeit und Wohlbefinden der Klienten beziehen und mit verantwortlichem zwischenmenschlichen Umgang und vertretbarem Einsatz von Mitteln angestrebt werden.

Diese Definition fasst das Bild der »Komponenten der Pflegequalität in der direkten Pflege« als Teil des Modells der Gesundheitspflege in einem einprägsamen Satz zusammen und bietet der Entfaltung einer ethischen Perspektive ausreichend Raum.

6.4 Zusammenfassung

Ausgehend von dem etwas ernüchternden Befund in Kap. 5, dass ethische Überlegungen in herkömmlichen Modellen und Definitionen zur Qualität von Pflege keine explizite Berücksichtigung finden, habe ich in Kap. 6 festgestellt, dass dies auch überwiegend auf die Begründungen der bekannten Pflegemodelle zutrifft.

> Pflegemodelle werden i. d. R. entweder nicht explizit aus ethischen Theorien oder Prinzipien heraus entwickelt, oder aber die Hauptbegriffe und Ziele werden nicht ethisch begründet. In der Regel spielt die ethische Reflexion der Pflegepraxis in den Auffassungen traditioneller Pflegemodelle von einer »guten« Pflege keine explizite Rolle.

Alternativ stellte ich das *Modell der Gesundheitspflege* vor. In der vorliegenden Arbeit konnte ich nicht auf alle Elemente des neuen Modells eingehen, sondern beschränkte mich auf die wichtigsten Aspekte und Begriffe. An den miteinander in Beziehung gesetzten Komponenten der Pflegequalität entlang gehend, konnte ich zeigen, dass alle wichtigen Begriffe bzw. Qualitätsbausteine im neuen Modell ethisch zu rechtfertigen sind, solange man der grundsätzlichen Geltung von Freiheit/Selbstbestimmung, Menschenwürde, Benefizienz, Nonmalefizienz, Gerechtigkeit und Achtung vor den Entfaltungsmöglichkeiten des Lebendigen zustimmt.

> Pflegemodelle sollten philosophisch-ethisch und nicht nur pragmatisch oder ökonomisch zu begründen sein. Das **Modell der Gesundheitspflege** versucht ethische, pflegetheoretische und Aspekte der Qualitätsdiskussion in einer integrativen Perspektive zu verbinden. Pflegeethik steht dabei im Zentrum der Konzeption von Pflegequalität. Daraus erwächst eine neue Definition von Pflegequalität.

Nachdem nun wichtige theoretische Grundlagen gelegt sind, möchte ich in den Kapiteln 7 und 8 praktische Konsequenzen aufzeigen. In Kap. 7 soll mit Hilfe eines Fallbeispiels ein möglicher Weg zur Lösung moralischer Konflikte in der Pflegepraxis empfohlen werden, der sich auch zur Überprüfung bereits getroffener Entscheidungen eignet. In Kapitel 8 werde ich abschließend eine weitere Subbereichsethik der Pflege untersuchen: die Ethik in der Pflegepädagogik.

Anmerkungen

60 Ähnliches gilt für Ethik im Management, wie *Ulrich* nahelegt (1996, zit. n. *Schulze* 1999:4): »*Unternehmensethik ist nicht als die äußere Grenze, sondern als die innere Grundlage des unternehmerischen Erfolgsstrebens zu konzipieren.*«

61 Im weiteren Verlauf vereinfachend Pflegemodelle genannt – auf die pflegewissenschaftliche Diskussion um die Unterscheidung von Pflegetheorien und Pflegemodellen kann an dieser Stelle nicht eingegangen werden.

62 Inzwischen liegen zahlreiche Veröffentlichungen zu Teilen des *Modells der Gesundheitspflege* vor (*Lay* 1998; 2001a; 2001b; 2002a; 2002b; *Lay, Brandenburg* 2001; 2002; *Lay, Menzel* 1999; 2003; *Menzel, Lay* 2001) sowie empfehlende Hinweise bei anderen Autoren (*Budnik* 1999:114; 2002:11; 2003:2–3, 20, 24, 25; *Sahmel* 2001:49; 2002:51; *Staenke* 2001; *Wingerdt* 2002; *Kreikenbaum* 2003).

63 Das Modell der Gesundheitspflege verwendet den Ausdruck »Klient« als *Oberbegriff für alle Menschen, an die sich Pflege wendet*, also für Krankenhauspatienten, Bewohner von Einrichtungen der Altenhilfe, pflegebedürftige Behinderte, Kunden von ambulanten Pflegediensten etc.
Der Begriff Klient stammt ursprünglich aus der Römerzeit. Im römischen Klientenwesen waren Patrone (Adelige, Patrizier) für den Schutz, die Fürsorge und das Wohlergehen einzelner Klienten (Bürger, Plebejer) zuständig. Das Verhältnis zwischen Patron (Fürsorgepflichtigem) und Klient (Schutzbefohlenem) war vertrauensvoll und familiär, obwohl ein Patron gleichzeitig viele Klienten haben konnte. Seine Aufgaben gegenüber den Klienten waren: Schutz, Fürsorge und Anwaltschaft. So half er den Klienten beispielsweise bei Rechtsstreitigkeiten. Als Gegenleistung wurde von den Klienten erwartet, dass sie den Patron bei Wahlen unterstützten.
Heute findet sich die Bezeichnung »Klient« in vielen sozialen bzw. therapeutischen Berufen, z. B. in der Sozialen Arbeit, in der Beratung und in der Psychotherapie. Besondere Verbreitung fand der Ausdruck durch die von *Carl Rogers* entwickelte »klientenzentrierte Gesprächsführung«.
Mit Klienten sind in der Regel die Auftraggeber bzw. Kunden von *eigenständig* tätigen Berufen oder Einrichtungen gemeint, z. B. werden auch die Mandanten von Rechtsanwälten häufig als Klienten bezeichnet. Für die Professionalisierung der Pflege hat dieser Aspekt eine wichtige Bedeutung. In vielen modernen Pflegemodellen wird daher der universelle Begriff »Klient« (engl.: client) verwendet, der sich in der pflegewissenschaftlichen Literatur gegenüber dem Ausdruck »Patient« immer mehr durchsetzt. Der Begriff »Patient« ist einseitig krankheits- und medizinlastig und schreibt dem Klienten eher Passivität zu (lat.: patiens = geduldig, erduldend, Leiden ertragend).
Derzeit sprechen Pflegekräfte in den jeweiligen Pflegeeinrichtungen meist noch von »Patienten«, »Bewohnern« oder »Kunden«; Pflegewissenschaftler wählen aber zunehmend den Oberbegriff »Klienten«, wenn sie allgemein alle Gepflegten meinen. Auch in den Praxisfeldern der Pflege lässt sich aber ein zunehmender Trend zur Verwendung des Begriffs »Klient« verzeichnen, beispielsweise in der ambulanten Pflege.

64 Es sei an dieser Stelle lediglich darauf verwiesen, dass die Qualität der Pflegedokumentation von sehr vielen Faktoren abhängt. In Fortbildungen werde ich z. B. öfters gefragt, was in der Pflegepraxis zu dokumentieren sei und was nicht. Hier schlage ich folgende Faustregel vor: »*Informationen, die praxisrelevant, vergütungsrelevant, prüfungsrelevant und/oder juristisch erforderlich sind, werden vollständig, wahr und klar dokumentiert.*«

65 *Conradi* (2003:40) verwendet eine ähnliche Differenzierung. Sie sieht in der Medizin und insbesondere in der Pflege zwei elementare Aspekte von Autonomie: die Chance, *selbst Entscheidungen zu treffen* sowie die *Möglichkeit, selbsttätig zu sein*.

66 Akronym für *Aktivitäten des täglichen Lebens*; *Roper* et al. sprechen jedoch von Aktivitäten des Lebens; R. L.

67 Nach *Pieper* (2000:166) führte *Kant* für *Selbstbestimmung des Willens* den Begriff *Autonomie* ein (versus Heteronomie). Er fragte: »[Was] kann denn wohl die Freiheit des Willens sonst sein als Autonomie, d. i. die Eigenschaft des Willens, sich selbst ein Gesetz zu sein?« (*Kant* 1987:200) und fügte hinzu: »… *Freiheit und eigene Gesetzgebung des Willens sind beides Autonomie, mithin Wechselbegriffe …*« (S. 204).

68 zu Fragen der Selbstbestimmung von Kindern im Krankenhaus siehe *Richardson* und *Webber* (1998:8, 25 f., 35 f., 38)

69 Anmerkung R. L.: *Rabe* ist zuzustimmen, wenn sie festhält: »*Ein Mensch verliert auch dann nicht seine Würde, wenn er seine Autonomie nicht mehr wahrnehmen kann, zum Beispiel bei Verwirrung oder Koma*« (*Rabe* 2000:12). Dies gilt insbesondere bei einer christlichen Herleitung der Menschenwürde aus dem Geschaffen-Sein und Geliebt-Werden von Gott.

70 Dichotomisch formulierte Aussagen über die Pflegebedürftigkeit von Menschen können fatale Auswirkungen haben. Beispielsweise habe ich schon öfters beobachtet, wie die Bezeichnung eines Klienten als »immobil«

dazu führte, dass tatsächlich vorhandene Bewegungsressourcen nicht mehr wahrgenommen und genutzt wurden.

71 »*Pflege ist ein ethisches Unterfangen, weil sie ein Auswählen aus unterschiedlichen Möglichkeiten des Umgangs mit Menschen erfordert. Diese Entscheidungen werden unter den Bedingungen zweier kritischer Einschränkungen gefällt: 1. Eingeschränkte Mittel, so dass das Bereitstellen von Gütern, z. B. Pflegezeit, für den einen Patienten zur Folge hat, dass sie einem anderen vorenthalten werden.*
2. Begrenztes Wissen, so dass wir nicht wissen, wie ein Patient körperlich und spirituell auf eine Pflegehandlung reagieren wird« (Übers.: R. L.)

72 »*vollständiges körperliches, psychisches und soziales Wohlbefinden*« (Übers.: R. L.)

73 »*Pflegekräfte, die Pflegemodelle anzuwenden versuchen, beschreiben häufig Schuldgefühle. Sie haben den Plan nicht erfüllt, die Bedürfnisse des Patienten nicht befriedigt. Das kommt daher, dass Modelle, die die einschränkenden Bedingungen der Umwelt nicht berücksichtigen, Handlungen vorschlagen, die nicht geleistet werden können. Dabei kann man nicht Dinge von jemandem fordern, die zu tun er nicht in der Lage ist.*« (Übers.: R. L.)

74 »*tägliche Aktivitäten*« (Übers.: R. L.)

75 Eine Prognose zu treffen, beinhaltet die Abschätzung der Folgen, das ist ein Aspekt teleologischen Denkens (vgl. *Frewer* 1997:80).

76 »*Die Öffentlichkeit erwartet von Gesundheitsdienstleistern, dass sie eine qualitativ hohe Pflege und Versorgung bereitstellen. Ein Maß für Qualität ist das Maß an Wirksamkeit der Pflege. Inwieweit Pflege wirksam ist, kann daran gemessen werden, ob die Ziele der Gesundheitsförderung und -aufrechterhaltung oder der Genesung erreicht worden sind.*« (Übers.: R. L.)

77 Lange vor *Dorothea Orems* Selbstpflegedefizittheorie entwickelten andere Disziplinen die Vorstellung, dass Menschen üblicherweise selbst mit ihren jeweiligen Lebensaufgaben zurecht kommen und fremde Hilfe nur dann benötigen, wenn ihre Fähigkeiten zur Selbsthilfe nicht ausreichen. So findet sich in der Sozialen Arbeit bereits in der ersten Hälfte des 20. Jahrhunderts die Forderung nach »Hilfe zur Selbsthilfe« (*Alice Salomon*). *Orem* nahm erstmals Mitte der 50er Jahre den Begriff »self-care« in einer systematischen Form auf und erklärte ihn im Zusammenhang mit pflegerischen Handlungsfeldern (vgl. *Bekel* 2003:156, 170).

78 Die amerikanischen Pflegewissenschaftlerinnen *Benner, Tanner* und *Chesla* (2000) weisen darauf hin, wie sich die moralische Verpflichtung der Pflegekräfte gegenüber Patienten ändert, wenn diese lediglich als Kunden betrachtet werden: »*Heutzutage wird beispielsweise die Beziehung zwischen dem Anbieter der Dienstleistung ›Gesundheitsversorgung‹ und dem Patienten verglichen mit der zwischen Verkäufer und Käufer einer Ware, in diesem Fall der Gesundheitsversorgung, die als verfügbares Gut durch freie, unabhängig Handelnde auf einem freien Markt, gekauft und verkauft werden kann. Dies schränkt die Bandbreite der moralischen Themen auf Geschichten über ›schlechte‹ Verkäufer und Patienten … ein. Man kann sich an die ethisch einwandfreien Praktiken eines seriösen Geschäftsmannes halten und nur notwendige und wertvolle Leistungen anbieten, aber die Verantwortung der klugen Auswahl wird auf dem freien Markt letztendlich der sökonomisch [sic] freien Person, dem ›Konsumenten‹, überlassen. ›Schutzbedürftigkeit oder Leiden‹ (›gefährdete Konsumenten‹) können nicht auf vernünftige Weise in diese praktizierte moralische Gleichung eingesetzt werden*« (*Benner* et al. 2000:317 f.).

79 Vgl. die Einteilung in Ebenen und Stufen der Allokationsentscheidungen bei *Illhardt* und *Piechowiak* (1995:127 f.).

80 Pflegerische Verantwortung lässt sich nach *Tewes* (2002:79) in kollektive und individuelle Verantwortung differenzieren: Während die individuelle Verantwortung die berufliche und persönliche Verantwortung der Pflegenden einschließt, bezeichnet der Begriff »kollektive Verantwortung« Aspekte, für die das gesamte Pflegeteam (und die Profession Pflege, vgl. *van der Arend, Gastmans* 1996:128; *Lay* 2002a,b; d. Verf.) zuständig ist.

81 Ein solcher Anspruch ist jedoch unrealistisch, wie *Schröck* (1995:320) herausstellt. Ihr erscheint die Vorstellung verfehlt, »*… daß die Pflegenden den Mangel an Menschlichkeit in anderen Berufsgruppen irgendwie kompensieren könnten. Faktisch ist das nicht möglich. Der Angehörige des Patienten, der sich vom Arzt* [oder dem Vertreter einer anderen Berufsgruppe; R. L.] *zurückgewiesen, abgewertet oder gar in für den Patienten wichtigen Dingen übergangen fühlt, mag sich von dem Krankenpfleger besser verstanden und angenommen, d. h. auch getröstet fühlen, doch kompensieren kann der Pfleger den Mangel des Arztes nicht.*« Moralisch wäre es auch nicht wünschenswert, fährt *Schröck* fort, weil diese Aufgabe dann bei der Pflege allein verbliebe.

82 Wie diese Öffentlichkeitsarbeit gestaltet wird, ist nicht nur eine strategisch und taktisch bedeutsame Überlegung, sondern auch eine Stilfrage und nicht zuletzt eine ethisch relevante Entscheidung. Die schonungslos direkte Aussage einer Stationsleitung irritiert in ihrer naiv-verletzenden Radikalität: »*Ich sag den Patienten immer, wenn ihr bessere und mehr Pflege wollt, müsst ihr mehr bezahlen. Erst gucken die doof, aber dann verstehen die das schon. Die müssen beim Klingeln halt warten bis Zeit ist, bei unserem Stellenschlüssel. Und wenn das noch*

schlechter wird, dann machen wir halt wieder Funktionspflege, das geht dann schon schneller, und alle liegen wieder satt und sauber da – aber halt auf Kosten der Patienten. Und so sehe ich es eigentlich auch bei dem Elend in den Altenheimen. Da liegen jetzt all die Leute, die ihr Leben nicht bereit waren, mehr für die Pflege zu tun. Waren die nicht. Das müssen die jetzt ausbaden. Die haben ihr Leben lang weggeguckt. Das ist doch ein ganz einfacher Zusammenhang.« (zit. bei *Wettreck* 2001:163)

83 Während ich bislang die karge Öffentlichkeitsarbeit der Pflege eher auf eine tendenziell unpolitische berufliche Haltung der Pflegekräfte, auf mangelndes Selbstbewusstsein und Überlastung durch die täglichen Anforderungen in der Pflegepraxis zurückführte, gab mir ein Beitrag von *Kinzelmann* (1999:93) neue Anregungen: Die Gesellschaft gibt der Berufsgruppe Pflege unterschwellig den Auftrag (die Norm), sich unauffällig zu verhalten und über ihre Arbeit Stillschweigen zu bewahren. *Kinzelmann* formuliert bewusst provokativ: *»Wer unbedingt meint, er müsse seinen Lebensunterhalt damit verdienen, anderen Menschen zu helfen, der soll das wenigstens so tun, daß man selbst nicht davon behelligt wird. Der kranke, alte oder behinderte Mensch soll so schnell wie möglich in den Prozeß der Produktion eingegliedert werden. Ist das nicht machbar, soll der Betreffende möglichst unauffällig und kostengünstig sein Dasein fristen«* (ebd.).

84 Vgl. *Sellman* (1996:44): *»Without awareness of ethical aspects of her action the nurse is in danger of failing to provide a professional service to those in her care.«* (»Ohne das Wissen um die ethischen Aspekte ihrer Handlungen steht die Pflegefachkraft in der Gefahr, den von ihr zu pflegenden Menschen eine professionelle Dienstleistung vorzuenthalten.« Übers.: R. L.)

85 »… als ein teilweise bei der Dienstleistungsorganisation Angestellter« (Übers.: R. L.)

86 Pflegerische Verantwortung verstehe ich nach der Definition von *Tewes* (2002:79) als *die selbst übernommene und/oder zugeschriebene Zuständigkeit von Pflegenden für ihr berufliches Tun, inklusive der Rechenschaftspflicht für die Konsequenzen ihrer pflegerischen Entscheidungen und Handlungen.*

87 »Ziele, Bedürfnisse und Werte von Pflegekraft und Klient beeinflussen den Interaktionsprozess.« (Übers.: R. L.)

88 Die Forderung, man solle Patienten *»so pflegen, wie man selbst gepflegt werden wollte«*, wird nicht selten mit dem Anspruch verknüpft, allen Klienten mit den gleichen wohlwollenden Gefühlen entgegenzutreten. Das ist jedoch nicht zu verwirklichen – eine Überforderung. Für *Rabe* (2003:116) gebietet die Orientierung an Gerechtigkeit auf einer persönlichen Ebene, alle Patienten als gleichberechtigt zu sehen, unabhängig von Alter, Geschlecht, sozialem Stand, Nationalität und anderen unterscheidenden Merkmalen. Daraus folge, *»… dass auch weniger sympathische Patienten mindestens mit einem ›Basis-Anstand‹ und ›Basis-Respekt‹ behandelt werden sollen.«* (ebd.)

7 Ethische Entscheidungsfindung in der Pflege

Wie können in der Pflegepraxis schwierige ethische Fragen entschieden werden? In diesem Kapitel stelle ich zunächst einige grundsätzliche Überlegungen an und gebe anschließend zwei Empfehlungen zur ethischen Entscheidungsfindung. An einem Fallbeispiel soll eine Möglichkeit zur strukturierten multiperspektivischen Beurteilung einer schwierigen ethischen Frage aus der Pflegepraxis veranschaulicht werden. Zusammenfassende Gedanken schließen Kapitel 7 ab.

7.1 Grundsätzliche Überlegungen zur ethischen Entscheidungsfindung

Einige grundsätzliche Gedanken zur ethischen Entscheidungsfindung seien vorausgeschickt. Zum Einen möchte ich auf begriffliche Fragen aufmerksam machen, außerdem sollen den Ausführungen über ethische Entscheidungsfindung einige psychologische Überlegungen vorangestellt werden.

7.1.1 Begriffliche Überlegungen

Zunächst eine Anmerkung zum Begriff der *ethischen Entscheidungsfindung*. »*Eine Entscheidung ist eine zielgerichtete Tätigkeit, bei der aus mehreren Handlungsmöglichkeiten eine Variante ausgewählt wird.*« (*van Schayck* 2000:42)

Manche Autoren verwenden in diesem Zusammenhang nicht das Wort *ethisch*, sondern sprechen von *moralischer Entscheidungsfindung* oder *moralischer Urteilsfindung*. Ich werde zunächst erläutern, warum ich mich diesem Sprachgebrauch nicht anschließe.

Nehmen wir folgende Situation an: Eine Kinderkrankenschwester steht vor einer Situation, in der sie zunächst nicht weiß, wie sie *moralisch* handeln soll. Ihr gehen verschiedene Alternativen durch den Kopf und sie entscheidet sich nach reiflicher Abwägung für eine der Handlungsvarianten. Kann man hier von einem *ethischen* Entscheidungsprozess sprechen? Oder sollen nur umfassende Untersuchungen durch nicht in der Pflegepraxis tätige Philosophen oder Pflegewissenschaftler *ethische* Entscheidungsprozesse genannt werden?

Ich meine, dass ethisches Denken nicht auf den Kontext philosophisch-wissenschaftlicher Untersuchungen beschränkt ist. Vielmehr soll gelten:

> Wer *moralisches* Handeln reflektiert, denkt *ethisch*.

Daher kann bei der Kinderkrankenschwester von einer *ethischen* Entscheidungsfindung gesprochen werden, insofern sie unterschiedliche Argumente für *moralisches* Handeln abwägt und sich dann entscheidet.

Das aus einer *ethischen* Reflexion möglicherweise entstehende Handeln ist ein *moralisches*, der vorgängige Prozess der Entscheidungsfindung jedoch ein *ethischer* Prozess. Um ein unnötig langes Wort zu vermeiden, verwende ich nicht den Begriff Entscheidungsfindungsprozess, sondern spreche von *ethischer Entscheidungsfindung*.

7.1.2 Psychologische Überlegungen

Nicht alles, was Menschen als moralisch gut erkennen, führt bei ihnen konsequenterweise zu entsprechenden Handlungen. Wissen und Tun sind zweierlei Dinge. Woran liegt es, dass moralische Einsichten in einem Fall zu Taten führen, während sie in anderen Fällen keine oder gegenteilige Handlungen auslösen? Diese Phänomene weisen auf psychologische Aspekte der Ethik; wir sprechen von moralpsychologischen Fragen.

Individual- und sozialpsychologische Faktoren beeinflussen die Umsetzung sittlicher Einsichten in praktische Taten. Empirische Untersuchungen haben gezeigt, dass eine persönliche Distanz die Rolle ethischer Prinzipien bzw. moralischer Regeln für das konkrete moralische Urteil stärkt, während eine persönliche Betroffenheit die Orientierung an moralischen Prinzipien in den Hintergrund rückt. Dieses Phänomen ist nicht geschlechtsspezifisch (*Nida-Rümelin* 1996:36).

Individuelle und soziokulturelle Faktoren wirken sich überdies bereits zu einem wesentlich früheren Zeitpunkt aus: beim Wahrnehmen und BeWERTen von ethischen Problemen sowie im konkreten Prozess der ethischen Urteilsfindung. Ethische Beurteilungsprozesse sind nicht nur von religiösen, soziokulturellen, wirtschaftlichen und politischen Einflüssen bestimmt, sondern hängen wesentlich von persönlichen Vorstellungen und tagesaktuellen Befindlichkeiten ab. Hier spielen Gefühle eine große Rolle. Menschen besitzen ein Gefühl für die Verletzung von moralischen Werten, sie haben im Verlauf der Sozialisation zumindest grobe Wertehierarchien als implizites Wissen verinnerlicht.

Da dieses subjektive, gefühlshafte Wissen jedoch keine intersubjektive Geltung beanspruchen kann, muss das affektive Wertbewusstsein expliziert, d. h. verbalisiert und in den intersubjektiven Diskurs gebracht werden (vgl. Kap. 8.2.7). An diese Gedanken schließe ich zwei Empfehlungen an.

7.2 Empfehlungen zur ethischen Entscheidungsfindung

Gefühle sind gerade in der ersten Phase des Erkennens bzw. Erahnens von moralischen Konflikten wichtige Indikatoren. In der daraufhin zu erfolgenden Analyse des moralischen Problems in der jeweiligen Situation können sie jedoch auch hinderlich sein. Um den Einfluss emotionaler Faktoren methodisch einzuschränken, seien deshalb zwei Empfehlungen ausgesprochen:
1. ethische Einschätzungen möglichst nicht als Einzelner vornehmen, sondern im Gespräch mit anderen Menschen;
2. (teil-)strukturierte multiperspektivische Verfahren zur ethischen Entscheidungsfindung anwenden.

7.2.1 Moralische Fragen gemeinsam beraten

Subjektivität macht Intersubjektivität erforderlich. Nicht einsame Eindrücke und Entscheidungen Einzelner sind hilfreich, sondern das gemeinsame Suchen und Abwägen mit anderen Menschen. Im Diskurs unterschiedlicher ethischer Perspektiven können differenzierte und ausgereifte Betrachtungsweisen hervorgebracht werden, die fundierter und ausgewogener sein werden als die Beurteilung durch eine einzelne Person. »*Die Klärung von dem, was menschliches Wohlbefinden ist, kann ... durch die sogenannte* **Kontroverse-Erfahrung**, *gefördert werden. Durch die Konfrontation verschiedener Meinungen und Auffassungen kann ein Teil der Wahrheit sichtbar werden.*« (van der Arend, Gastmans 1996:98)

Ethische Entscheidungen basieren im besten Fall auf Absprachen mit anderen Beteiligten. Als ich beispielsweise als Krankenpfleger vor einigen Jahren sterbende Krebskranke stationär pflegte, machte ich es mir zur Gewohnheit, Sterbenden, die ihre Schmerzen nicht mehr äußern konnten und laut Arztanordnung »bei Bedarf« subcutane Morphin-Injektionen in einer bestimmten Dosis erhalten sollten, die Schmerzmittel nicht auf Grund meiner persönlichen Entscheidung zu verabreichen, sondern zuvor mit den anwesenden Angehörigen zu sprechen und eine Kollegin mit in das Zimmer zu nehmen. Sie sollte unabhängig von mir ebenfalls eine Einschätzung vornehmen, ob der Patient litt und das betäubende Schmerzmittel benötigte oder nicht.

Gemeinsame Reflexionen über konkrete pflegerische Verfahrensweisen sind hilfreich, um nicht im Alltagsbetrieb ethische Prinzipien zu missachten. »*Verantwortliches Handeln im Sinne ethisch begründeten Handelns bedeutet daher, daß Pflegende immer wieder einmal einzelne Routineabläufe in Frage stellen und darüber nachdenken sollten, ob das praktizierte Handeln und/oder Unterlassen den betroffenen Menschen eigentlich noch gerecht wird*« (*Hofmann* 1995a:445). Müssen im Pflegeheim beispielsweise die Betten aller Bewohner gemacht sein, bis der Essenswagen mit dem Frühstück aus der Küche kommt? Müssen alle Patienten im Krankenhaus »*... vor acht Uhr gewaschen sein, weil dann ja schon wieder die Röntgenabteilung einzelne Patienten anfordert*« (*Rux-Haase* 1999:694)? Müssen Patienten routinemäßig ein (hinten offenes) Klinikhemd statt des eigenen Schlafanzugs tragen, obwohl sich viele dadurch in ihrer Bewegungsfreiheit im Bett wie außerhalb des Bettes eingeschränkt fühlen (*Bobbert* 2003:82)?

Ludger Risse berichtet von einer Beobachtung im Krankenhaus: »*Auf meine Frage, warum täglich zwischen 9 und 11 Uhr bei allen Patienten auf der Station Fieber und Pulsfrequenz gemessen, dafür aber Lagerungswechsel, Zwischenmahlzeiten und atemfördernde Maßnahmen regelmäßig vergessen würden, bekam ich von der Stationsleitung folgende Antwort: ›Dies machen wir, weil unser Chef (Chefarzt) möchte, daß zur Visite die aktuellen Werte eingetragen sind‹*« (*Risse* 1997: 20).

Derartige Routineabläufe in Pflege und Behandlung sind nicht allein aus wirtschaftlichen Gründen fragwürdig, sondern auch aus ethischen Überlegungen kritisch zu überprüfen. Offene, kontroverse Aussprachen über ethische Aspekte der Pflege sollten nicht nur in den pflegerischen Grundausbildungen im Rahmen des (Ethik-)Unterrichts ihren festen Platz haben, sondern auch in der Pflegepraxis eingeübt werden. Dies kann sowohl bei Übergabegesprächen und Dienstbesprechungen als auch im Rahmen von Anleitungs- und Einarbeitungsprogrammen geschehen.

Sofern es die Situation zulässt, sind in schwierigen Situationen gemeinsame Beratungen im Pflegeteam den Entscheidungen einzelner Pflegekräfte vorzuziehen. Im Interesse der zu pflegenden Menschen sollte es darüber hinaus ein Anliegen der Pflege sein, Prozesse der ethischen Entscheidungsfindung zunehmend Berufsgruppen übergreifend zu organisieren.

Interdisziplinäre Gespräche der Gesundheitsberufe sollten nicht nur sporadisch stattfinden, sondern im Arbeitsalltag und in der Ausbildung der Gesundheitsberufe institutionalisiert werden (vgl. *Schreiner, Gahl* 1995:91; *Schreiner* 2001a:25). Zu oft geht das gemeinsame Gespräch im hektischen Arbeitsalltag unter, zu oft findet eine gemeinsame ethische Reflexion keinen Raum. Ethik ist »unbehaust« im Berufsalltag, wie *Wettreck* beklagt: »*Hat keinen festen Ort, keine geregelte Instanz für sich. Ethik ist im Alltag, auf den ›Schiffen‹ der Behandlungsteams, der Krankenhäuser und Pflege-Einrichtungen, ein ›blinder Passagier.‹*« (*Wettreck* 2001:130)

Ethisches Denken und Argumentieren braucht Zeit und Raum (*Die ethische Verantwortung der Pflegeberufe* 1998:26) und sollte deshalb nicht nur spontan, sondern organisiert und regelmäßig stattfinden. Möglichkeiten einer solchen Zusammenarbeit sind:
- multidisziplinäre ethische Fallbesprechungen (*Gordijn* 2000:114; *Steinkamp, Gordijn* 2000:235 ff.),
- Ethikkomitees (*Loewy* 1995:40 ff.; *Gillen* 1996:109 ff.; *Lauer, Maier* 1997; *Simon, Gillen* 2000:245 ff.; *Körtner* 2004:172 ff.),
- Ethikkommissionen (*Schnell* 1999),
- Ethikforen (*Arndt, de Jong* 2000:27, dieselben 2001:603 ff.),
- Ethikkreise (*van der Arend, Gastmans* 1996:166 f.),
- Ethikzirkel (*Städtler-Mach* 1999:166),
- Ethikcafes (*van Schayck* 2000:85, 131; Projektteam »Ethik in Schule und Unterricht« 2001: 12 f. *Körtner* 2004:173 f.),
- Ethikvisiten (*Fry* 1995:187 f.; *Kohlen* 1999) sowie
- Ethikkonsile bzw. Ethikberatung (*Illhardt* 1999b:279 f.; *Reiter-Theil* 1999; *Arndt, de Jong* 2001:604) und
- Supervision (*Petzold, Petzold* 1998:165 ff.; *Lindner* 1999:56).

Dies können Orte und Gelegenheiten sein, um ethische Reflexion einzuüben, vorzugsweise unter Moderation durch entsprechend qualifizierte Fachkräfte und mit Hilfe von strukturierten Hilfen zur prozesshaften ethischen Entscheidungsfindung.[89] Die von *Reiter-Theil* angestrebten langfristigen Wirkungen von Ethikberatung können auch als gemeinsame Ziele der meisten oben genannten Ethikgremien Geltung beanspruchen:
- »*Sensibilisierung für ethische Fragen,*
- *Vermittlung von Grundbegriffen für die fallorientierte ethische Analyse,*
- *Unterstützung des systematischen Perspektivenwechsels,*
- *Unterstützung der Reflexion und Kommunikation über ethische Fragen zwischen beteiligten Kollegen,*
- *Förderung eines Professionen übergreifenden ethischen Dialogs am Arbeitsplatz,*

- *Transfer von Erfahrungen und Erkenntnissen in verschiedene Bereiche des Gesundheitswesens und der medizinethischen* [bzw. pflegeethischen; R. L.] *Diskussion,*
- *Überwindung einer* [sic] *durch spezialisierte Einzelbefunde fragmentierten Bildes«* (Reiter-Theil 1999: 231).

Bei nahezu allen Formen von Ethikgremien ist jedoch eine Gefahr zu beachten: die Tendenz, ethische Fragen an Experten abzuschieben und sich damit der Verantwortung entledigen zu wollen. Deshalb sollten Menschen mit unterschiedlich intensiver beruflicher und/oder ethischer (Aus-)Bildung in den Gremien vertreten sein; desgleichen sollten die jeweils Betroffenen möglichst in den ethischen Diskurs eingebunden werden. Falls das nicht möglich ist, sollten zumindest Schlüsselpersonen und Multiplikatoren beteiligt werden.

Zu beachten ist auch, ob ein ethisches Thema ohne aktuellen Handlungsdruck lediglich zu Übungs- und Lehrzwecken behandelt werden soll oder reale Entscheidungen in einem aktuell tatsächlich gegebenen Fall getroffen werden müssen. So partnerschaftlich und demokratisch berufsgemischte Ethikgremien und -besprechungen auch angelegt sein mögen, ist in pluriprofessionell[90] zusammengesetzten Gremien dennoch stets zu bedenken, wer für eine zu treffende Entscheidung zuständig und verantwortlich sein wird. Handelt es sich um eine medizinisch-ethische Frage, die aus juristischen Gründen durch einen Arzt verantwortet werden muss, dann gibt es keine demokratische Entscheidung, sondern nur eine Empfehlung an den juristisch Verantwortlichen: »*Da der Arzt oder die Ärztin für den endgültigen Beschluss verantwortlich bleibt, muss er/sie diesen letztlich fassen.*« (Gordijn 2000:117). In diesem Fall liegt die Bedeutung des Berufsgruppen übergreifenden Gesprächs nach *Schreiner* (2001a: 26) darin, dass die verschiedenen Sichtweisen dargelegt werden. »*Derjenige, der zu entscheiden hat, wird dadurch vielleicht eine Entlastung erfahren, und diejenigen, die gegebenenfalls anders entschieden hätten, werden um die Motivation dessen wissen, der so oder so entschieden hat.*« (ebd.)

Für ethische Entscheidungen, die im Verantwortungsbereich der Pflege selbst liegen, gilt Ähnliches. Beratungen im Team sind zweifelsohne wichtig, um zu ausgewogenen Urteilen zu gelangen; verschiedene Sichtweisen können erörtert und Handlungsalternativen abgewogen werden. Allerdings muss am Ende der Beratungen **eine** Person die Verantwortung für die Entscheidung tragen.

So sind auch pflegeethische Entscheidungen nicht die Folge von Abstimmungen« in Pflegeteams oder pluriprofessionellen Teams, sondern müssen letztlich von den jeweiligen Pflegeleitungen auf unterschiedlichen Hierarchieebenen (mit-)verantwortet werden.

In Gruppen bzw. Gremien soll miteinander beraten werden, aber ethische Entscheidungen (zumal keine organisatorischen oder politischen) sind i. d. R. von Einzelpersonen zu verantworten.

Gemeinsame Beratungen sind wichtig – Um zu argumentativ nachvollziehbaren Beurteilungen moralischer Fragen und ethischer Entscheidungen zu gelangen, empfiehlt sich daneben die Anwendung eines ausgearbeiteten Verfahrens zur ethischen Entscheidungsfindung.

7.2.2 Modelle der ethischen Entscheidungsfindung

Während sich im Alltag moralische Gewohnheiten und Regeln meist unbewusst, gleichsam automatisch etablieren, erfordern schwierige moralische Fragen eine bewusste Auseinandersetzung. Das Ethos als sittliche Konvention wird nach *Fahr* (2000:626) gebraucht »... *für die Normalsituationen der Pflege, in denen es nicht jedes Mal aufs Neue nötig ist, eine Situation komplett zu durchdenken. In der Ethik dagegen reflektieren wir auf ethisch problematische Situationen, auf Dilemmata. Die Ethik wird zu Hilfe gerufen, wenn man in bestimmten Situationen nicht mehr weiter weiß, und das Ethos keine klare Handlungsanweisung gibt. Ethik ist aber selbst durch eine Pluralität von Positionen gekennzeichnet.*«

Für die Behandlung schwieriger ethischer Konflikte ist ein multiperspektivisches Vorgehen zu empfehlen. Dies kann in der bereits erwähnten gemeinsamen Beratung bestehen und/oder im Einsatz eines Verfahrens zur ethischen Entscheidungsfindung, das die Pluralität ethischer Positionen und Argumentationen widerspiegelt. Ich wage folgende Einschätzung:

> *Je komplexer die Situation ist,*
> *je mehr Personen mit betroffen sind und/oder*
> *je schwerwiegender die möglichen Folgen des Problems erscheinen,*
> *desto eher sollte eine gemeinsame Beratung aller Betroffenen erfolgen und*
> *desto höher sollte der Strukturierungsgrad der eingesetzten Hilfsmittel zur ethischen Beurteilung sein.*

Die Entscheidungsfindung mittels eines etablierten Instrumentes zur ethischen Beurteilung problematischer Fragen erfordert freilich mehr Zeit als spontane Entscheidungen und eignet sich daher nicht für Situationen, in denen schnelle Beurteilungen und rasches Handeln gefordert sind (z. B. Notfälle).

In der Literatur werden unterschiedliche Instrumente vorgeschlagen, die eine Entscheidungsfindung bzw. eine (auch nachträgliche) Beurteilung moralischer Fragen erleichtern sollen. Sie liegen in vielen Formen vor; u. a. finden sich Tugendkataloge, Fragenlisten, prinzipiengestützte Instrumente, an einem Regelkreis orientierte Verfahren sowie Systematiken zum schrittweisen Einbezug mehrerer ethischer Theorien.

Ein umfassender Vergleich der vielfältigen Instrumente steht meines Wissens bislang aus, kann aber in dieser Arbeit nicht geleistet werden. Dennoch möchte ich für interessierte Leserinnen einige Quellen aufzählen.

Der evangelische Theologe *Heinz Eduard Tödt* schlug 1977 in einem Aufsatz mit dem Titel »*Versuch zu einer Theorie ethischer Urteilsfindung*« sechs Schritte vor, die eine ethische Standortbestimmung ermöglichen sollen:
1. Feststellung des Problems,
2. Analyse der Situation,
3. Erörterung der Verhaltensalternativen,
4. Prüfung der Normen,
5. Urteilsentscheid,
6. Prüfung der Angemessenheit des Urteils (zit. n. *Blinzler* 1999:73 f. und *Schmidt* 1989:306 ff.).

Nüchtern entwickelte daraus ein Schema, das er »*Schritte verantworteter Urteilsbildung*« nennt. Sieben Schritte sind bei *Nüchtern* (1992:93 ff.) beschrieben:
1. Klärung der »Betroffenheit« – welche Ideale sind verletzt?
2. Problemformulierung,
3. Wahrnehmung und Eingrenzung des Handlungsfeldes,
4. Handlungsalternativen,
5. normative Gesichtspunkte,
6. wünschbare und weniger wünschbare Folgen,
7. Entscheidung.

Illhardt (1995:114) fasst den Entscheidungsgang in fünf Schritten zusammen:
1. Situationsanalyse,
2. Aufstellen von alternativen Lösungsangeboten,
3. Konsequenzauflistung,
4. Konsequenzabschätzung,
5. Entscheidung für eine der Alternativen.

In einer Kurzform benennt *Illhardt* drei Phasen im Ablauf einer Entscheidung (S. 113):
1. Informationen sammeln,
2. Reaktionspotenzial mobilisieren,
3. Beendigung der Ambitendenz durch Erkenntnis bzw. Intuition der angemessenen Grundrichtung.[91]

Manche Modelle zur Beurteilung moralischer Konflikte orientieren sich am so genannten Pflegeprozess (besser: Pflegeplanung, vgl. *Lay, Menzel* 1999; 2003; *Lay, Brandenburg* 2001). *Verena Tschudin* plädiert in ihrem Standardwerk »*Ethik in der Krankenpflege*« für ein vierschrittiges Vorgehen:
1. Erkennen des Problems,
2. Planung,
3. Ausführung,
4. Auswertung.

Zu jedem der Punkte, die deutlich in Anlehnung an die vier in Großbritannien gebräuchlichen (WHO-)Schritte der Pflegeplanung formuliert sind, gibt es bei *Tschudin* eine Reihe von Sondierungsfragen (1988:108 ff.).

Arndt stützt sich wesentlich auf *Tschudins* Vorschlag und nennt die vier Schritte
1. Informationssammlung,
2. Planung,
3. Durchführung,
4. Bewertung (*Arndt* 1996a).

Sie bietet ebenfalls zu jedem Schritt vertiefende und ergänzende Fragen an.

Van der Arend stellt unterschiedliche Arten von Stufenplänen zur etappenweisen Entscheidungsfindung vor. Die erste Variante orientiert sich an den Phasen der Pflegeplanung und lautet (1998:57 ff.):
1. Analyse,
2. Planung,
3. Durchführung,
4. Evaluation.

Auch hier sollen erläuternde Fragen den Prozess unterstützen.

Daneben zitiert *van der Arend* (S. 60 ff.) ein elfphasiges Verfahren, das 1988 von *van der Hoven* und *Tenwolde* entwickelt wurde:
1. die Situation beschreiben,
2. einen Überblick gewinnen,
3. ergänzende Informationen sammeln,
4. persönliche und berufliche Werte und Interessen benennen,
5. Werte und Interessen von Schlüsselpersonen benennen,
6. moralische Prinzipien, Werte und Normen benennen,
7. Konflikte benennen,
8. feststellen, wer die Verantwortung übernimmt,
9. Alternativen nebst ihren Konsequenzen zusammenstellen,
10. sich für ein bestimmtes Handeln entscheiden und es ausführen,
11. die Ergebnisse bewerten.

Von Manz (1992a) stellt einen Fragenkatalog zu vier Oberthemen auf. Diese lauten:
1. Ethik, Moral, Normen (ethisches Subjekt, Situation),
2. utilitaristischer Ansatz,
3. deontologischer Ansatz,
4. Ethik der Verantwortung.

Gordijn und *Steinkamp* vertreten die Nimweger (*Gordijn* 2000) bzw. Nimwegener Methode (*Steinkamp, Gordijn* 2000:240) für ethische Fallbesprechungen. Sie besteht aus vier Schritten:
1. Problem,
2. Fakten,
3. Bewertung,
4. Beschluss.

Wo liegen die Gemeinsamkeiten dieser Vorschläge? Vom Schweizer Berufsverband der Pflegefachfrauen und Pflegefachmänner (SBK) liegt eine Entscheidungshilfe vor, die ohne Anspruch auf Vollständigkeit sechs gemeinsame Punkte der in der Literatur vorfindlichen

Vorgehensweisen zur strukturierten ethischen Entscheidungsfindung zusammenzufassen versucht (SBK 1999c, o. S.). Es handelt sich um die Phasen

- des Verstehens einer Situation,
- des Verstehens des Umfeldes,
- des Verstehens der Werte,
- der Suche nach Lösungen,
- der Prüfung der vorgeschlagenen Lösungen,
- der Entscheidung und Ausführung.

In Kap. 7.3 möchte ich ein Fallbeispiel bearbeiten. Dazu wähle ich eine weitere Vorgehensweise zur ethischen Entscheidungsfindung: das Modell der konvergierenden ethischen Argumentation nach *Gillen* (1999:15–28). Dieses neue Modell wird im nächsten Kapitel zunächst vorgestellt und anschließend in modifizierter Form an einem echten Fall durchgeführt.

7.2.3 Modell der konvergierenden ethischen Argumentation nach Gillen

»Heute scheint es notwendig zu sein, sowohl Elemente der Prinzipienethik als auch der Folgenethik (wenigstens im regel-utilitaristischen Sinne) in eine Ethik zu integrieren, die Elemente der pflichtmäßigen Achtung vor dem anderen und dem Selbst mit Elementen des Wohlwollens verbindet. Weder rein formalistische noch rein inhaltliche Ethikbegründungen scheinen noch vertretbar zu sein.« (*Lenk* 1997:9)

Prof. Dr. *Erny Gillen*, der Präsident der Luxemburgischen Caritas, empfiehlt für die Arbeit von Ethikkomitees ein Modell zur ethischen Fallbeurteilung, das m. E. die berechtigten Forderungen *Lenks* nach Berücksichtigung vielfältiger ethischer Theorien und Prinzipien erfüllt (*Gillen* 1999). Es eignet sich sehr gut für Reflexionen pflegeethischer Probleme und soll in seinen einzelnen Schritten kurz dargestellt werden:

Zunächst wird (im Ethikkomitee) die moralische Ausgangsfrage entgegen genommen und akzeptiert. Wichtig ist nach der Klärung der moralischen Ausgangsfrage und ihrer klaren Formulierung in einem zweiten Schritt die Identifizierung der so genannten **vorsittlichen Güter und Übel** (s. Kap. 2.1.4), die *»... aus dem Fall heraus und auf die Handlungsalternativen hin zu identifizieren, zu benennen und abzuwägen* [sind.] *Sie stehen ja in der Tat – je nach Handlungsalternative – auf dem Spiel«* (*Gillen* 1999: 21). *Gillen* nennt die **vorsittlichen (prämoralischen) Güter und Übel** zusammenfassend **vorsittliche Elemente**. *»Sie sind sozusagen der vorgefundene, wenn auch sittlich gewertete Ist-Stand, den die zur Diskussion stehende Handlungsalternative so oder anders verändern wird.«* (ebd.)

Die vorsittlichen und sittlichen Elemente treten im Prozess der Meinungsbildung unter den Mitgliedern des Ethikkomitees deutlich hervor; sie stehen gleichsam hinter den Kulissen der unterschiedlichen ethischen Argumentationszusammenhänge und werden im Verlauf des Diskurses mit Hilfe einer geschickten Moderation expliziert.

Wenn die Mitglieder des Komitees ihre Meinungen zur moralischen Frage möglichst umfassend ausgesprochen haben, sind meist nicht nur die *dahinter stehenden Auffassungen über den Menschen bzw. das Weltbild* mit den *darin vertretenen Gütern und Übeln* zu erkennen; die geäußerten Begründungen lassen sich nach *Gillen* (1999) *fünf verschiedenen ethischen Argumentationsfiguren* zuordnen:

»*Grob gesehen unterscheide ich fünf recht unterschiedliche Argumentationskontexte, in welchen die ›vorsittlichen Elemente‹ untereinander und im vorherrschenden Gesamtverständnis (Welt- und Menschenbild) des Argumentierenden ihr entsprechendes Gewicht gewinnen. Diese fünf ›Figuren‹ haben jede für sich wohl allein Bestand, hängen intern aber zum Teil zusammen. Jede beleuchtet von ihrem Ansatz her die zu gewichtenden ›vorsittlichen Elemente‹ aus einem spezifischen Blickpunkt und beantwortet insofern einen Aspekt der Frage. Das Zusammenspiel der fünf ›Figuren‹ wird in einer sogenannten ›Konvergenzargumentation‹ zusammengefasst.*« (S. 22)

Konvergenzargumentation, was heißt das? Etymologisch meint konvergierend: »sich zuneigend, zusammenlaufend« (von lat. *con/cum*: zusammen und lat. *vergere*: sich neigen, sich erstrecken). *Gillen* bezieht sich auf *Gründel* (1980:155 ff.), den er wie folgt zitiert: »*Bei Konvergenzargumentation geht es nach Gründel ›um die Aufgabe, mit einer Mehrzahl von Argumenten für die Zustimmung und Gewißheitsbildung eine echte Hilfe zu liefern; dabei mögen die einzelnen Beweise für sich genommen nicht tragfähig sein; zusammengenommen jedoch – nicht nur als quantitative Summation, sondern im Rahmen einer echten Zusammenschau – sind sie für das erkennende Subjekt mehr als nur die Summe der einzelnen Teile oder Argumente*‹« (*Gillen* 1999:22).

Welches sind nun die fünf zu unterscheidenden Argumentationsfiguren? Nach *Gillen* (1998, 1999) handelt es sich um:
1. **Die weltanschauliche Argumentation (Menschen- und Weltbild als Argument)**
   Sie setzt mit ihren Überlegungen zur Lösung des moralischen Problems ganz grundsätzlich bei ihrem philosophischen oder religiösen Welt- und Menschenverständnis an.
2. **Die wissenschaftlich-sachliche Argumentation**
   (Natur- und Sachgerechtigkeit als Argument)
   Sie geht von den Tatsachen dieser Welt aus und zieht ihre Schlussfolgerungen aus dem Wissen um die Natur der Sache.
3. **Die teleologische Argumentation (Erfahrung als Argument)**
   Sie orientiert sich an den voraussehbaren Folgen einer Handlung und gewichtet diese auf dem Hintergrund der Lebenserfahrung.
4. **Die situative Argumentation (Situation als Argument)**
   Sie bezieht ihren Standpunkt meistens von einem der bereits genannten Ansätze her, federt diesen dann aber angesichts der vorgefundenen Situation ab, ohne dabei ihren grundsätzlichen Standpunkt (1., 2., 3.) intellektuell in Frage stellen zu müssen.
5. **Die autoritätsbewusste Argumentation (gelehrtes Ethos als Argument)**
   Sie bezieht ihre Argumente aus bestehenden Kodizes beziehungsweise ausformulierten Lehrzusammenhängen.

Wenn im Ethikkomitee schließlich alle Meinungen der Mitglieder in ihrer Tiefenschärfe, d. h. in der Vernetzung mit möglichst vielen der fünf Argumentationsfiguren nach *Gillen* offen genannt sind, zeigen sich in der Regel verschiedene Grundpositionen in Form möglicher Entscheidungsalternativen (*Gillen* 1999:23). Nun ist ein weiterer Schritt nötig:

»Ergibt die Darstellung der verschiedenen Meinungen eine klare Tendenz, liegt es an der Moderatorin, diese konsensfähig in die (gegebenenfalls verschiedenen) ausgesprochenen Argumentationszusammenhänge hinein zurückzuformulieren. Kommt dabei eine im Komitee konsensfähige Position zustande, ist die Arbeit des Komitees mit einer ausgereiften und gemeinsam getragenen Formulierung des Votums abgeschlossen. Kommt keine einheitliche, argumentativ breit abgestützte gemeinsame Position zustande, wird die Moderatorin versuchen, die zwei oder (höchstens) drei verschiedenen Standpunkte so zu formulieren, daß sich die Mitglieder des Komitees den zwei oder (höchstens) drei Positionen zuordnen können.« (ebd.) In letzterem Fall, so *Gillen* weiter, teilt die Moderatorin der Person bzw. Instanz, die sich mit einem ethischen Problem an das Ethikkomitee gewandt hat, eben mehrere statt eines Votums mit. Die Antragstellerin wird in diesem Fall zumindest in ihrem Eindruck bestätigt, dass es sich um eine schwierige Frage handelte.

Gillens Systematik ist nicht nur für die Arbeit in Ethikkomitees eine hervorragende Hilfe, sondern eignet sich für alle Formen ethischer Entscheidungsfindung, mögen sie nun in der Gruppe oder – falls nicht anders möglich – von Einzelnen durchgeführt werden. Voraussetzung ist allerdings, dass keine augenblickliche Entscheidung gefordert ist.

7.3 Fallbeispiel: Zum Sterben in ein anderes Zimmer?

Zur Demonstration des Prozesses einer ethischen Entscheidungsfindung reflektiere ich einen ethischen Konflikt im Krankenhaus. Es handelt sich um einen authentischen Fall aus meiner früheren Berufspraxis als Stationsleiter, den ich vor einigen Jahren unter organisatorischen – nicht ethischen – Gesichtspunkten untersucht habe (vgl. *Lay, Ziemer* 1999). Um die jetzt geforderte ethische Argumentation detailliert entfalten zu können, habe ich einige Einzelheiten der wahren Begebenheit abgeändert, was aber der Authentizität des Fallbeispiels insgesamt keinen Abbruch tut.

Die ethische Betrachtung dieses Erlebnisses lehnt sich an die Systematik der Entscheidungsfindung nach *Gillen* an (*Gillen* 1998; 1999), es sollen jedoch einige Ergänzungen vorgenommen werden.

Ich beginne mit der Schilderung des Falls, um ihn dann zu analysieren und Handlungsalternativen zu diskutieren. Die identifizierte ethische Frage wird einer multiperspektivischen Untersuchung unterzogen, damit ich in einer konvergierenden Sicht zu einer empfehlenden Schlussfolgerung kommen kann.

7.4 Schilderung des Falls

Auf einer internistischen Station eines Akutkrankenhauses arbeitet eine junge Krankenschwester gemeinsam mit einer Praktikantin im Spätdienst. Ein (unerfahrener) Assistenzarzt nimmt an diesem Abend im Bereitschaftsdienst einen 40-jährigen Mann mit Verdacht auf Magenschleimhautentzündung in der Ambulanz auf.

Da der Patient privat versichert ist, beantragt er bereits in der Ambulanz bei der Abgabe der Personalien ein separates Zimmer sowie die Behandlung durch den Chefarzt. Der Arzt sagt ihm das zu, geht zunächst ohne den neuen Patienten auf die internistische Station, um diese Angelegenheit zu regeln. Dort angekommen, verlangt er von der jungen diensthabenden Krankenschwester, einen bestimmten schwerkranken Patienten in ein Mehrbettzimmer zu verlegen, um dem neu angekommenen Privatpatienten die Unterkunft in einem Einzelzimmer zu ermöglichen.

Der schwerkranke Patient, der bisher das Zimmer allein belegt, ist bereits seit einigen Wochen dort und ringt nun unmittelbar mit dem Tod. Sowohl dem Arzt als auch der Krankenschwester ist klar, dass ihm nur noch wenige Stunden oder Tage zu leben bleiben werden. Er hat keine Angehörigen, die ihn besuchen könnten, liegt allein im Zimmer und die Pflegekräfte haben, so oft es ging, nach ihm gesehen. Eine Kommunikation mit ihm gestaltet sich schwierig, denn er ist bereits bewusstseinseingeschränkt, blickt starr vor sich hin und kann nicht mehr sprechen.

In dem Drei-Bett-Zimmer, in das der sterbende Patient verlegt werden soll, liegen schon zwei Patienten: ein gehfähiger älterer Mann sowie ein verwirrter Patient, der pausenlos unverständliche Worte laut vor sich hin spricht. Der diensthabende Arzt ist verärgert, als die junge Krankenschwester Bedenken äußert, den sterbenden Patienten in dieses Mehrbettzimmer zu verlegen, und besteht darauf, die Umschiebeaktion möge unverzüglich durchgeführt werden, damit der privat versicherte, vom Chefarzt zu behandelnde Patient das ihm versprochene Einzelzimmer erhalte.

Die Krankenschwester ist im Konflikt. Was soll sie tun?

7.5 Ethische Analyse des Fallbeispiels

Beginnen möchte ich die ethische Reflexionsarbeit mit der Benennung von **vorsittlichen Güter und Übeln** im geschilderten Fallbeispiel. Ich baue hierbei auf der in Kap. 2.1.4 getroffenen Unterscheidung zwischen Gütern bzw. Übeln auf. Anschließend werde ich die drei grundsätzlichen Konfliktarten in der Abwägung von Gütern und Übeln darstellen und die im Beispiel gefundenen vorsittlichen Güter und Übel in eine ihrer Bedeutung entsprechende Rangfolge bringen. Schließlich sollen mögliche Handlungsalternativen entwickelt und die zwei Hauptalternativen mit Hilfe von verschiedenen ethischen Argumentationsfiguren diskutiert werden.

7.5.1 Vorsittliche Güter und Übel im Fallbeispiel

Welche vorsittlichen Güter und Übel sind nun in diesem konkreten Fallbeispiel zur ausgewogenen ethischen Beurteilung und Entscheidungsfindung gegeneinander abzuwägen? Ich stelle die vermuteten vorsittlichen Güter und Übel einander gegenüber (s. Tabelle 3).

Tabelle 3: Vorsittliche Güter und Übel im Fallbeispiel

vorsittliche Güter	vorsittliche Übel
ärztliche Autorität und Weisungsbefugnis	soziale Ungleichheit, selbst noch im Sterben
pflegerische Autonomie und Identität	Instabilität der sozialen Ordnung, z. B. der Hierarchie im Krankenhaus
finanzielle Vorteile des Krankenhauses bei Behandlung von privat versicherten Patienten	Kontrollverlust im Sterben
Sicherheit und Kontinuität	Abhängigkeit der Patienten von der Fürsorge des Fachpersonals
individuelle Entscheidungsfreiheit	Desorientierung im Sterben
Anspruch des Privatpatienten auf ein Einzelzimmer	Ohnmacht (Machtlosigkeit) bewusstseinsgetrübter Menschen
Ordnung, soziale Stabilität	Angst und Vertrauensverlust des sterbenden Patienten
Orientierung eines Menschen in seinem Sterbeprozess	
Vertrauen des sterbenden Patienten zu seinen Betreuern	
Recht des bewusstseinsgetrübten Patienten auf Schutz und Fürsorge	
Wohlbefinden des sterbenden Patienten	
Gerechtigkeit	

7.5.2 Konflikte in der Abwägung von vorsittlichen Gütern und Übeln

Wie in Kap. 2.1.4.1 ausgeführt, ist die Einteilung in Güter und Übel eine subjektive Unterscheidung, die intersubjektiv validiert werden sollte[92]. Deutungen und Umdeutungen können eine Vorentscheidung in der Beurteilung einer ethischen Frage markieren. Beispielsweise könnte das drohende vorsittliche Übel »*Instabilität der sozialen Ordnung, z. B. der Hierarchie im Krankenhaus*« auch als Gut gewertet werden, denn Instabilität und Verunsicherung können eine Chance für soziale und organisationelle Veränderungen in einem lernenden Unternehmen bedeuten.

Aus der Gegenüberstellung der in Tabelle 3 aufgeführten vorsittlichen Güter und Übel ergibt sich eine Fülle an Konflikten. Erkennbar sind grundsätzlich drei verschiedene Konfliktarten:
1. **Güter-Konflikte**, d. h. Konflikte zwischen mindestens zwei verschiedenen Gütern (Gut-Gut-Konflikte),
2. **Gut-Übel-Konflikte**,
3. **Übel-Übel-Konflikte**.

7.5.2.1 Güterkonflikte

Güterkonflikte (Gut-Gut-Konflikte) sind Konflikte zwischen zwei oder mehreren Gütern. Sie fordern eine Entscheidung darüber, welches das höhere oder dringlichere der konkurrierenden Güter ist, denn die Verwirklichung eines Gutes kann die anderer Güter beeinträchtigen oder ausschließen. Deshalb sind Menschen bei Güterkonflikten zu Distanz, Abwägung, Gewichtung und Auswahl aufgefordert (*Höffe* 1997:120).

Dörner führt ein interessantes historisches Beispiel für einen Güterkonflikt an: Den Zeitgenossen der Französischen Revolution sei nicht klar gewesen, dass Freiheit und Gleichheit nicht gleichzeitig zu verwirklichen gewesen seien. Freiheit führt nach *Dörner* sehr schnell zu großer Ungleichheit, »... *da es denjenigen, die aus irgendwelchen Gründen für bestimmte Handlungen besser ausgerüstet sind als andere, also etwa intelligenter sind, besser gelingen wird, sich den entsprechenden Zugang zu verschaffen, während anderen das schlechter gelingt. Mehr Freiheit wird also einerseits zu mehr Ungleichheit führen, andererseits zur Freiheit der Wenigen und zur Unfreiheit der Vielen. Andersherum wird der Versuch, ein hohes Maß an Gleichheit in einem politischen System zu realisieren, dazu führen, daß ein hohes Maß an Behinderungen etabliert werden muß. Und das wiederum ist nicht Freiheit*« (*Dörner* 1992:99).

Im Fallbeispiel des sterbenden Patienten sind einige Güterkonflikte zu identifizieren, z. B. die Spannung zwischen dem Gut »*Anspruch des Privatpatienten auf ein Einzelzimmer*« und dem Gut »*Recht des bewusstseinsgetrübten Patienten auf Schutz und Fürsorge*«. Beide Güter stehen im Widerspruch zueinander, es sind konkurrierende Güter. Einen weiteren Konflikt sehe ich zwischen den vorsittlichen Gütern »*ärztliche Autorität und Weisungsbefugnis*« und »*pflegerische Autonomie und Identität*«.

7.5.2.2 Gut-Übel-Konflikte

Das Dilemma bei Gut-Übel-Konflikten ist im Volksmund unter der Redewendung »die Kehrseite der Medaille« bekannt: Im Fall der Favorisierung eines bestimmten Gutes nehmen wir in Kauf, dass wir damit zu einem Übel beitragen. Beispiele für einen Konflikt zwischen vorsittlichem Gut und vorsittlichem Übel sind etwa folgende Konfliktpaare:
- »*Anspruch des Privatpatienten auf ein Einzelzimmer*« (Gut) versus »*soziale Ungleichheit, selbst noch im Sterben*« (Übel)
- »*finanzielle Vorteile des Krankenhauses bei Behandlung von privat versicherten Patienten*« (Gut) versus »*Angst und Vertrauensverlust des sterbenden Patienten*« (Übel)

7.5.2.3 Übel-Übel-Konflikte

Übel-Übel-Konflikte werden in der Regel dadurch bewältigt, dass das »geringere Übel« gewählt wird. Auch in unserem Fallbeispiel sind Übel-Übel-Konflikte zu finden: Der »*Instabilität der sozialen Ordnung, z. B. der Hierarchie im Krankenhaus*« (Übel) im Falle der Nichtbefolgung der ärztlichen Weisung stehen beispielsweise die drohende »*Desorientierung im Sterben*« (Übel) oder die »*Ohnmacht (Machtlosigkeit) bewusstseinsgetrübter Menschen*« (Übel) gegenüber.

7.5.3 Hierarchie der vorsittlichen Güter und Übel im Fallbeispiel

Die Situationsbeschreibung sowie die Benennung und Aufzählung von vorsittlichen Gütern und Übeln und den zwischen ihnen entstehenden Konflikten sind wichtige Schritte in der ethischen Meinungsbildung. Sie bilden die Grundlage für das weitere systematische

Tabelle 4: Hierarchische Anordnung der vorsittlichen Güter und Übel im Fallbeispiel

vorsittliche Güter	vorsittliche Übel
Wohlbefinden des sterbenden Patienten	Angst und Vertrauensverlust des sterbenden Patienten
Orientierung eines Menschen in seinem Sterbeprozess	Desorientierung im Sterben
Recht des bewusstseinsgetrübten Patienten auf Schutz und Fürsorge	Kontrollverlust im Sterben
Sicherheit und Kontinuität	Ohnmacht (Machtlosigkeit) bewusstseinsgetrübter Menschen
Vertrauen des sterbenden Patienten zu seinen Betreuern	Abhängigkeit der Patienten von der Fürsorge des Fachpersonals
ärztliche Autorität und Weisungsbefugnis	soziale Ungleichheit, selbst noch im Sterben
pflegerische Autonomie und Identität	Instabilität der sozialen Ordnung, z. B. der Hierarchie im Krankenhaus
Anspruch des Privatpatienten auf ein Einzelzimmer	
finanzielle Vorteile des Krankenhauses bei Behandlung von privat versicherten Patienten	
Ordnung, soziale Stabilität	

Vorgehen. Um für die erforderliche ethische Argumentation zwischen wichtigen und weniger wichtigen vorsittlichen Gütern und Übeln unterscheiden zu können, werden diese gewichtet, d. h. in eine nach Priorität geordnete Rangfolge gebracht.

Welches sind die wichtigsten vorsittlichen Güter und Übel in unserem Fallbeispiel? Im günstigsten Fall wird diese Entscheidung nicht von einer Einzelperson getroffen. Nachfolgende Tabelle stellt meinen (subjektiven) Versuch einer hierarchischen Anordnung der vorsittlichen Güter und Übel dar – die als wichtigste eingeschätzten werden an oberster Stelle angeführt (Tab. 4):

Die **wichtigsten vorsittlichen Güter** scheinen mir demzufolge das *»Wohlbefinden des sterbenden Patienten«* und *die »Orientierung eines Menschen in seinem Sterbeprozess«* zu sein. *»Angst und Vertrauensverlust des sterbenden Patienten«* sowie *»Desorientierung im Sterben«* sind m. E. **schwer wiegende vorsittliche Übel** im Fallbeispiel.

7.5.4 Sittliche (moralische) Güter und Übel

Die Krankenschwester steht vor der grundsätzlichen Frage, ob sie dem Ansinnen des Assistenzarztes Folge leisten und den sterbenden Patienten aus seinem Zimmer nehmen oder darauf bestehen soll, den neu aufzunehmenden Privatpatienten vorläufig in einem Mehrbettzimmer unterzubringen.

Je nach Verhalten der betroffenen Krankenschwester im Konflikt mit dem Assistenzarzt werden vorsittliche Güter oder Übel verwirklicht oder verhindert, vergrößert oder vermindert. Von den sittlichen Gütern bzw. Übeln, d. h. von Tugenden bzw. Untugenden, welche die konkrete Haltung und das Handeln der Krankenschwester kennzeichnen, hängt wesentlich ab, welche vorsittlichen Güter oder Übel in dieser Situation vermehrt oder vermindert werden.

7.5.4.1 Sittliche Güter

Im Fallbeispiel sind in erster Linie folgende sittliche (moralische) Güter vorstellbar:

Gehorsam, Mut, Zivilcourage, Prinzipientreue, Standfestigkeit, Solidarität mit Sterbenden, Fürsorge/Benefizienz, der Wunsch, nicht zu schaden (Nonmalefizienz), vertrauensförderndes Handeln, Fairness, Respekt vor dem Leben, Ehrfurcht vor dem Sterben, Rücksichtnahme, Sterbebegleitung, Empathie, Versprechen halten.

7.5.4.2 Sittliche Übel

Sittliche (moralische) Übel könnten in unserem Fallbeispiel u. a. folgende Haltungen und Handlungen sein:

Primat der Heilung im Krankenhaus, Verdrängung des Todes, Bevorzugung von (gesünderen) Privatpatienten, traditionelle ärztliche Weisungsgewohnheit und pflegerische Dienstbarkeitseinstellung auch in nicht-medizinischen Fragen, Entsolidarisierung und Machtkampf zwischen Medizin und Pflege auf Kosten der Patienten, Versprechen nicht einhalten.

Ich verzichte auf eine Hierarchisierung der sittlichen Güter und Übel und möchte darüber nachdenken, welche Lösungsmöglichkeiten im Fallbeispiel möglich wären.

7.6 Handlungsalternativen im Fallbeispiel

Wie bereits erwähnt, sehe ich zwei grundsätzliche Handlungsalternativen für die betroffene Krankenschwester:
 A: Die Krankenschwester befolgt die Weisung des Arztes und schiebt den bewusstseinsgetrübten Sterbenden in das Mehrbettzimmer, um dem Privatpatienten ein Einzelzimmer zu ermöglichen.
 B: Die Krankenschwester befolgt die Weisung des Arztes nicht, sondern belässt den Sterbenden in seinem Krankenzimmer.

Neben diesen zwei Hauptlösungsmöglichkeiten existieren noch einige Handlungsvarianten, die der Vollständigkeit halber ebenfalls aufgezählt werden:
- Die Krankenschwester trifft die Entscheidung nicht selbst, sondern weicht dem Konflikt aus, indem sie trotz abendlicher Stunde die Stationsleitung zu Hause anruft oder den Arzt an die Pflegedienstleitung verweist.
- Sie sucht bei anderen Krankenschwestern von der Nachbarstation Hilfe, in der festen Absicht, diese entscheiden zu lassen.
- Die Krankenschwester versucht, Zeit zu gewinnen und die dringend anstehende Entscheidung zu verdrängen, z. B. indem sie sich anderen Patienten zuwendet und ab-

wartet, was der Assistenzarzt selbst in dieser Angelegenheit unternehmen wird, bis dieser schließlich mit dem Privatpatienten auf dem Stationsflur steht. Vielleicht könnte sie dann selbst mit dem neu aufzunehmenden Patienten sprechen, die Situation schildern, ihm in den nächsten Tagen ein Einzelzimmer in Aussicht stellen und auf seine Einsicht setzen.

- Sie weigert sich, tätig zu werden und fordert den Arzt auf, den sterbenden Patienten selbst aus dem Zimmer zu fahren, in der Hoffnung, er werde es nicht tun. Für den Fall, dass er es dennoch tun würde, könnte sie versuchen, ihr Gewissen damit zu beruhigen, dass sie an der »verwerflichen« Handlung nicht selbst beteiligt gewesen sei.
- Die Krankenschwester stellt sich stur und befolgt die Anweisung des Assistenzarztes nur, wenn auch der diensthabende Oberarzt die Anordnung zum »Umschieben« gibt.

In meiner nun folgenden ethischen Argumentationsführung übergehe ich die genannten Varianten und beschränke mich auf die zwei Hauptalternativen »Befolgen« und »Nicht-Befolgen« der Weisung.

7.7 Ethische Argumentation

Ethik ist nichts Mystisches oder Geheimnisvolles, sondern befasst sich nachvollziehbar und kommunikabel mit moralischen Fragen.

Sieben[93] Argumentationsfiguren helfen uns in der ethischen Meinungsbildung und Entscheidungsfindung. Sie orientieren sich an unterschiedlichen Kriterien und Prinzipien:
1. Menschen- und Weltbild
2. Natur- bzw. Sachgerechtigkeit
3. Konsequenzen
4. formale ethische Prinzipien
5. materiale (bereichs-)ethische Prinzipien
6. gelehrtes Ethos
7. Situation

Die angeführten Argumentationsfiguren schließen sich nicht gegenseitig aus, sondern ergänzen einander und sollten im Ganzen betrachtet werden, wenn sie zur ethischen Entscheidungsfindung eingesetzt werden. Untersuchen wir nun das Fallbeispiel mit Hilfe der sieben Argumentationsfiguren.

7.7.1 Menschen- und Weltbild als Argument

Das Menschenbild ist nach *Sporken* der Ort, wo Weltanschauung und Ethik einander begegnen. »*Jede Weltanschauung bzw. jede Religion enthält ein bestimmtes Bild von Gott und vom Menschen und wird von diesem Menschenbild her die Ethik beeinflussen.*« *(Sporken* 1989:716)

»*Ausschlaggebend für eine ethische Reflexion, bei der es um das Wohl des Menschen geht, ist letztlich das jeweils vorhandene Menschenbild.*« (Die ethische Verantwortung der Pflegeberufe 1998:11) Wenn im ethischen Diskurs mit einem Menschenbild argumentiert wird, stehen anthropologische Grundüberzeugungen im Zentrum der Überlegungen. »*Das Menschenbild macht Aussagen über das Wesen (die Definition) des Menschen und den Sinn seines Lebens, über seine Beziehungen zu Mitmenschen, zur Welt und zur Transzendenz.« (Grauhan 1994:23)*

> Aussagen von Menschenbildern tragen oft eher den Charakter von Wunschbildern denn von empirischen Forschungsbefunden: »*Menschenbilder sind Entwürfe, die den ›möglichen‹ Menschen denken, manchmal utopisch, also denkbar, aber noch nicht realistisch.*« (*Geißner* 2000b:7)

Wie entwickeln sich Vorstellungen über das Wesen des Menschen und zur Frage, wie er zur Welt steht? *Hofmann* zählt mögliche Einfluss- und Entstehungsfaktoren auf: »*Bilder von Mensch und Welt entstehen sehr individuell – insbesondere in offenen Gesellschaften. Beeinflusst werden sie unter anderem von Familie und Erziehung, der Schule, der persönlichen Lebensgestaltung, der äußeren Umgebung, vom jeweiligen Politik- und Wirtschaftssystem und nicht zuletzt von religiösen Wertvorstellungen. Menschen und Weltbilder sind Teil der Persönlichkeit eines Menschen, ihre Entwicklung ist im Wesentlichen mit der Adoleszenz abgeschlossen und sie prägen eine Berufswahl entscheidend mit.*« (*Hofmann* 2001b:179)

Menschenbilder lassen sich auf vielfältige Art und Weise kategorisieren. *Hofmann* (ebd.) erwähnt zwei Einteilungen: Einmal können Menschenbilder über ihre positive oder negative Einschätzung des menschlichen Wesens unterschieden werden (optimistisches vs. pessimistisches Menschenbild)[94]. In einer weiteren Perspektive sind fünf Grundorientierungen differenzierbar: »*Der Mensch als **biologisches** (triebgebundenes), **soziales** (solidarisch handelndes, Kultur schaffendes), **religiöses** (Abbild Gottes), **personales** (sich selbst verwirklichendes) oder **rationales** (sich der Vernunft verpflichtendes) Wesen.*« (*Hofmann* 2001b:179)

Weil Menschenbilder eng mit der soziokulturellen Verankerung und der individuellen Persönlichkeit von Menschen verknüpft sind, spornen sie nicht selten zu leidenschaftlich geführten Diskussionen an. Meinungen werden dann mit großem persönlichen Engagement vorgetragen, Argumentationen klingen sehr überzeugt und häufig auch dogmatisch. Bei Menschenbildern geht es um existentielle Grundfragen, um die persönlichen Auffassungen dessen, der sich in Diskussionen auf sie beruft:

> »*Immer gibt bereits die Skizze eines Menschenbildes Auskunft über den Menschen, der diese Skizze zeichnet.*« (*Frese* 2000:76)

Über individuelle Auffassungen hinaus verweisen Menschenbilder auf die jeweilige Weltanschauung, in die sie eingebettet sind und von der sie ihre Argumente beziehen. Die wichtigsten Weltbilder entstammen in unserer Kultur überwiegend folgenden vier Strömungen: Materialismus, Biologismus, christlicher Glaube und Humanismus. Dementsprechend scheinen mir im europäischen Raum vier unterschiedliche Vorstellungen vom Menschen von zentraler Bedeutung zu sein. Sie werden nachfolgend idealtypisch isoliert, hängen jedoch im alltäglichen Denken selbstverständlich miteinander zusammen bzw. werden meist unbewusst miteinander vermengt. Es handelt sich um folgende vier Menschenbilder:

1. materialistisches Menschenbild
2. biologistisches Menschenbild
3. christliches Menschenbild
4. humanistisches Menschenbild

Wie lauten die wesentlichen Aussagen dieser Menschenbilder und welchen Beitrag können sie zur Frage in unserem Fallbeispiel leisten, ob ein moribunder Patient in seinem ursprünglichen Zimmer verbleiben dürfe? Ich werde die Grundaussagen der vier Menschenbilder skizzieren und daraus wahrscheinliche Antworten auf die ethische Frage entwickeln.[95]

7.7.1.1 Materialistisches Menschenbild

Der Materialismus (von lat. *materia*: Stoff) versteht als Theorie alles Wirkliche stofflich-quantitativ und von stofflichen Prozessen wirkursächlich ableitbar (*Höffe* 1997:183). Die Grundthese lautet: Alles ist materiell begründet, selbst der Geist ist eine sublime Form von Materie (vgl. *Pieper* 2000:275 ff.). Menschen sind nach dieser Vorstellung Maschinen, die nach mechanischen Gesetzen funktionieren: Alles menschliche Fühlen, Denken und Handeln ist physiologisch bestimmt, der Mensch ist im Grunde unfrei, von seinem Egoismus, seinem Interesse an Selbsterhaltung getrieben.

Materialistisch ausgerichtete Menschen sehen in einem sterbenden Menschen nur ein stoffliches Objekt. »*Der materialistische Ansatz sieht den Menschen ausschließlich als ein biologisches Wesen, das nicht von Natur aus eine bevorzugte Würde besitzt. Ob einem Menschen eine Würde anerkannt wird, hängt nicht ab von seinem Geschaffensein durch Gott oder von besonderen Eigenschaften und Fähigkeiten, die ihn von anderen Lebewesen unterscheiden, sondern davon, wie die Gesellschaft oder die Menschen in der unmittelbaren Lebenswelt darüber befinden. Ausschlaggebend ist dabei in der Regel die Einschätzung seiner geistigen Fähigkeiten und seiner Nützlichkeit und Produktivität*« (Die ethische Verantwortung der Pflegeberufe 1998:12)

> Der sterbende Patient in unserem Fallbeispiel kann keinen produktiven Beitrag für die Gesellschaft mehr leisten und müsste gegenüber dem weniger kranken Patienten, der voraussichtlich wieder in seine gesellschaftlichen Funktionen zurückkehren wird, zurückstehen. Der Sterbende würde also in ein anderes Zimmer verlegt.

7.7.1.2 Biologistisches Menschenbild

Ein biologistisches Menschenbild stellt den Menschen als physisch-biologisches Wesen in den Vordergrund. Dieses Menschenbild ist für die Gesellschaft von großer Bedeutung, wenn etwa im Rahmen einer Bioethik über biotechnologische und biomedizinische Verfahren diskutiert wird (vgl. *Grauhan* 1994:26).

Bei Zugrundelegen eines naturwissenschaftlich-biologistischen (szientistischen) Menschenbildes würde in unserem Fallbeispiel dem »vitaleren« Privatpatienten der Vorzug gegeben. Seine Erkrankung ist behandelbar, höchstwahrscheinlich sogar heilbar. Biologistisch orientierte Ärzte bekämpfen den Tod als Feind und sehen in der Betreuung Sterbender ein Versagen ihrer Heilkunst. Der sterbende Patient würde nach der biologistischen Doktrin aus der Gemeinschaft der behandelbaren Kranken ausgeschlossen und daher wohl in ein anderes Zimmer (ab)geschoben.

7.7.1.3 Christliches Menschenbild

»Im Verständnis einer christlich ausgerichteten Ethik orientiert sich ethisch verantwortliches Handeln am christlichen Menschenbild, das den Menschen in der Ganzheit seiner körperlichen, seelischen, sozialen und geistlichen Bedürfnisse wahrnimmt und ihn als von Gott erschaffene und geliebte, eigenständige Person mit ihrer je eigenen Würde anerkennt. Anteilnahme und helfende Begleitung für Menschen in den Krisensituationen akuter oder chronischer Krankheit sowie am Ende ihres Lebens sind dabei selbstverständlich. Jede pflegerische Tätigkeit hat sich dabei an dieser grundlegenden, von Gott geschenkten Würde zu orientieren und sich für ihre Bewahrung einzusetzen.« (Lindner 1999:55)

Ein wichtiger Wert im christlichen Welt- und Menschenbild ist die Hochachtung des einzelnen individuellen Lebens (*Amelung* 1992:72). »*Das biblische Menschenbild hält fest, daß jeder Mensch von Gott geschaffen, von ihm gewollt, einmalig und unverwechselbar ist. Von Gott her ist jeder Mensch mit Würde ausgestattet: Gott erschuf den Menschen als Gottes Ebenbild, als Gegenüber für Gott.*« (*Schlecht* 1999:132) Es gibt nach dieser Überzeugung in einer christlichen Ethik keine Unterscheidung zwischen Mensch-Sein und Person-Sein, wie sie beispielsweise in der neueren utilitaristischen Diskussion um das Lebensrecht ungeborener oder so genannter dementer Menschen konstruiert wird (*Frese* 2000:33).

Aus der Bibel, insbesondere den Evangelien, lässt sich deutlich eine »*Option für die Schwachen*« herleiten (*Frese* 2000:36). Ihnen gilt aus christlicher Sicht eine besondere Fürsorge eines anteilnehmenden Gottes, woraus sich theologisch die Verpflichtung ableiten lässt, sich dieser Anteilnahme tätig anzuschließen.

Nach christlichem Verständnis ist der Mensch auch im Sterben von Gott geliebt und angesprochen. Glaube hat viel mit Geborgenheit und Vertrauen zu tun, und diese können durch Angst und räumliche Desorientierung eingeschränkt werden.

Menschen, die von einem christlichen Welt- und Menschenbild ausgehen, würden die Orientierungsversuche sterbender Menschen als heilvoll und wichtig unterstützen und daher im geschilderten Fall eher dafür plädieren, den sterbenden Patienten in seiner letzten irdischen Umgebung zu belassen.

7.7.1.4 Humanistisches Menschenbild

Aus humanistischer Perspektive ist der Mensch ein vernunftbegabtes Wesen, dessen Verhalten ungemein rational ist und sich in subtiler und geordneter Komplexität auf die Ziele zu bewegt, die sein Organismus zu erreichen bemüht ist (*Rogers* 1994:194). Menschen sind nach humanistischer Auffassung von Grund auf (überwiegend) gut: »*Die Grundnatur des frei sich vollziehenden menschlichen Seins ist konstruktiv und vertrauenswürdig.*« (S. 193)

Das humanistische Menschenbild betont den Wert individuellen Lebens. »*Im Mittelpunkt einer humanistischen Ethik steht der einzelne Mensch. Von ihm aus wird gedacht und von ihm her werden die menschlichen Verhältnisse gestaltet… Kein Mensch soll höher als ein anderer geachtet werden, nur aus dem Grund, weil er einem bestimmten Kollektiv angehört; er soll geachtet werden, weil er Mensch ist.*« (*Amelung* 1992:73) Im humanistischen Menschenbild hat jeder Mensch allein über die Tatsache seiner menschlichen Existenz Würde und unantastbaren Wert (*Faller-Möller 1999*:150). Als einzigartiger Mensch hat und strebt er nach Autonomie, Wachstum, Selbstverwirklichung, Gesundheit, Identität, Unabhängigkeit und Freiheit. Diese Annahmen beziehen sich ausnahmslos auf alle Menschen und werden niemandem während seines ganzen Lebens und Sterbens abgesprochen (S. 151).

Aus Sicht eines humanistischen Menschenbildes ist die Solidarität mit sterbenden Mitmenschen daher eine menschliche Pflicht. Weil alle Menschen gleichermaßen in die Welt »geworfen« sind (*Sartre*) und eine unverbrüchliche Würde besitzen, würde in unserem Beispiel die Tatsache, dass das Krankenhaus an der Behandlung des Privatpatienten größere finanzielle Vorteile hat, keinen Ausschlag geben. Eine humane Sterbebegleitung als Schutz und stellvertretende Fürsorge würde das Verlegen des orientierungseingeschränkten Sterbenden in eine ihm unbekannte Umgebung vermeiden.

Wie im geschilderten Fall tragen Pflegende auch in anderen problematischen Praxissituationen Menschenbilder in sich oder werden mit ihnen konflikthaft konfrontiert, was i. d. R. unbewusst geschieht und zu etlichen Problemen im Berufsalltag führen kann (*Großklaus-Seidel* 2002:17). Menschenbilder prägen Haltungen und beeinflussen Entscheidungen auf einer grundlegenden Ebene.

Ein Vergleich der vier genannten einflussreichsten Menschenbilder im europäischen Raum zeigt, dass ihre Anwendung im Fallbeispiel zu unterschiedlichen Lösungen des ethischen Konflikts führen würde. Gemäß dem materialistischen und dem biologistischen Menschenbild würde wohl der organisch gesündere Privatpatient bevorzugt, wohingegen sich vom christlichen oder humanistischen Menschenbild geprägte Diskutanten eher für die (vermuteten) Interessen des sterbenden Menschen aussprechen würden.

7.7.2 Natur- und Sachgerechtigkeit als Argument

Die wissenschaftlich-sachliche Argumentation (Natur- und Sachgerechtigkeit) geht von den Tatsachen dieser Welt aus und zieht ihre Schlussfolgerungen aus dem Wissen um die Natur der Sache (*Gillen* 1999:22).

Natur- bzw. Sachgerechtigkeit meint, dass eine bestimmte Tatsache als »*natürlich gegeben*« bzw. »*in der Sache begründet*« gerechtfertigt ist. Diese Argumentationsfigur kommt in der Medizin sehr häufig vor. Die Akteure interpretieren die Sachlage so, als würde sie zwingend ein ganz bestimmtes Handeln fordern: »*Wenn wir nicht operieren, dann stirbt der Patient*«, ist ein Beispiel für dieses Denken. Die Frage, ob Sterben in bestimmten Situationen etwa nicht erlaubt sei, wird nicht mehr gestellt (*Gillen* 1998).

Das Argument der Natur- bzw. Sachgerechtigkeit kann nicht für sich allein stehen, sondern verlangt eine deutliche Untermauerung durch ein Menschenbild. Wird die Natur- bzw. Sachgerechtigkeit vom Menschenbild getrennt und einzeln präsentiert, kann das geschehen, was der schottische Philosoph *David Hume* (1711–1776) als Sein-Sollen-Fehlschluss (im Falle der Bezugnahme auf die »Natur der Sache«: naturalistischer Fehlschluss) beschrieben hat: Ein Faktum wird selbst als sein rechtfertigendes Argument gebraucht. Dies ist jedoch ein logischer Trugschluss. Das Faktum allein kann keine normativen Ansprüche begründen; eine Tatsache an sich ist noch kein Argument. Daher ist es auch nicht legitim, von einer deskriptiven unvermerkt auf die normative Sprachebene zu wechseln (*Pieper* 2000:246).

Würde beispielsweise der Assistenzarzt behaupten, er verlege sterbende Patienten **immer** in ein anderes Zimmer, dann mag das zwar eine Tatsache sein, aber es ist kein stichhaltiges Argument in einer ethischen Diskussion. »*Eine solche Argumentation wird ›naturalistischer Scheinbeweis‹ genannt und von Ethikern allgemein abgelehnt. Sie führt nämlich dazu, daß man eine übliche Handlungsweise allein aufgrund ihrer Üblichkeit moralisch rechtfertigen kann.*« (*van der Arend* 1998:34)

Außerdem nehmen Menschen in der Bezugnahme auf ein faktisch Gegebenes – meist unbewusst – eine normative Setzung vor, d. h. sie setzen die Geltung bestimmter Normen und Wertmaßstäbe stillschweigend voraus und greifen im Argument der Sachgerechtigkeit unbemerkt auf diese zurück. In der Bezugnahme auf ein Faktum sind moralische Werte verborgen, die zu explizieren sind (vgl. *Pieper* 2000:188 f.).

> Ein Sachzwang allein ist keine Argumentationsgrundlage in einer ethischen Diskussion. Das Argument der Naturgegebenheit kann daher nur in Verbindung mit anderen Argumentationsfiguren, z. B. in Verbindung mit einem Menschenbild, ausgesprochen werden.

Übertragen auf unser Fallbeispiel bedeutet das ganz konkret: Die Tatsache, dass der neue Patient ein Privatpatient ist und Anspruch auf ein Einzelzimmer hat, löst – für sich genommen – den ethischen Konflikt noch nicht. Sie begründet keinen Sachzwang, sondern stellt lediglich **ein** Argument in einem weiten Feld ethischer Reflexion dar. Es müssen weitere Argumente gefunden und gegeneinander abgewogen werden. Die insgeheim zugrunde liegende Norm, Privatpatienten bevorzugt zu behandeln, wird gegenüber der Norm, Sterbenden ein Bleiberecht in ihrem bisherigen Zimmer zu gewähren, relativiert.

Auch die Tatsache, dass der sterbende Patient bewusstseinsgetrübt ist und eventuell keine genaue Vorstellung über seinen Aufenthaltsort und seine Umgebung besitzt, legitimiert seine Verlegung in andere Räumlichkeiten nicht.

7.7.3 Konsequenzen als Argument

Wer mit der Erfahrung aus früheren Situationen, mit Fallbeispielen oder Analogien argumentiert, hat die wahrscheinlichen Folgen einer Handlung im Blick. Er kalkuliert in erster Linie die Konsequenzen und künftigen Ergebnisse moralischer Entscheidungen ein und spricht sich deshalb für oder gegen eine bestimmte Lösung eines ethischen Problems aus.

Hauptvertreter dieser philosophischen Tradition ist *John Stuart Mill* (1806–1873), der die Ideen *Jeremy Benthams* (1748–1832) weiterentwickelte. Handlungen werden nach dieser Denkrichtung nicht nach den ihnen zugrunde liegenden Absichten beurteilt, sondern von den erwarteten Resultaten her betrachtet. Der Wert von Handlungen wird »... ausschließlich von den positiven oder negativen Konsequenzen her bestimmt« (Arndt 1996a:33). Dieses Prinzip nennt man *teleologischen Ansatz* (von griech. *telos*: Ende, Zweck, Ziel; *logos*: Wort, Lehre, Kunde) oder *Konsequentialismus*.

Die Grundaussage der Teleologie ist die Forderung, so zu handeln, dass möglichst positive Auswirkungen für einzelne (Hedonismus) und v. a. für die Gesellschaft (Utilitarismus) entstehen. Während Hedonisten (von griech. *hēdonē*: Vergnügen, Lust, Begierde, Freude) den persönlichen Lustgewinn propagieren, argumentieren Utilitaristen (von lat. *utilis*: nützlich) auf der Ebene der möglichen Folgen und des wahrscheinlichen Nutzens einer Entscheidung für eine Anzahl von Menschen und lassen keine anderen ethischen Kriterien zu (Nützlichkeitsprinzip; utility-principle). Das höchste Anliegen des Utilitarismus besteht nicht etwa im Letztprinzip der Förderung von Freiheit, Menschenwürde oder der Ehrfurcht vor dem Leben, sondern im größtmöglichen Glück der größtmöglichen Zahl von Menschen (greatest-happiness-principle: »*greatest pleasure for the greatest number*«; vgl. *Tschudin* 1988:39; *Ferber* 1999:185). Handlungen sind dann moralisch, wenn sie für die Gemeinschaft der Betroffenen ein Höchstmaß an Glück und ein Minimum an negativen Konsequenzen hervorrufen.[96]

Richardson und *Webber* führen ein hypothetisches Beispiel an, wie utilitaristische Prinzipien in der Kinderheilkunde angewendet werden könnten: »*Nehmen wir an, es gäbe ein Gesetz zur Durchsetzung einer hundertprozentigen Masernimmunisierung. Obwohl es wahrscheinlich ist, dass der Impfstoff bei einigen Kindern Nebenwirkungen hervorrufen wird, ... könnte man sagen, dass der allgemeine Nutzen für die Gesellschaft, d. h. die wahrscheinliche Ausrottung der Masern, den an wenigen Individuen und ihren Familien angerichteten Schaden wettmacht*« (Richardson, Webber 1998:13 f.).

Das Glück Vieler wiegt nach utilitaristischen Erwägungen schwerer als das Leid Weniger; der Nutzen für die Allgemeinheit ist wichtiger als der Schutz von Minderheiten. Darin liegt nach Ansicht von Kritikern eine der Schwachstellen dieser ethischen Theorie: »*Betrachten Sie zum Beispiel, was in totalitären Staaten alles ›zum Nutzen der Allgemeinheit‹ geschieht. Solange die letzte Norm nur der allgemeine Nutzen ist, welche Garantie gibt es dann für die Rechte von Minderheiten? Rechtfertigt das Ziel überhaupt die Mittel? Warum sollten Dissidenten nicht unterdrückt werden?*« (*Holmes* 1987:42)

Holmes gibt darüber hinaus zu bedenken: Der Utilitarist will »*... eine bestimmte Art von Folgen maximieren, nämlich die guten und nicht die schlechten Folgen. Aber die Entscheidung, welche Folgen als gut anzusehen sind, ist selber ein nicht an den Folgen orientiertes Urteil*« (S. 39). An dieser Stelle wird deutlich, dass auch der Utilitarismus nicht ohne eine Güterhierarchie auskommt (vgl. Abb. 2). Diese muss von den verschiedenen Menschenbildern bereitgestellt werden. Teleologische Argumentationen allein sind demzufolge nicht ausreichend.

Überdies sind bei der Abschätzung der wahrscheinlichen Folgen einer Handlung nicht nur unmittelbare, sondern auch Spätfolgen einzukalkulieren, nicht nur Haupt-, sondern auch Nebenwirkungen. Wie *Dietrich Dörner* in seinem ausgezeichneten Buch »*Die Logik des Mißlingens. Strategisches Denken in komplexen Situationen*« (1992) herausarbeitet, ist eine realistische Prognose der Folgen menschlicher Handlungen in komplexen Entscheidungssituationen eine hohe Kunst, die sehr schwierig zu erlernen ist.

Von Manz bezeichnet den konsequentialistischen Ansatz als »*letztlich rein subjektivistisch*« und warnt: »*Da wir nicht allwissend und allmächtig sind, können wir das Ergebnis einer Handlung nie völlig vorausplanen – es wird immer auch von Zufällen und Faktoren, die wir nicht bestimmen können, mitbeeinflußt sein. Und selbst wenn wir es könnten, ist es doch immer die je eigene Auffassung vom Ziel (z. B. Wohlergehen), die uns leitet. Jeder hat seine eigene Glücksvorstellung ...*« (1992a:62). Wem sollte die Kompetenz zugesprochen werden, zu entscheiden, was Glück oder Unglück sei bzw. welches Glück oder Unglück, welche Lust oder Unlust, welche Freude, welches Leid größer oder kleiner sei als ein anderes?

Was könnte in unserem Fallbeispiel das größtmögliche Glück der Beteiligten bedeuten? Ist es das Gefühl des Arztes, in seiner Autorität bestätigt zu werden? Ist es der Komfort eines Einzelzimmers für den Privatpatienten? Ist es der vermeintliche Triumph der Krankenschwester, die sich der Weisung eines Arztes widersetzt? Oder ist das größtmögliche Glück in der gegebenen Situation – wie ich meine – das erhaltene Wohlbefinden bzw. die Geborgenheit eines Menschen, der sich in einer existentiellen Lebenssituation, dem Sterben, zu orientieren versucht? Ärzte und Krankenschwestern mögen unterschiedliche persönliche und berufliche Erfahrungen gemacht haben, die zu unterschiedlichen Einschätzungen der Konsequenzen von Handlungen führen können.[97]

Wenn Erfahrung als ethische Argumentationsfigur dergestalt genutzt wird, dass sie in Form eines vergleichenden Vorgehens bei der Beurteilung ethischer Fragestellungen in einer Kasuistik, einem Kanon von Fallsammlungen, mündet, besteht die Gefahr darin, dass sich »*Schablonen*« (*Loewy* 1995:30) für unterschiedliche Fallkonstellationen mit den dazugehörigen Lösungsmustern herausbilden. Das könnte »*... dazu führen, daß man durch dieses schematische Anwenden von Verhaltenskriterien immer wieder dieselben Fehler begeht*« (ebd.).

Erfahrung und Nützlichkeitserwägungen sind wichtige Gesichtspunkte in der ethischen Diskussion, müssen aber durch weitere Argumentationsfiguren ergänzt werden, zumal im Nutzenkalkül nicht hinreichend zwischen pragmatisch richtig und moralisch gut unterschieden wird. »*Nicht alles, was nützt, ist eo ipso moralisch, und nicht alles, was moralisch ist, ist eo ipso nützlich. Die Folgen einer Handlung sind zweifellos in ethische Überlegungen miteinzubeziehen, aber das Nutzenprinzip kann allein nicht als Moralkriterium fungieren.*« (Pieper 2000: 275)

7.7.4 Formale ethische Prinzipien als Argument

Menschen, die in ethischen Fragen mit der Pflicht argumentieren, vertreten einen deontischen bzw. deontologischen Ansatz (griech. *to déon*: das Erforderliche, das Gesollte, das Verpflichtende, die Pflicht, das, was sein muss; *logos*: Wort, Lehre, Kunde). Sie bestimmen den Wert einer Handlung nicht nach ihren Resultaten, sondern schreiben Handlungen an sich einen Wert zu.

> Entscheidendes Kriterium für die moralische Qualität einer Handlung ist die Gesinnung, aus der sie entspringt. Handlungen gelten als moralisch, wenn ihnen ein guter Wille zugrunde liegt und wenn sie sich an als gut erkannten Prinzipien orientieren. Die deontische Ethik tritt deshalb auch überwiegend als **Gesinnungsethik** auf.

Worauf gründet sich die Pflicht, d. h. die Forderung, etwas Bestimmtes zu sollen? Nach *Immanuel Kant* (1724–1804), dem bekanntesten Vertreter der Deontologie, leitet sie sich nicht aus Intuition, evidenter Erkenntnis oder göttlicher Offenbarung ab, sondern macht sich an genau zu beschreibenden Prinzipien fest. Diese Prinzipien oder Gesetze sind insofern moralisch bindende Normen, als sie sich ein freier vernünftiger Wille selbst[98] gegeben hat, um sowohl die eigene wie auch die freie Selbstbestimmung anderer zu fördern.

Das bekannteste deontische Prinzip ist der von Kant formulierte **Kategorische Imperativ**. Er basiert auf der Goldenen Regel der Bergpredigt[99] und betont die Forderung nach Universalisierbarkeit persönlicher normativer Überzeugungen: »*Handle so, daß die Maxime deines Willens jederzeit zugleich als Prinzip einer allgemeinen Gesetzgebung gelten könnte. Handle so, als ob die Maxime deiner Handlung durch deinen Willen zum allgemeinen Naturgesetze werden sollte*« (*Kritik der praktischen Vernunft* , zit. n. *Arndt* 1996a: 31).

Dieses Prinzip ist ein formales, kein materiales[100]. Gefordert wird von einem Handelnden, dass er sein Tun von der Antwort auf die Frage abhängig macht, ob er wollen kann, dass alle Menschen die diesem Handeln zu Grunde liegende moralische Norm akzeptieren und befolgen würden. Handeln ist moralisch, wenn der Handelnde diese Frage mit *ja* beantworten kann. *Hans Lenk* fasst den Kategorischen Imperativ extrem verkürzt in zwei Worte: »Handle repräsentativ!« (*Lenk* 1997: 8)

Ein weiteres Prinzip *Kants* ist der **Praktische Imperativ**, auch das **Oberste Moralische Prinzip** genannt. Es besagt, dass Menschen immer auch als Personen selbst, nicht bloß als Mittel zum Erreichen bestimmter Vorstellungen gesehen und behandelt werden sollen:

»Handle so, daß du die Menschheit sowohl in deiner Person als in der Person eines jeden anderen, jederzeit zugleich als Zweck, niemals bloß als Mittel brauchest« (zit. n. *Tschudin* 1988:40).

Dieses formale ethische Prinzip findet sich auch in normativen Aussagen der Pflegeliteratur. *»Jede Form der Instrumentalisierung der Patienten/Klienten/Bewohner für die Befriedigung der persönlichen Belange von Helfenden (Forschungserfolg, finanzielle Vorteile, Kompensation von eigenen Unzulänglichkeitserfahrungen in anderen Lebensbereichen usw.) ist abzulehnen.«* (Caritasgemeinschaft für Pflege- und Sozialberufe e. V. 1997:5) Dazu ein Beispiel aus der praktischen Pflege: *Weber* berichtet über persönliche Konflikte als ambulante Pflegekraft: *»Meine Erfahrungen in der Hauskrankenpflege sprechen dafür, dass der Patient als Mensch nicht mehr wichtig ist. Er ist nur noch als wirtschaftlicher Faktor von Bedeutung. Ich werde wohl die Reaktion eines Leiters der Sozialstation auf meine Bemerkung hin, dass der Tod für eine von mir betreute Patientin, die sich in den letzten Wochen und Monaten sehr gequält hatte, eine Erlösung gewesen sei, nie vergessen: ›Ja, und uns fehlt jetzt das Geld. An der haben wir doch ordentlich verdient.‹«* (*Weber* 2002:70)[101]

Wenn die Krankenschwester in unserem Fallbeispiel nach den Regeln der Deontologie vorgeht, wird sie sich fragen (*Kategorischer Imperativ*): Ist das konkrete Handeln, das ich im Sinn habe, geeignet, als eine allgemein gültige Regel für das Verhalten in ähnlichen Situationen aufgestellt zu werden? Könnte mein persönliches Handeln zu einem allgemeinen Gesetz werden? Sollen sterbende Patienten in allen Krankenhäusern immer in ein Mehrbettzimmer verlegt werden, wenn für einen Privatpatienten ein Einzelzimmer gebraucht wird?

Sie wird weiter fragen (*Praktischer Imperativ*): Wird der sterbende Patient als menschliches Wesen mit einer Würde betrachtet, die nicht von Verwendungsinteressen abhängt, oder gilt er lediglich als »austherapiert«, als ausgedientes »Werkstück« (*Weidmann* 1990:142) zur Anwendung medizinischer Behandlungen? Wird andererseits der Privatpatient als leidender Mensch mit biografisch gewachsenen Gewohnheiten (z. B. Unterkunft in einem Einzelzimmer) gesehen oder ist das Krankenhaus lediglich an seinem Geld interessiert?[102]

Aus einer äußeren Handlung kann nicht unbedingt auf ihre Beweggründe geschlossen werden. Ob der Arzt den Privatpatienten beispielsweise bevorzugt behandeln will, weil dieser ein Bekannter seines Chefarztes ist, oder weil er die persönliche Überzeugung vertritt, bewusstseinsgetrübte Sterbende würden ihre Umgebung ohnehin nicht mehr wahrnehmen, ist aus deontologischer Sicht von entscheidender Bedeutung. Nicht das praktische Ergebnis ist relevant, sondern die zu Grunde liegende vernünftige Gesinnung als selbstverpflichtetes und handlungsleitendes Soll.

Kant definiert *Pflicht* als *»… Notwendigkeit einer Handlung aus Achtung fürs Gesetz«* (*Kant* 1987:80). Da das Wort Pflicht in Zeiten des Individualismus einen eher negativen Beigeschmack erhalten hat, sei auf die ethischen Voraussetzungen der Pflicht hingewiesen. Neben Ordnung und Gesetzlichkeit erfordert eine sittliche Pflichterfüllung Freiwilligkeit, d. h. Freiheit von Zwang *(von Manz* 1992:67). Nur wenn es echte Handlungsalternativen gibt, kann man von moralischem Handeln sprechen. *»Um moralisch handeln zu können, muss man autonom, d. h. selbstständig sein, und man muss sich in einer Situation befinden, die mehrere Entscheidungsmöglichkeiten zulässt.«* (Richardson, Webber 1998:24)

Ich sehe folgende Schwachpunkte der Deontologie, die zur Kritik einladen:
- Menschen handeln nicht nur nach rationalen Maßstäben der Vernunft, sondern werden in hohem Maße von unbewussten Motiven gelenkt.
- Individuen können keine vollkommen unabhängigen Entscheidungen treffen. Sie werden vielmehr von zahlreichen Faktoren beeinflusst, z. B. von Kultur und Gesetzen (vgl. *Richardson, Webber* 1998:30).
- Der Absolutheitsanspruch der Deontologie verursacht Probleme bei der praktischen Umsetzung in komplexen Lebenssituationen (ebd.). Eine deontologische Ethik formuliert ihre Normen als »... ist immer/niemals schlecht« oder »... ist immer/niemals gut« (*Illhardt* 1994a:74). Illhardt fährt fort: »*Aussagen, die so kategorisch klingen, scheinen das Konkrete nicht verstehen zu brauchen. Wenn Moral jedoch vom Verstehen der Angelegenheit, die es zu regeln gilt, und der Situation abhängt, ist Verstehen ihr Lebenselexier*« (ebd.).
- Der kategorische Imperativ fordert, nur solche Handlungen durchzuführen, deren zu Grunde liegende Norm ein wünschenswertes allgemeines Gesetz werden sollte. Um dieser Forderung nachzukommen, muss der moralisch handeln Wollende die Folgen der zu verallgemeinernden Handlungsnorm abschätzen (vgl. *Ferber* 1999:197, 199) – obgleich sich die deontologische Ethik scharf gegen den Utilitarismus abgrenzt, beinhaltet sie überraschenderweise ein konsequentialistisches Element.
- Woher soll man wisssen, welche von mehreren sich evtl. widersprechenden Pflichten die vorrangige ist (vgl. *Richardson, Webber* 1998:30)? Es stellt sich die Frage, »... *wie man die Pflichten in eine sinnvolle, vernünftige Reihenfolge bringen kann*« (*von Manz* 1992a:67). Hier wird deutlich: Auch Deontologen kommen nicht ohne eine Güterhierarchie aus. Und gerade an dieser Stelle tritt ein weiterer Schwachpunkt der deontologischen Ethik zu Tage:
- Die Würde des Menschen erwächst nach Kant aus dem sittlichen Subjektsein, d. h. sie ist in der Autonomie des Menschen begründet (*von Manz* 1992a:66). Autonomie besteht nach kantischer Auffassung darin, dass sich ein freier, vernünftiger Mensch eigene Gesetze gibt, nach denen er sein Handeln ausrichtet. Können das alle Menschen, in jedem Lebensalter und in allen Krisensituationen des Lebens? Wie autonom sind beispielsweise geistig behinderte oder psychisch kranke Menschen, Kleinkinder oder so genannte Demente und Bewusstlose (vgl. *Schnell* 1998:838)? Worin begründet sich ihre Menschenwürde?

Formale ethische Prinzipien der Selbstverpflichtung reichen als Argument im Prozess ethischer Urteilsfindung nicht aus, sondern müssen durch andere Argumentationsfiguren ergänzt werden.

7.7.5 Materiale (bereichs-)ethische Prinzipien als Argument

Bei dieser Argumentationsfigur geht es nicht um formale ethische Prinzipien (vgl. Kants Imperative), sondern um materiale ethische Prinzipien mittlerer Abstraktionsebene, denen im untersuchten Bereich Gültigkeit zugesprochen wird. Die Argumentationsfigur baut auf der vorhergehenden Benennung von Gütern und Übeln auf.

Bereichsethische Prinzipien der Pflege (s. Kap. 4.3.6.2) finden sich in erster Linie
- in den *fünf Prinzipien einer Ethik der Verantwortung* (s. Seite 99, vgl. *Arndt* 1996a: 66 ff.),

- in den *fünf Grundsätzen für die pflegerische Berufsausübung* nach *Veatch* und *Fry* (s. Seite 99, vgl. *Fry* 1995:26 ff.),
- in den s*echs übergeordneten moralischen Orientierungen der Pflege* nach *Rabe* (s. Seite 100, vgl. *Rabe* 2000:11 ff.) sowie
- in meinem Kompromissvorschlag für eine Liste *materialer ethischer Prinzipien der Pflege* (s. Seite 102).

Diese vier Einteilungen sollen kurz wiederholt werden, um sie zur Urteilsfindung heranziehen zu können.

Die fünf Prinzipien einer Ethik der Verantwortung waren:
1. Achtung vor dem Leben,
2. das Gute und das Richtige,
3. Gerechtigkeit und Fairness,
4. Wahrheit und Ehrlichkeit,
5. individuelle Freiheit und Selbstbestimmung (Autonomie).

Die fünf Grundsätze für die pflegerische Berufsausübung nach *Veatch* und *Fry* lauteten:
1. Wohltätigkeit (Gutes tun und Leiden verhüten),
2. Gerechtigkeit (bedürfnisentsprechende und faire Verteilung der Pflegeleistungen),
3. Autonomie (persönliche Freiheit zur Selbstbestimmung),
4. Aufrichtigkeit (wahrhaftiges, respektvolles und vertrauensvolles Handeln),
5. Loyalität (Pflicht, seinen eigenen Verpflichtungen treu zu bleiben).

Die sechs übergeordneten moralischen Orientierungen der Pflege waren nach *Rabe*:
1. Würde,
2. Dialog,
3. Verantwortung,
4. Fürsorge/Fürsorglichkeit,
5. Gerechtigkeit,
6. Autonomie.

Mein Vorschlag für eine Liste materialer ethischer Prinzipien der Pflege lautete:
1. Förderung von Wohlergehen/Wohlbefinden,
2. Förderung von Autonomie/Selbstständigkeit,
3. Gerechtigkeit,
4. Aufrichtigkeit,
5. dialogische Verständigung.

Nun sollen die materialen Prinzipien auf das Fallbeispiel angewendet werden. Mir scheint in diesem Fall die Aufforderung, wohl zu tun (Wohltätigkeit nach *Veatch*, *Fry*) bzw. das Wohlergehen/Wohlbefinden zu fördern, dafür zu sprechen, dass der sterbende Patient in seinem Zimmer bleiben darf. Das Prinzip der Fürsorge (vgl. die Ausführungen zur Care-Ethik in Kap. 8.2.4.2) könnte als Begründung für den Verbleib des schwächeren Patienten in seinem gewohnten Zimmer herangezogen werden.

Zu dem Prinzip »*Achtung vor dem Leben*« bei *Arndt* wäre »*und dem Sterben*« hinzuzufügen[103]. Gerechtigkeit und Fairness wären ebenfalls zu berücksichtigen: »*Die Bevorzugung von besser situierten und damit zahlenden Bewohnern und die damit verbundene Zweiklassenpflege steht dem allgemeinen ethischen Prinzip der Gleichheit und Gerechtigkeit entgegen.*« (Darmann 2001a:130)

Die Prinzipien Wahrheit/Ehrlichkeit/Aufrichtigkeit könnten in Verbindung mit dem Prinzip der dialogischen Verständigung dazu anleiten, mit dem neu ankommenden Patienten offen über die Situation zu sprechen und um Verständnis für den Verbleib des schwerkranken Patienten in seinem vertrauten Zimmer zu bitten.

Aus meiner Perspektive scheinen die bereichsethischen Prinzipien die Krankenschwester eher dahin zu leiten, dass der sterbende Mensch in seinem Zimmer bleiben darf. Kommen wir daher zur nächsten Argumentationsfigur, dem gelehrten Ethos.

7.7.6 Gelehrtes Ethos als Argument: (berufs-)ethische Regeln

In der griechischen Philosophie galt die Auffassung, dass jede Gemeinschaft oder Gruppe ein eigenes Normensystem besitzt: das Ethos. Der Begriff *ethos* hatte ursprünglich vier Bedeutungen (*van der Arend, Gastmans* 1996:20, vgl. *Höffe* 1997:66 sowie die Einteilung in Kap. 2.1.1 der vorliegenden Arbeit):
 1. feste Bleibe, Stall, Höhle, Asyl
 2. Gewohnheit[104], Brauch
 3. Art, Wesen, Charakter
 4. Haltung, Gesinnung.

Im heutigen Sprachgebrauch meint Ethos *sittliche Haltung, Gewohnheit, Eigenheit* und *Gesinnung* (*Pfeifer* 1997:302). Ethos bezieht sich als *gelebtes Ethos* (*Gillen* 1996:113) auf die tatsächlichen Gegebenheiten in einem Sozialverband, ist also nicht schriftlich fixiert, sondern wird im täglichen Leben ausgedrückt und verwirklicht. Ein Ethos ist gleichsam die sittliche Konvention eines sozialen Gebildes. Um sie zu erlernen, braucht es Menschen, die das Ethos vorleben (*Fahr* 2000:626). Eine umfassende Darstellung des gelebten Ethos der Pflege – insbesondere der Intensivpflege – findet sich bei *Wettreck* (2001).

Werden die im sozialen Miteinander üblichen Regeln **schriftlich** festgehalten und als verbindlich erklärt, sprechen wir von einem **gelehrten Ethos**. Im Gegensatz zum gelebten Ethos stellt es einen Soll-, nicht einen Istzustand dar. Das gelehrte Ethos ist keine Beschreibung der Gegenwart, sondern ein auf die Zukunft ausgerichtetes Projekt, das gewünschte Richtungen und Tendenzen angibt.

Beispiele für ein gelehrtes Ethos sind etwa die heiligen Schriften der Weltreligionen, die von den Vereinten Nationen am 10.12.1948 verkündete *Allgemeine Erklärung der Menschenrechte* (UNO 1991) sowie Berufsordnungen und Berufskodizes. Im gelehrten Ethos kristallisieren sich geschichtlich-kulturelle Menschheitserfahrungen; sie erinnern nachfolgende Generationen an die Beachtung als wichtig erkannter Werte, Prinzipien und Regeln. »*Nun sind die bestehenden moralischen Institutionen in einem langen Prozeß etabliert worden, und wir dürfen davon ausgehen, daß sie nicht völlig falsch sind. Freilich müssen nicht schon alle bestehenden institutionellen Tatsachen deswegen moralisch richtig sein.«* (*Ferber* 1999:184)

Ein gelehrtes Ethos etwa in Form eines Ethikkodex' oder einer Berufsordnung stellt also nicht die tatsächlichen Verhältnisse dar, sondern entspricht einem idealistisch formulierten Soll. Es hat seine Bedeutung eher in der Lehre als im wirklichen Leben; seine Anwendung in der Praxis ist deshalb grundsätzlich nicht erzwingbar. Die Geltung eines gelehrten Ethos' hängt nicht davon ab, ob es in der Realität eingehalten wird oder nicht. Meist ist sein Einfluss wesentlich geringer als der des gelebten Ethos'. Der Volksmund kennt dafür die Sprichworte »Papier ist geduldig« und »Taten sprechen Bände«. *Wettreck* (2001:131) spricht vom »Sonntags-Ethos« im Gegensatz zum (tatsächlichen) »Alltags-Ethos«.

Dennoch kann ein gelehrtes Ethos z. B. in der Pflege eine gemeinsame Grundorientierung unterstützen – nicht im Sinne von Unterweisung oder Belehrung, sondern durch die Förderung des gemeinsamen Sich-zu-Recht-Findens, im Teilen von moralischen Auffassungen unter den Beteiligten, insbesondere, wenn sie an der Erstellung eines gelehrten Ethos, etwa eines Leitbildes oder einer Stationspflegekonzeption, mitarbeiten konnten (vgl. *Lay, Ziemer* 1999).

In der Pflege müssen oft innerhalb kürzester Zeit Entscheidungen von großer Tragweite getroffen werden, beispielsweise in Gesprächssituationen. Hier sind Orientierungshilfen erforderlich: *»Menschen brauchen ›Leitsterne‹, an denen sie sich bei ihren tagtäglichen Entscheidungen orientieren können«* (*Senge* 1996:294).

> Als grundsätzlicher Leitfaden für die tägliche Pflegearbeit kann ein gelehrtes Ethos die Entscheidungsfindung in kritischen Situationen erleichtern.

Tschudin hat in ihren Katalog von Sondierungsfragen zur Entscheidungshilfe in ethischen Fragen der Pflegepraxis folgenden Aspekt aufgenommen: *»Wird an eine Klausel der Berufsethik appelliert?«* (*Tschudin* 1988:110) In unserem Fallbeispiel könnte sich die Krankenschwester u. a. auf folgende Schriftstücke berufen, welche in der Pflege die Funktion eines gelehrten Ethos besitzen:
1. den »ICN-Ethikkodex für Pflegende« (ICN 2000),
2. die »Berufsordnung des DBfK« (DBfK 1992).

7.7.6.1 ICN-Ethikkodex für Pflegende

Die Krankenschwester könnte sich in ihrer Urteilsfindung zunächst auf den Ethikkodex des Internationalen Pflegerats (ICN) stützen, der besagt, dass Pflege ohne Unterscheidung nach sozialem Rang der Patienten ausgeübt wird. Außerdem ist dort zu lesen: *»Die Pflegende greift zum Schutz des Patienten ein, wenn sein Wohl durch einen Kollegen oder eine andere Person gefährdet ist«* (ICN 2000:563).

7.7.6.2 Berufsordnung des Deutschen Berufsverbandes für Pflegeberufe

Die jeweilige Belegung der einzelnen Krankenzimmer ist sicherlich keine vorwiegend in ärztlicher Entscheidungskompetenz liegende medizinwissenschaftliche Angelegenheit, sondern erfordert eine interprofessionelle Kooperation. Auf dem Hintergrund heutiger Berufsordnungen der Pflege könnte sich die Krankenschwester darauf berufen, dass sie keine Arzthelferin ist, sondern Angehörige einer eigenständigen Disziplin im Gesundheits- und Sozialwesen.

In der Berufsordnung des Deutschen Berufsverbandes für Pflegeberufe (DBfK) finden sich u. a. folgende Passagen, welche die Entscheidungsfindung erleichtern können (DBfK 1992):

- »*Professionelle Pflege ... wird ... ohne Bewertung von Nationalität, Rasse, Glauben, politischer Einstellung, Hautfarbe, Alter, Geschlecht oder dem sozialen Rang ausgeführt.*«
- »*Pflege als Beruf ist eine abgrenzbare Disziplin von Wissen und Können, welches sie von anderen Fachgebieten des Gesundheitswesens unterscheidet.*«
- »*Pflege ist als eigenständiger Beruf und selbständiger Teil des Gesundheitsdienstes für die Feststellung der Pflegebedürftigkeit, die Planung, Ausführung und Bewertung der Pflege zuständig.*«
- »*Grundlage allen pflegerischen Tuns ist die Achtung vor der Würde und Einzigartigkeit menschlichen Lebens. Pflege dient der Förderung der Gesundheit, Verhütung von Krankheit, Wiederherstellung von Gesundheit, Linderung von Leiden und der Begleitung sterbender Menschen.*«
- »*Pflegende halten ihren Kompetenzbereich ein und achten den Kompetenzbereich anderer Berufsgruppen. Sie greifen jedoch zum Schutz des Klienten ein, wenn sein Wohl gefährdet ist.*«

Bezogen auf das Fallbeispiel ist festzustellen: Sowohl die Aussagen des »ICN-Ethikkodex für Pflegende« (ICN 2000) als auch der »Berufsordnung des DBfK« (DBfK 1992) lassen sich eher als Belege für die Entscheidung heranziehen, den sterbenden Patienten in seinem gewohnten Zimmer zu belassen.

Die Argumentationsfigur des gelehrten Ethos bietet allerdings allein keine ausreichende Grundlage für eine ausgewogene ethische Auseinandersetzung, sondern muss durch andere Argumentationsfiguren ergänzt werden. »*Kein Moralkodex ist in dem Sinn sakrosankt, daß die bloße Bezugnahme auf eine seiner Normen fraglos ausreicht, um eine Handlung moralisch zu rechtfertigen. Aber auch keine Norm eines solchen Moralkodex gilt immer und ewig in der Gemeinschaft, deren Mitglieder die Norm autorisiert haben.*« (Pieper 2000:196)

Schriftliche Regeln haben oft einen konservativen Charakter. Schon deshalb sind sie stets danach zu hinterfragen, ob sie noch den aktuellen Erfordernissen entsprechen. »*Berufsethische Normen können nur dann von den Berufsangehörigen akzeptiert werden, wenn ihre Bedeutung für die Berufsausübung praktikabel und einsichtig ist. Sie müssen geändert werden, wenn Inhalte neu überdacht und bestimmt werden. (...) Ethische Werte ... müssen diskutierbar, hinterfragbar und modifizierbar sein von den Berufsangehörigen auf der Basis allgemein gültiger moralischer Prinzipien. Nur dann sind sie ein lebendiger Ausdruck eines lebendigen, sich ständig ändernden Berufes.«* (*Steppe* 1994:56 f.) Beispiele für Veränderungen von Berufskodizes finden sich in der Geschichte der pflegerischen Berufsethik (siehe Kap. 4.3.6.3).

»Die Fähigkeit zur Teilnahme am ethischen Diskurs ist ... ein gegeneinander Abwägen der unterschiedlichen Vorstellungen vom Guten. Diese immer wieder neu notwendige Auseinandersetzung mit anderen Positionen kann bei fehlender Selbstsicherheit und mangelnder Schulung der kommunikativen Fähigkeiten zur Verunsicherung führen und gelegentlich dazu, sich um (scheinbar Sicherheit bietende) starre Verhaltensregeln zu bemühen – mit der Folge, daß schematische Verhaltensmuster situationsgerechtes, individuell-reflektiertes ethisches Handeln ersetzen.« (*Lindner* 1999:57) Wer lediglich auf der Ebene des gelehrten Ethos argumentiert, ist ein Fundamentalist (*Gillen* 1998).

7.7.7 Situation als Argument

Situation nennen wir die Gegebenheiten und Möglichkeiten unserer natürlichen und mitmenschlichen (ökonomischen, sozialen, politischen und kulturellen) Umwelt, mit denen wir uns erkennend, wollend und handelnd auseinander setzen müssen (*Höffe* 1997:273). *»Die Berücksichtigung der S. [Situation] ist deshalb von sittl. Bedeutung, weil je nach ihrer Beschaffenheit die konkrete Bestimmung dessen, was hier u. jetzt gut ist, verschieden ausfällt.«* (ebd.)

Wahrgenommene Situationen fordern Entscheidungen. Doch woran sollen sich die Entscheidungen orientieren? Situationsethiker behaupten, dass es keine allgemeinen Werte, moralischen Regeln oder ethischen Theorien gibt, die immer gelten. Die Bestimmung des Guten wird ausschließlich von der jeweiligen Situation abhängig gemacht (*Höffe* 1997:273). Jede Situation müsse einzeln beurteilt werden (*Tschudin* 1988:39). *»Jeder Fall ist vollkommen anders, und es gibt daher überhaupt keine festen Regeln«*, beschreibt *Loewy* die Überzeugung der Situationsethik (*Loewy* 1995:30).

Die Situationsethik lehnt traditionelle Normen ab und fragt nach dem, was in der *»... jeweiligen, einmaligen Situation das Richtige ist ...«* (*von Manz* 1992a:59). Die Akteure besitzen demnach eine große Entscheidungsfreiheit, da sie nicht an Übereinkünfte sozialer Instanzen gebunden sind, sondern individuelle, situationsabhängige Beschlüsse fassen können und müssen.

In unserem Fallbeispiel wäre die Krankenschwester bei Anwendung der Situationsethik nicht an ethische Prinzipien und moralische Regeln gebunden, die es anempfehlen, sterbende Patienten in ihrem vertrauten Zimmer zu belassen. Sie könnte mit dem diensthabenden Arzt frei in Verhandlungen über das weitere Vorgehen treten und müsste sich lediglich auf die Beurteilung dieses speziellen Einzelfalls konzentrieren. Allerdings könnte auch der Arzt nicht mit allgemeinen Prinzipien und Gewohnheiten argumentieren. Die Situation müsste als Einzelfall völlig neu beurteilt und jedes Vorgehen neu ausgehandelt werden.

Es soll nicht verschwiegen werden, dass auch die Situationsethik Maßstäbe erfordert, die nicht unmittelbar in der jeweilig gegebenen Situation vorzufinden sind (vgl. *von Manz* 1992a:59). Zudem sind Wahrnehmung und Einschätzung einer Situation stark von persönlichen Erfahrungen, Werthaltungen, Einstellungen und Abhängigkeiten geprägt und keineswegs objektiv.

Dennoch liegt der Vorteil einer Situationsethik gerade darin, dass ethische Prinzipien und Regeln nicht starre Gültigkeit besitzen und ein ganz bestimmtes Handeln einfordern, sondern im Lichte einer spezifischen Situation relativiert werden müssen. Das ist eine grundsätzliche Einsicht. »*Man muß wissen, was man durch ethische Argumentation erreichen will/ kann: Will man*
- *jemandem helfen, eine Entscheidung zu treffen – oder*
- *eine Norm für bestimmte Fälle konstruieren – oder*
- *eine Fallanalyse erstellen – oder*
- *eine nachträgliche Evaluierung vornehmen?*

In keiner dieser Optionen reicht die Anwendung der Prinzipien, immer ist eine gute Kenntnis der Situation nötig, um zu normativen Aussagen zu kommen.« (*Illhardt* 1999b: 279)

Situationsethik verlangt die »*... Anerkenntnis der Einmaligkeit und Unvergleichlichkeit jeder einzelnen Situation*« (*Winau* 1997: 22). In der Berücksichtigung des Situationsspezifischen trifft sich die Situationsethik übrigens mit dem Anliegen der feministischen Ethik, das Individuelle, Besondere, Einzelne empathisch und solidarisch zu berücksichtigen und wertzuschätzen: Situation und Normen werden zur aktuell gegebenen Situation in Beziehung gesetzt, um eine angemessene moralische Entscheidung treffen zu können.

Pillen (2002:165) plädiert für eine stärkere Orientierung am Kriterium der »Angemessenheit«. Mit der Frage, was denn in einem konkreten Fall unter einer »angemessenen« Entscheidung zu verstehen sei, könne das Gewicht einer allein an Verteilungsgerechtigkeit orientierten Ethik zugunsten der Berücksichtigung des Einzelfalls verringert werden. Nach *Pillen* ginge es dann gerecht zu, wenn jeder die pflegerische Leistung erhalten würde, die seiner Situation angemessen ist, sofern die verfügbaren Mittel dies zulassen. Um gerecht im Sinne von angemessen zu pflegen, müssten Pflegende lernen, konkrete Einzelsituationen zu interpretieren.

Können von Pflegekräften solche anspruchsvollen Deutungen erwartet werden? Manche Autoren sind skeptisch. *Lindner* (1999:50) weist auf eine ihrer Meinung nach in der Pflege verbreitete Variante einer Situationsethik hin, die aus einem Bildungs- und Theoriedefizit resultiert und zu spontanen, unreflektierten Entscheidungen führt:

»*Immer noch beurteilt eine große Anzahl Pflegender ihren Beruf als primär praktische Tätigkeit, vernächlässigt – zumindest nach der Ausbildung – eine kontinuierliche Auseinandersetzung mit neuen Theorien und entzieht sich der aktuellen berufsfachlichen Diskussion ... Diese distanzierte Haltung gilt auch für ethische Fragestellungen mit der Folge, daß ethische Entscheidungen selten bewußt, dafür um so häufiger spontan und unreflektiert getroffen werden. Es kann ohne Zweifel von einem pflegerischen Hang zur Situationsethik mit ihren Chancen, aber auch ihren Risiken gesprochen werden*« (ebd.).

Unabhängig vom unterschiedlichen Kompetenzprofil von Pflegepraktikern ist festzuhalten: Situative Gegebenheiten zu berücksichtigen, ist dringend erforderlich. Eine Situationsethik mahnt zu einem flexiblen Umgang mit vorgegebenen ethischen Prinzipien und moralischen Regeln. Ethische Theorien sind nicht dazu da, um unkritisch angewendet zu werden

(*Loewy* 1995:34). »*Prinzipien, die von der ethischen Theorie abgeleitet werden können, sollten als Richtlinien verstanden werden und mit gesundem Menschenverstand und unter voller Berücksichtigung der individuellen Probleme eines gewissen Falles angewendet werden, der sich in einem bestimmten Kontext und einer gewissen Kultur abspielt.*« (S. 37)

Ein vorsichtiger und flexibler Umgang mit ethischen Prinzipien ist schon deshalb angezeigt, weil sie von Menschen gemacht sind; sie sind Ergebnisse soziokultureller Entwicklungsprozesse. Damit Einzelne und die Gesellschaft lernen können, müssen Prinzipien grundsätzlich relativiert und überprüft werden können.

Zu fragen, was dem Kontext bzw. der Situation angemessen wäre, ist ein unverzichtbarer Bestandteil ethischer Entscheidungsfindung. Menschen, die allerdings ausschließlich die Situation bemühen, um ethische Prinzipien in Abrede zu stellen, bezeichnen wir als Relativisten (*Gillen* 1998).

7.8 Konvergierende Sicht – ein Votum

Zur Professionalisierung der Pflege gehört eine zunehmende Qualifizierung im Hinblick auf ethische Meinungsbildung und Entscheidungsfindung. Dabei ist nicht etwa eine neue pflegerische Morallehre in Form eines Sittenkatalogs gefordert, sondern die fundierte Auseinandersetzung mit unterschiedlichen ethischen Sichtweisen.

Ziel ist die eigenständige ethische Kompetenz der Pflegenden. Sie beinhaltet fundierte ethische Kenntnisse und zugleich analytische Fähigkeiten, um ethische Konfliktsituationen zu erkennen und auf die in ihnen gehandelten Güter und Übel zu untersuchen.

In einem weiteren Schritt sind synthetische Fähigkeiten gefordert: Aus der Komplexität der unterschiedlichen Perspektiven und Argumente müssen wir zu einem ethischen Votum gelangen, das klar und kommunizierbar ist. Ausgewogenheit und Plausibilität des Urteils erwachsen aus der konvergenten Sichtweise, d. h. die Entscheidung berücksichtigt das ganze Spektrum der genannten ethischen Argumentationsfiguren.

Wie sieht nun das Urteil im Fallbeispiel aus? Nach der intensiven Reflexion formuliere ich mein persönliches Votum:

Im Allgemeinen sollen sterbende Menschen im Krankenhaus die Berechtigung haben, in den ihnen vertrauten Räumlichkeiten zu bleiben.

Ethische Voten sind transparent und explizierbar. Deshalb möchte ich meine Haltung auf dem Hintergrund der dargelegten Argumentationsfiguren zusammenfassend begründen:

1. Ich persönlich gehe von einem christlichen und humanistischen Menschenbild aus.
2. Einen echten Sachzwang kann ich im Fallbeispiel nicht erkennen.

3. Aus teleologischer Perspektive scheint mir das Verbleiben des sterbenden Patienten in seinem vertrauten Zimmer am Nützlichsten zu sein. Sein Wohlbefinden, seine emotionale Geborgenheit und seine Orientierung im Sterbeprozess als wichtigste vorsittliche Güter scheinen so am ehesten gefördert. Die Gefahr der Angst, der Desorientierung und des Vertrauensverlusts (vorsittliche Übel) scheint am Wirksamsten eingedämmt zu werden.
4. Das Votum könnte meiner Ansicht nach durchaus als universelle Norm für das Handeln in derartigen Situationen eingeführt werden.
5. Die bereichsethischen Prinzipien sprechen eher für den Verbleib des sterbenden Menschen in dem ihm vertrauten Zimmer.
6. Das Votum steht im Einklang mit dem Ethikkodex des Internationalen Pflegerates (ICN) und der Berufsordnung des größten deutschen Berufsverbandes für Pflege (DBfK).
7. Es liegen im geschilderten Fall keine situativen bzw. kontextuellen Besonderheiten vor, die das Urteil in den übrigen Argumentationsfiguren relativieren würden.

Die Darstellung des Prozesses der ethischen Entscheidungsfindung nach dem modifizierten Modell der konvergierenden ethischen Argumentation nach *Gillen* (1999) endet an dieser Stelle.

Zum gewählten Fallbeispiel sei abschließend noch eine inhaltliche Anmerkung angefügt. Der Gedanke stammt von *Bartels* und *George* (1999:665) und betrifft die Ethik im Pflegemanagement:

Handlungsweisen, die den Bedürfnissen und Interessen sterbender Patienten Rechnung tragen (und in diesem Sinne »moralisch richtig« sind), sollten als Teil der Ziel- und Aufgabenkonzeption der Institution Krankenhaus gesehen werden, wie *Bartels* und *George* gegenüber individualistischen Sichtweisen hervorheben. »*Die moralische Verantwortung trifft also zunächst die Institution: Die Betreuung Sterbender im Krankenhaus ist ein Handeln, das ethischer Beurteilung unterliegt, und es ist Aufgabe der Institution Krankenhaus, solches Handeln in möglichst hoher Qualität anzubieten. Moralische Qualität gehört hier zum Profil der Berufsausübung innerhalb der Institution.*« (ebd.)

7.9 Zusammenfassung

Kapitel 7 begann mit Überlegungen zum Begriff der ethischen Entscheidungsfindung und einigen moralpsychologischen Hinweisen. Ich empfahl, moralische Konflikte möglichst nicht als Einzelperson, sondern gemeinsam mit Anderen zu beraten. Außerdem sprach ich mich dafür aus, strukturierte Hilfen zur ethischen Entscheidungsfindung zu verwenden und führte einige der bekanntesten Instrumente auf.

Das Modell der konvergierenden Argumentation nach *Gillen* (1999) wurde vorgestellt und ein konkretes Fallbeispiel in einer modifizierten Form dieser Methode bearbeitet. Dabei ging ich auf die Grundzüge jener großen ethischen Ansätze ein, die im bisherigen Gang dieser Arbeit noch nicht behandelt worden waren. Die Schilderung der feministischen Care-Ethik wird in Kap. 8.2.4.2 nachgeholt.

In Kapitel 8 sollen abschließend pädagogische Fragen der Ethik in der Pflege aufgegriffen werden. Die Ethik in der Pflegepädagogik wird in ihren zwei bedeutenden Teilaspekten »Pädagogische Ethik« und »Ethik lehren« entfaltet und in ihren wichtigsten Fragen diskutiert.

Anmerkungen

[89] Unterschiede zwischen den aufgezählten Möglichkeiten, Konzepten und Institutionen aufzuzeigen, wäre eine wichtige Aufgabe, die in der Fachliteratur noch aussteht; sie kann im Rahmen dieser Arbeit nicht geleistet werden.

[90] Ich bevorzuge mit *Gillen* (1999:15 ff.) den Ausdruck *pluriprofessionell* (lat. *plures*: mehrere, mehrerlei) gegenüber dem faktisch meist übertriebenen Begriff *multiprofessionell* (lat. *multi*: viele).

[91] *Just* (2001:315) hält fest, dass sich *Illhardts* Modell nicht grundlegend von *Tschudins* Modell unterscheide. Ihre Einschätzung, das von *Illhardt* entwickelte Modell resultiere aus einem medizinischen Blickwinkel (S. 309), kann ich nicht teilen.

[92] vgl. das Prinzip der konsensuellen Validierung in der qualitativen Sozialforschung: »*Das wichtigste Kriterium ist jedoch die interpersonale Konsensbildung (konsensuelle Validierung). Können sich mehrere Personen auf die Glaubwürdigkeit und den Bedeutungsgehalt des Materials einigen, gilt dies als Indiz für seine Validität. Konsensbildung kann dabei zwischen verschiedenen Personen stattfinden:*
• *Konsens zwischen den an einem Projekt beteiligten Forschern [member check, R. L.] (…)*
• *Konsens zwischen Forschern und Beforschten (kommunikative Validierung, dialogische Validierung) und*
• *Konsens mit außenstehenden Laien und Kollegen (argumentative Validierung).*«
(*Bortz,Döring* 1995:303 f.; vgl. auch *Flick* 1995: 245 ff. sowie *Lamnek* 1989:124).

[93] An dieser Stelle erweitere ich *Gillens* fünfschrittige Systematik, indem ich die formalen ethischen Prinzipien der Selbstverpflichtung (Deontologie) als eigenen Punkt herausstelle und diskutiere sowie die Argumentation in Hinblick auf materiale (bereichs-)ethische Prinzipien erweitere.

[94] Anmerkung R. L.: Diese grundsätzliche Einschätzung spielt im Umgang mit Menschen eine entscheidende Rolle. Sie hat beträchtliche ethische Implikationen – legt sie doch im Sinne einer selbsterfüllenden Prophezeiung den möglichen Entwicklungsrahmen von Menschen vor vornherein mit fest. Wichtig ist dieser Gedanke für alle Handlungsfelder der Disziplin Pflege: Pflegepraxis, Pflegepädagogik, Pflegewissenschaft und Pflegemanagement (vgl. *McGregor* 1986; *Lay, Ziemer* 1999).

[95] Folgt man *Baum* (1996:153 ff.), so beginnt auch in der Sozialen Arbeit der Prozess ethischer Entscheidungsfindung mit einer Reflexion der jeweils vertretenen Weltanschauung.

[96] Beim Utilitarismus wird der Handlungsutilitarismus vom Regelutilitarismus unterschieden. Während der Handlungsutilitarismus jede einzelne Handlung auf ihre potentiellen Folgen untersucht und sie daraufhin bewertet, geraten beim Regelutilitarismus nicht die einzelnen Handlungen in den Blick, sondern die Regeln und sonstigen Normen, die für die Handlungen gelten sollen und mit hoher Wahrscheinlichkeit zu bestimmten Konsequenzen führen. »*Der Regel-Utilitarismus ist heute eine besonders prominente Theorie einer praxiszugewandten und adressatenorientierten pragmatischen Ethik.*« (*Lenk* 1997:7) Er hat unverkennbare Nähe zu einer Normenethik, die die Befolgung von festgelegten inhaltlich-materialen Prinzipien fordert.

[97] Hier wäre auch ganz allgemein hinsichtlich des Selbstverständnisses der Disziplin Pflege zu fragen: Was sind die nützlichen Folgen von Pflege? Welche Auswirkungen von Pflege sind nützlich, welche schädlich? Welche Wirkungen von Pflege sind anzustreben? (vgl. Kap. 6)

[98] »*Ein Handeln nach Regeln (›Maximen‹), die man sich selbst durch seinen eigenen freien Willen setzt, ist ›autonomes‹ Handeln; ein Handeln nach Regeln, die ein anderer setzt, ist ›heteronom‹.*« (*Loewy* 1995: 26) »Autonom« bedeutet zwar wörtlich »selbst gesetzgebend«, damit ist jedoch nicht gemeint, dass nun jeder Mensch alle Regeln, die für sein Handeln gelten sollen, selbst neu erfinden müsse. Vielmehr können auch von anderen stammende und überlieferte Wertgebungen vom eigenen Gewissen anerkannt werden, sie bedürfen aber einer Prüfung durch den selbst gesetzgebenden Einzelnen (*Kemetmüller* 1998:43).

[99] »Alles, was ihr wollt, das euch die Menschen tun, das sollt auch ihr ihnen tun« (Matth. 7:12; vgl. Luk. 6:31)

[100] Vgl. zum Unterschied von materialen und formalen ethischen Prinzipien *Lenk* (1997:7 f.): »*Was die Konkretisierung der Aufgaben der normativen Ethik betrifft, so stehen inhaltlich orientierte (materiale) Ethiken den formalen, welche die Aufgabe der Moralphilosophie nur im abstrakten allgemeinsten Prinzip [etwa dem Kategori-*

schen Imperativ Kants, R. L.] *und deren Anwendung gegenüber. Die inhaltlich-materialen Ansätze sind zweifellos die älteren. Sie entstammen religiösen Traditionen, wurden dann aber durch philosophische Begründungsversuche schrittweise verselbständigt.*«

[101] (*Wettreck* 2001:114) zitiert das Erlebnis eines Intensivpflegers, der sich morgens daran macht, einen Patienten zu waschen und erst nach einer Weile merkt, dass dieser bereits tot ist. »*Und da ist mir bewusst geworden, ich gehe morgens zur Arbeit, mache meine Schüssel fertig, stelle die dahin, was muss ich geredet haben? Habe ich nicht ›Guten Tag‹ gesagt, habe nicht auf die Anwort gewartet, gar nichts, und habe angefangen, ihn zu waschen. Ich dachte: ›Mein Gott, ei, du merkst gar nicht mehr, was hier los ist, du wäschst 'nen Toten und merkst gar nichts mehr.‹*«

[102] Das Prinzip des Praktischen Imperativs hat wichtige Konsequenzen für Pädagogik und Management: Werden Mitarbeiter und Bildungsteilnehmer (Schüler, Teilnehmer) als Persönlichkeiten wertgeschätzt oder sind sie nur als Erbringer von Leistungen von Interesse?

[103] In einer späteren Publikation schreibt *Arndt*: »*Ein Teil des Lebens ist auch das Sterben. So bedeutet ›Achtung vor dem Wert des Lebens‹ auch immer den Tod anzunehmen*« (Arndt 2003:17).

[104] *Illhardt* stellt die Verwandtschaft des Begriffs Gewohnheit mit der erstgenannten Bedeutung heraus, indem er die Schreibweise verändert: Ge-wohn-heit (*Illhardt* 1985:7).

8 Ethik in der Pflegepädagogik

Zwei große Themenkomplexe beschäftigen die Pflegepädagogik in Bezug auf Ethik. Zum Einen geht es um die Frage der pädagogischen Vermittlung von Ethik, insbesondere der Vermittlung von *Pflegeethik* (*Ethik in der Pflegepraxis*), aber je nach Setting (Aus-, Fort- und Weiterbildung oder Studium) auch um die Vermittlung von *Ethik im Pflegemanagement*, *Ethik in der Pflegewissenschaft* und *Ethik in der Pflegepädagogik*.

Zum Anderen stellt sich in der Pflegepädagogik wie in benachbarten erziehungswissenschaftlichen Disziplinen die Frage nach einer moralisch vertretbaren (Päd)Agogik. Zielsetzungen von Didaktiken, moralische Implikationen von Lehrmethoden und das praktische Handeln in Bildungsprozessen sind hier unter ethischen Gesichtspunkten zu reflektieren.

> Die zwei genannten Aspekte der *Ethik in der Pflegepädagogik* fasse ich in einer Frage zusammen:
> *Wie sind moralisch vertretbares Handeln und ethische Reflexion im Rahmen von Pflegebildung auf eine moralisch vertretbare Art und Weise zu lehren und zu lernen?*

Brandenburg kritisiert die Tendenz innerhalb der deutschen Pflegewissenschaft, empirische Forschungsbefunde und Wissensbestände anderer Disziplinen zu ignorieren (2001b:16). Die Pflegepädagogik ist demzufolge gut beraten, die umfangreichen Arbeiten ihrer Nachbardisziplinen zu nutzen, in diesem Falle die Wissensbestände der Pädagogischen Ethik.

Ich beginne das Kapitel zur Ethik in der Pflegepädagogik daher mit einer Beschreibung der Pädagogischen Ethik (Kap. 8.1), um daraus in einem zweiten Schritt (Kap. 8.2) Konsequenzen für eine ethische Bildung in der Pflege zu entwickeln.

8.1 Pädagogische Ethik

Nach einer kurzen Einführung in die Pädagogische Ethik wird die besondere Problemstellung dieser angewandten Ethik herausgearbeitet. Um nicht auf einer deskriptiven Theorieebene zu verbleiben, sollen anschließend grundsätzliche pädagogisch-ethische Überlegungen am Beispiel einer kritischen Beleuchtung der konstruktivistisch-systemtheoretischen Didaktik entfaltet werden. Das Kapitel zur Pädagogischen Ethik schließt ab mit der Empfehlung der Handlungsorientierten Didaktik als eines emanzipatorischen Ansatzes.

8.1.1 Einführung in die Pädagogische Ethik

Pädagogik ist eine Disziplin, die ursprünglich Teil der Philosophie war und sich in einem jahrzehntelangen Prozess aus ihr herauslöste. Noch in diesem Emanzipationsprozess sind Ethik und Erziehung »... *von der philosophischen Tradition als sehr simples Ableitungsverhältnis begriffen worden: Die Erziehung verwirklicht oder übersetzt in pädagogische Wirklichkeiten, was die Ethik als allgemeine Prinzipien begründet«* (*Oelkers* 1992:205). Im Hinblick auf die Begründung von Erziehungszielen bezeichnete *Wilhelm Rein* (1911) die *Pädagogik als Ganze* als *angewandte Ethik* (zit. n. *Schilmöller* 1999:229). *Oelkers* lehnt diese Vorstellung aus heutiger Sicht als linear und unzutreffend ab (*Oelkers* 1992:205).

Nachdem sich die Pädagogik nach dem Zweiten Weltkrieg immer deutlicher empirisch-sozialwissenschaftlichen Strömungen zuwandte, bewegt sie sich heute im Spannungsfeld zwischen geisteswissenschaftlicher Tradition und sozialwissenschaftlichem Anspruch. Pädagogik (bzw. Erziehungswissenschaft) versteht sich in unserer Zeit nicht mehr als praktische Anwendung einer allgemeinen Ethik (angewandte Ethik), sondern als selbstständige wissenschaftliche Disziplin, wiewohl es auch heute Vertreter gibt, für die »*Moral und nur Moral Thema der Erziehung ist*« (so *Oelkers* 1992:21).

Heute bezeichnet *angewandte Ethik in der Erziehungswissenschaft* die *Pädagogische Ethik*. Sie ist jener Teil der Disziplin Erziehungswissenschaft, der mit am Deutlichsten auf die philosophischen Wurzeln rekurriert. Pädagogische Ethik ist eine Bereichsethik, d. h. eine (im Bereich der Pädagogik) angewandte Ethik.

Einzelne Autoren bestreiten, dass es bereits eine elaborierte und etablierte Pädagogische Ethik gebe (u. a. *Oelkers* 1992:12), andere stellen die Vieldeutigkeit des Begriffs *Pädagogische Ethik* heraus: »*Es kann eine Lehre über die ethischen Maßgaben gemeint sein, die den Erziehenden in seinem pädagogischen Handeln motivieren und bestimmen sollen. Es kann auch an Aussagen über die ethischen Standards gedacht sein, die der Erziehungswissenschaftler bei seiner Forschung und seinem Experimentieren mit Menschen beachten muß. Schließlich bezeichnet der Begriff ›Pädagogische Ethik‹ eine Lehre zu dem Thema: Kann man und gegebenenfalls wie kann man einen jungen Menschen dazu erziehen, dass er sich in seinem Handeln an ethischen Maßgaben orientiert*« (*Kerstiens* 1996:105).

Hügli bietet drei Deutungsvarianten des Terminus *Pädagogische Ethik* an:
 »1. eine Pädagogik der Ethik,
  2. eine Ethik der Pädagogik resp. der Pädagogen oder
  3. die Pädagogik selbst« (*Hügli* 1996:312).
Alle drei Bedeutungsvarianten hängen nach seiner Einschätzung miteinander zusammen.

Für *Oelkers* besitzt der Aspekt der ethischen Legitimierung von Pädagogik Vorrang: »*Die erste Frage einer ›pädagogischen Ethik‹ ist nicht, wie Moral vermittelt, sondern wie Erziehung gerechtfertigt werden kann*« (*Oelkers* 1992:11). Dieser Auffassung schließe ich mich an und gehe im nächsten Schritt auf die Probleme ein, mit denen sich diese Interpretation Pädagogischer Ethik befasst.

8.1.2 Problemstellung der Pädagogischen Ethik

Ethik unterscheidet zwischen moralisch guten und instrumentell guten, d. h. pragmatisch richtigen Handlungen.[105] Eine Handlung kann unter moralischen Gesichtspunkten gut oder schlecht sowie gleichzeitig unter außermoralischen (instrumentellen, pragmatischen) Gesichtspunkten richtig oder falsch sein (vgl. *Pieper* 2000:175 f.). Tabelle 5 soll die vier verschiedenen Kombinationsmöglichkeiten aufzeigen:

Tabelle 5: Moralische Güte und pragmatische Richtigkeit von Handlungen

	moralische Güte einer Handlung	
	moralisch schlecht	**moralisch gut**
instrumentelle Güte einer Handlung, pragmatische Richtigkeit — pragmatisch falsch	Handlungen, die sowohl moralisch schlecht als auch pragmatisch falsch sind	Handlungen, die zwar moralisch gut, aber pragmatisch falsch sind
instrumentelle Güte einer Handlung, pragmatische Richtigkeit — pragmatisch richtig	Handlungen, die zwar moralisch schlecht, aber pragmatisch richtig sind	Handlungen, die sowohl moralisch gut als auch pragmatisch richtig sind

Moralische Güte und pragmatische Richtigkeit sind voneinander zu unterscheiden. Wenn beispielsweise in einem amerikanischen Gefängnis die Todesstrafe vollstreckt oder in einem niederländischen oder belgischen Pflegeheim der Wunsch eines Krebskranken nach aktiver Beendigung seines Lebens erfüllt wird, so mögen die entsprechenden Handlungen (wie das wirksame Verabreichen der Todesspritze) pragmatisch richtig durchgeführt werden – die moralische Bewertung bleibt jedoch von der Beurteilung der instrumentell-technischen Durchführung unabhängig.[106] Handlungen sind – ethisch gesehen – vollkommen, wenn sie sowohl (moralisch) gut als auch (pragmatisch) richtig sind, wie *Pieper* treffend formuliert (*Pieper* 2000:176).

Nach meiner Einschätzung macht die Unterscheidung von moralischer Güte (moralischer Qualität) und pragmatischer Richtigkeit (technisch-instrumenteller Qualität) Sinn, schärft sie doch unser Urteilsvermögen dahingehend, dass wir technisch richtigen Handlungen nicht unreflektiert moralische Unbedenklichkeit zuerkennen (vgl. Kap. 5.4). Problematisch gestaltet sich die Unterscheidung allerdings, wenn moralische Güte nur von der Moralität des Handlungs**ziels** her definiert wird, die **Mittel** zur Zielerreichung hingegen keinen eigenen (vom formell intendierten Handlungsergebnis absehenden) moralischen Anforderungen genügen müssen, wie das nachfolgende Zitat nahelegt:

»*Die ethische Reflexion auf das moralische Ziel und die pragmatische Reflexion auf die angemessenen Mittel gehören in der Praxis untrennbar zusammen, soll nicht die Ethik eine praktisch folgenlos bleibende reine Theorie des menschlichen Willens und die Pragmatik eine hinsichtlich der Moralität der gesetzten Ziele unkritische Theorie des durch menschliches Tun Machbaren sein. Moralität der Zielsetzung und Wahl der richtigen Handlung ergänzen einander, d. h. ein moralisch gutes Ziel und ein pragmatisch gutes Mittel zur Erreichung des Ziels machen eine vollkommene Handlung aus.*« (*Pieper* 2000:85 f.)

Folgt man der zitierten Auffassung Piepers, dann müssen lediglich die mit einer Handlung angestrebten *Ziele* ethisch legitimiert werden, nicht jedoch die *Mittel*, die zum Erreichen der Ziele eingesetzt werden. An den Mitteln interessiert nur ihre Zweckmäßigkeit in Hinblick auf das Erreichen des Handlungsziels. Ich möchte diese Haltung *Primat der Ziele* nennen. Die Betonung der Ziele erinnert Pädagogen an die Bildungstheoretische Didaktik *Klafkis*, allerdings mit dem Unterschied, dass spätestens nach der Umwandlung der aus den fünfziger Jahren des 20. Jahrhunderts stammenden Bildungstheoretischen Didaktik *Klafkis* in die kritisch-konstruktive Didaktik gerade auch die pädagogischen Methoden unter pädagogisch-moralischen Aspekten kritisch überprüft werden sollen (vgl. *Klafki* 1993).

Piepers Auffassung erinnert an das Motto »Der Zweck heiligt die Mittel«: Ist das Ziel ethisch gerechtfertigt, dann geht es bei der Umsetzung lediglich um die funktionale Richtigkeit (Pragmatik) der Mittel. Schimmert hier etwa die Kantische Überzeugung durch, eine Handlung sei moralisch, wenn ihr ein guter Wille zugrunde liege (Gesinnungsethik, vgl. Kap. 7.3.4.4)?

Moralisch anerkannte Ziele rechtfertigen m. E. keinesfalls automatisch die Mittel, die zur Zielerreichung eingesetzt werden. Wenn sich die zur Anwendung gebrachten Methoden nicht selbst unter moralischen Gesichtspunkten rechtfertigen lassen, dann sind entsprechende Handlungen unmoralisch, selbst wenn sie in letzter Konsequenz höchste ethische Ziele verwirklichen sollen. Dieser Grundsatz gilt nicht nur für die politische Ethik, sondern beispielsweise auch für die Pflegeethik und die pädagogische Ethik.

Für pädagogisch Tätige ergibt sich aus dieser Überlegung die konkrete Verpflichtung, nicht nur ihre auf unterschiedlichen Abstraktionsniveaus liegenden pädagogischen Ziele unter ethischen Gesichtspunkten auszuwählen und zu überprüfen, sondern auch die pädagogischen Mittel und Wege, d. h. ihre *Methoden* mit Bedacht auszuwählen. Neben Zielen und Methoden geraten aus pädagogisch-ethischer Perspektive in gleicher Weise die übrigen Elemente pädagogischen Handelns in den Blick: Menschenbild, Inhalte/Sachthemen, Sozialformen, Medien und persönlicher Umgangsstil.

Thiersch (1995:90) warnt vor Gefährdungen, die in der Struktur pädagogischen Handelns liegen: »*Es wäre, scheint mir, nicht uninteressant, spezifische pädagogische Stile [...] jeweils auf die in ihnen liegenden Chancen des sublimen Machtgewinns hin zu analysieren. Es gibt eine Nötigung, die schon im Zeitarrangement liegt oder in der Kunst eines bedrängenden, gleichsam inquisitorischen Fragens, es gibt auch einen Überfall mit Sachklarheit [...], es gibt vor allem aber auch einen professionell gleichsam gesättigten, erfahrungsstabilisierten und geradezu detektivischen, kriminalistischen Spürsinn im Überraschen, Stellen, Ertappen und Festnageln*« (zit. n. *Schmid Noerr* 2001:21).

Aus ethischer Sicht muss pädagogisches Handeln kritisch daraufhin überprüft werden, ob es dem Kriterium der Moralität genügt, d. h. ob es moralisch verantwortbar ist. »*Gleich welchem Alter, welchem Geschlecht, welcher Schulform der Schüler auch immer angehört, der Lehrer wird ihm das eigenständige Werten zubilligen und die Wertungen auch ›ertragen‹ müssen. Denn im Werten bestimmt der Schüler nicht nur sein persönliches Verhältnis zur Sache, sondern zugleich sein Verhältnis zu sich selbst, d. h. seine Identität. ... Nur erzieherische Maßnahmen, die diese ›Würde der Person‹ berücksichtigen, sind pädagogisch legitim.*« (*Rekus* 1999:260)

»*Erziehung kann Schaden anrichten*«, warnt *Oelkers* (1992:206). Da Schädigungen durch pädagogisches Handeln nicht nur spontan und situativ entstehen, sondern auch strukturell mitverursacht werden können, sind nicht nur praktische pädagogische Alltagshandlungen, sondern auch die zur Verfügung gestellten übergeordneten pädagogischen Prinzipien kritisch zu untersuchen.

Woher stammen pädagogische und pädagogisch-ethische Grundüberzeugungen? Pädagogische Ethik »*... kann und muss auf Prinzipien zurückgreifen, die ihr vorausliegen, wie Gerechtigkeit und Gleichheit, sie verwendet aber auch eigene Normen, wie ›kritisches Denken‹, oder Begriffe anderer Bereiche, wie den Rechtsbegriff ›Emanzipation‹, die eine typische Umformung erfahren und zu Erziehungszielen werden*« (*Oelkers* 1992:200).

Aufgabe der pädagogischen Ethik ist es, pädagogische Prinzipien und Erziehungsziele am Maßstab der Moralität zu prüfen. Auf einer übergeordneten Ebene sind dabei in erster Linie die unterschiedlichen erziehungswissenschaftlichen Ansätze und Didaktiken kritisch nach ihren moralischen Implikationen zu untersuchen.

Von den zahlreichen didaktischen Entwürfen (vgl. die Übersichten in Gudjons et al. 1993; *Jank* und *Meyer* 1994, 2002) greife ich im folgenden Kapitel exemplarisch die *konstruktivistisch-systemtheoretische Didaktik* heraus. Ein konstruktivistischer Ansatz ist nach Auffassung *Großklaus-Seidels* (2002:210) als »*didaktische Theorie, die in der Pflegeethik unter diesen schwierigen Rahmenbedingungen Anwendung finden kann*«, besonders geeignet. Für einen gemäßigten (moderaten) Konstruktivismus trifft das ohne Zweifel zu, nicht jedoch für den radikalen[107] Konstruktivismus systemtheoretischer Prägung, eine Strömung in der Pädagogik und in anderen Disziplinen, an der sich eindrucksvoll die ethische Problematik pädagogischen Handelns aufzeigen lässt.

8.1.3 Beispiel: Konstruktivistisch-systemtheoretische Didaktik

Die konstruktivistisch-systemtheoretische Sichtweise ist zunächst neu und fremd; sie fasziniert und begeistert, weil sie erkenntnistheoretische Erklärungen anbietet und die mechanistischen Vorstellungen einiger traditioneller Didaktiken als Illusion entlarvt. Gleichwohl wirft sie gerade in Management, Therapie und Pädagogik erhebliche Probleme auf, die erst bei näherer Betrachtung in ihrer Tragweite bewusst werden und die von großem pädagogisch-ethischem Interesse sind.

Zunächst soll die historische Entwicklung der noch recht jungen Didaktik nachgezeichnet werden, um sie im Anschluss kritisch zu bewerten.

8.1.3.1 Geschichte der konstruktivistisch-systemtheoretischen Didaktik

Die konstruktivistisch-systemtheoretische Didaktik hat sich erst in den letzten Jahrzehnten des 20. Jahrhunderts konstituiert. Sie ist unstrukturiert und unsystematisch, hat ihre Wurzeln u. a. in Biologie, Kybernetik, funktional-struktureller Systemtheorie, Philosophie, Konstruktivismus, Psychoanalyse und systemischer Psychotherapie. Es gibt derzeit noch keine einheitliche Bezeichnung für die neue Didaktik. Sie firmiert als *konstruktivistische Erwachsenenbildung* (*Arnold, Siebert* 1997), *systemisch-konstruktivistische* bzw. *interaktionistisch-*

konstruktivistische Pädagogik (Reich 1996), *Subjektive Didaktik* (*Kösel* 1993), *interventionistische Didaktik* oder *Pädagogischer Konstruktivismus* (*Siebert* 1999).

Ich werde die neue Didaktik nach ihren Hauptquellen *konstruktivistisch-systemtheoretische Didaktik* nennen, ihre Grundaussagen zusammenfassen und sie in einem nächsten Schritt auf ihre ethische Problematik untersuchen.

8.1.3.2 Grundaussagen der konstruktivistisch-systemtheoretischen Didaktik

Erfolgreiche Lehrer sind nach dem Verständnis der konstruktivistisch-systemtheoretischen Didaktik Experten für das Anregen und reflexive Begleiten von selbstständigen Lernprozessen. Sie sehen ihre Hauptaufgabe als Dozenten darin, die selbsttätige Auseinandersetzung der Bildungsteilnehmer mit den Lerninhalten zu stimulieren.

Als Lehrer möchten sie anregende Lernpartner sein, zugleich aber auch unbequeme Provokateure, denen es zu gelegener Zeit gefällt, die gewohnte Idylle pädagogischer Standardabläufe zu stören. Mit ihren Bildungsangeboten wollen sie dazu anregen, vorhandene Denk- und Deutungsmuster in Frage zu stellen, anstatt die bestehenden kognitiven Strukturen der Lernenden zu affirmieren.

Hauptaufgabe eines konstruktivistisch und systemtheoretisch orientierten Dozenten ist nach dieser Überzeugung das Anregen von neuen Denkbewegungen. Ich wähle bewusst den Begriff *anregen*, weil gemäß der Systemtheorie *Niklas Luhmanns* und den Arbeiten seiner Nachfolger *Willke* und *Simon* Menschen als »*lebende Systeme*« autonom und strukturdeterminiert sind. Sie »... *verhalten sich zu jedem Zeitpunkt so, wie es ihre interne Struktur bestimmt. ... Umweltereignisse können lediglich Perturbationen, d. h. Störungen oder Anregungen, sein ...*« (*Simon* 1997a:151 f.). Psychische Systeme (der menschliche Geist, die Psyche) sind also, wie es die Systemtheorie und der Konstruktivismus ausdrücken, nicht im Sinne linearer Ursache-Wirkungs-Zusammenhänge steuerbar, sondern sollen

- gelockt (*v. Foerster, Pörksen* 1998:79),
- inspiriert (*Simon* 1997:20),
- angeregt (*Simon* 1997a: 151 f.; *Siebert* 1999:6),
- angereizt (*Kösel* 1993:57),
- angestoßen (*Kösel* 1993:378),
- zur Wissenskonstruktion provoziert (*Overmann* 2001),
- gestört[108] (*Simon* 1988:345 f.; ders. 1997a: 151 f.),
- verstört (*Maturana, Luhmann*, siehe u. a. *Kösel* 1993:254; *Simon* 1988:346 f.),
- perturbiert (*Maturana, Varela* 1987),
- irritiert (*Willke* 1996b: 117; *Arnold, Siebert* 1997:115),
- infiziert (*Simon* 1997a: 159),
- in ihren Hüllen angepickt (*Pazzini* 1998:32),
- aus der Ruhe gebracht *(Pazzini 1998:33),*
- desequilibriert *(Overmann* 2001),
- verunsichert (*Overmann* 2001),
- verwirrt (*v. Foerster, Pörksen* 1998:35; *Falk* 1999:32) bzw.
- erschüttert (*Overmann* 2001) werden.

Um herkömmliche kognitive Strukturen verlassen zu können, d. h. um zu *ent-lernen* (*Simon* 1997b) bzw. sich zu *ent-bilden* (*Pazzini* 1998:29), wird vom Lehrenden eine Konfrontation mit neuen Umwelten und Sichtweisen zu arrangieren versucht. Er soll Inhalte, Methoden, Sozialformen, Medien, Umgebungen und sogar sich selbst fremd[109] und ungewohnt arrangieren bzw. präsentieren. »*Die Sinnkonstruktion wird durch den Zweifel, das Staunen, das Dionysische, das Fremde, das Weite und den Widersinn angeregt*« (*Overmann* 2001), was mit starken Gefühlen verbunden sein kann.

Welche Gefühle sind das? *Simon* (1997a:159) und *Siebert* (1999:126) heben Lust als ein zentrales lernanregendes Gefühl hervor. *Heger* und *Manthey* (1993) stellen die Bedeutung des Eros für Lehre und Lernen in den Vordergrund (allgemein, nicht speziell auf die konstruktivistisch-systemtheoretische Didaktik bezogen). *Geißner* und *Schmerfeld* betonen neben Lust eine andere Möglichkeit, Lehr-Lern-Prozessen Tiefe zu verleihen. Sie besteht darin, fest gefügte Erwartungen der Teilnehmer gerade **nicht** zu erfüllen, sondern sie zu irritieren, d. h. Disharmonie zu provozieren (vgl. *Geißner* 1999a:77 f.). Nach *Schmerfeld* findet Lernen nämlich nicht nur in einem Gefühl der Sicherheit und des Wohlbehagens fruchtbare Bedingungen, sondern kann gerade aus Dissenserfahrungen und Fremdheitserleben hervorgehen (vgl. *Schmerfeld* 1997:12, ders. 1998b:36 f.).

Balgo drückt es so aus: Der Lehrende ist »... *bestrebt, die Wirklichkeitskonstruktionen der Lernenden mit Unterschiedlichem, Unerwartetem, Neuem angemessen zu irritieren, um diese zu anderen Wissenskonstruktionen anzuregen. Er versucht die Wissenskonstruktionen der Lernenden und die Lernprozesse, welche diese bestätigen, zu stören, indem er Konflikte, Widersprüche, logische Brüche und Ambivalenzen offenlegt oder herbeiführt*« (1998:61).

Aus der tiefenpsychologischen Forschung ist bekannt, dass Menschen besonders in emotional krisenhaften Situationen fähig werden können, feststehende kognitive Strukturen zu verändern. Auf der Höhe einer Krise kann eine labile Phase eintreten, in der sich neue Verhaltensmuster leichter erlernen lassen als sonst (vgl. *Kast* 1994:162 f.). Diese Annahme teilt ein systemtheoretisch orientierter Pädagoge, wenn er etwa eine krisenhafte Zuspitzung im Unterricht bewusst provoziert.

Ein Mittel einer solchen »Dissens-Pädagogik«[110] ist die bewusste Verweigerung des Dozenten gegenüber traditionellen Unterrichtsprinzipien wie etwa der Lernzielfestlegung zu Beginn oder der vermeintlichen Ergebnissicherung am Ende des Unterrichts. Eine weitere Möglichkeit, traditionelle Muster zu enttäuschen, ist die »dauernde Nichtbekräftigung« (*Joerger* 1980:158) performierten Lernverhaltens, die entgegen behavioristischer Theorien die Neugier der Lernenden eher zu verstärken als zu vermindern scheint. *Joerger*, der selbst kein Konstruktivist oder Systemtheoretiker war, erwähnt noch andere Möglichkeiten des Verfremdens, die sich heute auch in der konstruktivistisch-systemtheoretischen Didaktik finden: Vorenthalten statt Anbieten von Inhalten, dosierte dissonante Information sowie provozierende statt erklärender Lehrweise. Ein solcher Unterrichtsstil kann »*unter die Haut*« gehen (vgl. *Joerger* 1980:163 f.).

Konstruktivistisch-interventionistische Lernarrangements sind ungewöhnlich. »*Der Normalfall des Lernens ist assimilierend, affirmativ, erfahrungsorientiert. Lernen erfolgt ›erwartungsgemäß‹. Schüler ›erwarten‹ die Fragen der Lehrer und bereiten sich gedanklich darauf vor. Ein akkomodierendes, ›verunsicherndes‹ und innovatives Lernen wird durch Perturbationen, das heißt durch unerwartete, irritierende Impulse angeregt.*« (*Siebert* 1999:120)

Diese Didaktik nimmt Erschütterungen der verfestigten Orientierungsmuster von Teilnehmern nicht nur in Kauf, sondern betrachtet sie als pädagogisch erwünscht. Ein systemtheoretisch denkender Dozent erlaubt es sich deshalb, (im psychoanalytischen Sinne) *aggressiv* auf die Teilnehmer zuzugehen und ihre kognitiven Muster in Frage zu stellen. Der Psychoanalytiker *Pazzini* behauptet, Aggressivität stehe im Zentrum aller Lehrprozesse, auch wenn diese Tatsache meist nicht bemerkt werde (*Pazzini* 1998:30).

Mit anderen Worten: Ohne Aggression gibt es nach psychoanalytischer Auffassung keine Lehre.

Konstruktivistisch-systemtheoretisch denkende Lehrer vertrauen auf die strukturdeterminierte Fähigkeit der Lernenden, ihre im Lehr-Lern-Prozess irritierten kognitiven Strukturen neu zu konstruieren[111]. Mit einem Fachbegriff der Systemtheorie ausgedrückt: Sie hoffen auf die Autopoiese der Bildungsteilnehmer. Der Begriff »Autopoiesis« stammt aus der Biologie, wo er sich auf lebende Organismen bezieht, die sich aus sich selbst heraus organisieren und reproduzieren[112]. *Luhmann* hat den Begriff aus den Arbeiten der chilenischen Evolutionsbiologen *Maturana* und *Varela* übernommen und verwendet ihn weitgehend synonym mit den sinnverwandten Begriffen »Selbstreferenz« und »Selbstorganisation« (*Treibel* 1997:33).

Willke weitet das Konzept der Autopoiese aus: »*Der Begriff impliziert, daß nur das System selbst seine Elemente erzeugen kann und in der Tiefenstruktur seiner Selbststeuerung von seiner Umwelt unabhängig ist*« (1996a:262). Dieser Gedanke führt zu einem weiteren zentralen Begriff der Systemtheorie: der operationalen[113] Geschlossenheit. *Luhmann* unterschied »machines« von »living systems« (1984, zit. n. *Treibel* 1997:28). Lebende Systeme (autopoietische Systeme) gelten im Gegensatz zu Maschinen[114] (allopoietischen Systemen) als operational geschlossen und können von außen lediglich »gestört«, nicht aber gesteuert werden. Bildungsteilnehmer als psychische Systeme können nicht von ihrer Umwelt determiniert werden, sondern sind darin autonom, »*… was sie in welcher Form von ihrer Umwelt aufnehmen und wie sie diese Umweltereignisse in das eigene Funktionssystem einbauen*« (*Schülein, Brunner* 1994:119).

»*Entscheidend ist, dass diese Systeme als strukturdeterminierte, selbststeuernde Systeme von Umweltereignissen* **nur zu eigenen Operationen angeregt** *oder angestoßen, nicht aber determiniert werden können …*« (*Willke* 1996b:60) Eine »*… Steuerung des systemspezifischen Operationsmodus von außen ist nicht möglich, es sei denn um den Preis der Zerstörung der autopoietischen Qualität oder Identität des Systems*« (*Willke* 1991, zit. n. *Treibel* 1997:34). Wie diese Zerstörung erreicht werden kann, zeigt uns ein Blick in die Geschichte der Menschheit: mit Zwang, Einschüchterung, Drohung, Manipulation, Drill, Gehirnwäsche oder körperlicher Gewalt.

Ein wichtiges Merkmal konstruktivistischer Didaktik ist die Überzeugung von der Individualität des Lernens: »*Die traditionelle Didaktik ist an Vereinheitlichung interessiert, an möglichst homogenen Zielgruppen mit ähnlichen Lernvoraussetzungen und gemeinsamen Lernergebnissen. Der Konstruktivismus betont demgegenüber die Individualität, die Eigensinnigkeit und Eigenwilligkeit der Erwachsenen. Eine Vermittlungsdidaktik hat nur geringe Erfolgschancen*« (*Siebert* 1994). Wissen kann aus konstruktivistischer Sicht nicht vermittelt werden. Es kann lediglich der interaktionelle Kontext der Konfrontation psychischer Systeme mit potentiell irritierenden Umwelten zu arrangieren versucht werden, wie auch *von Foerster* nahelegt, wenn er vermutet:

> »*Wissen läßt sich nicht vermitteln, es läßt sich nicht als eine Art Gegenstand, eine Sache oder ein Ding begreifen, das man – wie Zucker, Zigaretten, Kaffee – von A nach B transferieren kann, um in einem Organismus eine bestimmte Wirkung zu erzeugen. Meine Vorstellung ist dagegen, daß das Wissen von einem Menschen selbst generiert wird und es im wesentlichen darauf ankommt, die Umstände herzustellen, in denen diese Prozesse der Generierung und Kreation möglich werden. Das Bild des Lernenden wird auf diese Weise ein anderes. Er ist nicht mehr passiv, er ist keine leere Kiste, kein Container, in den eine staatlich legitimierte Autorität (ein Lehrer oder ein großer, weiser Professor) Fakten, Daten und seine enorme Weisheit hineinfüllt. ... Der Lernende erscheint aus einer ... kognitions- und perzeptionstheoretischen Perspektive als aktiver Konstrukteur; er ist es, der sich das Wissen erarbeitet*« (*von Foerster, Pörksen* 1998:70).

Wenn sich Wissen nicht »vermitteln« lässt, braucht eine konstruktivistisch-systemtheoretische Didaktik dann überhaupt noch Lehrer? »*Der Konstruktivismus beschreibt das Lernen nicht als eine Folge des Lehrens, sondern als eigenständige Konstruktionsleistung des Lernenden.*« (*Jank, Meyer* 2002:286) Werden Pädagogen damit überflüssig? *Luhmann* (1987:67) plädiert dafür, »*... die Sozialisation so laufen zu lassen, wie sie läuft, und die Belehrung der Welt zu überlassen*« (zit. n. *Siebert* 1999:95). Seliger (2000:48) formuliert sehr radikal: »*Von außen gibt es also keinen Weg des Eingreifens in ein anderes lebendes System. Aus systemischer Sicht ist es unmöglich, ... zu lehren ...*«

Hat Lehre ausgedient? Nach konstruktivistischer Auffassung hat lediglich ein mechanistisch-technologisches Verständnis von Didaktik versagt und muss durch ein adäquateres ersetzt werden. *Siebert* umreißt den Begriff der Lehre aus konstruktivistischer Sicht:
»*Lehre im konstruktivistischen Sinn ist mehr als Wissensvermittlung und Moderation von Diskussionen.
Lehre ist Gestaltung von anregenden Lernumgebungen,
Lehre ist Wechsel der Beobachterperspektiven,
Lehre ist Bereitstellung von Lernmaterialien für unterschiedliche Lernkanäle,
Lehre ist die Schaffung von sozialen Situationen, in denen von- und miteinander gelernt wird,
Lehre ist auch Beobachtung zweiter Ordnung, das heißt, wie Lernende ihre Wirklichkeiten konstruieren, wie sie ihren Lerninhalt definieren.*

Lehre ist ferner die Fokussierung von Aufmerksamkeiten auf Vergessenes, Vernachlässigtes ... Lehrende sind Bestandteil des ›Systems Seminar‹. Sie erfüllen eine wichtige Funktion in diesem System, aber als Bestandteile eines komplexen, dynamischen Geflechts, nicht als ›Organisatoren‹ von Lernprozessen, sie schaffen günstige Bedingungen für Lernprozesse.« (1999:41 f.)

Sowohl die Schüler als auch der Lehrende entwickeln sich weiter, sie bilden nach systemtheoretischer Auffassung für einander irritierende Umwelten und ermöglichen so eine *gemeinsame* Entwicklung, eine Koevolution (vgl. *Arnold, Siebert* 1997:92 ff., 159 ff.; *Simon* 1997a:70). Schüler und Lehrer werden als in ihren Lernprozessen miteinander verbunden, gekoppelt verstanden. Sie bilden für einander potentiell lernanregende und damit entwicklungsfördernde Umwelten.[115] Strukturdeterminierte, selbstreferentielle Systeme gelten eben nicht als »umwelttaub« (*Werning* 1998:40), sondern stehen zueinander in einer engen, »synreferentiellen«[116] Verbindung. »*Lehre und Lernen sind zwei gekoppelte, aber selbständige, selbstreferentielle Prozesse.*« (*Arnold, Siebert* 1997:91)

Wenn sich Lehrende im gemeinsamen Entwicklungsprozess den Irritationen durch Lernende nicht zu verschließen versuchen, dann kann eine Verbindung entstehen, die es ihnen – ähnlich der Situation in einer Psychotherapie – ermöglicht, sowohl ihr eigenes als auch das individuelle kognitive »Strickmuster« der Lernenden etwas besser zu verstehen und ihre Lernangebote gezielter danach auszurichten. Da es sich um ein zirkuläres Geschehen handelt, kann Ähnliches bei den Schülern geschehen. Die psychischen Systeme von Lehrenden und Lernenden sind »*strukturell gekoppelt*«, d. h. ihre kognitiven Strukturen sind wechselseitig verbunden (vgl. *Maturana, Varela* 1987).

Kösel erläutert die Verbindung lebender Systeme mit ihren Umwelten: »*Lebewesen und Milieu wirken füreinander als gegenseitige Quelle von Perturbationen, ›Störfaktoren‹, die beim jeweils anderen Zustandsveränderungen auslösen können. Dieser Prozeß wechselseitiger Strukturveränderungen wird als Strukturelle Koppelung bezeichnet.*« (1993:44) Strukturell gekoppelt, »driften«[117] System und Umwelt durch die Zeit. Strukturelle Koppelung meint nach Auffassung des Erfinders[118] dieses Fachbegriffs, Maturana, den *Prozess wechselseitiger Strukturveränderungen*. Wie im Standardwerk »*Der Baum der Erkenntnis*« (*Maturana, Varela* 1987) beschrieben, haben sich autopoietische Einheiten in ihrer Ontogenese gekoppelt, »*... wenn ihre Interaktionen einen* **rekursiven** *oder sehr* **stabilen** *Charakter erlangt haben*« (S. 85). Solange die Interaktionen zwischen Einheit und Milieu rekursiv sind, bilden sie für einander reziproke Perturbationen. »*Bei diesen Interaktionen ist es so, daß die Struktur des Milieus in den autopoietischen Einheiten Strukturveränderungen nur auslöst, diese also weder determiniert noch instruiert, was auch umgekehrt für das Milieu gilt. Das Ergebnis wird – solange sich Einheit und Milieu nicht aufgelöst haben – eine Geschichte wechselseitiger Strukturveränderungen sein, also das, was wir* **strukturelle Koppelung** *nennen.*« (S. 85)

Trotz der Annahme einer strukturellen Koppelung zwischen System und Umwelt betont eine konstruktivistisch-systemtheoretische Didaktik die operative Geschlossenheit der autopoietischen Einheiten: »*Wenn wir anerkennen, daß wir als Didaktiker andere Menschen nicht auf direktem Weg verändern können, müssen wir auch akzeptieren, daß es offen bleibt, ob wir durch unsere Interaktionen innerhalb eines Lernsystems, dem wir selbst angehören, Reaktionen bei dessen Interaktionspartnern hervorrufen können, die das Muster, d. h. die Strukturen verändern*« (*Kösel* 1993:207).

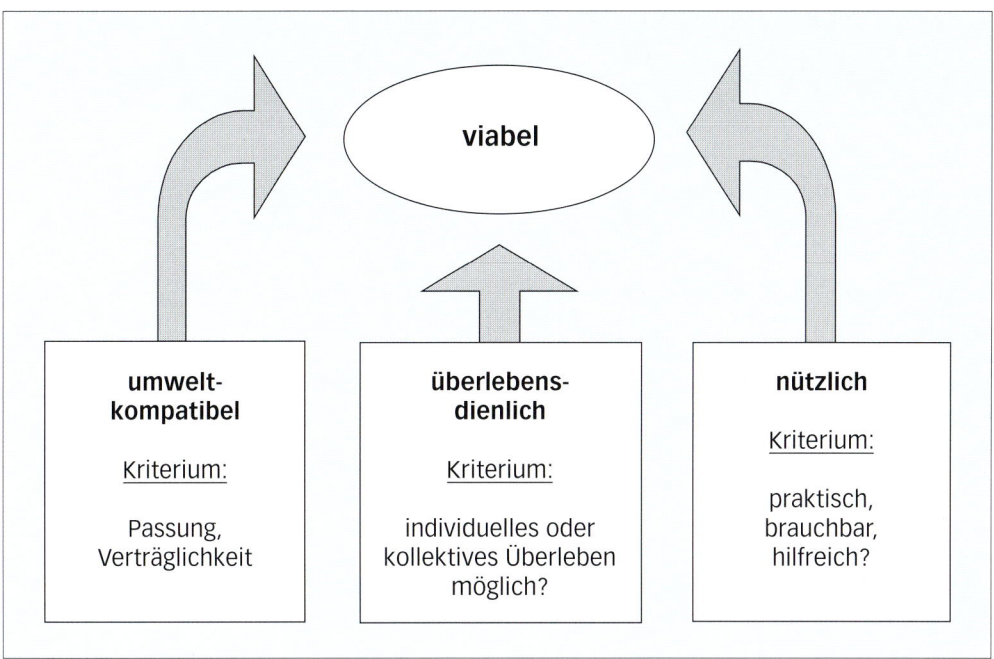

Abb. 11: Drei Bedeutungen des Begriffs Viabilität.

Ist eine strukturelle Koppelung eine Garantie für das Fortbestehen der System-Umwelt-Einheit? Eine gute Passung der strukturell gekoppelten Einheiten ermöglicht das (Über-)Leben der Einheiten. »*Jedes lebende System schafft sich seine Umwelt, es verändert sie oder erhält sie dadurch, daß es lebt, daß es bestimmte Verhaltensweisen realisiert und andere nicht. Die Entwicklung von System und Umwelt ist aneinander gekoppelt, sie vollziehen eine ›**Koevolution**‹. Beide sind füreinander Umwelt, verändern sich gegenseitig, und bestimmen füreinander die Überlebensbedingungen.*« (*Simon* 1997a:70)

Entwickelt sich ein System in eine Richtung, die nicht umweltkompatibel ist, geht es zugrunde, falls sich nicht auch die Umwelt in eine wiederum passende Richtung verändert. Veränderungen können sich im Zeitverlauf bewähren oder das Überleben von Systemen in einem Milieu gefährden. Mit anderen Worten: Entwicklungen sind entweder viabel[119] oder nicht.

Den Terminus »*Viabilität*« hat ursprünglich *von Glasersfeld* (1981) in den Konstruktivismus eingeführt. Er wird mittlerweile in unterschiedlichen Bedeutungsvarianten verwendet. Nach meinem Dafürhalten bezeichnet der Begriff in der Fachdiskussion inzwischen drei verschiedene Aspekte (Abb. 11):

Handlungsmuster, die ein Bildungsteilnehmer entwickelt, sind demnach in unterschiedlichen Kontexten (Schule, Ausbildung, Fort- und Weiterbildung, Studium, Arbeitsplatz, Familie etc.) viabel, d. h. nützlich, überlebensdienlich bzw. mit der jeweiligen Umwelt verträglich oder eben nicht.

An dieser Stelle beende ich die Beschreibung der konstruktivistisch-systemtheoretischen Didaktik und leite zu ihrer Kritik über.

8.1.4 Kritik der konstruktivistisch-systemtheoretischen Didaktik

8.1.4.1 Positive Aspekte der konstruktivistisch-systemtheoretischen Didaktik

Vieles spricht für die konstruktivistisch-systemtheoretische Didaktik. So sehen Befürworter des neuen Ansatzes beispielsweise »… *die Chance, die seit langem geforderte Schülerorientierung des Unterrichts nun auch erkenntnistheoretisch begründen zu können.*« (Jank, Meyer 2002:293)

Lehrende und Lernende können von der Einsicht profitieren, dass Bildung nicht »machbar« ist. In diesem Sinne entlastet die konstruktivistisch-systemtheoretische Didaktik sowohl Lehrende wie Lernende von hochgesteckten, illusionären Ansprüchen an die Effektivität von Bildungsmaßnahmen.

> Eine Didaktik, die systemtheoretisch und konstruktivistisch geprägt ist, wagt den Versuch, im pädagogischen Kontext Denkhandeln und praktisches Handeln[120] anzuregen, es aber nur ansatzweise sofort zu ermöglichen. Von der pädagogischen Anregung wird erwartet, dass sie zwar zeitnah irritieren **kann**, jedoch nicht zu einem veränderten Handeln führen **muss** – schon gar nicht zeitgleich.

Von Dozenten wird demzufolge viel Geduld und Zutrauen verlangt. Sie dürfen sich von sozialtechnologischen Ursache-Wirkungs-Illusionen[121] und damit auch etwas von Erfolgsdruck und Schuldgefühlen frei machen und sollen stattdessen so etwas wie Vertrauen inmitten von Unsicherheit, Zuversicht inmitten von Ungewissheit entwickeln.

Eine konstruktivistisch und systemtheoretisch ausgerichtete Didaktik kann anregen, Unterrichte und Fortbildungen freier und mutiger zu gestalten. Lehren und Lernen können bei gemäßigt konstruktivistisch-systemtheoretisch ausgerichtetem Unterricht in gewisser Weise entspannter gestaltet werden, wenn die Beteiligten von der grundsätzlichen Nicht-Instruierbarkeit ausgehen. Vielleicht stellt Vertrauen in einer hochkomplex gewordenen Welt neben der Fähigkeit zur Reflexion eine pädagogische Basisqualifikation dar, die in dieser Didaktik gefördert wird?

Die konstruktivistisch-systemtheoretische Didaktik will eher Fragen und Anstöße geben, als Antworten bereitstellen. Bildungsteilnehmer sollen selbstständig Lösungen konstruieren. Diesem Vorgehen kann auch die Philosophie grundsätzlich zustimmen: »*Um den Leser [bzw. den Bildungsteilnehmer; R. L.] zu einem positiven oder negativen Urteil herauszufordern, bedarf es keiner moralisierenden oder kritisierenden Worte. Im Gegenteil ist ein völlig sachlicher Tatsachenbericht oft ein sehr viel wirksameres Mittel, um das moralische Bewußtsein zu provozieren, als jede noch so überzeugend vorgetragene Wertung, die häufig als die eigene Urteilsbildung hindernde, ja manipulierende Bevormundung empfunden wird*« (Pieper 2000:237).

Das Konstrukt der Viabilität ermöglicht interessante Perspektiven für die pädagogische Arbeit, z. B. in Bezug auf die Forderung nach Praxisorientierung und Verwertbarkeit pädagogischer Angebote: Was sich nicht im praktischen Handeln bewährt, ist von geringem Wert.

Soweit die Beschreibung der möglichen positiven Seiten dieser Didaktik. Wer sich in der Erwachsenenbildung auskennt, wird das Anliegen, selbstständige Konstruktionen von Mitarbeitern und Bildungsteilnehmern anzuregen und vertrauensvoll[122] zuzulassen, grundsätzlich gutheißen. Wie steht es jedoch mit den Schattenseiten der neuen Didaktik?

8.1.4.2 Negative Aspekte der konstruktivistisch-systemtheoretischen Didaktik

Die neue Didaktik versucht sich von einer sozialtechnologischen Sichtweise von Pädagogik abzugrenzen. Bei genauerem Hinsehen enthält aber auch sie mechanistische Züge, wenn z. B. *Siebert* (1999:41) von »*Lernkanälen*« spricht oder Ausdrücke wie »*Lernbewegungen anstoßen*« und »*Hülle anpicken*« verwendet werden.

Eine alte pädagogische Erfahrung besagt, dass die Wahrscheinlichkeit gelingender Lernprozesse zunimmt, wenn zwischen so genannten Lehrenden und so genannten Lernenden eine vertrauensvolle Beziehung, Empathie, Wertschätzung und Achtung der Autonomie bestehen. Innerhalb des systemtheoretischen Konstruktes ist eine pädagogische Beziehung nur unter großen Anstrengungen wie etwa über die Hilfskonstruktion der »strukturellen Koppelung« zu begründen, und auch dieses Konstrukt bleibt seltsam inhaltsleer.

So vertrauen interventionistisch orientierte Pädagogen auf die autopoietischen Fähigkeiten der Teilnehmer zur Selbsthilfe nach Irritationen durch die Lehrenden. Um menschliche Entwicklungen wahrnehmen, einschätzen und stimulieren zu können, sind allerdings eine sehr gute Beobachtungsgabe, reichhaltige Erfahrung im Umgang mit Gruppen, Intuition und etliche weitere Fähigkeiten erforderlich. Es besteht m. E. die Gefahr einer zu positiven Vorstellung von der Konstruktivität intrapsychischer und sozialer Prozesse. Gruppendynamik und Autopoiese sind keine Garanten für positive Einflüsse in Lehr-Lern-Prozessen oder gar für das Einüben konstruktiver sozialer Beziehungen und das Lernen verantwortlichen Handelns.

Völlig ungeklärt ist die Frage der theoretischen Möglichkeit des wirksamen Einbringens pädagogischer Intentionen. Wie kann ein Lehrer wissen, welche Umwelten beim Lernenden zu einer gewünschten Irritation führen können? Woher kann er wissen, welche Lernangebote für einen Schüler subjektiv bedeutungsvoll sein werden, welche Kommunikationen als relevant und anregend erlebt werden können? Wie kann er günstige Bedingungen für Lernprozesse schaffen (vgl. *Siebert* 1999:42)? Wie kann er ein psychisches System angemessen irritieren, wo es doch streng genommen keine Irritationen in der Umwelt gibt – »*... die Irritation ist in der Tat immer Selbstirritation – gegebenenfalls ausgehend von Umweltereignissen*« (*Esposito* 1999:187)?

»*Das selbstorganisierte System – so wird erklärt – erhält sich selbst u. a. durch Lernen, was durch die Umwelt angeregt, aber weder in der Form noch in seiner Richtung noch in seinem Inhalt durch die Umwelt festgelegt werde.*« (*Schmerfeld* 2000:42) Nach konstruktivistisch-systemtheoretischer Vorstellung würde – streng genommen – jeder Versuch einer Steuerung oder Lenkung von Lernprozessen sein Ziel verfehlen, es sei denn, es ergäbe sich eine zufällige Übereinstimmung von pädagogischer Intention und Selbstorganisation (S. 43). Damit wären die Möglichkeit einer Pädagogik und ihre gesellschaftliche Legitimität in Frage gestellt.

Beim dennoch durchgeführten Versuch einer pädagogisch intendierten Irritation des psychischen Systems der Bildungsteilnehmer stellen sich angesichts des bestehenden Risikos einer wie auch immer gearteten »Beschädigung« des intervenierten Systems ethische Fragen: »*Wer gibt das Recht, in die Integrität eines anderen einzugreifen?*« (*Pazzini* 1998:33). Woher nehmen Lehrer die Berechtigung, andere psychische Systeme irritieren zu wollen?

Der epistemologisch begründete Hinweis, jedes Lernen – zumindest das, welches über ein bloßes Memorieren, d. h. mechanisches Lernen, hinausgehe – sei hirnphysiologisch nur durch Irritation möglich, rechtfertigt die zum Teil sehr »invasiven« Methoden einer interventionistischen Didaktik nicht unbedingt. Irritiert werden kann ja nicht nur durch Inhalte, sondern u. a. auch durch Unterrichtsmethoden und über persönliche Umgangsformen.

Inhalte können über Lehrpläne und Curricula vorgegeben sein, aber die Wahl der Lehrmethoden bleibt in der Regel den vor Ort Handelnden überlassen. Welche pädagogischen Methoden sind legitim und womit begründen wir ihre Zulässigkeit? Wer schützt Schüler vor zu intimer Intervention, vor Willkür und (verbaler) Gewalt?

Die ungeklärte Frage, wie Willkür oder Schädigung vermieden werden können, verweist auf ein in der konstruktivistisch-systemtheoretischen Pädagogik grundsätzlich vorhandenes Problem: Wie kann und soll die Beziehung zwischen Lehrenden und Lernpartnern gestaltet werden? Beispielsweise stellt sich folgende Frage: Wie viel Vertrauen in die Kompetenz und das Wohlwollen des intervenierenden Lehrers braucht das intervenierte psychische System, um sich irritieren zu lassen bzw. um sich zu viablen Handlungsweisen anregen zu lassen? Hier weist die noch junge pädagogische Theorie der konstruktivistisch-systemtheoretischen Didaktik eine erschreckende Lücke auf, insbesondere was die Beschreibung einer gewünschten pädagogischen Beziehung angeht.

Wo sich diese Didaktik eng an *Luhmanns* funktional-strukturelle Systemtheorie anlehnt, haben Beziehungen keinen Platz in ihrem Theoriegebäude. Nach *Luhmann* sind die konstituierenden Elemente von Systemen nicht etwa Personen, Handlungen oder Beziehungen, sondern Kommunikationen[123]. Diese Position kann ich nicht teilen. Nach meinem Verständnis sind Kommunikationen spätestens nach *Watzlawick* et al. (1967) und *Schulz von Thun* (1981) nicht mehr losgelöst von Beziehungen denkbar, vielmehr sind Kommunikationen und Beziehungen wechselseitig-konstitutiv miteinander verwoben.

Zur erfolgreichen Lehre ist nicht nur aus pädagogisch-ethischen (Respekt vor der Autonomie der Lernenden), sondern auch aus pädagogisch-psychologischen Gründen ein Fundament von (im psychoanalytischen Sinne) Eros und/oder (im humanistisch-psychologischen Sinne) Wertschätzung erforderlich. Ohne Eros erscheint der Versuch des »Anpickens« (*Pazzini* 1998:32) gefährlich und ethisch bedenklich; ohne Wertschätzung kann die aggressive Energie des Lehrenden destruktive Folgen haben.

Ich plädiere deshalb für eine werteorientierte Pädagogik, die ihre Grundhaltungen und grundsätzlichen Ziele transparent macht. Im Bewusstsein, dass jedes soziale Handeln, also auch Lehr-Lern-Interaktionen, vorhandene Werte stützt oder untergräbt, sollten Lehrer/innen ihre grundlegende Werteorientierung offen legen. Wie sich diese Transparenz mit dem konstruktivistischen Wunsch verträgt, die Teilnehmenden situativ zu überraschen, sie zu irritieren, vermag ich nicht zu sagen.

Wie soll sich überdies ein Lehrer, der glaubt, seine Aufgabe bestehe im lernanstoßenden »Anpicken« der Bildungsteilnehmer, zugleich vom ethischen Grundsatz des *neminem laedere* (niemanden verletzen, beschädigen) leiten lassen? In einer interventionistischen Didaktik muss er doch von der grundsätzlichen These ausgehen, ohne dosierte Verletzung sei eine Neuorganisation kognitiver und affektiver Muster unwahrscheinlich.

Welche Arten von Irritationen sollten in welchen *Dosen* verabreicht werden? Ich verwende den Ausdruck »Dosis« bewusst, weil ich mich des Eindrucks nicht erwehren kann, die Bildungsteilnehmer würden in konstruktivistisch-systemtheoretisch geprägten Unterrichtssettings tendenziell klientifiziert bzw. therapiert statt pädagogisch begleitet, und das, **ohne** in der Regel ihr Einverständnis zu dieser Form von Pädagogik gegeben zu haben. Bildungsteilnehmer fungieren als zu irritierende Objekte der Intervention. Wie sich diese Haltung mit dem pädagogisch-ethischen Prinzip der Respektierung und Förderung von Autonomie verträgt, bleibt mithin ungeklärt.

Das aus ethischer Sicht größte Problem bei/mit dieser Didaktik ist das Wertevakuum. Da dieser didaktische Ansatz über keine expliziten Werte verfügt, die er als pädagogische Ziele benennen kann, muss er sich z. B. mit dem biologistischen Konstrukt der Viabilität behelfen. Denkt man dieses Konzept zu Ende, dann ist einer pädagogisch-intentionalen Beliebigkeit Tür und Tor geöffnet. Wenn nur Überleben, Praktikabilität und Umweltkompatibilität zählen, gibt es beispielsweise keinen Grund, Zivilcourage zu lernen. Anpassung ist dann angesagt, ganz unter dem sozialdarwinistischen Motto: Der Bestangepasste setzt sich durch. Prinzipien wie Achtung vor der Menschenwürde, Benefizienz und Solidarität mit Schwächeren passen nur unter dem Gesichtspunkt des Überlebens bzw. überhaupt nicht in diesen didaktischen Ansatz.

> Ich komme zu folgendem Schluss: Die Dimension der Werte darf aus der Pädagogik nicht ausgeklammert werden. Eine erneute Biologisierung der Pädagogik durch konstruktivistisch-systemtheoretische Ansätze ist auch aus den Erfahrungen mit behavioristischen Lerntheorien und den auf ihnen basierenden Didaktiken (Lernzielorientierte Didaktik, Kybernetisch-informationstheoretische Didaktik) abzulehnen, weil sie einerseits dem Selbstbestimmungsrecht und der Würde der Bildungsteilnehmer nicht gerecht wird und andererseits die Solidarität mit Schwächeren in der Gesellschaft untergräbt.

Damit disqualifizieren sich diese Ansätze insbesondere für eine Pflegedidaktik, in der es um Fragen des Erlernens menschenwürdigen Umgangs, um Förderung von Selbständigkeit und Wohlbefinden leidender Menschen in schwierigen Lebenssituationen geht. *Remme* (2002) fragt nach der Angemessenheit einer konstruktivistischen Didaktik für die Pflegepädagogik und kommt zu dem Schluss, dass ein radikaler Konstruktivismus eindeutig abzulehnen ist. »*Gegen eine konstruktivistisch konzipierte Pflegepädagogik sprechen ihr postmodernes Menschenbild, ihr Ethikdefizit, ihr technizistisches Vokabular sowie ihre szientistische und instrumentalistische Wissenschaftsauffassung.*« (2002: 261).

Für eine Fachdidaktik der Pflege und der Ethik in der Pflege müssen andere Ansätze gewählt werden. Welche als solche denkbar sind, werde ich im nächsten Kapitel begründen.

8.1.5 Alternativvorschlag: Handlungsorientierte Didaktik

In der deutschsprachigen Pflegepädagogik liegen mittlerweile eine Reihe von *Fachdidaktiken Pflege* vor (vgl. *Schwarz-Goavaers* 1993; *Schneider* 1998); eine Fachdidaktik der *Ethik in der Pflege* existiert jedoch bislang nicht (*Rabe* 2001b). *Rabe* stellte in ihrem Plenarvortrag am Zweiten Kongress »Pflege und Ethik« am 27. September 2001 in Göttingen fest, alle Fachdidaktiken Pflege bauen auf der kritisch-konstruktiven Didaktik *Wolfgang Klafkis* auf, welche die in der Weiterbildung von Lehrern in der Pflege vorherrschende Lernzielorientierte Didaktik abgelöst habe.

Auch für eine Didaktik des Ethikunterrichts in der Pflege scheint mir *Klafkis* zentrales Erziehungs- bzw. Bildungsziel der *Fähigkeit zu Selbstbestimmung, Mitbestimmung und Solidarität* (vgl. *Klafki* 1993) geeignet. Diese Didaktik nimmt zentrale Anliegen der allgemeinen Ethik auf. Sie will Menschen befähigen, selbstbestimmt in Freiheit ihr Leben zu gestalten und die gesellschaftliche Mitverantwortung wahrzunehmen. Aus der Bildungstheoretischen Didaktik und der Kritischen Theorie (Frankfurter Schule) entstanden, will dieser Ansatz durch verantwortliches Handeln im Bildungsprozess die Teilnehmer zur Mündigkeit heranführen.

Zur Mündigkeit gehört die Fähigkeit zu moralischem Handeln sowie zur ethischen Reflexion und Argumentation. Sie sollte in pflegerischen Bildungsmaßnahmen sowohl durch theoretische Reflexion als auch durch tätiges Handeln im Bildungsprozess gefördert werden. Die Lernziele ethischen Handelns (reflektieren, formulieren, begründen, argumentieren) und moralischen Handelns (differenziertes und reflektiertes Tun und Unterlassen) legen die Entscheidung für eine Handlungsorientierte Didaktik nahe. Diese beinhaltet die kritisch-emanzipatorischen Anteile der Klafki'schen Didaktik und verbindet sie mit reformpädagogischen und pragmatischen Ansätzen.

Hauptvertreter der Handlungsorientierten Didaktik ist *Gudjons*, Professor für Erziehungswissenschaft an der Universität Hamburg. Der seit den 80er Jahren des vergangenen Jahrhunderts entwickelte handlungsorientierte Ansatz wird auch in der Pflegepädagogik zunehmend rezipiert (vgl. *Seyd* 1995; *Stoffel* 1996; *Schewior-Popp* 1994 u. 1998; *Grabowski* 1997). Ich werde die Charakteristika der Handlungsorientierten Didaktik kurz skizzieren.

Bereits *Piaget* (1896–1980) bestand darauf, dass man auf moralischem Gebiet nur das wirklich besitzt, »… *was man selbst erobert hat*« (zit. n. *Mertens* 1999:31). Das ist einer der Grundgedanken der Handlungsorientierten Didaktik: Lernen durch Selbsttätigkeit, d. h. durch selbstständiges Aneignen. Beispielsweise könnte Auszubildenden in der Pflege die Aufgabe gestellt werden, als Gruppe selbst einen Ethik-Kodex zu entwerfen, dem zu entsprechen sie sich bereit erklären könnten (*Rabe* 2001b).

Eine Möglichkeit, praktisches Handeln zu lernen, ist das selbstständige Herstellen sichtbarer, greifbarer Handlungsprodukte im Unterrichtsprozess. Doch darf sich ein handlungsorientierter Unterricht nicht in einer Tätigkeits- und Produktionsorientierung erschöpfen. Im Zentrum müssen Respektierung und Förderung von Autonomie stehen. Schüler zu *Selbsttätigkeit* anzuhalten, ohne ihnen die Möglichkeit zur *Selbst- und Mitbestimmung* einzuräumen, ist moralisch bedenklich, weil damit die Ziele der Selbstständigkeit und Selbstverantwortung kaum erreicht werden können (vgl. *Rekus* 1999:254).

Rekus empfiehlt deshalb projektorientierte und freiarbeitsorientierte Unterrichtsformen, welche die Selbsttätigkeit der Schüler einfordern und ihnen die Gelegenheit geben, die in der Pluralität geforderte Selbstbestimmung und Eigenverantwortung zu praktizieren und zu üben (S. 263). Wichtig ist dabei der enge Bezug zu (berufs-)praktischen Arbeitsfeldern.

Ob eine konkrete Bildungsveranstaltung handlungsorientiert ist, lässt sich nicht mit »ja« oder »nein« beantworten. Handlungsorientierung ist eher eine Frage von »mehr oder weniger« als von »entweder-oder« (Kontinuum statt Dichotomie), deshalb können wir sie nicht an einem *einzigen* Kriterium festmachen, etwa an der Frage, wie viel Freiraum die Aktivitäten der Teilnehmer im Unterricht einnehmen. Handlungsorientierter Unterricht ist durch eine Vielzahl von Charakteristika gekennzeichnet.

Vor einigen Jahren analysierte ich die wichtigsten Veröffentlichungen zur Handlungsorientierten Didaktik. Die Forschungsfrage lautete, welche gemeinsame Kennzeichnung die vielfältigen Beschreibungen und Definitionen handlungsorientierter didaktischer Ansätze aufweisen. Das Ergebnis überraschte mich, zeigte es doch die enge Verbindung zur kritisch-konstruktiven Didaktik Klafkis (vgl. *Lay* 1999).

Zentrale Konzepte der Handlungsorientierten Didaktik sind nach dieser Untersuchung **Selbst- und Mitbestimmung**, **Teilnehmeraktivität** sowie die **Praxisrelevanz** der Bildungsmaßnahmen:

1. **Selbst- und Mitbestimmung**
   (Selbst- u. Mitbestimmung im gesamten Lernprozess anstreben, Selbstständigkeit und Selbstorganisation fördern, Selbst- u. Mitverantwortung betonen, offenes soziales Lernen ermöglichen)

2. **Teilnehmeraktivität**
   (Lernende als Akteure wahrnehmen, »Kopf, Herz und Hand« und alle Sinne anregen bzw. beteiligen, Interessen und Erfahrungen berücksichtigen, Lernen als subjektive Leistung des Lernenden verstehen, Handlungsprodukt anstreben, Kreativität stimulieren)

3. **Praxisrelevanz**
   (praxisbezogenes Lernen ermöglichen, lebensweltliche Orientierung anstreben, komplexe Aufgaben stellen, fächerübergreifendes Lernen organisieren, vernetztes und interdisziplinäres Denken fördern, gegenwärtige und zukünftige Anforderungen berücksichtigen, gesellschaftliche Ansprüche beachten)

Ziel der Handlungsorientierten Didaktik ist nach diesem Befund eine autonome Lebensführung der Lernenden im Bewusstsein gesellschaftlicher Mitverantwortung. Mit Hilfe aktivierender Lernformen konzentriert sich diese Didaktik auf die Bearbeitung aktueller und zukünftiger Fragen der (beruflichen) Praxis. Da diese Fragen sowohl praktischer als auch theoretischer Art sein können, scheint die Handlungsorientierte Didaktik sehr geeignet, wenn es um die Vermittlung von ethischem Wissen und die Herausbildung moralischer und ethischer Kompetenz in den Handlungsfeldern der Disziplin Pflege geht, insbesondere der Pflegepraxis.

Walter gibt zu bedenken: »*Auszubildende mit überhöhten Ansprüchen in die Praxis zu schicken, Widersprüche zwischen den Anforderungen aus Theorie und Praxis nicht zu thematisieren – das fragt nach unserem Verantwortungsbewusstsein, nach unserer Ethik. Wir können diese Widersprüche aus verschiedenen Gründen nicht verhindern, aber wir müssen mit Auszubildenden darüber reden, dass solche Situationen zur derzeitigen Pflegekultur gehören. ›Auszubildende stärken‹ heißt dann, mit ihnen Lösungsmöglichkeiten für konkrete Problemsituationen zu erarbeiten, die sich auf ihr Verhalten und ihre Haltung innerhalb dieser Widersprüche beziehen.*« (2000:63)
Diese konkrete Arbeit an Erfahrungen und Lösungsansätzen kann sehr gut im Rahmen eines Handlungsorientierten Unterrichts geschehen, in dem die ethischen Grundprinzipien der Didaktik transparent sind und zu pädagogischen Zielen werden:

- Autonomie respektieren und fördern,
- Selbsttätigkeit ermöglichen,
- gesellschaftliche Praxis reflektieren und
- soziale Mitverantwortung wahrnehmen.

Zusammenfassend gelange ich zu dem Schluss, dass die Handlungsorientierte Didaktik eine ethisch fundiert zu rechtfertigende Didaktik ist. Ihre Grundaussagen und -anliegen befinden sich in Übereinstimmung mit ethischen Werten und Prinzipien. Besonders hervorzuheben ist die Betonung der Autonomie, der Solidarität und der Wertschätzung.

Kommen wir nun zur zweiten Frage: Wie kann Ethik in der Pflege gelehrt werden?

8.2 Ethik lehren in der Pflege

Für *Schleiermacher* war Ethik die Grundwissenschaft der Pädagogik. Pädagogik bezieht sich nach Schleiermacher auf sittliche Ideale und ist damit selbst eine sittliche Aufgabe. Ziel der Pädagogik sei die Mündigkeit der zu erziehenden Menschen, die durch das pädagogische Wirken befähigt werden sollen, selbstständig an der Erfüllung der Idee des Guten mitzuwirken (vgl. *Pieper* 2000:147).

Ethik ist auf Pädagogik angewiesen, wie Pieper in Bezugnahme auf Schleiermacher deutlich macht. Pädagogik ist notwendig, um Menschen sittlich zu bilden. Ohne Pädagogik bleibt Ethik wirklichkeitsfern und praxisunwirksam (vgl. *Pieper* 2000:148).

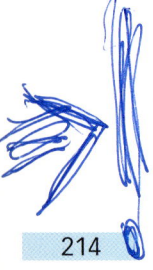

Die Aufgabe, Ethik zu lehren, hat nach *Ladenthin* et al. (1999) freilich einen paradoxen Charakter, der zu Schwierigkeiten führt: »*Wenn moralisches Handeln nur in der Freiheit desjenigen gründen kann, der moralisch handeln will, kann er zu dieser Handlung nicht geführt werden, er muß sie aus sich selbst hervorbringen. Genau über diese Fähigkeit aber verfügt er anfangs noch nicht – sonst müßte er sie nicht lernen. Wie kann man etwas vom anderen lernen, was man nur selbst hervorbringen kann? Wozu braucht man einen Lehrer, wenn man es selbst hervorbringen kann?*« (S. 9) Kann man Menschen überhaupt ethisch bilden, fragen wir weiter. Wie kann man Ethik lehren? Wozu braucht Pflege ethische Bildung?

Im vorliegenden Kapitel sollen diese Fragen bearbeitet werden. Aufbauend auf dem Versuch einer Antwort auf die Frage nach der Notwendigkeit ethischer Bildung, möchte ich mich mit dem bisherigen Umfang des Lehrangebotes zur Pflegeethik und den möglichen Vorurteilen von Pflegekräften gegenüber diesem Thema beschäftigen. Nach einer kurzen Diskussion des Kohlberg'schen Stufenmodells der moralischen Entwicklung von Menschen widme ich meine Aufmerksamkeit der Frage, ob adoleszente Auszubildende in der Pflege mit einem Ethik-Bildungsanspruch überfordert sein könnten und welche Ziele ethischer Bildung in der Pflege anzustreben sind.

Ausführungen zu den Inhalten und Methoden ethischer Bildungsmaßnahmen in der Pflegepädagogik leiten zur Frage über, welche Qualifikation die Lehrenden des Faches Ethik in der Pflegeausbildung besitzen sollten. Abschließend erörtere ich mögliche Konsequenzen ethischer Bildung in der Pflege und schließe Kapitel 8 mit einer Zusammenfassung.

8.2.1 Notwendigkeit ethischer Bildung in der Pflege

»*Jemand, der durch Erziehung daran gewöhnt ist, nach bestimmten moralischen Grundsätzen zu handeln, bedarf keiner Ethik, um zu wissen, was er tun soll.*« (Pieper 2000:117) Erst wenn er in ethische Konflikte gerät, die er nicht mehr in gewohnter Weise zu lösen vermag, merkt er, dass er in ethischen Fragen Hilfe benötigt. Allerdings »*... kann der moralisch Handelnde nicht zu einem Fachmann für Moral gehen und von diesem seine Probleme lösen lassen, sondern er muß selber moralische Kompetenz entwickeln und nach Wegen zur angemessenen Bewältigung des Konflikts suchen*« (ebd.).

Ist Pflegepersonal zur selbstständigen Lösung moralischer Probleme der Pflegepraxis in der Lage? *Kemetmüller* bezweifelt dies und weist auf einen Bildungsbedarf hin: »*Wenn es in Zukunft notwendig gehalten wird, berufsethisch qualifiziertes Pflegepersonal mit der Fähigkeit zu eigenständiger Urteilsbildung bei den vielfältigen pflegerischen Dilemmata auszubilden, dann wird das Konsequenzen für Art und Umfang berufsethischer Unterweisung haben müssen. Andernfalls wird die Praxis einer ungenügenden Umsetzung ethischer Prinzipien in unmittelbares Handeln und Verhalten weiterbestehen*« (Kemetmüller 1998:114 f.).

Die Entwicklung zu größerer Autonomie der Pflegeberufe stellt höhere Ansprüche an die Verantwortungsbereitschaft der Berufsgruppe und zwingt zur Veränderung bisheriger Bildungskonzepte – ist doch die Qualität von Bildungsmaßnahmen in der Pflege selbst von ethischer Bedeutung. »*Fragen der Qualität der Ausbildung sind primär moralische Fragen, wenn man dabei die Konsequenzen der Ausbildung ... bedenkt.*« (Käppeli 1988:27). *Sperl* weitet diesen Gedanken in Hinblick auf Fort- und Weiterbildungen aus: »*Die Pflegekräfte müssen das, was sie tun, auch können. ... Pflegerituale sind immer noch weit verbreitet, und erschreckend wenige Pflegende halten sich etwa durch regelmäßige Lektüre von Fachpublikationen auf dem Laufenden. Permanente Weiterbildung ist also auch eine sittliche Forderung.*« (2002:113 f.)[124]

Eine Verbesserung der Bildungskonzepte in der Grundausbildung allein reicht nicht aus, sondern muss von aufbauenden Fortbildungskonzepten begleitet werden. »*Krankenschwestern sind sich allmählich der ethischen Komponente ihres täglichen pflegerischen Umganges mit dem Patienten und der Notwendigkeit, sich hierin fortzubilden, bewußt«* (van der Arend, Gastmans 1996:104). Auch *Lindner* diagnostiziert einen Fortbildungsbedarf: *»Professionelle Pflege braucht ethische Unterweisung in der Ausbildung, und zwar nicht als nebensächliche und geringzuachtende Marginalie, sondern als zentralen Lerninhalt mit interdisziplinärer Bedeutung. Im Blick auf die sich ständig verändernden Rahmenbedingungen sowohl im Gesundheitswesen als auch in unserer Gesellschaft und die dadurch immer wieder neu hinzu kommenden ethischen Fragestellungen ist die ethische Entscheidungsfindung auch für die Fortbildung pflegerischer Berufe als Inhalt unverzichtbar.«* (1999:64)

Desgleichen sind in pflegerischen Weiterbildungsmaßnahmen sowie in Pflegestudiengängen Ethikunterrichte bzw. -vorlesungen und -seminare dringend erforderlich. Wenn moralisches Handeln und ethische Beurteilungs- und Entscheidungskompetenzen für die Disziplin Pflege unabdingbar sind (vgl. Kap. 4.2, 4.3, 5.1 u. 5.2), dann stellen Aus-, Fort- und Weiterbildung in moralischen und ethischen Fragen notwendige Voraussetzungen dar. *»Pflegeethik ist heute ein notwendiger Bestandteil der Aus-, Fort- und Weiterbildung von Pflegekräften.«* (*Giese* 1998:55)

8.2.2 Umfang des bisherigen Lehrangebots in der Pflege

Zur Zeit werden in Deutschland ca. 118.000 Menschen an etwa 1.800 Pflegeschulen ausgebildet. Es handelt sich um Schulen für Gesundheits- und (Kinder-)Krankenpflege, Krankenpflegehilfe, Altenpflege und Altenpflegehilfe. Über den Fort- und Weiterbildungsbereich gibt es meines Wissens bislang keine Zahlen.

Für die Altenpflegeausbildung lag ursprünglich kein gültiges Bundesgesetz vor. Der Umfang des theoretischen Unterrichts in der Altenpflegeausbildung war – da ländergeregelt – je nach Bundesland unterschiedlich. Er reichte von 1600 (Bayern) bis 2540 Stunden (Thüringen). Entsprechend unterschiedlich waren die Vorgaben zum Ethikunterricht. Das inzwischen in Kraft getretene bundeseinheitliche Altenpflegegesetz war zunächst vom Bundesverfassungsgericht auf Antrag Bayerns einstweilig gestoppt worden. Der Freistaat Bayern hatte die gesetzgeberische Zuständigkeit des Bundes bezweifelt, da Altenpflege kein Heilberuf sei. Vor dem Bundesverfassungsgericht konnte er sich mit dieser Ansicht jedoch nicht durchsetzen, so dass der Weg für eine bundeseinheitliche Regelung der Ausbildung zum/zur Altenpfleger/in frei wurde: Mit Urteil vom 24. Oktober 2002 hat der Zweite Senat des Bundesverfassungsgerichts das Altenpflegegesetz vom 17. November 2000 in großen Teilen für verfassungskonform erklärt (AZ 2 BvF 1/01). Der Beruf der Altenpflegerinnen und Altenpfleger habe sich anderen Heilberufen angenähert und erfordere heute Fähigkeiten und Kenntnisse, die über das bisherige sozialpflegerische Profil hinausgingen. Altenpflege wird heute höchstrichterlich als ein »anderer Heilberuf« im Sinne des Art. 74 Abs. 1 Nr. 19 GG angesehen.[125]

Nach der neuen Ausbildungs- und Prüfungsverordnung für den Beruf der Altenpflegerin und des Altenpflegers vom 26.11.2002 ist Ethikunterricht in der Altenpflegeausbildung nunmehr verbindlich vorgesehen. Neben vielen anderen Inhalten findet sich unter dem Stichwort »*1.1: Theoretische Grundlagen in das altenpflegerische Handeln einbeziehen*« (80 Unterrichtsstunden) auch das Thema »*Pflegerelevante Grundlagen der Ethik*« (keine Stundenangabe). Als Teil des Berufskundeunterrichts (»4.1: Berufliches Selbstverständnis entwickeln«, 60 Stunden) erscheint der Punkt »*Ethische Herausforderungen der Altenpflege*« (keine Stundenangabe).

Die Ausbildungs- und Prüfungsverordnung (KrPflAPrV) des Krankenpflegegesetzes von 1985 (KrPflG, siehe *Kurtenbach* et al. 1994) sah für das Thema Ethik ebenfalls keinen separaten Stundenumfang in der theoretischen Ausbildung vor, sondern führte Ethik als eines von vielen Unterthemen im Abschnitt Berufs-, Gesetzes- und Staatsbürgerkunde auf, für die insgesamt lediglich 120 Unterrichtsstunden vorgeschrieben waren (Anlage 1 zu § 1 Abs. 1 KrPflAPrV).[126] Die Verteilung der 120 Stunden auf die Unterthemen oblag der jeweiligen Kranken- bzw. Kinderkrankenpflegeschule, ebenso die inhaltliche Ausgestaltung. In welchem Stundenumfang und mit welchen Inhalten das Fach Ethik in der Grundausbildung gelehrt wurde, blieb bisher und bleibt auch nach dem neuen Krankenpflegegesetz von 2003 dem Belieben der Ausbildungsstätten überlassen.

Anders sah die Situation in Bundesländern aus, die über Ausführungsbestimmungen eine inhaltliche Verteilung im Lehrplan festgelegt hatten, z. B. in Hessen und Bayern. So waren in Hessen nach dem Krankenpflegegesetz von 1985 unter der Bezeichnung »Berufskundlicher Ethikunterricht« zwölf Stunden für ethische Themen reserviert, während in Bayern seit 1992 sogar vierzig Stunden Ethik im Kranken- und Kinderkrankenpflegeunterricht vorgesehen waren, die sich in folgende Themen untergliederten (*Hofmann* 2000:22):
- Grundfragen der Ethik,
- ethische Herausforderungen durch die Medizin,
- verantwortlicher Umgang miteinander,
- Begleitung Schwerkranker und Sterbender,
- beruflich bedeutsame religiöse Fragen.

Eine Studie von *Lorenz* ergab 1996, dass der Durchschnittswert des Unterrichtsumfangs im Fach Ethik an fünf befragten Krankenpflegeschulen in Baden-Württemberg, Hessen und Rheinland-Pfalz bei 42,5 Stunden lag (*Götzelmann* 2000b:10 f.; *Lorenz* 2001). Diese Zahl deckt sich mit den Befunden von *Volontieri*, der 1992 in einer Untersuchung des Ethikunterrichts an 280 bundesdeutschen Krankenpflegeschulen ermittelte, dass im Verlauf der dreijährigen Ausbildung durchschnittlich 43 Stunden Ethikunterricht angeboten wurde (*Volontieri* 1992, *Schweidtmann* 1997:6).

Milhahn und *Zegelin* konstatieren, »Ethisches« werde überwiegend nebenbei oder im Sinne eines »heimlichen Lehrplans« vermittelt (1993:319). In vielen Fällen finden sich so genannte ethische Themen auch im Fach Krankenpflege oder in den Fächern Psychologie, Soziologie und Pädagogik. *Nasterlack* stellt fest, das Verteilen ethischer Themen auf andere Unterrichtsfächer nach dem »Gießkannenprinzip« berge die Gefahr, dass die Relevanz der Thematik nicht erkannt wird (*Nasterlack* 2001:3).

Sollten also ethische Themen nur auf den eigentlichen Ethikunterricht beschränkt werden? Ich meine: Nein. *Götzelmann* fordert in seinen zehn Thesen zum Ethikunterricht in der Alten- und Krankenpflegeausbildung: »*Ethikunterricht ist eigenständig, aber Ethik muss auch in anderen Lehrfächern vorkommen*« (2000c:67). Er plädiert dafür, die Eigenständigkeit des Faches Ethik zu stärken, team teaching (»Tandem«) und Projekte zu ethischen Fragen mit anderen Unterrichtenden vorzusehen sowie die Lehrpläne[127] bezüglich des Ethikunterrichts als Fach wie auch als Horizont bzw. Thema in anderen Unterrichtsfächern weiterzuentwickeln (ebd.).

In einer Untersuchung an drei Berliner Krankenpflegeschulen kam *Nasterlack* zu einem interessanten Befund: Die Mehrheit der Auszubildenden, nämlich 69,4 Prozent von 327 Befragten mit einer gültigen Antwort, wünschten sich, dass während der Ausbildung vermehrt ethische Fragen behandelt werden sollten. »*Weitere 26,6 Prozent meinten hingegen, dass dies nicht notwendig sei, und vier Prozent der Befragten vertraten die Meinung, dass dieser Unterricht völlig entfallen könne*« (Nasterlack 2001:8).[128]

8.2.3 Vorurteile von Pflegekräften über Ethik

Als Mitglieder der Gesellschaft bringen Auszubildende in Pflegeberufen bereits Erfahrungen mit ethischen Fragen mit, oft auch mit Fragen der Pflegeethik, z. B. aus einem Pflegepraktikum oder der Zeit des Zivildienstes.

Nach *Lindner* kann der Begriff *Ethik* gerade bei Bildungsteilnehmern aus der Pflege negative Assoziationen wecken, z. B. die Befürchtung, mit dem Thema Ethik sei »*… womöglich eine neuerliche Verstärkung des ohnehin schon überdimensionalen Pflichtkatalogs für diese Berufsgruppe im Blick*« (Lindner 1999:46; vgl. Illhardt 1989:806). Ethik werde oftmals als zusätzliche Forderung verstanden, die aufgrund der belastenden Praxis als nicht mehr tragbar erscheine. Gegenüber der Ethik als theoretischer Wissenschaft bestehe mancherorts Ablehnung: »*Einerseits mag theoretische Reflexion für Praktiker unter dem Verdacht abgehobener, ›trockener‹ Theorien stehen, andererseits begegnet immer noch das moralische Mißverständnis, bei dem Ethik mit Moral, Schuldzuweisungen und strengen Rechtsforderungen gleichgesetzt wird.*« (S. 59) Gelegentlich werde auch die Einschätzung geäußert – so die Pfarrerin und Lehrerin für Krankenpflege – Ethik sei doch nur »*… allgemeines oder frommes Gerede ohne konkrete Relevanz für den pflegerischen Alltag*« (S. 54).

Hofmann berichtet, Krankenpflegeschüler verstünden Ethik als Religionsersatz, weil dieses Fach in allgemeinbildenden Schulen alternativ zum Religionsunterricht angeboten werde. Manche Schüler hätten die Theorien bekannter Philosophen diskutiert, andere erlebten Ethik als das Fach, wo man einfach Meinungen austauscht, die keiner weiteren Begründung bedürften. Letzteres bestätige die nicht gerade seltene Annahme, Ethik sei nicht lehr- und lernbar, sondern lediglich eine Frage der persönlichen Anschauung (*Hofmann* 2000:22).

Füg schildert, Pflegekräfte seien bereit und interessiert, sich über neue Lagerungshilfsmittel zu informieren oder sich mit der Wirkung neuer Medikamente vertraut zu machen. Wenn dagegen Fortbildungen zu anthropologischen oder ethischen Fragestellungen angesagt seien, würden sie sich aus Zeitmangel zurückziehen. Tatsächlich vermutet Füg jedoch andere Motive: »*Den Grund für diese scheinbare Gleichgültigkeit sehe ich in einer totalen Hilflosigkeit durch Überforderung und einem dringenden Bedürfnis nach Selbstschutz, um den täglichen Belastungen widerstehen zu können …*« (Füg 1999:126).

Dementsprechend empfiehlt *Füg* einen indirekten Zugang zum Thema Ethik: »*Erfahrungsgemäß können jedoch Pflegende mit dem Begriff Verantwortung mehr anfangen als mit dem*

Wort Ethik. Letzterer erhebt philosophischen Anspruch und erzeugt damit schnell Unbehagen. Daraus ergibt sich die Alternative, sich über den Verantwortungsbegriff Zugang zum Interesse für Ethik und ethische Entscheidungsfindungen zu verschaffen.« (*Füg* 1999:127) Der Verantwortungsbegriff spielt auch bei *Abermeth* eine große Rolle. Sie formuliert als Lehr-/Lernziel, die Lernenden sollten sich während ihrer Ausbildung auf die komplexen ethischen Entscheidungen im Pflegealltag vorbereiten und sich ihrer verantwortlichen Rolle als Pflegende bewusst werden (*Abermeth* 1998b:1040).

Ethikunterricht unterliegt einer weiteren Schwierigkeit, die eher durch das Verhalten von Dozenten entsteht: Wenn nicht klar zwischen Moralerziehung und Ethikunterricht unterschieden wird, entsteht leicht das Vorurteil, »*Ethikunterricht sei eine Überforderung, ein ständig erhobener mahnender Zeigefinger – kontraproduktiv in einem Berufsfeld mit zunehmend schwierigen Arbeitsbedingungen*« (*Rabe* 2001a:6). In eine ähnliche Richtung gehen auch die Beobachtungen von *Hoppe* et al.: »*Schwestern und Pfleger meinen, daß Ethik als Wissenschaft den Anspruch erheben würde, die praktizierte Sittlichkeit selbst zu sein. Es wird befürchtet, daß in der Krankenpflege unerfahrene Philosophen mit aufgezwungenen Normen und Regeln Schaden anrichten*« (1995:22). *Illhardt* rückt die Perspektiven und Gewichtungen zurecht, indem er in Analogie zu einem biblischen Sprachspiel (Mk. 2,27) klar stellt: »*Die Menschen sind nicht für die Moral da, sondern die Moral ist für die Menschen da*« (1994b:73).

Mit Vorurteilen sollten Ethikdozenten rechnen und gerade für die entlastenden und bereichernden Aspekte ethischer Reflexion Interesse wecken: »*Wir sind in der Pflege oft Situationen ausgesetzt, die uns belasten, uns hilflos und wütend machen. Wir müssen versuchen zu erkennen, ob Ethik eine schöne Beschäftigung für Denker ist, ein Hobby für Diskutierer, oder ob wir darin Unterstützung für unser notwendiges Handeln finden können*« (*Schröder* 1993:724).

Betrachten wir nun eine wichtige Voraussetzung ethischer Bildung: den Prozess der Entwicklung moralischen Bewusstseins im Leben von Menschen und seine möglichen Implikationen für die Pflegebildung.

8.2.4 Moralische Entwicklung von Menschen

In diesem Kapitel soll zunächst *Kohlbergs* Stufenmodell der moralischen Entwicklung besprochen werden. Kritik und Gegenkritik werden erörtert und eine Kombination unterschiedlicher Positionen befürwortet. Außerdem greifen wir die Frage der möglichen Überforderung von Auszubildenden in der Pflege auf.

8.2.4.1 Kohlbergs Stufenmodell der moralischen Entwicklung

Lawrence Kohlberg (1927–1987), amerikanischer Psychologe und Philosoph, beschrieb 1958 seine Theorie über die Entwicklung des moralischen Urteilsvermögens. Er baute dabei auf den Arbeiten des Schweizer Entwicklungspsychologen *Jean Piaget* (1896–1980) auf. Nach *Kohlbergs* Theorie entwickelt sich das moralische Bewusstsein von Menschen schrittweise in sechs Stufen, die in drei Ebenen zusammengefasst werden können (vgl. *Montada* 1982:

Tabelle 6: Charakteristika der drei Entwicklungsebenen moralischen Bewusstseins, modifiziert nach *Kohlberg*

Ebenen der moralischen Entwicklung	ausschlaggebendes Kriterium für moralische Entscheidungen	Handlungsmotive	Bewertung
vorkonventionelle (präkonventionelle) Ebene	Lustgewinn	• Bedürfnisse befriedigen • Gehorsam aus Furcht vor Strafe	instrumentelle Moral
konventionelle Ebene	Konformität	• vorgegebene Regeln befolgen • Erwartungen von Autoritäten erfüllen • sich an konventionelle Ordnungen anpassen	Anpassungsmoral
nachkonventionelle (postkonventionelle) Ebene	Autonomie	• auf Grundlage von übergeordneten Prinzipien moralisch entscheiden • allgemeingültige moralische Prinzipien entwickeln	autonome Moral

663; *Arndt* 1996a:34 ff.; *Schröder* 1999:151 f.; *Pieper* 2000:293). Tabelle 6 zeigt die Charakteristika der drei Entwicklungsebenen auf.

»*Kohlbergs Theorie geht von einem Stufenmodell moralischer Entwicklung aus, das Heranwachsende auf ihrem Weg vom unreflektierten Kleinkind bis zum moralisch bewusst urteilenden Erwachsenen durchlaufen, wobei der höchste Reifegrad als ein Urteilen gemäß universellen Prinzipien und Rechten definiert ist. Die höchste Stufe moralischer Reife entspricht einer kantischen Position: Die moralisch reflektierte Person ist in ihrem Handeln weder von Selbstinteresse noch der unmittelbaren Bedürftigkeit anderer oder von Nützlichkeitserwägungen, sondern von universellen Prinzipien wie Gerechtigkeit, Reziprozität und Respekt vor anderen geleitet.*« (Pauer-Studer 1996:88)

Diese Stufenentwicklung kann nach *Kohlberg* von jedem Menschen unabhängig von sozialen und kulturellen Einflüssen durchlaufen werden. Die erste Entwicklungsebene (präkonventionelles Niveau) wird bereits von Kindern unter neun Jahren erreicht, die zweite (konventionelles Niveau) von den meisten Jugendlichen und Erwachsenen. Nur wenige Menschen – einige Erwachsene über 20 Jahre – erreichen nach *Kohlberg* jemals die dritte Ebene, das postkonventionelle Niveau (*Schmidt* 2000:41 f.).

8.2.4.2 Kritik an Kohlbergs Stufenmodell als Kritik der »ethics of rule«

Kohlbergs kognitivistisches Entwicklungsmodell geriet in vielfacher Hinsicht in Kritik, u. a. wurde es aus feministischer Perspektive als männerzentriert, starr und rational berechnend kritisiert und auch deshalb abgelehnt, weil es die vorgeblich eher weiblichen Qualitäten der Fürsorge, der Kontextsensitivität, der Anteilnahme und der emotionalen Bindungsfähigkeit systematisch ignoriere.

Statt einer starren, unparteilichen Normenethik (rule ethics), die kontextunabhängig streng nach normierten Prinzipien vorgehe, wird von feministischer Seite eine kontextsensitive Fürsorgeethik (*care ethics*[129] oder *ethics of care*) propagiert. Damit ist eine Ethik der Anteilnahme, der Obhut, des situationsentsprechenden Sich-Kümmerns gemeint (vgl. *Loewy* 1995: 29), für die nicht abstrakte Pflichten und Prinzipien wie Autonomie und Gerechtigkeit die Basis seien, sondern Tugenden wie persönliche Zuwendung, Achtsamkeit, Mitgefühl und konkrete Fürsorge für das Wohl der Menschen (vgl. *Rehbock* 2000: 281). Eine Ethik des Füreinander-Sorgens umfasst nach Arndt die »modernen Tugenden« Empathie, Solidarität, Kooperation, Kommunikation und Sorge (*Arndt* 2003a: 20 f.). Da es noch keine zufrieden stellende deutsche Übersetzung von *care ethics* bzw. *ethics of care* gibt, schlägt Arndt für den Bereich der Pflege den Ausdruck »pflegerische Sorge« vor (*Arndt* 2000a: 31). Sie räumt zugleich ein, dass »... *die Pflege kein Monopol auf das Sich-Sorgen hat. Natürlich sorgen sich Ärzte, Apotheker und Pfarrer gleichermaßen, wenn auch mit anderen Schwerpunkten.*« (*Arndt* 2003c: 25).

Die Kritik von Seiten der feministischen Ethik am streng rational-prinzipienorientierten *justice*-Ansatz ist einerseits nicht unberechtigt: Mit einer rein kognitiven (»Männer«-) Ethik, die ihre Urteilsfindung ausschließlich Kraft der Vernunft zu bewältigen glaubt, sind psychosoziale Aspekte weder angemessen zu beurteilen noch zu vermitteln. Pflegerische Bildung muss deshalb auch Aspekte einer Care-Ethik einschließen, die »... *als Ethik der Fürsorglichkeit die Qualitäten der Zuwendung, des Mitfühlens, der Anteilnahme und der Aufmerksamkeit einbezieht und eine Ethik des Rechtes und der Fairneß ergänzen kann*« (*Arndt* 1996b: 28).

8.2.4.3 Gegenkritik

Der Kritik von feministischer Seite kann nicht in allen Punkten zugestimmt werden. Auch die einseitige Haltung der Vertreterinnen einer Care-Ethik ist zu kritisieren: So moniert etwa *Tadd* (1998: 371): »*In their rejection of principled approaches to ethics, many defenders of the ethics of care appear to miss the point that often moral principles and rules exist precisely because we care for others and wish to live in relation to them, and without some rules and principles, such as it is generally wrong to lie, it would be difficult für society to operate in anything other than an inconsistent arbitrary manner.*
The assumption, by many advocating an ethic of care, that principles are applied in a cold, calculating, abstract way can also be challenged, as can the fact these proponents fail to see that they too are relying on principles, albeit different ones from those involved in more traditional approaches. For example, the importance of relationship could be claimed as a principle on which an ethic of care is based, and like other moral principles, would have to be defended on universal grounds.«[130]

Der Fürsorgebegriff[131] ist nicht nur als polarisierender Gegenbegriff zu einer sich angeblich sachlich-kühl von ihrem Untersuchungsgegenstand distanzierenden Variante der Prinzipienethik etwas in Verruf geraten, sondern wird in der Fachdiskussion auch aus anderen Gründen skeptisch hinterfragt.

Kritik am Fürsorgebegriff übt beispielsweise *Heinzmann*. Sie zitiert aus der Münchner Erklärung der WHO vom Juni 2000: »*Wenn man Pflege als Fürsorge, als gesunden Menschenverstand oder als dienende Arbeit abtut, wird man der Komplexität und dem Wert des Berufes nicht gerecht«.* Heizmann unterstützt den »*Paradigmenwechsel*« der Pflege, der weg von der Fürsorgeleistung hin zur Dienstleistung führe (2001:6).

»*Von einigen wird Fürsorge noch immer mit staatlicher Sozialfürsorge gleichgestellt, wodurch auch Assoziationen von Armut und Entmündigung geweckt werden*«, bemerkt *Rabe* (2000:14) und meint, es sei vielleicht deutlicher, von *Fürsorglichkeit* zu sprechen.[132] Auch die Soziale Arbeit wendet sich vom Begriff der Fürsorge ab. Ein wesentlicher Grund liegt darin, dass die Begriffe »Fürsorge« wie auch »Nächstenliebe« zwar mit persönlicher Hinwendung assoziiert, nicht aber mit wirksamer professioneller personenbezogener Dienstleistung identifiziert werden. Beim Kampf um gesellschaftliche Anerkennung, die sich auch finanziell auszeichnen soll, zählen jedoch meist nicht gut gemeinte menschliche Bemühungen, sondern messbare, wirtschaftlich ins Gewicht fallende Ergebnisse.

Auch *Rehbock* sieht eine hauptsächlich auf Fürsorge zentrierte Ethik kritisch. Sie warnt vor einer sich auf vermeintlich weibliche Tugenden, z. B. Fürsorge, berufenden Ethik in der Pflege. Eine feministisch geprägte Pflegeethik laufe Gefahr, eine überkommene Weiblichkeitsideologie des 19. Jahrhunderts wiederzubeleben (2000:281 f.; vgl. *Bischoff* 1984). *Remmers* schließt sich dieser Kritik an: »*Für pflegerische Ethik-Konzepte erweisen sich solche Tugendethiken überdies deshalb als riskant, weil sie an soziokulturelle Traditionsbestände einer Weiblichkeit, an eine in einer gender division of labor verankerten Kultur selbstlosen Dienens zumeist unreflektiert anschließen und dadurch überkommene Hierarchisierungen interprofessioneller Arbeitsbeziehungen ideologisch überwölben können*« (2000b:211).

Fürsorge stellt nach meiner Auffassung kein oberstes Prinzip dar, sondern ist als *eher emotional ausgerichtetes Streben nach Verwirklichung übergeordneter Werte* zu deuten. Fürsorgende Pflege kann etwa als Sorge um das Wohlbefinden oder um die Performanz von Autonomie und Würde der Klienten interpretiert werden. Nach dieser Auffassung ist beispielsweise die Gewohnheit von Intensivpflegenden, auf Sauberkeit und gepflegtes Aussehen (z. B. gekämmte Haare) der Patienten zu achten, nicht nur der psychologisch verständliche Versuch, dem sich in den Blick drängenden menschlichen Leid durch eine ästhetische Gestaltung der Situation einen Teil seines Schreckens zu nehmen. Nach *Goller* liegen solchen pflegerischen Gewohnheiten auch nicht allein hygienische Erwägungen oder die Annahme zu Grunde, das regelmäßige Kämmen könne zu den Lebensgewohnheiten des kritisch Kranken vor dem Krankenhausaufenthalt gehört haben. »*Wie der Kranke im Bett gelagert wird, hat nicht ausschließlich nur etwas mit Atelektasenprophylaxe und der Prophylaxe von Kontrakturen und von Druckschäden in Nervenplexusgebieten und gefährdeten Hautregionen zu tun. Nein, das Bett soll sauber aussehen, der Speichel wird vom Mundwinkel weggewischt, weil Pflegende trotz der widrigen Umständen [sic] einer instrumentell-technischen Umgebung das unausgesprochene Bedürfnis haben, die selbstbestimmte Würde des Kranken in der Schönheit oder zumindest in der Nicht-Hässlichkeit, in der Friedlichkeit und Entspanntheit seiner Erscheinung als erkennbar zu gestalten.*« (*Goller* 2001:85)

Das Prinzip der Fürsorge soll nicht verworfen werden; eine alleinige Forderung nach Umsetzung speziell dieses Prinzips lehne ich jedoch als einseitig ab.

8.2.4.4 Kombination der gegensätzlichen Positionen

Zwar meint auch Käppeli, eine ethics of care stehe »... *insofern der vorwiegend in der biomedizinischen Ethik vorherrschenden Prinzipienethik entgegen, als diese Unparteilichkeit, die Ethik der Sorge jedoch gerade das persönliche Einstehen für die Anliegen der Kranken (advocacy) verlangt*« (2001a:9), doch schließen nach meiner Auffassung gerechtigkeitsorientierte Argumentation und an der jeweiligen Situation orientierte Fürsorglichkeit einander nicht unbedingt aus. Sie können und sollen kombiniert werden. Die Polarisierung einer Ethik der Fürsorglichkeit und Anteilnahme mit einer Ethik der Prinzipien und Gerechtigkeit ist zu vermeiden (vgl. *Kohlen* 1999:202).

Bondolfi stellt klar, dass Fürsorglichkeit und kognitive Argumentationsfähigkeit sozialisatorisch bedingt sind und nicht als vermeintlich naturgegebene Eigenschaften geschlechtsspezifisch zugeschrieben werden sollten, etwa in der Form »*Ärzte handeln vernunftzentriert*« oder »*Krankenschwestern handeln gefühlsbetont*«. Unabhängig vom Geschlecht brauche man als Arzt/Ärztin wie in der Pflege moralische Grundeigenschaften. Es komme »... *nur darauf an, die richtige Eigenschaft im richtigen Moment anzuwenden*« (*Arndt, Bondolfi* 1996:31) [sowie sie zu kombinieren, wie ich hinzufügen möchte, R. L.].

Für moralisches Handeln in der Pflege sind demzufolge beide Kompetenzpaare erforderlich: Gerechtigkeit *und* Fürsorge, Fürsorge *und* kognitive Argumentationsfähigkeit (vgl. *Bondolfi* 1996b:31). Auch *Raven* (1995:352) hält in der Bildung einer professionellen Handlungskompetenz der Pflege beide Elemente für erforderlich: moralisches Urteilen im Sinne von Gerechtigkeit und moralische Sensibilität im Sinne von Fürsorge. *Rehbock* drückt die Forderung nach einer Kombination der unterschiedlichen Positionen so aus: »*Wir brauchen für die ethische Reflexion also beides: abstrakt-formale Prinzipien **und** ihre kontextuelle Deutung.*« (*Rehbock* 2000:284) Nach Auffassung *Darmanns* (2001b:237 f.) ist »... *ein ethisches Konzept erforderlich, das sowohl den Kontext und diesen vor allem aus der individuellen Perspektive des Patienten, der mit den Folgen einer Entscheidung leben muss, als auch die verallgemeinerbaren Rechte und Freiheiten aller und damit normative Aspekte der Gerechtigkeit und Unparteilichkeit integriert bzw. das zwischen beiden Anforderungen vermittelt ...*«.

Ich schließe mich diesen Forderungen an und meine, beide diskutierten Positionen sollten sich, um dem Vorwurf der Einseitigkeit zu entgehen, von ihren randständigen Extremen weg hin zu einer gemeinsam zu findenden Schnittmenge bewegen:
- Auf keinen Fall sollen rationale ethische Prinzipien und moralische Regeln ohne Berücksichtigung der jeweiligen individuellen Kontexte angewandt werden, sondern sie verlangen nach situationsentsprechender Interpretation und Abwägung.
- Andererseits reichen emotionale Faktoren und zugewandte Grundhaltungen einer Fürsorge nicht aus, um moralisches Handeln sowohl zu gewährleisten als auch im Diskurs begründen zu können. *Steppe* erinnert daran, dass Pflegerinnen in nationalsozialistischen Konzentrationslagern sterbenden Gefangenen noch bis zum letzten Atemzug »liebevoll« die Hand hielten, nachdem sie ihnen die ärztlich angeordnete tödliche Gift- oder Luftspritze verabreicht oder ihnen beim Trinken aus dem Giftbecher geholfen hatten (vgl. *Steppe* et al. 1986; *Steppe* 1994:50).

Der Gedanke einer postkonventionellen Moral muss bei diesem Kompromiss nicht aufgegeben werden, sondern wird beispielsweise von *Lempert* aus der Perspektive einer emanzipatorischen Berufspädagogik modifiziert, wenn er postkonventionelles Denken als Bildungsziel beschreibt. *Lempert* (1996:146 f.) zählt folgende vier Komponenten postkonventionellen Denkens auf, die auf einen Kompromiss verweisen:

1. **Orientierung an universellen Prinzipien:**
   - Gerechtigkeit (Fairness)
   - Fürsorglichkeit (Wohlwollen)
   - Wahrhaftigkeit
   - Achtung menschlicher Würde
   - Ausgleich zwischen individuellen und kollektiven Ansprüchen sowie zwischen den Ansprüchen verschiedener Generationen
2. **Berücksichtigung von Besonderheiten**
   - konkreter Situationen und
   - individueller Personen
3. **Sorgfältiges Vergleichen und Abwägen:**
   - langfristige Folgen verschiedener Handlungsalternativen bedenken
4. **Kreativität in der Auflösung von moralischen Konflikten.**

Pflege sollte sich nicht auf eine einzige ethische Position festlegen, sondern sich für unterschiedliche Ansätze offenhalten. Diese können traditionelle ethische Theorien wie auch neuere Konzeptionen sein.

Kohlbergs Anliegen ist entsprechend nicht grundsätzlich abzulehnen. Ungeachtet der teilweise berechtigten feministischen Kritik am rationalen bzw. prinzipienorientierten Ansatz einer traditionellen Ethik gibt sein Stufenmodell auch heute noch wichtige Hinweise zur Frage, in welchem Lebensalter welche kognitiven moralischen Leistungen erwartet werden können und welche (noch) nicht.

8.2.4.5 Auszubildende nicht überfordern

Nach *Kohlberg* befinden sich die meisten erwachsenen Bürger einer zivilisierten Gesellschaft auf der konventionellen Ebene; die postkonventionelle Ebene wird – wie bereits ausgeführt – nicht oder wenigstens nicht vor dem 20. Lebensjahr erreicht (*van Schayck* 2000:45).

Pflegeschüler sind zu Beginn ihrer Ausbildung aber zumeist im Alter zwischen 17 und 20 Jahren. Das ist – entwicklungspsychologisch betrachtet – eine Phase des Lebens, »… *in der man sich wünscht, dass die Dinge richtig oder falsch sind, schwarz oder weiß, gut oder schlecht*« (*Braissant* 2000:3). *Braissant* deutet hier eine entwicklungspsychologische Beobachtung an, die sich in vielen Kulturen findet: Die Adoleszenz ist ein Lebensalter des Rigorismus, oft auch des Fanatismus. Menschen scheint es in diesem Alter meist noch nicht zu gelingen, anspruchsvolle Differenzierungen vorzunehmen.

In der Gesundheits- und (Kinder-)Krankenpflege beginnen jedoch nur wenige Pflegeschüler ihre Ausbildung zu einem späteren Zeitpunkt als im Alter von 17 bis 21 Jahren, in der Altenpflege bisweilen häufiger; oft sind es dort Menschen nach abgeschlossener oder abgebrochener Ausbildung in einem anderen Beruf, Frauen nach einer »Kinderpause« oder Männer nach ihrem Zivil- oder Wehrdienst.

Stratmeyer resümiert, dass gemäß der kognitiven Entwicklungstheorie *Piagets* von adoleszenten Auszubildenden in der Pflege nicht grundsätzlich die Stufe formaler Operationen, d. h. Abstraktionsvermögen, erwartet werden kann (*Stratmeyer* 1994:14). Er führt unter Bezugnahme auf *Kohlberg* und *Gilligan* weiter aus, dass in diesem Alter keine reifen Moralurteile erwartet werden könnten. »*Die Berücksichtigung universeller ethischer Normen- und Wertesysteme und die angemessene Integration von Eigen- und Fremdinteressen in dieses System erfordern eine moralische Reife, die nicht einmal grundsätzlich im späteren Erwachsenenalter vorausgesetzt werden kann.*« (ebd.) *Stratmeyer* zieht ein pessimistisches Fazit: Bei ihm habe sich die Hypothese erhärtet, dass von den adoleszenten Auszubildenden eigentlich nahezu Unmögliches verlangt werde. Die an sie gestellten Erwartungen könnten sie keineswegs erfüllen; diese stellten eine eklatante Überforderung dar (ebd.).

Andere langjährig erfahrene Ethik-Dozenten bestätigen *Stratmeyers* Einschätzung. *Rabe* (2001b) ist der Auffassung, die Begriffe *Metaethik*, *deskriptive* und *normative Ethik*, *teleologische* und *deontologische Ethik* gehörten nicht in die Pflegegrundausbildung, sondern sollten in anschließende Bildungsmaßnahmen Eingang finden.

Schwerdt weist darauf hin, dass in den ersten Berufsjahren häufig die sachlich-technisch-handwerkliche Dimension im Vordergrund steht, »*... da eine Vielzahl von Informationen angeeignet und die Erfüllung vieler Aufgaben erlernt werden muß*« (1998a:304). Die Untersuchungen von *Benner* (1994) zur Expertenschaft in der Pflege stützen diese Beobachtung, ebenso die Befunde von Olbrich zur Kompetenz in der Pflege (*Olbrich* 1999). *Olbrich* macht vier Dimensionen pflegerischen Handelns aus:
1. regelgeleitetes Handeln,
2. situativ-beurteilendes Handeln,
3. reflektierendes Handeln und
4. aktiv-ethisches Handeln.

In *Olbrichs* hierarchischer Anordnung dieser so genannten »Dimensionen« – mir scheint *Olbrichs* Verständnis eher ein *Stufenmodell* zu sein – ist »*aktiv-ethisches Handeln*« ganz oben angesiedelt (*Olbrich* 2001:151).

»*Ethische Argumentationen und ethische Reflexionsfähigkeit gehören zur ethischen Kompetenz. Diese stellt bei Pflegenden eine Schlüsselqualifikation dar und zeigt auch die Entwicklung von dem/der Anfänger/in im Beruf zum/zur Experten/Expertin auf.*« (Die ethische Verantwortung der Pflegeberufe 1998:27) Pflegeschüler sind jedoch keine Experten, sondern Anfänger, Novizen, Neulinge. Können die in der Pflegeliteratur beschriebenen Ziele ethischer Bildungsmaßnahmen von ihnen erwartet werden?

8.2.5 Ziele ethischer Bildung in der Pflege

Remmers entwickelt in seiner Habilitationsschrift Anforderungen an ein Kompetenzprofil qualifizierter Pflegekräfte, das sich auf sechs ineinander greifenden Ebenen entfaltet (*Remmers* 2000a:17 f.). Ich fasse den entsprechenden Abschnitt in einer Tabelle (7) zusammen.

Tabelle 7: Anforderungen an ein Kompetenzprofil qualifizierter Pflegekräfte[133]

Bezugsrahmen	gefordertes Kompetenzprofil qualifizierter Pflegekräfte
instrumenteller Bezugsrahmen eines durch medizinische/technisch-pharmazeutische Kenntnisse umrissenen pflegerischen Handlungsfeldes	analytisch-methodische (diagnostische, prozessual-steuernde) Kompetenzen als Bedingungen eines integrativen Pflegekonzepts
Bezugsrahmen rehabilitativer/präventiver pflegerischer Aufgaben	Kompetenzen der Abschätzung, der Erhaltung und Aktivierung von Ressourcen bei gesundheitlichen Einschränkungen (insbesondere chronisch-degenerativen Erkrankungen)
im Bezugsrahmen interprofessioneller Organisations- und intra/extramuraler Vernetzungsaufgaben	strategisch-operative Gestaltungskompetenzen
Bezugsrahmen hochvariabler professional-client-Beziehungen	kommunikative Interaktions- sowie psycho-soziale Interpretations- und Bewältigungskompetenzen
Bezugsrahmen affektuellen Handelns	Kompetenzen der Gefühlsregulation, der professionellen Balance zwischen Empathie, leiblicher Nähe und kontrollierter Rollendistanz. Diese Kompetenzen schließen, analog den high-tech-Innovationen, high-touch-Innovationen ein.
ethischer Bezugsrahmen	moralische Handlungs- und Entscheidungskompetenzen

In einem ethischen Bezugsrahmen sind nach *Remmers* in der Pflege(praxis) moralische Handlungs- und Entscheidungskompetenzen gefordert. Daraus ergeben sich m. E. für ethische Bildung in der Pflege die Lernziele
- **ethischen** Handelns (reflektieren, formulieren, begründen, argumentieren) und
- **moralischen** Handelns (differenziertes und reflektiertes Tun und Unterlassen).

Ethische Bildung zielt in erster Linie auf die Förderung moralischer und ethischer Kompetenz. Die genannten Kompetenzen sind nicht identisch.

Moralisch kompetent ist, wer fähig und bereit ist, sein selbstbestimmtes Handeln als an ethischen Theorien oder Prinzipien ausgerichtet zu ver*antworten*, so definierte ich in Kapitel 2.1.3.

Zur moralischen Kompetenz zählt die Fähigkeit zur Kritik, d. h. zur differenzierten Urteilsfähigkeit. »*Die Bedeutung der Kritikfähigkeit als Element moralischer Kompetenz liegt in ihrem emanzipatorischen Potential: nämlich darin, das Subjekt des eigenen Handelns zu werden – hier: des beruflichen Handelns an anderen Menschen –, welches das eigene Verhalten argumentativ belegen kann (anstatt unter Verzicht auf Selbstverantwortung Aufgaben bloß durchzuführen, nach Maßgabe anderer).*« (*Schwerdt* 1998c:253) Deshalb ist *Braissants* didaktischer Schlussfolgerung zuzustimmen: »*Wir könnten also verschiedene Unterrichtsformen ausprobieren und die jungen Menschen ermutigen, den Zweifel, das Nachdenken, das Suchen zu üben. (...) Konkret bedeutet das zum Beispiel: Die Auszubildenden ermutigen zu lesen, noch einmal und immer wieder zu lesen und nachzudenken, die Dinge in Frage zu stellen. (...) Jede Gelegenheit wahrnehmen, um eine Situation unter verschiedenen Gesichtspunkten und Sichtweisen zu analysieren«* (*Braissant* 2000:4).

Ethische Kompetenz umfasst andere Qualitäten als moralische Kompetenz. Sie hat nicht das moralische Handeln selbst im Blick, sondern die Bedingungen, Begründungen und Rechtfertigungen moralischen Handelns. Ethische Kompetenz meint eine »*... auf Rationalität und Intersubjektivität basierende Begründungs- und Argumentationsfähigkeit«* (*Reiter-Theil* 1995:14). Ethische Kompetenz macht nicht unbedingt moralisch kompetent. Sie bleibt zunächst im handlungsfernen Raum der kognitiven und evtl. auch verbalisierten ethischen Argumentation, wohingegen sich moralische Kompetenz im konkreten Handeln bewähren muss.

Lautet das Bildungsziel *moralische* Kompetenz, dann wird traditionell eher *zu Werten* hin erzogen bzw. gebildet; heißt das Ziel *ethische* Kompetenz, dann müssen die Bildungsteilnehmer darüber hinaus *zum Bewerten der Werte* angeleitet werden (vgl. *Schilmöller* 1999:228). Die Begriffe *ethische Kompetenz* und *moralische Kompetenz* sind jedoch künstliche Unterscheidungen, die von vielen Autoren unterschiedlich gehandhabt werden, wie auch die folgenden Auszüge aus der Fachliteratur belegen.

Nach *Giese* weist **ethische Kompetenz** drei wichtige Aspekte auf:
- sich seiner Überzeugungen, Werthaltungen und Prinzipien bewusst zu sein,
- seine Auffassung zu denen anderer Personen in Beziehung setzen zu können
- und sie bei praktisch auftretenden Problemen in Sprache fassen und im Diskurs auf ihre Gültigkeit in der jeweiligen Situation überprüfen zu können (*Giese* 1998:55).

Zur **moralischen Kompetenz** zählt *Rabe* folgende persönliche Fähigkeiten:
- die Fähigkeit, die eigenen moralischen Orientierungen zu reflektieren und zu formulieren,
- die Fähigkeit, moralische Probleme als solche zu erkennen,
- die Fähigkeit zum argumentativen Diskurs, die Bereitschaft zur Mitverantwortung,
- die Wachheit und den Mut, tätsächlich moralisch gut zu handeln (*Rabe* 2001a:6).

Im Vergleich dieser zwei Beschreibungen wird die fehlende Abgrenzung deutlich. Sie zieht sich quer durch die Fachliteratur. *Kahlke* und *Reiter-Theil* (1995 b:17 ff.) unterscheiden sechs »Kompetenzbereiche« bzw. »Lern- als auch Lehrziele«, die in der Entwicklung *sowohl moralischer als auch ethischer Kompetenz* angestrebt werden sollen. Im Original sind sie auf die Ausbildung von Ärzten bezogen; weil sie aber sehr allgemein gehalten sind, lassen sie sich auch auf andere Berufe, z. B. Pflegeberufe, übertragen. Nachfolgend führe ich die Systematik auf – modifiziert in Hinblick auf Pflege:

1. **Sensibilisieren:**
   Erkennen lernen, welche moralischen Probleme im Einzelfall aufgeworfen werden und inwiefern pflegerisches Handeln ethische Implikationen hat.
2. **Motivieren:**
   Bereitschaft entwickeln, pflegerische Zusammenhänge selbstständig auf ethische Aspekte zu untersuchen und die eigene moralische Grundhaltung zu reflektieren.
3. **Orientieren:**
   Die Pluralität pflegeethischer Auffassungen sowie deren Unterschiede erkennen und fähig werden, die eigene moralische Grundhaltung wahrzunehmen und auf dem Hintergrund dieser Pluralität pflegeethischer Auffassungen einzuordnen, zu reflektieren und weiterzuentwickeln.
4. **Argumentieren:**
   Lernen, die ethische Problematik anhand von Beispielen differenziert zu beurteilen und darzustellen, eine aus eigener Sicht angemessene Lösung des Problems zu entwickeln, detailliert zu begründen und im Diskurs zu vertreten.
5. **Entscheiden:**
   Im pflegerischen Arbeitsbereich Notwendigkeiten und Möglichkeiten dafür erkennen lernen, eigene moralische Entscheidungen zu treffen, bereits gefällte oder vorgefundene Entscheidungen kritisch zu reflektieren und erforderlichenfalls aus ethischen Gründen zu revidieren. Fähig werden, neben der Verallgemeinerbarkeit von pflegerischen Maßnahmen die Besonderheiten des Einzelfalles zu berücksichtigen.
6. **Handeln:**
   Die Tragweite von Entscheidungen im pflegerischen Arbeitsbereich in Bezug auf die Allgemeinheit und für den Einzelnen erkennen lernen. Fähig werden, die eigenen moralischen Kompetenzen in die Praxis einzubringen und mit Beteiligten zu diskutieren und im Umgang mit Klienten und Betroffenen unter Wahrnehmung von Toleranz nach eigenen moralischen Grundsätzen zu handeln.

In dieser Aufzählung wird sehr schön sichtbar, dass moralische und ethische Kompetenz(en) ebenso miteinander verschränkt sind wie Moral und Ethik. Es gibt keine trennscharfe Unterscheidung, die eindeutig zu begründen wäre. In der Pflegepraxis gehen moralisches Handeln und ethische Reflexion ohnehin häufig ineinander über, weil ethische Reflexion und moralische Handlung räumlich, zeitlich und personell gewöhnlich eine Einheit bilden.

Ziel des Ethik-Unterrichts in pflegerischen Aus- und Weiterbildungen sollte es sein, zu moralischem Handeln und ethischer Reflexion in den Fragen des Alltagshandelns der Pflege zu befähigen. *»Pflegende sollten deshalb in ihrer jeweiligen Ausbildung so begleitet werden, daß sie ethische Problemsituationen in ihrem Arbeitsbereich erkennen und reflektieren können und auf der Basis des christlichen (oder des für sie entscheidenden) Wertesystems beziehungsweise der Normen ihrer Berufsgruppe zu einer eigenständig verantworteten ethischen Entscheidung kommen können.«* (Lindner 1999:55) Ähnlich postuliert *Ach* (1998:165): *»Die Lernenden sollen in die Lage versetzt werden, moralisch relevante Probleme als solche zu erkennen, Implikationen moralischer Urteile (anderer ebenso wie der eigenen) zu identifizieren, eigene Entscheidungen zu treffen und argumentativ zu begründen.«*

Rabe (2001b) bestimmt als Ziel von Ethikunterricht in der Pflege die Fähigkeit zur Reflexion des eigenen moralischen Handelns und der moralischen Normen. *Wittrahm* benennt drei Grobziele hinsichtlich der ethischen Urteils- und Handlungskompetenz der Auszubildenden in der Pflege: »*Die Auszubildenden*
1. *erkennen und benennen die ethische Qualität ihrer Einstellungen, Entscheidungen und Handlungen in den Bereichen Konzeption, Pflegeplanung, Beziehungsgestaltung, Teamarbeit;*
2. *kennen und benennen Werte, auf die sie sich bei ihren alltäglichen Urteilen und Handlungen sowie in konflikthaften Situationen beziehen, und vermögen deren Geltung kritisch einzuschätzen;*
3. *praktizieren angemessene Wege der Konfliktlösung zwischen konkurrierenden Werten, Normen, Interessen und Personen.*« (*Wittrahm* 1996:18)

Für *van Schayck* (2000:127) heißt ethische Kompetenzen im Berufsalltag einzubringen u. a., sich seiner Überzeugungen, Werte und Prinzipien bewusst zu sein und sich bei ethischen Problemen sprachlich einbringen zu können. Zur ethischen Kompetenz gehört demzufolge kommunikative Kompetenz. So ist nach *Giese* »… *eine grundlegende Aufgabe des pflegeethischen Unterrichts, zu eigenständigen Beurteilungen von ethisch relevanten Sachverhalten hinzuführen und zu Stellungnahmen zu ermutigen.*« (*Giese* 1998:55) *Lindner* folgt dieser Auffassung, wenn sie schreibt: »*Ziel einer ethischen Unterweisung in der Aus- und Fortbildung pflegerischer Berufe ist die Fähigkeit zu eigenverantwortlicher ethischer Entscheidung und deren eigenständige argumentative Begründung gegenüber anderen Positionen*« (*Lindner* 1999:63).

8.2.5.1 Ethische Kompetenz – eine Schlüsselqualifikation?

Verschiedentlich wird die Ansicht vertreten, ethische Kompetenz sei eine Schlüsselqualifikation:
- Das Schweizerische Rote Kreuz hat die Fähigkeit, ethische Grundhaltungen zu entwickeln und sie in der konkreten Situation zu vertreten, in die Liste der fünfzehn Schlüsselqualifikationen der Pflege aufgenommen (vgl. *Alpiger* 1996:19).
- »*Ethische Argumentationen und ethische Reflexionsfähigkeit gehören zur ethischen Kompetenz. Diese stellt bei Pflegenden eine Schlüsselqualifikation dar …*« (Die ethische Verantwortung der Pflegeberufe 1998:27)
- »*Ethische Probleme in der Pflegepraxis sind häufig Konflikte mit anderen professionellen Helfern. Die Fähigkeit, in einem multiprofessionellen Diskurs Stellung zu beziehen, muß damit als pflegerische Schlüsselqualifikation die ihr gemäße Bedeutung zugemessen bekommen.*« (*Giese* 1998:55)

Die Bezeichnung der ethischen Kompetenz als Schlüsselqualifikation der Pflege klingt zunächst plausibel, doch könnte eingewandt werden, dass Schlüsselqualifikationen allgemeinen, zeitlosen, universellen Charakter besitzen; zur ethischen Kompetenz in der Pflege zählen hingegen spezielle zeitgebundene Kenntnisse etwa der aktuellen berufsethischen Kodizes. Große Anteile der ethischen Kompetenz scheinen mir über allgemeine, verschiedenen Berufen übergeordnete Qualifikationen (Schlüsselqualifikationen) hinauszureichen.

8.2.5.2 Pflegeethische Kompetenz – kein Teil pflegerischer Fachkompetenz?

Es steht außer Frage: »*Für Pflegende gehören jene moralischen Probleme zum Berufsalltag, die für viele andere Menschen nur in Verbindung mit Ausnahmesituationen wahrgenommen werden. Für Pflegende sind ethische Bildung und moralische Kompetenz eine grundlegende berufliche Forderung*« (*Arndt* 1996a:84).

Jedoch greift die Forderung, Pflegekräfte müssten »*... neben der fachlichen Kompetenz auch über eine ethische Kompetenz verfügen*« (Die ethische Verantwortung der Pflegeberufe 1998: 10, Hervorhebg.: R. L.), zu kurz: Nach heutigem Verständnis **ist** ethische Kompetenz ein wesentlicher Bestandteil pflegerischer Fachlichkeit, wie auch *Burger* et al. (1999:33) betonen: »*Für uns bedeutet ›fachlich-kompetent-sein‹ neben handwerklichem Können und theoretischem Wissen vor allem, die Würde jedes Menschen, der uns anvertraut ist, zu achten und zu schützen.*«

Städtler-Mach bringt es auf den Punkt: »*Fachlich kompetent zu arbeiten, bedeutet auch, ethisch gut zu arbeiten.*« (1999:165) Fachliche Kompetenz, die ethische Kompetenz nicht ausdrücklich beinhaltet, verdient ihren Namen nicht, wenn es um soziale Berufe geht. Eine Pflege, die den Anspruch erhebt, fachlich auf dem neuesten Stand zu sein, darf die ethische Dimension der Fachlichkeit nicht vernachlässigen (vgl. die Einheit von ethischen und professionellen Prinzipien in der Sozialen Arbeit).

»*Da der Pflegeberuf in besonderer Weise auf menschliches Leben hin ausgerichtet ist, kommt Pflegenden auch in besonderer Weise moralische Verantwortung für die Entfaltung und die Bewahrung menschlichen Lebens zu. In der sachlich-fachlichen Kompetenz, die gute Pflege bezeichnet, liegt gleichermaßen ein moralischer Anspruch auf ›Benefizienz‹ und ›Nonmalefizienz‹, d. h., Kranken wohlzutun und ihnen nicht zu schaden.*« (*Arndt* 1997c:34)

Ethische Reflexion ist ein originärer Teil der Fachlichkeit von Pflege, keine zusätzliche Forderung, die über eine – lediglich handwerklich verstandene – Fachlichkeit hinausgeht: »*Für die Pflege gilt, ebenso wie für andere Professionen, dass ethisch reflektiertes Handeln nicht ein zusätzlicher Aspekt der Pflege ist, sondern ebenso wie die Aktivierung oder die psychosoziale Begleitung integraler Bestandteil der Pflegehandlung*« (*Klie* 1998a:131). Auch die schwedische Pflegewissenschaftlerin *Astrid Norberg* legt Wert auf die Feststellung, Ethik sei keine außergewöhnliche Technik, die der Krankenpflege hinzugefügt werde, sondern sie sei integrierter Bestandteil der Krankenpflege, ja aller pflegerischer Handlungen (*Norberg* 2002: 22 f.).

Hier hat in den letzten Jahren offenbar ein Umdenken stattgefunden. Noch 1989 konnte *Illhardt* – dem damaligen Stand entsprechend – fachliche und ethische Kompetenz in der Pflege unterscheiden, als er in der Benennung der Ziele von Pflege-Ethik Gewissensfähigkeit als »*Herausbildung fachlicher und* [!] *ethischer Kompetenz, berufstypische Handlungskonflikte differenziert wahrzunehmen*« kennzeichnete (*Illhardt* 1989:807).

Ethische Kompetenz ist ein Teil der Fachlichkeit von Pflege. Aus heutiger Perspektive muss das Ziel pflegerischer Ausbildung sein, »*... selbstbewußte Pflegende auszubilden, die verantwortungsvoll und überlegt ethische Probleme in ihrem Berufsalltag erkennen, sich der Normen bewußt werden, von denen sie sich leiten lassen* [wollen, R. L.], *und daraus im kollegialen Diskurs die bestmögliche Handlungsalternative für die Menschen, die ihnen anvertraut sind, ableiten*« (*Lindner* 1999:63). Im nächsten Kapitel sollen die dazu nötigen Inhalte identifiziert werden.

8.2.6 Inhalte ethischer Bildung in der Pflege

»Im Unterschied zur Ausbildung der Ärzte hat Ethik in der Krankenpflegeausbildung und auch in der Fort- und Weiterbildung von Krankenschwestern und Pflegern traditionell als Berufsethik *einen festen Platz im Lehrplan und in den Prüfungsordnungen. Wenn man nach den Unterrichtszielen und -inhalten, den Methoden der Unterrichtsgestaltung oder nach der Qualifikation der Lehrkräfte fragt, ist freilich eine fast unübersehbare Vielfalt der pädagogischen Praxis gegeben. Von der historischen Information bis zur Besprechung aktueller Fälle, von der Behandlung berufsethischer Regeln bis zum Gespräch über die eigene Einstellung im Krankenpflegeberuf findet sich hier so ziemlich alles, was in irgendeiner Form von Lehrenden und Lernenden mit dem Stichwort* Ethik *in Verbindung gebracht werden kann.«* (*Schmidt, Thierhoff* 1992:188 f.)

Lindner berichtet aus ihrer Erfahrung Ähnliches. Da es an eindeutigen inhaltlichen Vorgaben mangele, würden im Ethikunterricht an Pflegeschulen derzeit vielfältige Themen bearbeitet, z. B. Aggression, Umgang mit Verwirrten, Suizid, Kommunikation, Gesprächsführung, Umgang mit der Zeit sowie Sexualität, Heilung und Heil (*Lindner* 1999:49 f.).

8.2.6.1 »Aufhänger« im Ethikunterricht

Bestimmte Themen scheinen im pflegerischen Ethikunterricht besonders häufig als Einstieg bzw. Impulsgeber (»Aufhänger«) für die Vermittlung ethischen Wissens gewählt zu werden. Es drängt sich der Verdacht auf, es gehe den Lehrern oftmals nicht um Vermittlung von Ethik, sondern um Einflussnahme auf moralische Einstellungen zu bestimmten Fragen. In diesen Fällen müsste der Unterricht eigentlich Moralunterricht heißen.

Es fällt auf, dass Themen aus dem Bereich »Sterben, Tod, Trauer« in den Pflegeschulen traditionell den Hauptteil des Ethikunterrichts auszumachen scheinen (vgl. für die Krankenpflegeschulen *Volontieri* 1992:31). In der bereits erwähnten Untersuchung *Nasterlacks* an drei Berliner Krankenpflegeschulen (*Nasterlack* 2001:2) wünschten sich die befragten Auszubildenden für den Ethikunterricht vornehmlich Themen im Zusammenhang mit Sterben und Tod, was allerdings auch an der vorgegebenen Auswahl der Antwortmöglichkeiten liegen könnte[134]. Ob die herausgehobene Stellung des Themas Sterben im Ethikunterricht der Pflegeausbildung Sinn macht, wird jedenfalls in der Fachliteratur kontrovers diskutiert:

»Die Situation Sterben fungiert als Prüfstein der Ethik«, ist *Schwerdt* überzeugt (1998a:292). Ihre Eignung beruhe darauf, dass sie, obwohl nicht die häufigste Situation in der Altenpflege, eine *»Radikalisierung der menschlichen Grundsituation und eine Radikalisierung der Pflege«* darstelle, in der die Möglichkeiten und Grenzen ethischer Theorien am Deutlichsten aufgezeigt werden könnten (ebd.).

Nach *Schröck* hingegen sind nicht dramatische gesellschaftliche Fragen wie Sterben, Gentechnologie oder Organtransplantation pflegeethisch von Bedeutung, sondern vielmehr die »… *Einbrüche in die Privatheit des Patienten, die Halbwahrheiten und Lügen, die gebrochenen Versprechen, die großen und kleinen Freiheitsberaubungen, der Mangel an Respekt, die Verletzung menschlicher Würde, die unangemessene Machtausübung, die verbalen und physischen Gewalttätigkeiten, das Mitansehen und Dabeistehen und das Wegschauen, die Vertrauensbrüche, das Fehlermachen, die Gehorsamkeit aus Bequemlichkeit …«* (*Schröck* 1995 318 f.).

Sie kritisiert den Mythos, dass sich alle moralischen Probleme der Pflege an der Schnittstelle zum ärztlichen Handeln und dort gerade an den vermeintlich dramatischsten Themen ausmachen lassen und meint provozierend: »*Vielleicht braucht es mehr Beschäftigung mit der Moralität des alltäglichen Handelns, um die unsägliche Dramatik des am Bett angebundenen alten und verwirrten Menschen zu erkennen. Aus der Perspektive des alten, fixierten und inkontinenten Menschen stirbt es sich vielleicht leichter und undramatischer als daß es sich lebt*« (*Schröck* 1995:319).

Hofmann relativiert das Thema »Sterben«: »*Sterbebegleitung und Sterbehilfe ... verdecken als ›große‹ Themen leicht die problematischen Alltagssituationen. Das bedeutet, es bedarf vor einem ethischen Diskurs einer gewissen Sensibilisierung der Wahrnehmung in Hinblick auf alltägliche Verstöße z. B. gegen die Menschenwürde.*« (*Hofmann* 2000:23) *Fesenfeld* unterstützt die Relativierung der Themen um Sterben und Tod ebenfalls, wenn sie auf die Wichtigkeit der »kleinen« Entscheidungen des Alltags hinweist: »*Während über ›große‹ ethische Entscheidungsprozesse bezüglich Grenzgebieten zwischen Leben und Tod ... zumeist eine breite Diskussionsbasis besteht, werden die ›kleinen‹ ethischen Entscheidungsprozesse, denen die Pflegenden ausgesetzt sind, kaum thematisiert*« (*Fesenfeld* 1998:312). Diese alltäglichen Entscheidungsfindungsprozesse sind es, die nach ethischer Reflexion verlangen, gerade weil sie oft nicht in ihrer Tragweite im Hinblick auf moralische Fragen bedacht werden. »*Ethische Entscheidungen sind ... nicht nur dann erforderlich, wenn es um lebensbedrohliche oder andere für die betroffenen Menschen einschneidende, das Leben verändernde Erkrankungen geht. Ethische Entscheidungen sind häufig ganz alltägliche Entscheidungen, und allzu oft werden sie nicht als solche wahrgenommen.*« (*Schlecht* 1999:135)

»*There is a tendency to consider questions of morality as those life and death questions: such as euthanasia and abortion. However, nurses are subject to much more mundane aspects of morality. Almost every interaction between a nurse and a patient or client has an ethical aspect: by talking to one patient rather than another the nurse is allocating her time ...*«[135], berichtet *Sellman* (1996:44). *Hofmann* bestätigt diese These: »*Ethische Probleme in der Pflege stellen sich selten so offenkundig dar wie etwa die klassischen medizinethischen Entscheidungsfragen der Abtreibung, Sterbehilfe oder Organtransplantation. Vielmehr handelt es sich in der Regel um Alltagssituationen, die auch ethische Implikationen enthalten. Es bedarf allerdings einiger Übung, um diese Implikationen herauszufiltern und nachvollziehbar darzustellen*« (*Hofmann* 2000:21).

Ich spreche mich keineswegs gegen das Themengebiet »Sterben, Tod, Trauer« im Ethikunterricht aus, verwende ich das Thema »Sterbender Patient« doch selbst in diesem Buch (Kap. 7). Wichtig scheint mir aber, dass die Pflegepädagogik nicht auf der Stufe der Vermittlung von Moral verbleibt, sondern tatsächlich auf ethische Kenntnisse abzielt. Diese lassen sich an nahezu jedem moralischen Problem erarbeiten.

Ausschließlich »große« Themen braucht man nur, wenn man erstens Moral vermitteln will und dabei zweitens verkennt, dass sich moralisches Handeln in den sensiblen Themen des Pflegealltags bewähren muss, und das können sowohl populäre als auch weniger auffällige Phänomene sein.

»Die meisten Themen, die unter Ethik in der Pflege angesprochen werden (können), berühren ziemlich sensible Lebensbereiche, die gesamtgesellschaftlich nach Möglichkeit ausgeklammert, tabuisiert und in institutionelle Einrichtungen abgeschoben werden. Dazu zählen: Umgang mit Sterbenden, Suizidanten, psychisch Kranken; Erfahrungen mit körperlichem Verfall, Ekel, Scham, Alter, Behinderung, Abtreibung, Sterbehilfe, Tod; Umgang mit Ausscheidungen aller Art, intimer körperlicher Nähe zu fremden Menschen, Missbrauch von Abhängigkeit, Sexualität und Gewalt.« (Hofmann 2000:25)

Hofmanns Aufzählung macht noch einmal deutlich, dass sich Pflegeethik nicht in der Behandlung medizinethischer Themen erschöpfen darf. Inhaltlich sollten zuvorderst pflegerische Fragen bearbeitet werden. Erst in zweiter Linie sind ausgewählte medizinethische Themen anzusprechen.

In den pflegerischen Ausbildungen, insbesondere in der Gesundheits- und Krankenpflegeausbildung, müssen die Schwerpunkte deutlicher als bisher von medizinischem Wissen hin zur Förderung von psychosozialen Fähigkeiten verlagert werden – klingt es für deutsche Ohren doch bislang utopisch, wenn die Irische Gemeinschaft Katholischer Krankenschwestern und Krankenpfleger in ihrer Schrift »Ethik im Pflegealltag« feststellt: *»Die Schwester/der Pfleger sind Fachleute eigenen Rechts dadurch, daß sie eine Ausbildung in der Pflegewissenschaft und -kunst erworben haben, die darauf ausgerichtet ist, im Patienten das Selbstwertgefühl, den Selbstrespekt, Selbstsicherheit und Würde zu fördern«* (McGinnity, Cardinal O'Fiaich). Wie in diesen Fragen Pflege von der Sozialen Arbeit lernen kann, sollte sich auch Pflegeethik für die Ethik in der Sozialen Arbeit öffnen.

Ein oft vernachlässigtes Thema ließe sich m. E. gut als Einstieg in das Erlernen ethischen Denkens und Entscheidens nutzen: die Gewalt von gepflegten Menschen gegen Pflegende. *Rabe* (2003:112) zählt einige zentrale Aspekte dieses Phänomens auf: *»Sexuelle Andeutungen und Übergriffe, soziale Entwertung der Person als bloße Hilfskraft, Beschimpfungen und tätliche Angriffe gehören zur Realität der Pflege. Patienten können Pflegende verletzen, auch wenn viele Pflegende das nicht zugeben würden. Dazu kommen der Mangel an Anerkennung und die Missachtung durch Vorgesetzte, Ärzte und nicht zuletzt durch die Gesellschaft.«*[136]

Verschiedene Zugänge sind möglich, um Bildungsteilnehmer in ethisches Denken einzuführen, so ist deutlich geworden. Empfehlenswerte inhaltliche Aufhänger eines Ethikunterrichtes in der Aus-, Fort- und Weiterbildung von Pflegeberufen wären m. E. nach dieser Gliederung auszuwählen:
 1. pflegeethische Themen,
 2. ausgesuchte Themen der Ethik in der Medizin sowie
 3. der Ethik in der Sozialen Arbeit.

Gegenwärtig scheint noch ein deutliches Schwergewicht auf klassischen medizinethischen Problemen zu liegen, doch das soll nicht so bleiben.

8.2.6.2 Abstraktionsebenen ethischer Lerninhalte

Hofmann berichtet, in der Regel gebe es in Aus- und Fortbildungsveranstaltungen zu ethischen Themen in der Pflege kein Problem, über Grundprinzipien [und Grundwerte bzw. höchste Werte und Prinzipien, vgl. Kap. 2.1.5; R. L.] wie Achtung vor der Würde des Menschen, Freiheit und Autonomie, Verantwortung, Gerechtigkeit, Solidarität, Schaden vermeiden und Fürsorge einen allgemeinen Konsens herzustellen. Doch bei der inhaltlichen Diskussion, was denn die Einzelnen z. B. unter Gerechtigkeit verstehen würden, stelle sich heraus, welche großen Unterschiede es im Verständnis der Begriffe gebe (*Hofmann* 2000: 24).

> Das ist gerade die Aufgabe des Ethikunterrichts: das Gespräch über Ethik und Moral zu fördern, die Bildungsteilnehmerinnen für unterschiedliche Perspektiven zu sensibilisieren und sie zu Begriffen, Theorien, formalen und materialen Prinzipien wie zu Regeln und ihrer Kritik hinzuführen (vgl. Kap. 4.3.6).

Pflege weist in Deutschland ein Defizit an ethischer Bildung auf, und es betrifft nicht in erster Linie anspruchsvollere Themen wie Moralität, ethische Theorien und Prinzipien, sondern beginnt bereits auf der unteren Abstraktionsebene, der Ebene der berufsethischen Regeln, wie sie in Kodizes niedergeschrieben sind.

Interessante Ergebnisse förderte eine Untersuchung des Instituts für Medizin-/Pflegepädagogik und Pflegewissenschaft der Humboldt-Universität Berlin zutage: Nur 25 % der Pflegefachkräfte in Berliner Krankenhäusern, die an der Umfrage teilnahmen, kannten berufsethische Grundregeln. Allerdings gaben 89 % der Befragten an, sie wollten über sie informiert werden (*Eilts-Köchling* et al. 2000:45).

8.2.6.3 Keine Vollständigkeit gefordert

Moralisches Empfinden kennen wohl alle Pflegepraktiker, ethische Bildung hingegen scheint in der Pflege hier zu Lande eher noch wenig entwickelt zu sein. Wenn sich auch ein deutlicher Bildungsbedarf aufweisen lässt, so muss dennoch vor zu hohen Ansprüchen gewarnt werden (s. Kap. 8.2.4.5).

Walter ermutigt dazu, den Anspruch an inhaltliche Vollständigkeit im Ethikunterricht an Pflegeschulen aufzugeben: »*Auszubildende entwickeln sich nicht entlang gerader Bahnen, sondern eher netzwerkartig. Wenn wir das Stückwerk in unserem Tun mehr akzeptieren, werden wir freier – z. B. frei von dem Anspruch an umfassende Stoffvermittlung. Damit geben wir TeilnehmerInnen die Chance, eigene Konstruktionen (auch eigene ethische Haltungen) zu entwickeln*« (2000:65).

Auch der Lehrplan für Berufskunde an bayerischen Berufsfachschulen für Kranken- oder Kinderkrankenpflege unterstreicht diesen Gedanken: »*Der Unterricht soll nicht auf inhaltliche Vollständigkeit abzielen, sondern – orientiert an den Eigenerfahrungen und Interessen der Schüler – die ethischen Dimensionen von Situationen und Problemen innerhalb eines Themenbereichs exemplarisch aufzeigen, Ansätze für Lösungen erarbeiten und zu eigenverantwortlichem Handeln befähigen*« (zit. n. Götzelmann 2000a:82).

Das bayerische Staatsministerium für Unterricht und Kultus führt weiter aus: »*Dementsprechend sollen auch Unterrichtsverfahren gewählt werden, welche die Schüler stark am Unterricht beteiligen, z. B. Erfahrungsberichte, Diskussionen, Rollenspiele, Einsatz von Medien und deren Auswertung*« (zit. n. Götzelmann, ebd.).

Dieser logische Schluss ist ganz im Sinne einer Handlungsorientierten Didaktik formuliert und leitet zu der Frage über, welche Methoden sich in der pflegerischen Aus-, Fort- und Weiterbildung sowie in Pflegestudiengängen im Fach Ethik anbieten.

8.2.7 Methoden ethischer Bildung in der Pflege

»*Moralische Kompetenz ist ein übergeordnetes Bildungsziel, ist Teil der professionellen Fähigkeiten, die geübt und gefördert, aber nicht erzeugt werden können.*« (*Rabe* 2001a:6) Wenn Pflegepädagogen moralische und ethische Kompetenz der Lernenden auch nicht »auf Bestellung produzieren« können, so verfügen sie doch über eine Vielzahl an didaktisch-methodischen und organisatorischen Möglichkeiten, die ich nun aufzählen möchte, um deutlich zu machen: Pflegeethik ist auf vielfältige Weise lehr- und lernbar.

8.2.7.1 Didaktisch-methodische Überlegungen

Als eine für Pflege besonders geeignete Didaktik habe ich mich für die Handlungsorientierte Didaktik ausgesprochen. Sie wird im Übrigen auch von *Schewior-Popp* (1998) in ihrem Standardwerk zum handlungsorientierten Lehren und Lernen in Pflege- und Rehabilitationsberufen empfohlen.

Drei grundlegende Prinzipien wurden für die Handlungsorientierte Didaktik benannt:
1. Selbst- und Mitbestimmung,
2. Teilnehmeraktivität und
3. Praxisorientierung.

Ziel dieser Didaktik ist die autonome Lebensführung der Lernenden im Bewusstsein gesellschaftlicher Mitverantwortung. Mit Hilfe aktivierender Lernformen bearbeitet die Handlungsorientierte Didaktik relevante aktuelle und zukünftige Fragen der (beruflichen) Praxis und gibt der Eigeninitiative der Bildungsteilnehmer viel Raum.

Wie könnten solche aktivierenden Lernformen aussehen? Im Folgenden sollen einige methodische Verfahren aufgezählt werden, welche von anderen Autoren für die Gestaltung des Ethikunterrichts in der Pflege empfohlen werden und m. E. den genannten Kriterien genügen. Ich werde die zahlreichen in der Fachliteratur befürworteten Gestaltungsmöglichkeiten zwar aufführen, aber darauf verzichten, die Vorschläge miteinander zu vergleichen oder eine übergeordnete Systematik herauszuarbeiten.

Die Auflistung erhebt keinen Anspruch auf Vollständigkeit. Sie ist eher als ein bunter Strauß von Ideen und Möglichkeiten gedacht, der die Vielgestaltigkeit pädagogischen Handelns veranschaulicht. Die Aufzählung soll nicht als Sammlung von Rezepten für einen erfolgreichen Ethikunterricht verstanden werden, sondern Anregungen für eine eigene kreative Gestaltung bieten.

Bevor ich die einzelnen Methoden schildere, erfolgt eine kurze Vorbemerkung zur Freiwilligkeit in der Ethikbildung. Ergänzend zu Kap. 8.2.3 sollen den konkreten methodischen Verfahren anschließend noch einige Überlegungen zur Sozialisation von Pflegekräften vorangestellt werden.

8.2.7.1.1 Freiwilligkeit im Lernen

Ich beginne mit einer grundsätzlichen Überlegung zur Autonomie der Lernenden: *»Die Ethik macht die Menschen nicht moralisch. Ein Mensch wird ausschließlich aus sich selbst und durch sich selbst – durch seine Willensbestimmungen – zu einem guten oder bösen Menschen. Doch so wie es Anlässe oder Anstöße zum Bösen gibt, gibt es auch Anstöße zum Guten, und als ein solcher versucht die Ethik wirksam zu werden, indem sie den Handelnden über die Bedingungen moralischen Handelns aufzuklären und ihm Freiheit als das unbedingt gesollte Gute einsichtig zu machen sucht.*
Insofern sich die Ethik um der Freiheit willen nur des Zwangs der besseren Argumente und des vernünftigen Appells, nicht aber irgendeines anderen Zwangs bedienen kann, um den Handelnden zur Moralität zu bewegen, hat sie an der freien Willlensbestimmung des Handelnden ihre unaufhebbare Grenze« (*Pieper* 2000:182).

Die Frage, ob im Ethikunterricht formelle Leistungskontrollen durchgeführt werden sollen, wird kontrovers diskutiert. Ich tendiere dazu, gemäß der Unterscheidung von Moral und Ethik durchaus schriftliche Leistungskontrollen über die **ethischen** Kenntnisse zu befürworten.

8.2.7.1.2 Berufliche Sozialisation

Welche Rolle spielt die berufliche Sozialisation von Pflegekräften für die ethische Bildung in der Pflege?

»Jede Pflegende bringt ... ihre eigenen Wertvorstellungen, ihre individuelle Wertwelt (persönliches Ethos) mit, welche das Verhalten und die Beziehungen zu Mitmenschen prägen. Die beruflichen Normen (professionelles Ethos), die sich die Pflegende während der Ausbildung und durch Erfahrung aneignet, erweitern diese individuelle Wertwelt.« (*Roth, Zierath* 2000:4)

Diese Sätze klingen zunächst sehr positiv: Auszubildende und bereits ausgebildete Pflegekräfte übernehmen professionelle Werte. Leider sind nicht alle diese Werte und Normen, die in der Pflegepraxis verbreitet sind, nachahmens- oder übernehmenswert. Der Gang der beruflichen Sozialisation in der Pflege bietet eben keine Gewähr für das Herausbilden moralischer Kompetenz.

Doch, so mag eingewendet werden, geschieht das Aneignen beruflicher Werte und Haltungen nicht ausführlich im Pflegeunterricht? Nach Grauhan werden berufliche Normen der Pflege nicht in der Pflegeschule, sondern im *Berufsfeld* selbst vermittelt. »*Es sind zum Teil geschriebene, zum Teil ungeschriebene Normen. Die ungeschriebenen sind dabei meist die wirksamsten. Ihre Befolgung bringt Anerkennung im Kollegenkreis, ihre Nichtbefolgung Ablehnung oder Ausschluß.*« (*Grauhan* 1985:462)

Weil es bei Prinzipien und Normen auch und gerade um die Integration in soziale Gruppen geht, haftet der Sozialisation tendenziell immer ein konservativer Zug an. Dies mag für das Hineinwachsen neuer Generationen in den Pflegeberuf in besonderer Weise zutreffen, weil praktische Pflege mit wenigen Ausnahmen (Pflegeberatung, z. T. ambulante Pflege) in Form von Arbeitsgruppen organisiert ist.

»*Die berufsethischen (oder auch berufsständischen) Normen werden zumeist in der Ausbildung erworben und verinnerlicht. – Man* **wird** *zur Schwester/zum Pfleger. Der Prozeß wird berufliche Sozialisation genannt. Er geschieht zum Teil als bewußte und bejahte Aneignung von Verhaltensweisen, die begründet und gelehrt werden, zum Teil als allmähliche Anpassung an die Haltungen der Berufskollegen, zum Teil auch als Dressur durch Lob und Tadel.*« (*Grauhan* 1985:462)[137]

»*Die Sozialisation zur unkritischen Anpassung und zum Fähigwerden, die Widerwärtigkeiten des Berufsalltages zu ertragen, macht moralisches Handeln in der Pflege weitgehend unmöglich*«, schrieb *Käppeli* zu Beginn des vorigen Pflegenotstandes (1988:24) und andere Autoren wiesen an dessen zumindest publizistisch sich abzeichnenden Ende auf die demotivierende Diskrepanz zwischen theoretischen Ansprüchen und praktischen Möglichkeiten hin: »*Der stete Widerspruch zwischen* [theoretischer; R. L.] *Ausbildung und Erfahrungen in der Praxis wirkt sich verheerend auf die Sozialisation der Krankenpflegeschüler/innen aus.*« (*Milhahn, Zegelin* 1993:323) Heute scheinen die Zeichen darauf hin zu deuten, dass der nächste große Pflegenotstand beginnt (vgl. *Menzel, Lay* 2001).

Mit den zitierten skeptischen Äußerungen möchte ich auf anstehende Schwierigkeiten aufmerksam machen, damit sie nicht ausgeblendet werden. Dennoch will ich meiner Hoffnung Ausdruck geben, dass sich im Laufe zunehmender Professionalisierung der Diszipin Pflege vielfältige Chancen für ein Hineinwachsen nachfolgender Pflegegenerationen in einen fundierten Umgang mit moralischen und ethischen Fragen eröffnen werden.[138]

8.2.7.1.3 Lernen durch Wertklärung

Eine erste methodische Möglichkeit ist das Klären der Bedeutung von Gütern. »*It may be the first aim of ethics in nursing courses that each student should become aware of their own value system.*«[139] (*Sellman* 1996:44) Das entspricht auch meiner Auffassung (s. Kap. 6.2.4). Weshalb sollten Werte geklärt werden?

Die Klärung eigener Werte ist primär eine psychologisch notwendige Voraussetzung für das Wahrnehmen der Werte Anderer. Deshalb erscheint mir die Kritik *Wittrahms* zu kurz gegriffen, der US-amerikanische Ansatz der Wertklärung (value clearification) überbetone ein individualistisches/substantialistisches Personverständnis und vernachlässige die Notwendigkeit der Begegnung mit anderen Personen und der gegenseitigen Anregung und Unterstützung der persönlichen Entwicklung im Dialog (*Wittrahm* 1996:17).

Es lassen sich viele Begründungen für eine Wertklärung ins Feld führen. *Walter* (2000: 55) fasst die wichtigsten Argumente zusammen:
- Vorgänge in zwischenmenschlichen Interaktionen sind von Werten geprägt.
- Wahrnehmungen sind von Werten beeinflusst.
- Entscheidungen basieren auf Wertvorstellungen.
- Werte sind Kriterien für Entscheidungsfindungen.
- Werte sind Kriterien für die Bewertung von Entscheidungen.
- Erweitertes und verändertes Spektrum der Werte erschwert deren Wahrnehmung und verlangt eine zunehmend differenzierte Betrachtungsweise (Säkularisierung, Pluralität, Individualisierung, Multikulturalität).

Die notwendige Verständigung über Werte bzw. Güter und Übel in der Gruppe kann durch verschiedene methodische Verfahren unterstützt werden. »*Die Strategie, die in den USA unter dem Begriff ›Wertklärung‹ entwickelt wurde (Raths u. a. 1976) besteht im wesentlichen aus methodischen Anregungen, mit deren Hilfe sich Lernende ihre meist nur teilweise bewusste Wertorientierung selbst verdeutlichen, zwischen praktizierten Werten wählen und durch Reflexion ausgewählte Werte konkretisieren und stabilisieren können. Im Mittelpunkt des Konzepts steht eine radikal-diskursive Klärung eigenen und fremden Handelns, genauer der handlungsbestimmenden Wertvorstellungen und Prinzipien. Diese werden durch spielerische Arrangements (z. B. Dinge, die ich gern tue) oder durch Berichte über Verhalten herausgefunden.*« (*Schmidt* 2000:40)

In der Wertklärung ist die Unterscheidung von sittlichen und vorsittlichen Gütern und Übeln sehr zu empfehlen (vgl. Kap. 2.1.4.2). Sie ist eine ausgezeichnete Hilfe in der Analyse von schwierigen Situationen und erleichtert das Gespräch über die vertretenen Überzeugungen.

8.2.7.1.4 Lernen aus Kontrasterfahrungen

Menschlichkeit kann durch Kontrasterlebnisse Kontur gewinnen. »*Das Eigenartige an dem, was Humanität bedeutet, ist ihre Undefinierbarkeit. Man kann nur sagen, was Humanität nicht ist.*« (*Illhardt* 1985:9) Am negativen Beispiel der »Unmenschlichkeit« können Menschen erahnen, was in ihren Augen »Menschlichkeit« ausmachen würde. »*In der Erfahrung von menschenunwürdigen Situationen wird als Kontrast ein Bild der Menschenwürde in uns aufgerufen. Der Kontrast zwischen Menschenwürde und Menschenunwürdigkeit macht uns kritisch gegenüber dem Tun und Lassen der Menschen in unserer Umwelt. Er kann uns schließlich Anstoß geben zur Verhaltensänderung ...*« (*van der Arend, Gastmans* 1996:97 f.)

Illhardt vertieft diesen Gedanken: »*Wo Anerkennung der Würde des Menschen und seiner Rechte auf Freiheit, Gerechtigkeit, gleiche Behandlung, Leben, Frieden und Sicherheit mißachtet werden, reklamieren Wissen und Ahnung des Menschen von dem, was Humanität ist, Änderung und Regulierung unmenschlicher Zustände.*« (*Illhardt* 1985:9 f.) So führte etwa die Erfahrung von unsäglichem Leid und unvorstellbarer Grausamkeit zwei Jahre nach Ende des Zweiten Weltkrieges zur Formulierung der »Allgemeinen Erklärung der Menschenrechte« durch die Vereinten Nationen (UNO 1991).

Wie können Kontrasterfahrungen im Ethikunterricht aufgegriffen werden? Gemeinsam über typische Negativerfahrungen der Verletzung moralischer Grundforderungen – etwa der Missachtung des Willens oder der Würde eines Menschen – nachzudenken, kann den Bildungsteilnehmern klarer machen, worin die praktische Bedeutung ethischer Werte wie Autonomie oder Menschenwürde besteht (vgl. *Rehbock* 2000:284). *Oelkers* brachte mich auf eine andere Idee. Er schreibt: »*Jede Vorschrift definiert nicht nur die Bedingungen ihrer Geltung, sondern legt zugleich ein Lernen nahe, wie diese Bedingungen zu umgehen sind*« (1992:14). Zum Lernen aus Kontrasterfahrungen kann m. E. (gegen Oelkers, ebd.) auch das Thematisieren subversiver Strategien des »umgehenden« Umgangs mit moralischen Normen gehören. Ich halte diese Methode sogar für sehr geeignet, weil sie unbewusste Gewohnheiten zu explizieren vermag.

8.2.7.1.5 Emotionen verbalisieren

»*Kontrasterfahrungen enthüllen manches über die Unmenschlichkeit der Pflege, und sie wecken unreflektierte Gefühle und Intuitionen, die mit Verantwortung zu tun haben*«, berichtet *van der Arend* (1998:5). Gefühle sind ein wichtiges Sensorium für moralische Konflikte. Um die erspürten Konflikte lösen zu können, reichen Gefühle allein nicht aus. *Van der Arend* fügt deshalb hinzu: »*Wir müssen das nach einer Kontrasterfahrung gemachte Gefühl, daß etwas moralisch falsch gemacht wird, in überzeugende Argumente kleiden, damit andere Beteiligte und Außenstehende das Problem als moralisches erkennen und mit uns lösen*« (S. 17).

Hofmann argumentiert ähnlich: »*Ethik selbst ist eine rationale Wissenschaft, die auf argumentative Weise versucht, dem jeweils richtigen und guten Verhalten durch Begründung näherzukommen. Die Vermittlung von Ethik mit dem Ziel, moralisches Handeln zu fördern, kann emotionale und kommunikative Aspekte nicht außer Acht lassen, wenn sie dieses Ziel auch erreichen will. Gleichzeitig bedarf es immer auch der Übersetzung von Gefühlen in eine diskutierbare Sprachebene, da sonst ein Diskurs über ethische Probleme unmöglich wird*« (2000:25).

Um das Wahrnehmen und Versprachlichen von Emotionen üben zu lassen, sind Lernmethoden hilfreich, welche die affektive Ebene ansprechen. »*Ethisch verantwortliches Handeln als Ziel einer Berufsausbildung oder beruflichen Fortbildungen kann ... nicht ausschließlich über kognitive Unterrichtsinhalte und -methoden vermittelt werden. ... Ethisch verantwortliches Handeln als Ausbildungsziel braucht ein weitgefaßtes und vernetztes Lehr- und Lernkonzept ...*« (*Lindner* 1999:58)

8.2.7.1.6 Intuitives Verstehen

Oft besitzen Menschen in ethischen Konfliktsituationen eindeutige moralische Intuitionen, d. h. spontane, unmissverständliche Urteile über gut und böse, die nicht durch Begründungen zustande gekommen sind (vgl. *Gordijn* 2000:114). Solche Intuitionen können als implizites Wissen bzw. als Überzeugungen aus dem Unbewussten verstanden werden, die sich infolge von Lebenserfahrungen verfestigt haben. Durch dieses psychische Phänomen ist es Menschen möglich, gerade in problematischen Situationen, die ein rasches Handeln verlangen, auf die jeweiligen Anforderungen authentisch (stimmig, kongruent, in Übereinstimmung mit ihren jeweiligen Werten und Grundüberzeugungen) zu reagieren.

Benners (1994) Untersuchungen ist es zu verdanken, dass Intuition in der Pflege nach einer kognitivistisch-ablehnenden Haltung in den siebziger und achtziger Jahren des 20. Jahrhunderts wieder hoffähig wurde. Die positive Bewertung von intuitivem Wissen wirkte sich auch in der Pflegeethik aus. Nach *van der Arend* und *Gastmans* (1996:97) hat eine Pflegekraft von der ethischen Grunderfahrung aus, das Gute zu tun und das Schlechte zu meiden, »... *ein (intuitives) Verstehen davon, was ethisch gut und wertvoll ist, und was nicht.*« In diesem Sinne behauptet auch Allmark: »[Nurses] *make most ethical decisions without dilemma using intuition*« (*Allmark* 1992:6).[140]

Dreyfus, Dreyfus und *Benner* (2000:342) bezweifeln, dass ein Handeln nach abstrakten universellen moralischen Prinzipien entwicklungsbedingt dem intuitiven kontextuellen Reagieren überlegen sei und behaupten, es gebe keine Anzeichen dafür, dass die intuitive ethische Kompetenz durch rationale Prinzipien ersetzt werden könne.

Der Nachteil einer Ethik, wie sie die Brüder *Dreyfus* und *Benner* vertreten, liegt m. E. vor allem darin, dass intuitiv getroffene Entscheidungen zwar situationsangemessen sein können, aber nur im Rückgriff auf allgemein gültige moralische Konventionen – zumindest sprachlicher Art – intersubjektiv zu rechtfertigen sind.
Ethische Entscheidungen sollten kommunikabel sein; Intuition kann zwar zu moralischem Handeln führen, sie allein reicht als Begründung für ethische Beurteilungen aber nicht aus.

Auch *Gordijn* schränkt die Bedeutung der Intuition als Medium zur Entscheidungsfindung ein: »*Es bestehen jedoch auch Situationen, in denen unsere ethischen Intuitionen keine deutliche Auskunft darüber geben, was gut und was schlecht ist. Dieses kann dadurch zustande kommen, dass zwei klare Intuitionen bestehen, die – jede für sich betrachtet – zwar überzeugen, die sich jedoch nicht miteinander vereinbaren lassen. Oder aber es ist überhaupt keine hinreichend klare Intuition vorhanden*« (*Gordijn* 2000:114).

Dowding schließlich gibt zu bedenken, dass auch Nicht-Experten intuitiv denken und dass diese Intuitionen falsch sein können (*Dowding* 2003:88). Kann etwa von Pflegeschülern erwartet werden, dass sie in komplexen beruflichen Situationen mit Hilfe von Intuition verantwortbare Entscheidungen treffen? *Büssing* et al. (2000:296) plädieren dafür, den Auszubildenden in der Pflege Möglichkeiten einzuräumen, ihre Gefühle im Pflegeprozess konstruktiv zu nutzen und damit den Umgang mit wichtigen Anteilen impliziten Wissens zu üben. »*Wie gezeigt werden konnte, scheinen einige Personen ihre Gefühle z. B. als Informationsquelle für die Diagnostik zu nutzen. Hier könnte eine Sensibilisierung für solche Vorgänge hilfreich sein. Zum Beispiel, in dem in Rollenspielen erst einmal geübt wird, Emotionen wahrzunehmen und zu artikulieren, um dann in der konkreten Arbeit gemachte Erfahrungen daraufhin zu reflektieren.«* (ebd.)

Rollenspiele eröffnen Erlebnissituationen, in denen realitätsnahes Nacherleben und Probehandeln möglich werden (*Kohlen* 2003:194). Sie sind eine probate Methode, um das Einnehmen fremder Perspektiven zu üben.

8.2.7.1.7 Lernen durch Perspektivenwechsel

Die Einsicht, Situationen möglichst nicht nur aus der gewohnten Perspektive wahrzunehmen, sondern sie nach unterschiedlichen Gesichtspunkten zu betrachten, lädt zum Austausch mit Anderen ein. »*Im pflegerischen Alltag werden viele Handlungen so routiniert und selbstverständlich vollzogen, daß möglicherweise ein kritischer Blick für ethische Problemsituationen neu eingeübt werden muß, damit die Sensibilität für ethische Situationen neu entwickelt oder in der beruflichen Routine erhalten bleibt. Dabei wäre es m. E. hilfreich, im kollegialen Gespräch auf Fragen und Eindrücke neuer Mitarbeiterinnen ebenso zu hören wie auf die Rückmeldungen von Berufsanfängern – also Menschen, die noch nicht durch die Brille der Routine sehen. Auch der (wenn möglich institutionalisierte) Austausch mit Patientinnen oder ihren Angehörigen über ihre Erfahrungen mit der Pflege beispielsweise vor der Entlassung könnte dafür den Blick öffnen.«* (*Lindner* 1999:60)

Über den Austausch in der Pflegepraxis hinaus bietet sich im Pflegeunterricht Fallarbeit an, um Multiperspektivität zu lernen. Im Gespräch über konkrete Fallbeispiele aus der Literatur können ethische Prinzipien herausgearbeitet (induktives Vorgehen) oder nach vorab besprochenen theoretischen Grundlagen auf konkrete Fälle angewandt werden (deduktives Vorgehen, vgl. *Kahlke* 1995:137). *Großklaus-Seidel* unterstützt diese Erfahrung. Sie empfiehlt Fallbeispiele für den Ethikunterricht in der Aus-, Fort- und Weiterbildung, weil es mit Fallanalysen gelinge, das Allgemeine mit dem Besonderen und abstrakte Prinzipien mit konkreten täglichen Problemen zu verknüpfen. Fallanalysen hätten außerdem den Vorteil, dass sie schilderten, wie andere Personen in einer vorliegenden Situation handelten oder handeln würden und so Lösungen aufzeigten, ohne eine konkrete Entscheidung verbindlich vorzugeben (*Großklaus-Seidel* 2002: 207).

Fallbeispiele eignen sich somit vorzüglich, um Empathie zu lernen. »*In Lehrveranstaltungen können ... Beispiele diskutiert, nachgespielt und variiert werden. Dabei kommt der Einübung der Identifikation der Seminarteilnehmer mit den Positionen aller Beteiligten eine wichtige Bedeutung zu. Im Sinne des systematischen Perspektivenwechsels zwischen allen Beteiligten können hier – unterstützt durch eine entsprechend gewählte Methode der Vermittlung – die grundlegenden Voraussetzungen einer mehrseitigen Empathie erprobt werden, die ein unverzichtbares Element der Unvoreingenommenheit und der moralischen Offenheit in der helfenden Haltung darstellt.«* (*Kahlke, Reiter-Theil* 1995b:17)

Zimmermann bestätigt die Vorteile der Arbeit an Fällen: »*Fallanalysen zeigen, wie andere Personen in einer Situation gehandelt haben oder handeln würden (...) Fallanalysen können ... dazu führen, daß in einem geschützten Raum durch eine Diskussion auf theoretischer Ebene Kom-*

*petenzen entwickelt werden, die für die Praxis relevant sind. Dazu gehören z. B. Kreativität in der Problemlösung, die Fähigkeit, ein Problem auf der sachlichen Ebene zu diskutieren, Argumentation, Zuhören können, Empathie« (*Zimmermann* 1998: 219 f.). Fallbeispiele können als »Katalysatoren« wirken (*Walser* 2001:14) und das Gespräch in Gang bringen bzw. die Diskussion vorantreiben.*

Um Empathie und Multiperspektivität zu trainieren, können Lehrer die Auszubildenden auch beauftragen, in einer Diskussion oder in einem Rollenspiel für Positionen zu argumentieren, die sie selbst ablehnen (*Rabe* 2001b). »*Die Fähigkeit, die Perspektive des (konkreten) anderen Menschen einzunehmen, übt unsere moralische Phantasie und schafft Möglichkeit für Recht und Gerechtigkeit wirksam zu werden*« (*Liaschenko* 1999, zit. n. *Arndt* 2003a).

8.2.7.1.8 Lernen an persönlich erlebten Fallbeispielen

Sollten Fallbeispiele der Literatur entnommen oder eher persönliche Erlebnisse besprochen werden? Hier gibt es Uneinigkeit zwischen den Fachautoren. Lindner meint: »*Die Einübung der ethischen Entscheidungsfindung sollte möglichst früh an tatsächlichen ethischen Fragestellungen erfolgen. Hier sind in jedem Fall konkrete Erlebnisse der Lernenden aus ihren praktischen Einsatzbereichen [sic] irgendwelchen Fallbeispielen als Fremderfahrungen aus der Literatur (Gegen Zimmermann 1998, S. 219 ff.)*[141] *vorzuziehen. Anhand konkreter Fragen aus der Praxis der Schülerinnen ist der Umgang mit den gelernten Methoden ethischer Urteilsfindung gemeinsam einzuüben. Damit ist nicht nur eine höhere Motivation zur Auseinandersetzung mit ethischen Fragen zu erreichen, sondern den Lernenden wird tatsächliche Hilfe in Form von kollegialer Beratung geboten. Wenn dies von den Anfängen der Ausbildung an erfolgt, wird vermutlich der Blick auch auf alltägliche Entscheidungssituationen gerichtet sein und nicht nur – wie leider häufig zu beobachten – ausschließlich die ›besonders bedeutsamen‹ ethischen Fragen bei Lebensanfang und -ende, Gentechnik, Abtreibungen oder ähnlichen ethischen Problemen bearbeitet.*« (*Lindner* 1999:62)

Hofmann relativiert diese Auffassung: »*Letztlich bedeutet die Auseinandersetzung mit ethischen Problemen immer, Fragen zu einer Situation zu stellen. Dieses durchaus auch In-Frage-Stellen von Handlungsweisen führt manchmal zu einer Blockade bei den Teilnehmerinnen, weil mit dem In-Frage-Stellen sofort die Angst auftaucht, etwas falsch gemacht zu haben. Die Auseinandersetzung mit einem konkreten Fall, einer konkreten Situation kann somit nicht immer als Möglichkeit wahrgenommen werden, etwas daraus lernen zu können, sondern sie wird oft genug als negative Kritik erlebt, die Schamgefühle auslöst. Dies gilt meiner Erfahrung nach noch mehr für ausgebildete Pflegekräfte mit einiger Berufserfahrung als für Auszubildende*« (*Hofmann* 2000: 23).

Ich plädiere dafür, beide Möglichkeiten situationsangemessen und an den Prozessen in der jeweiligen Lerngruppe orientiert einzusetzen.

8.2.7.1.9 Lernen am Modell

Sollen moralische und ethische Kompetenz am Beispiel von Ethikdozenten gelernt werden? Mit anderen Worten: Müssen Lehrer Vorbild sein? Auch zu dieser Frage gibt es Hinweise in der Fachliteratur.

Zwischen den gewählten pädagogischen Vorgehensweisen und den Inhalten eines Ethikunterrichts besteht eine wechselseitige Beziehung, wie *Wiesing* und *Schreiner* bemerken (1993:318): Die in den verschiedenen Unterrichtsmethoden (etwa Theorievortrag versus Rollenspiel oder Gespräch über ein Fallbeispiel) erkennbaren Grundhaltungen und -absichten geben möglicherweise auch Auskunft über das Verständnis der Unterrichtenden von Ethik (z. B. theoretischer Ansatz versus Situationsethik).

Giese erläutert die pädagogischen Chancen einer Vorbildfunktion der Dozenten: »*Die Besprechung von ethischen Problemsituationen wird häufig v. a. im Bereich ›Tod und Sterben‹ mit entsprechender Ernsthaftigkeit betrieben. Es bedarf jedoch nicht nur der ›sterbende Mensch‹, der inzwischen Gegenstand jedes pflegeethischen Curriculums ist, des respektvollen Umgangs. Solches Verhalten können die SchülerInnen am besten von ihren LehrerInnen lernen, wenn sie von ihnen entsprechend behandelt werden*« (Giese 1998:52). *Kahlke* und *Reiter-Theil* hoffen auf denselben Effekt: »*Beziehungs- und Interaktionsstil der Lehrenden werden über die Modellwirkung zu einem Bestandteil der zu vermittelnden moralischen Kompetenz*« (Kahlke, Reiter-Theil 1995b:17).

Schüler können auch am positiven (oder negativen) Beispiel des Lehrers moralisches Handeln lernen, darin sind sich die meisten Autoren einig. Der Erwerb moralischer Kompetenz geschieht jedoch nicht lediglich über Imitation. »*Es wäre ein Mißverständnis anzunehmen, der Schüler könne dadurch ein moralischer Mensch werden, daß er den Lehrer einfach imitiert. Wenn Moralität vom einzelnen selbst … hervorgebracht werden muß, dann muß der Lehrer eine Methode entwickeln, die dem Schüler eine ›Abnabelung‹ ermöglicht und es ihm erlaubt, sich als er selbst bzw. sein eigenes Können frei zu entfalten.*« (*Pieper* 2000:145)

Von Manz führt eine Differenzierung ein: »*Implizite Leitlinien wirken v. a. in den Situationen, in denen Vorbilder nachgeahmt werden. Das gilt in erster Linie für die Ausbildungssituation, in der solche Nachahmung und Übernahme von Leitlinien bis zu einem gewissen Grad natürlich gewollt ist, aber auch sehr leicht zu unreflektierter Nachahmung degeneriert. Der Unterschied ist fein und oft kaum wahrnehmbar zwischen dem Nachahmen um des Lernens willen und dem Nachahmen um des Nachahmens willen, bei dem alle kritische Distanz zum Lehrenden, zum Vorbild und zu den Leitlinien verloren geht.*« (1992b:76) Selbstständigkeit erfordert tatsächlich einen Abnabelungsprozess, den der Lehrer unterstützen sollte. In der gezielten Hinführung zum Nicht-mehr-führen-Lassen liegt eine der großen Paradoxien der Pädagogik.

Schmidt (2000:44) schreibt zur Frage des angemessenen Lehrerverhaltens im Ethikunterricht: »*Hinsichtlich der Lehrerrolle ist umstritten, wieweit Unterrichtende ihre eigenen weltanschaulichen Überzeugungen und moralischen Orientierungen zur Geltung bringen können bzw. sollen. Distanzierte Objektiviertheit wirkt weder motivierend noch orientierend, engagiertes Eintreten für bestimmte Werte und Überzeugungen kann als Indoktrination empfunden werden, zumal wenn plausibel erscheinende Argumente das Engagement unterstützen. Im Allgemeinen wird empfohlen, die persönlichen Überzeugungen im Unterricht deutlich zu machen und zu begründen, gleichzeitig aber andere Orientierungen als attraktive Alternativen zur Geltung zu bringen.*«

Wiesing und *Schreiner* (1993:318) meinen zu dieser Frage: »*Es ist nicht zu vermeiden und deswegen auch nicht zu kritisieren, daß der Lehrer eigene moralische Grundüberzeugungen und Vor-*

stellungen ... in den Unterricht mitbringt. Er sollte die ... Teilnehmer über die eigene Position in Kenntnis setzen, damit deutlich wird, daß der Unterschied zwischen einem ›Ethiker‹ und einem ›Nicht-Ethiker‹ nicht darin besteht, daß ersterer in der Substanz bessere Entscheidungen zu fällen vermag, sondern allenfalls darin, daß er seine Entscheidungen besser begründen kann.« Mir behagt zwar die dichotomische Unterscheidung zwischen Ethikern und Nicht-Ethikern nicht, aber der Grundaussage der beiden Autoren möchte ich beipflichten.

Hunt bringt die Antwort auf die Frage nach dem günstigen Lehrerverhalten auf den Punkt: *»It is easy, all too easy, for the teacher of ethics to slip into moralising in the classroom. There is nothing wrong with teachers expressing their moral views, and participating in a debate, but they should make it clear that that is what they are doing«* [142] (*Hunt* 1992:326).

8.2.7.1.10 Lernen durch Argumentation in der Gruppe

Argumentationsfähigkeit ist eine erforderliche Fähigkeit in der ethischen Entscheidungsfindung. Sie kann in Gruppen trainiert werden. *»Ethische Entscheidungen werden im ethischen Diskurs gefunden, d. h. sie verlangen ein hohes Maß an Kommunikationsfähigkeit. Die Beteiligten müssen fähig sein, beobachtete Sachverhalte schlüssig und klar zu schildern sowie ihre Argumente für oder gegen eine Handlungsalternative zu vertreten«*, schreibt *Lindner* (1999:60). *»Bereits im Ethikunterricht sollen die Lernenden sich in die Grundformen der Kommunikation und der Argumentation einüben können und dies in einem möglichst freien Raum, in dem sie erleben, daß auf ihre Argumente gehört und ihre Meinung geachtet wird.«* (ebd.)

Für die Diskussion in der Gruppe sind viele Themen und Organisationsformen denkbar. Aktuelle Ereignisse aufzugreifen ist ebenso möglich wie das Schärfen der Argumentationsfähigkeit in der Auseinandersetzung mit klassischen ethischen Dilemmata (z. B. Heinz-Dilemma von *Kohlberg*). Vielleicht könnte ein Dozent die Gruppe darüber hinaus über den Vorschlag eines »ethischen Pflegeimperativs« diskutieren lassen, der nach *Menche* et al. (2001:19) lautet: »*Handle so, dass deine Aktivitäten von den Pflegebedürftigen jederzeit als objektiv notwendig erkannt und als subjektiv wohltuend empfunden werden.*«
Rabe schlägt vor, die Auszubildenden mit eingeladenen Experten diskutieren zu lassen (2001b).

8.2.7.1.11 Modelle zur ethischen Entscheidungsfindung

> *Wittram* (1997:19) zählt die notwendigen ethischen Kompetenzen von Fachkräften in der Pflege auf:
> - ein Bewusstsein von den häufig im Konflikt stehenden Werten und Gütern,
> - die Fähigkeit, Konflikte zwischen diesen Werten, Gütern und Prinzipien auszuhalten und je nach Lage der Dinge in unterschiedliche Richtungen auflösen oder sogar als unvereinbar stehen zu lassen und schließlich
> - prozedurales Wissen und Können, um in Konflikten die Interessen aller in höchstmöglichem Maße angemessen einzubeziehen.

Prozedurales Wissen und Können lassen sich über die Einübung eines der vielen Modelle zur ethischen Entscheidungsfindung erwerben (vgl. Kap. 7.2). »*Für welche Problemlösungsstruktur man sich auch entscheidet: Es sollte bei der Vermittlung für die Lernenden deutlich werden, daß Problemlösungsstrategien nicht schematisch verwendet werden können. Sie sind lediglich ein Hilfsmittel, um die komplizierten und mehrschichtigen Sachverhalte ethischer Entscheidungssituationen zu entwirren und für eine verantwortliche und am konkreten Fall orientierte Reflexion zugänglich zu machen. Sie sind Werkzeug, Hilfsmittel, nicht mehr. Als solche können sie jedoch im Verlauf des ethischen Unterrichts bei der Besprechung einzelner Fallbeispiele angewendet und damit immer wieder eingeübt werden.*« (*Lindner* 1999:59)

Im Ethikunterricht können hypothetische Fragen gestellt und Möglichkeiten der Entscheidung in konstruierten Fallbeispielen gesucht werden. »*Darüber hinaus erscheint es heute auch sinnvoll, bereits getroffene Handlungsentscheidungen zum Gegenstand des Ethikunterrichts zu machen.*« (*Rekus* 1999:263)

Mit der Empfehlung, im Ethikunterricht den Umgang mit Modellen ethischer Entscheidungsfindung einzuüben, endet die Aufzählung der in der Literatur empfohlenen Methoden zur Gestaltung von Bildungsmaßnahmen zu ethischen Themen.
In Kap. 8.2.7.2 sollen einige strukturelle Bedingungen für Ethikunterrichte beleuchtet werden, die den Blick von einzelnen Unterrichten (Mikrodidaktik) hin zu organisatorischen Fragen der Meso- und Makrodidaktik lenken.

8.2.7.2 Organisatorische Maßnahmen

Ethikunterricht erfordert nach *Rabe* (2001b) zunächst bestimmte Voraussetzungen im Selbstverständnis der Ausbildungsstätten:
- eine Kultur, die zum Dialog, zum Sprechen, Formulieren und Argumentieren, zur Freude am Diskurs ermutigt sowie
- das pädagogische Ziel, die Auszubildenden als Personen zu stärken (Selbstbewusstsein und Vertrauen in die Welt führen zu Wachheit und Mut, die wiederum für moralisches Handeln benötigt werden).

Hügli fordert die kommunikative Vorbildfunktion für *alle* Bereiche von Schulen ein: »*Eine Ethik der Pädagogik muß, wenn sie nicht wirkungslos bleiben will, zu einer Ethik nicht nur von Individuen, sondern von ganzen Schulen werden. Und dies gilt insbesondere und vor allem für soziale Tugenden par excellence wie die der Diskursfähigkeit und Diskursbereitschaft*« (1998: 324 f.). Wenn der Rahmen »stimmt«, wirken die einzelnen Dozenten u. U. glaubhafter als in einer Einrichtung, die nicht verkörpert, was sie von den Bildungsteilnehmern fordert. Andererseits stechen gerade in einer solchen Einrichtung jene Dozenten besonders hervor, die ihre Überzeugungen vorleben. In diesem Zusammenhang sei an die Tatsache erinnert, dass sich nicht alle Vertreter der Ethik als Vorbilder verstehen möchten (s. Kap. 2.2.1).

Für die Organisation des Ethikunterrichts liegen einige Erfahrungsberichte vor. *Lindner* bevorzugt das Zusammenziehen einzelner Ethikstunden zu größeren Einheiten: »*Wo immer möglich wird versucht, die einzelnen Unterrichtsstunden zu ›Ethiktagen‹ oder wenigstens zu größeren Unterrichtseinheiten zusammenzufassen, um die umfangreichen Themenbereiche möglichst konzentriert bearbeiten zu können.*« (1999:50) *Braissant* (2000:3) spricht sich gegen eine Beschränkung der Vermittlung von Ethik auf einen einzigen Kurs aus und plädiert dafür, die Perspektive der Ethik in die Gesamtheit des Unterrichtsprogramms einzubinden.

Zur zeitlichen Platzierung des Ethikunterrichts im Verlauf der Pflegeausbildung äußert sich wiederum *Lindner:* »*Ethisches Bewusstsein als endgültig erreichtes und dann nicht mehr zu veränderndes Ausbildungsziel kann es demnach nicht geben. Die Entstehung eines ethischen Bewußtseins als prozeßhaftes Geschehen ist immer auch in der Beziehung zur jeweiligen Ausbildungs- und Lebensphase zu sehen und vor diesem Hintergrund neu zu definieren. Während der Ausbildung, aber auch während der weiteren Berufstätigkeit, ist es deshalb immer wieder nötig zu fragen, welche Grundhaltungen und Wertvorstellungen das jeweilige Handeln der Pflegenden leiten. Aus diesem Grund ist Ethikunterricht nicht nur in einem Ausbildungsabschnitt (etwa im ersten Kursjahr), sondern über die gesamte Ausbildungszeit hinweg anzubieten und der ethische Diskurs sollte auch während der Zeit der Berufstätigkeit ... weiter geübt werden. Nur auf diese Weise wird es möglich sein, dem prozeßhaften Geschehen der Entstehung eines verantwortlichen ethischen Bewußtseins in der Ausbildung und Fortbildung gerecht zu werden*« (*Lindner* 1999:56).

> Ethikunterricht sollte curricular geplant werden, sodass auch Dozenten, die offiziell im Fach Ethik nicht unterrichten, über Ziele und Inhalte informiert werden können. Im Idealfall sind die expliziten Ethikunterrichte mit den Unterrichten zu anderen Themen abgestimmt.

8.2.8 Qualifikation der Ethik Lehrenden in der Pflegebildung

Ethik zu lehren ist eine anspruchsvolle Aufgabe, die hohe Anforderungen an die Qualifikationen der Lehrenden stellt. Von Lehrenden im Fach Ethik werden in Pflegebildungseinrichtungen zugleich ethisch-fachliche Kenntnisse und didaktisch-methodische Kompetenz erwartet.

Lehrende müssen nach *Hofmann* in der Lage sein, »*... konkrete Arbeitssituationen so darzustellen und zu analysieren, daß das ethische Problem – in der Regel die Verletzung eines der Prinzipien – als solches überhaupt sichtbar wird. Dies kann geschehen über Fallbesprechung, Rollenspiel, Anknüpfung an eigene schwierige Erfahrungen der Teilnehmer, diskursives Gespräch, Auseinandersetzung mit thematischen Artikeln, Planspiele, szenisches Spiel, Traumreisen oder Filmmaterial*« (2000:24). Sie hebt hervor, wie wichtig die Methodenkompetenz der Ethik Lehrenden ist (vgl. Kap. 8.2.8): »*Alle Methoden haben ihren Sinn und ihre Berechtigung, sofern sie richtig eingesetzt werden und es in der Folge auch zu einer ethisch relevanten argumentativen Auseinandersetzung kommt. Allerdings setzt jede Methode Kenntnisse über die Gestaltung und mögliche Folgen und Auswirkungen voraus, da sonst gerade bei schwierigen Themen Wunden bei Teilnehmerinnen aufgerissen werden können, die unbearbeitet zu massiver psychischer Belastung führen können*« (ebd.).

Ethikunterricht stellt hohe pädagogische Anforderungen. »*Letztlich ist mit dem Ziel ethisch verantwortlichen Handelns eine Weiterentwicklung der Persönlichkeit verbunden. Damit wird klar, daß Ethik nicht als übliches Lern- oder Paukfach verstanden werden kann, sondern besonders sorgfältige Unterrichtsgestaltung und hochmotivierte, erfahrene Lehrpersönlichkeiten voraussetzt.*« (*Lindner* 1999:61)

Persönliche Glaubwürdigkeit der Referenten ist nach *Hofmann* ein wesentliches Element in der Vermittlung ethisch-moralischer Werte. »*Das heißt nun keineswegs, dass die Lehrenden selbst alles richtig wissen und machen müssten – ein unmögliches Unterfangen und eher schädigend! Das heißt meines Erachtens aber schon, dass das Bemühen um eigene moralische Kompetenz, eine Offenheit für neue Argumente und das Wissen darum, dass es keine allgemeingültigen Patentlösungen gibt, wesentlich ist, wenn die Botschaft ankommen soll.*« (*Hofmann* 2000:24)

Traditionell wird das Fach Ethik in Pflegeschulen von Theologen unterrichtet. »Insbesondere konfessionell ausgerichtete Krankenpflegeschulen bieten Ethik-Unterricht durch Theologen an, nicht selten als zusätzliche Stunden zum Lehrplan.« (*Milhahn, Zegelin* 1993:320) Schon in der von *Friedericke* und *Theodor Fliedner* im Jahr 1836 in Kaiserswerth gegründeten Diakonissenanstalt erteilte *Theodor Fliedner* den berufsethischen Unterricht selbst. Diese Tradition setzte sich fort, speziell in konfessionellen Krankenpflegeschulen und später auch in den Altenpflegeschulen, die in Deutschland ab Ende der fünfziger Jahre des 20. Jahrhunderts gegründet wurden.

Bis zum gemeinsamen Unterrichten von Theologen mit Lehrkräften aus der Pflege oder zur vollständigen Übernahme des Ethikunterrichts durch Lehrerinnen für Pflegeberufe war es ein weiter Weg. So konnte noch im Jahr 1991 ein Theologe und Klinikseelsorger davon abraten, das Fach Berufsethik von Pastoren und Priestern unterrichten zu lassen, wie es die Regel sei, weil sonst aus dem Ethikunterricht oft unbeabsichtigt eine Art Religionsunterricht werde. Alternativ rät er nun nicht etwa, den Lehrauftrag an Nichttheologen zu vergeben oder den Unterricht im team teaching zusammen mit Pflegevertreterinnen durchzuführen, sondern empfiehlt als Lehrkräfte Theologen, die in der Klinik tätig sind, also Klinikseelsorger. Immerhin räumt er ein, es sei unerlässlich, gemeinsam mit den Unterrichtsschwestern und -pflegern den Unterricht zu planen und sich über die Unterrichtserfahrungen auszutauschen (*Ammermann* 1991:433).

Hamann et al. (1990:2 f.) empfehlen, folgende vier Gruppen von Unterrichtenden sollten je nach der personellen Situation der Kranken- oder Kinderkrankenpflegeschule, der speziellen Erfahrung der Unterrichtenden und entsprechend den Inhalten an der Gestaltung des Ethik-Unterrichts beteiligt sein:
- Lehrerinnen und Lehrer für Krankenpflege,
- evang. und kath. Krankenhausseelsorgerinnen und -seelsorger,
- Psychologinnen und Psychologen,
- Ärztinnen und Ärzte,

und zwar, wenn möglich, dieselben Personen über die gesamte Ausbildungszeit.

Team teaching scheint eine bewährte Unterrichtsform bei Veranstaltungen zur Ethik zu sein. *Hamann* et al. (1990:3) berichten, bei vielen ethischen Themen habe sich die Form kooperativen Unterrichts im team teaching der o. g. verschiedenen Unterrichtenden bewährt. Auch Lindner berichtet von guten Erfahrungen: »*An manchen Schulen hat sich die Methode des ›team teaching‹ bewährt: Die Lehrkraft für Krankenpflege gestaltet den Ethikunterricht z. B. zusammen mit einem Theologen oder einer Theologin*« (*Lindner* 1999:50). Die »*… fächer-*

übergreifende Funktion ethischer Diskussionen kann bereits durch die gemeinsame Unterrichtsgestaltung etwa durch Lehrerinnen der Krankenpflege, Psychologen und Theologinnen deutlich werden« (S. 61).

Theologen und Philosophen sind mit ethischen Fragen und Theorien qua Ausbildung vertraut; woher aber nehmen Pflegelehrerinnen das ethische Fachwissen? In Weiterbildungskursen zur Lehrerin für Pflegeberufe wurde Ethikunterricht laut *Hofmann* leider nur in Ausnahmefällen angeboten (*Hofmann* 2000:22). Nach Angaben von *Milhahn* und *Zegelin* (1993:320) fühlen sich Pflegelehrer durch Weiterbildungen nur unzureichend auf die ausdrückliche Vermittlung ethischer Inhalte vorbereitet und sind daher sehr unsicher. Pflegelehrer sollten, so das Plädoyer der beiden Autoren, besser auf ihre Aufgaben vorbereitet werden (S. 323).

Ergebnisse einer Studie von *Schweidtmann* (1997) stützen diese Forderung. In einer empirischen Untersuchung, an der Pflegekräfte und Ärzte aus zwölf deutschen, schweizerischen und österreichischen Krankenhäusern teilnahmen, beurteilten nur 17,4 % der ausgebildeten Pflegekräfte den in der Pflegeschule besuchten Ethikunterricht als hilfreich/sehr hilfreich. 54,3 % des befragten Pflegepersonals gaben zudem an, nie gelernt zu haben, eine ethische Entscheidung zu treffen. *Schweidtmann* (1997:7) erklärt dieses Ergebnis mit *Volontieris* Befund aus dem Jahr 1992 (*Volontieri* 1992), der aussagt, dass 85 % des Ethikunterrichts durch für dieses Fach meistens nicht besonders qualifizierte Unterrichtsschwestern erteilt werde.

Lieselotte Lindner, Pfarrerin und Lehrerin für Krankenpflege, kommt als Ergebnis ihrer Gespräche mit Lehrenden an pflegerischen Ausbildungsstätten sowie ihrer eigenen Erfahrungen und Beobachtungen zu dem Befund, dass in der pflegerischen Ausbildung mit durchaus großem persönlichen Einsatz viele wichtige Themen der Ethik behandelt werden (*Lindner* 1999:50). Sie schränkt jedoch ein: *»Die Einübung in die eigene Entscheidungskompetenz und in die Fähigkeit zu argumentierender Kommunikation scheint jedoch eher selten zu erfolgen, ja oftmals nicht einmal als Ziel vor Augen zu stehen. Auch hier ist aber eine Verbesserung der momentanen Situation von den neuen pflegerischen Studiengängen zu erwarten, die in stärkerem Maße als die stark praxisorientierte Ausbildung und auch stärker als manche der bisherigen Weiterbildungslehrgänge für Pflegende auf eigenständige Entscheidungsfindung zielen und die kommunikativen Fähigkeiten der Studierenden im wissenschaftlichen Diskurs zu wecken und unterstützen suchen«* (ebd.).

In Deutschland haben sich inzwischen zahlreiche Studiengänge der Fachrichtung *Pflegepädagogik* sowie einige Studiengänge für das *Lehramt an Beruflichen Schulen: Pflege/Pflegewissenschaft* etabliert[143]. Nach einer Umfrage des Internetportals www.pflegestudium.de waren im Wintersemester 2002/03 insgesamt 6889 Studierende für pflegewissenschaftliche Fächer an Fachhochschulen und Universitäten eingeschrieben. Besonders gefragt sei Pflegemanagement, ergab die Untersuchung; 46 % aller Studenten waren dort eingeschrieben. Mit einem Anteil von 27 % lagen die Pflegepädagogik-Studiengänge auf Platz 2 (www.pflegestudium.de/aktuell.htm, besucht am 2.8.2003). Vorlesungen und Seminare in Ethik scheinen in den Curricula der Pflegestudiengänge überwiegend fest integriert zu sein; Inhalte und Umfang des Angebots sind je nach Hochschule verschieden.

Greifen wir ein Beispiel heraus: Im achtsemestrigen Studiengang Pflegepädagogik an der Kath. Fachhochschule Freiburg ist die Stundenzahl der Ethikveranstaltungen mit der Reform der Studien- und Prüfungsordnung vom 27.04.2000 erheblich reduziert worden. Zuvor waren 84 Vorlesungsstunden à 45 Minuten im Fach Ethik vorgesehen, jetzt sind es nur noch vier Semesterwochenstunden (SWS), das entspricht 56 Vorlesungsstunden. Hinzu kommen weitere vier SWS im Fach Philosophie (= 56 Stunden) und zwei SWS im Fach Christliche Anthropologie (= 28 Stunden). Vergleichende Untersuchungen zum Angebot anderer Hochschulen gibt es bislang leider nicht. Hier besteht Forschungsbedarf.

8.2.9 Konsequenzen ethischer Bildung in der Pflege

Ethische Bildung ist in der Pflege unbedingt notwendig, und die Lehre von Ethik stellt hohe Anforderungen an die Pflegepädagoginnen, das wurde deutlich. Mit welchen Folgen ist zu rechnen, wenn die Aus-, Fort- und Weiterbildung in ethischen Fragen der Pflege forciert wird?

Moralisch handeln zu wollen bzw. zu sollen, ist nicht zwangsläufig angenehm. In vielen Fällen wäre es für einen Handelnden bequemer, ethische Prinzipien und moralische Normen nicht zu beachten: »*Moral als soziale Institution entspricht mit ihren Forderungen nicht immer dem, was ich will. Manchmal möchte ich lieber nicht ›moralisch‹ sein*« (*Ferber* 1999:177). Ethik(unterricht) ist daher ein schwieriges und folgenreiches Unternehmen.

Für Auszubildende in der Pflege hat Unterricht in Ethik nicht nur angenehme Folgen wie einen Zugewinn an Wissen und Erkenntnis, sondern eventuell auch unangenehme Auswirkungen. »*It may be frustrating for students that there are more questions than answers but this can be viewed as part of the development of moral autonomy.*« (*Sellman* 1996:47)[144]

Auch die Arbeit in der Pflegepraxis wird durch ethische Bildung nicht unbedingt erleichtert. *Schröck* weist auf die unangenehmen Folgen einer ethischen Reflexion des Pflegealltags hin: »*Eine Beschäftigung mit der Moralität des alltäglichen pflegerischen Handelns bedeutet eine Untersuchung des Handelns und Denkens des einzelnen Menschen, das von bestimmten Wertvorstellungen beeinflußt ist. Dabei geht es um konkrete, spezifische pflegerische Situationen, die für die Beteiligten hautnah sind und in denen sie auch persönliche Gefühle empfinden und äußern. Pflegeethische Inhalte auf dieser Handlungsebene zu erarbeiten und zu verarbeiten ist sicher für den einzelnen beunruhigend und oft auch schmerzhaft*« (1995:317).

Lindner schreibt dazu: »*Ethische Reflexion alltäglichen Handelns kann ... Hilfe für die Praxis sein – sie fragt aber auch kritisch nach der Motivation und den Folgen spontaner Entscheidungen und ist damit u. U. auch unbequem*« (1999:55). Durch ethische Bildung steigt die Wahrscheinlichkeit, dass Pflegende ethische Konfliktsituationen sensibler wahrnehmen. Nicht selten sind Pflegekräfte, die sich in Ethik aus-, fort- oder weiterbilden, von ihrem (früheren) Handeln enttäuscht und reagieren mit Verunsicherung, Selbstvorwürfen oder Aggression.

Was geschieht nun, wenn Pflegekräfte unmoralisches Handeln Anderer aufdecken? *Ingrid Borkenstein* schildert ein Beispiel, das sie in ihrer Tätigkeit als Krankenschwester erlebt hat (1993, zit. n. *Großklaus-Seidel* 2002):

»Frau B. ist eine erfahrene Krankenschwester, die im Nachtdienst auf einer Intensivstation arbeitet. Sie hat dabei unter anderem eine etwa 80-jährige Patientin zu versorgen, deren Vorgeschichte ihr nicht bekannt ist, da es ihr erster Dienst nach einer wachfreien Zeit ist. Die Frau liegt auf dem Rücken und ist an Händen und Beinen am Bett fixiert. Bei der Übergabe hieß es, die Patientin sei renitent und habe aus diesem Grund hochdosierte Beruhigungsmittel intravenös bekommen. Bei Unruhe waren weitere Beruhigungsmittel, eine andere Form der medikamentösen Behandlung jedoch nicht angeordnet. Ausdrücklich wurde betont, dass die Fixierung auf keinen Fall gelöst werden soll. Als Infusion läuft Flüssigkeit ohne Kalorien über einen Jugulariskatheter, wodurch auch die Bewegungsfreiheit des Kopfes der Patientin zusätzlich eingeschränkt ist. Krankenschwester Frau B. wundert sich über die angeordneten Maßnahmen im Hinblick auf den Zustand der Patientin: Die alte Frau liegt offensichtlich im Sterben.

In den frühen Morgenstunden wird die Patientin wach und zeigt Unruhe. Da es auf der Station ruhig ist, entschließt sich Frau B., die Fixierung zu lösen und mit einer Grundpflege bei der Patientin zu beginnen. Als Arme und Beine von der Fixierung gelöst sind, schlägt die Patientin die Augen auf und lächelt sie an. Bei der Pflege reicht sie auf Bitte erst den einen, dann den anderen Arm zum Waschen und zeigt ansonsten ihr Wohlbehagen bei den durchgeführten Maßnahmen. Im Zuge der Körperpflege entdeckt die Krankenschwester acht bis zehn Einstiche links und rechts im Schlüsselbeinbereich. Die Haut ist handtellergroß gelbgrün verfärbt und zeigt alle Anzeichen eines abklingenden Blutergusses. Frau B. ist über ihre Entdeckung zutiefst erschrocken. Sie mutmaßt, dass ein Anfänger bei der Patientin versucht hat, einen Subclaviakatheter zu legen und ohne Erfolg geblieben ist. Die alte Frau war möglicherweise Probandin in einer Studie. Die Beruhigungsmittel und die bewegungseinschränkenden Maßnahmen kamen nach Ansicht von Frau B. zum Einsatz, weil die Patientin bei dem Eingriff unruhig wurde und die Aktion vertuscht werden sollte.« (S. 123 f.) *Großklaus-Seidel* zitiert weiter:

»Krankenschwester Frau B. sieht keinen Anlass, die 80-jährige Patientin nach den Pflegemaßnahmen erneut zu fixieren. Zusammen mit einem herbeigerufenen Kollegen bettet sie die Patientin und lagert sie seitlich. Die Patientin schmiegt ihren Kopf in das Kissen und schläft in dieser Lage ohne zusätzliche Beruhigungsmittel ein. Bei der Übergabe zum Dienstschluss um sechs Uhr morgens schläft die Patientin noch. Die Abläufe der Nacht werden dokumentiert und ins Krankenblatt eingetragen. Dem Frühdienst wird angegeben, dass die Fixierung gelöst wurde.

Als Frau B. zu Dienstbeginn am Abend eintrifft, wird sie sofort zu Chefarzt Prof. Dr. X., dem Leiter der Intensivstation, zitiert. Er stellt sie über die Lösung der angeordneten Fixierung zur Rede, da sich die Patientin im Verlauf des Vormittags den Venenkatheter gezogen hat. Die Krankenschwester begründet ihr Handeln mit dem Satz: ›Die Patientin war ruhig und dazu noch sterbend.‹ Hierauf entgegnet ihr der Arzt: ›Schwester, Sentimentalitäten am Krankenbett sind nicht erlaubt.‹ Frau B. versucht argumentativ nachzusetzen: ›Herr Professor, Sie haben Ihr Fachgebiet, und mein Fachgebiet ist die Pflege, da bin ich kompetent.‹ Daraufhin hält der Arzt ihr die zwei großen Hämatome im Schlüsselbeinbereich der Patientin als Pflegefehler vor. Frau B. gerät in Wut und verweist darauf, dass die Hämatome schon verfärbt waren, d. h. sie waren bereits einige Tage alt. Auch die Einstichstellen von etlichen Punktionsversuchen seien noch sichtbar gewesen. Alle ihre Angaben seien zudem im Krankenblatt dokumentiert. Der Arzt beendet daraufhin das Gespräch, das für die Krankenschwester später zu Unannehmlichkeiten auf der Station führt. Wie sich im Nachhinein herausstellt, war die 80-jährige Patientin tatsächlich Probandin in einer Studie, die unter der Leitung von Prof. Dr. X. durchgeführt wurde.« (S. 136 f.).

Unabhängig von der Frage, ob sich die Krankenschwester richtig verhalten hat oder andere Handlungsalternativen zu angemesseneren Ergebnissen geführt hätten[145], zeigt dieses Fallbeispiel deutlich, dass eine ethische Entscheidung in Problemsituationen »keine intellektuelle Spielerei« (*Großklaus-Seidel* 2002:137) ist. Ethisch begründetes Handeln stellt immer ein Wagnis dar (*Amelung, Nüchtern* 1992:10).

Ethische Bildung erhöht das Risiko, künftig mehr Konflikte wahrzunehmen und bewältigen zu müssen. »*Ethische Kenntnisse motivieren, sich einzumischen, Gleichgültigkeit und Gedankenlosigkeit anzuprangern.*« (*Luther* 1993:314) Ethisches Wissen verpflichtet, und moralisches Handeln kann wie im genannten Fallbeispiel bedeuten, sich um der Moralität der beruflichen Praxis willen gegen unmoralische Verhältnisse aufzulehnen. Ethisch mündige Pflege wird kritische Pflege sein, hofft *Sperl* (2002:53).

Der Wunsch, allen Unternehmensangehörigen würde »*... die Möglichkeit eingeräumt, sich unmoralischen Weisungen in begründeter Form zu widersetzen und jederzeit sanktionsfrei ethische Bedenken zur Sprache zu bringen*« (*Bauer* et al. 2003:48), wird sich wohl nur in wenigen Unternehmen verwirklichen lassen. Wer aus moralischen Erwägungen Zivilcourage demonstriert, wird die Konsequenzen zu tragen haben. Moralische Überzeugung hat ihren Preis, und es ist angeraten, sie nicht nur mit Entschlossenheit und Mut zu paaren, sondern auch mit Besonnenheit, offensivem Gesprächsverhalten und je nach Situation auch mit Diplomatie und Geduld.

Die zunehmende Ökonomisierung des Gesundheits- und Sozialwesens wird ethische Konflikte in der Pflegepraxis und im Pflegemanagent künftig noch verschärfen, nicht nur in Krankenhäusern. Zusätzlich zu Rationalisierungsmaßnahmen setzt sich gerade in Pflegeheimen immer unverdeckter Rationierung durch, wie *Dibelius* berichtet. »*Die knappe Personalbemessung und das Fehlen von gerontopsychiatrischem Fachpersonal wird als die einschneidendste Rationierungsmaßnahme in den Altenheimen gesehen. Um den Personalmangel zu kompensieren, erhalten ›unruhige‹ Bewohner häufig Beruhigungsmittel, die wiederum Nebenwirkungen wie Verwirrung und Sturzgefahr haben*« (2003:28).

Es stellt sich immer dringlicher die Frage, ob und wie Pflegekräfte an Rationierungsmaßnahmen mitwirken sollen. *Faller-Möller* fragt: »*Sollen sie unter Umständen helfen, Rationierung in Krankenhäusern zu decken, damit die Patienten das Vertrauen in die Institution, die Ärzteschaft und die Pflege nicht verlieren, oder sollen sie als ›Advokaten‹ des Patienten diesen aufklären, dass bei ihm medizinische oder pflegerische Leistung rationiert wird?*« (1999:151) Der ICN-Ethikkodex für Pflegende (ICN 2000:563) besagt: »*Die Pflegende greift zum Schutz des Patienten ein, wenn sein Wohl durch einen Kollegen oder eine andere Person gefährdet ist.*«

In diesem Sinne fordert *Faller-Möller* (1999:151): »*Pflegende sind verpflichtet einzugreifen, wenn nach Kriterien notwendige Gesundheitsleistung verweigert wird. Hierbei geht es nicht um ein Plädoyer für eine Lebensverlängerung um jeden Preis, sondern um den Schutz aller Patienten vor Vernachlässigung und sogar Tötung auf der Basis einer Lebenswertbestimmung. Pflegende sind aufgefordert einzugreifen, wenn einem Menschen gegen die ihnen bekannte ethische Norm und gegen den Wunsch der Betroffenen notwendige Leistung vorenthalten wird. Wenn bei der Entscheidungsfindung Kriterien wie sozialer Status, Art der Versicherung, die Behinderung (etc.) des Patienten ausschlaggebend sind, sollten sie sich trauen, diese Vorkommnisse zur Sprache zu bringen.*«

Der berufliche Alltag wird für Pflegekräfte um so schwieriger sein, je mehr sie für ethische Probleme sensibilisiert sind (vgl. *Maier* 1997:15; *Schwerdt* 1998b:111; *Kuhlmey* 1999:95). Andererseits ist die Kenntnis ethischer Grundsätze unabdingbar für eine professionelle Pflegetätigkeit, weil sie wertvolle Entscheidungs- und Begründungshilfen bereitstellt. »*Pflege ... verfügt heute über einen Fundus an Wissen, der durch wissenschaftliche Studien vermehrt und von immer besser ausgebildeten Menschen angewandt wird. Der Pflegende ist daher immer besser in der Lage, sein Gebiet zu beschreiben, zu rechtfertigen und zu verteidigen, und seine Arbeit wird von anderen zunehmend anerkannt. Man kann sagen, daß der Beruf in gewissem Umfang professionell geworden ist. Das bedeutet allerdings auch, daß an den Pflegenden immer höhere Ansprüche gestellt werden.*« (*van der Arend* 1998:9)

Bildung geht mit größerer Verantwortung einher. Zu begrüßen sind deshalb auch die vereinzelten politischen Vorstöße, von Pflegekräften mehr Verantwortung in ethischen Fragen zu fordern. Beispielsweise ist in Österreich seit 1993 die Mitarbeit eines Vertreters des Krankenpflegefachdienstes in Ethikkommissionen gesetzlich vorgeschrieben (*Arndt* 1996a:142) und auch in Belgien ist die Vertretung der Pflege in Kommissionen für Medizinethik durch königlichen Erlass festgelegt (*Gastmans* 2003:109).

Ethische Unterweisung bildet Pflegekräfte auch in anderen Themen, wie einige Autoren bemerken: Eine gelingende Entwicklung moralischer und ethischer Kompetenzen der heilberuflich Tätigen geht nach den Erfahrungen der Medizinethiker *Kahlke* und *Reiter-Theil* nicht losgelöst, sondern nur in Verbindung mit anderen Kompetenzen des jeweiligen Heilberufes vor sich (vgl. *Kahlke, Reiter-Theil* 1995a:VII). In ähnlicher Weise hebt *Lindner* (1999:64) hervor, dass ethische Unterweisung für Pflegeberufe vielerlei Fähigkeiten ausbilde und fördere, die für den gesamten pflegerischen Bereich grundlegend seien:
- Wahrnehmungsfähigkeit für ethische Fragestellungen,
- selbstständige Reflexion zugrundeliegender Werte und Normen,
- verantwortungsvolle Entscheidung zwischen möglichen Handlungsalternativen und die
- Bereitschaft, für das eigene Handeln auch die Verantwortung zu übernehmen.

Ethische Unterweisung sei somit als integraler Teil pflegerischer Aus- und Fortbildung unverzichtbar (ebd.).

Dass durch den Erwerb ethischer Kompetenz in der Pflege zugleich andere pflegerische Bildungsziele verwirklicht werden, stellt auch *Sellman* heraus: »*Many of the daily decisions nurses make have moral implications and it is becoming increasingly likely that any one nurse will be asked to justify her decisions. The ability to do this may be enhanced by the study of ethics. As nurses become more adept at argument and debate it becomes easier to state one's case. The point of reflective practice is that justification is a continual process: thus when called to account there may be less difficulty. The study of ethics may also provide the vocabulary with which to present argument and justification. By the same token the study of ethics can also be an aid to individual accountability*«[146] (1996:46). *Sellman* fährt fort: »*Teaching of ethics should help individual nurses to develop their own arguments. (...) The constant need in ethics to defend or confront a particular point of view helps to produce critical and analytical thinking, which is considered to be of value*«[147] (S. 47).

Schwerdt (1998b:112) stellt für den Bereich der Altenhilfe fest, dass ein Kompetenzgewinn in ethischer Argumentation und ethisch begründeter moralischer Praxis zu Qualitätssteigerungen führt. Und nicht zuletzt fördert ethische Reflexion die (Weiter-)Entwicklung beruflicher Identität. *Reiter-Theil* (1999b: 205) beschreibt die Erfahrung, dass gerade die Thematisierung ethischer Fragen und Probleme die berufliche Identität der Krankenpflege stärken oder stiften helfen könne. Sie folgert für die Frage nach einem Zusammenhang mit der Qualität von Pflege: Die »... *Identität einer Berufsgruppe mit hoher Verantwortung und Belastung ist unabdingbar für kompetente Leistung und damit Qualität*« (ebd.).

8.3 Zusammenfassung

Im ersten Teil des Kapitels 8 zur Ethik in der Pflegepädagogik beschäftigen wir uns mit *Pädagogischer Ethik*.

Der Begriff *Pädagogische Ethik* besitzt drei Bedeutungen (*Hügli* 1996:312):
1. Zum Einen kann er die Pädagogik insgesamt als praktische Form von Ethik meinen; diese Bedeutungsvariante wird jedoch heute überwiegend nicht mehr vertreten.
2. Des Weiteren wird Pädagogische Ethik unter dem Gesichtspunkt verstanden, dass pädagogische Theorie und Praxis selbst moralisch relevante Fragen aufwerfen, die von der Ethik zu reflektieren sind. Mit dieser Begriffsbedeutung habe ich mich in Kapitel 8.1 intensiv auseinander gesetzt. Meine Annahme war, dass die Frage, *wie* Themen und Inhalte (z. B. Ethik) in der Pflegepädagogik gelehrt werden sollen, Gegenstand ethischer Reflexion sein muss.
Als ein Beispiel für einen ethisch problematischen pädagogischen Ansatz wurde die systemtheoretisch-konstruktivistische Didaktik dargestellt und kritisch hinterfragt. Statt ihrer befürworte ich die Handlungsorientierte Didaktik als einen ethisch zu rechtfertigenden Ansatz. Die Grundaussagen und -anliegen der Handlungsorientierten Didaktik befinden sich in deutlicher Übereinstimmung mit anerkannten ethischen Werten und Prinzipien. Besonders hervorzuheben ist die Unterstreichung von Autonomie, Solidarität und Wertschätzung.
3. In der dritten Bedeutungsvariante des Begriffs Pädagogische Ethik wird danach gefragt, wie Ethik vermittelt und gelernt werden kann. Mit diesem Aspekt befasste ich mich im zweiten Teil des Kapitels 8, das nun etwas ausführlicher zusammengefasst werden soll.

Ethisches Urteilsvermögen und moralische Handlungskompetenz sind ein Teil der Persönlichkeitsentwicklung des Menschen. Sie werden im Laufe der primären und sekundären Sozialisation erworben, um später vertieft zu werden, z. B. in pflegerischen Grundausbildungen. Letztlich erfordern sie ein berufs- bzw. lebenslanges Lernen, das in der Pflege durch Fort- und Weiterbildungsmaßnahmen gefördert werden kann.

Während die Notwendigkeit von Bildungsmaßnahmen zur Ethik in der Pflege deutlich hervortritt, erscheint der bisherige Umfang solcher Maßnahmen sowohl in den Pflegegrundausbildungen als auch in Weiterbildungen zur Lehrerin für Pflegeberufe zu gering. Ob von den ca. 50 Pflegestudiengängen in Deutschland Besseres behauptet werden kann, ist gegenwärtig nicht mit Bestimmtheit zu sagen.

Dozenten müssen in der Pflege mit mannigfaltigen Vorurteilen gegenüber dem Thema Ethik rechnen. Gemessen an *Piagets* und *Kohlbergs* entwicklungspsychologischen Modellen zur moralischen Entwicklung von Menschen scheinen adoleszente Auszubildende in Pflegeberufen mit komplexen ethischen Fragestellungen eher überfordert zu sein. Ziele des Ethikunterrichts in Pflegeausbildungen sollten daher moderat formuliert werden, um dem realistischerweise zu erwartenden Entwicklungsstand junger Erwachsener eher zu entsprechen.

Die inhaltliche Abgrenzung der pädagogischen Ziele moralische Kompetenz und ethische Kompetenz ist nicht trennscharf durchführbar. Zur moralischen Kompetenz gehören ein gewisses Maß an ethischer Reflexion und die Fähigkeit, sein Handeln als an ethischen Prinzipien oder Theorien ausgerichtet zu rechtfertigen. Damit reicht sie aber bereits in den Bereich der ethischen Kompetenz hinein, die nicht auf die wissenschaftliche Kompetenz eines hauptberuflichen Ethikers beschränkt ist.

Die gelegentlich vertretene Auffassung, ethische Kompetenz sei eine Schlüsselqualifikation der Pflege, wurde hinterfragt und die traditionelle Ansicht, ethische Kompetenz sei nicht Teil der Fachlichkeit von Pflege, verworfen.

In der Auseinandersetzung zwischen den Vertretern einer prinzipienorientierten Normenethik (rule ethics) und einer anteilnehmenden Fürsorgeethik (ethics of care) plädiere ich für eine integrative Position: Rationale ethische Prinzipien und moralische Regeln sollen nicht ohne Berücksichtigung der jeweiligen individuellen Kontexte angewandt werden, sondern sie verlangen nach situationsentsprechender Interpretation und Abwägung. Andererseits reichen emotionale Faktoren und eine zugewandte Grundhaltung einer Fürsorge nicht aus, um moralisches Handeln sowohl zu gewährleisten als auch im Diskurs begründen zu können. Eine Ethik in der Pflege muss beide Seiten berücksichtigen.

Zur Frage der Inhalte des Ethikunterrichts in der Pflege stellte ich fest, dass bislang vorwiegend dramatische (*Schröck*) medizinethische Themen behandelt werden. Ethische Themen aus der Pflege und insbesondere aus der Sozialen Arbeit kommen dabei eher zu kurz. Moralisches Handeln spielt sich in der Pflege meist nicht in spektakulären Extremsituationen des Lebens oder Sterbens ab, sondern in den sensiblen moralischen Alltagskonflikten, die häufig mit der Körperlichkeit von Menschen und ihren sozialen Zusammenhängen verknüpft sind. Ich sprach die Vermutung aus, dass Ethikunterricht oft als Moralunterricht verstanden wird und deshalb die Auswahl der Themen so dramatisch ausfällt. Für die eigentliche Aufgabe – das Kennenlernen und Einüben ethischer Denkweisen und Entscheidungshilfen auf verschiedenen Abstraktionsebenen (Regeln, Prinzipien, Theorien) – sind keine spektakulären Themen vonnöten.

Pflegeethik ist auf mannigfaltige Weise lehr- und lernbar. Das Erlernen ethischer Reflexions- und Argumentationsfähigkeit kann durch vielerlei organisatorische und didaktisch-methodische Mittel erleichtert werden. Die wichtigsten in der Literatur genannten Methoden (z. B. die Wertklärung, d. h. die Identifizierung von Gütern und Übeln) stellte ich vor und diskutierte die erforderliche Qualifikation der Lehrenden. Es zeichnete sich ab, dass ein team teaching der Pflegelehrer mit Vertretern aus anderen Disziplinen Vorteile bringt, wobei insbesondere die Absolventen von Weiterbildungsgängen zur Lehrerin für Pflegeberufe u. U. selbst einen Fortbildungsbedarf zu spüren scheinen.

Als Konsequenzen ethischer Bildung in der Pflege wurden genannt: Zugewinn an Wissen und Erkenntnis, persönliche Einschränkungen, soziale Konflikte, größere Verantwortung, erhöhte Verantwortungsbereitschaft, bessere Wahrnehmungs-, Entscheidungs- und Argumentationsfähigkeit, Steigerung von Qualität und beruflicher Identität.

Soweit die Zusammenfassung zur Ethik in der Pflegepädagogik. Abschließend werde ich meine Folgerungen zur Diskussion stellen und einen Ausblick wagen.

Anmerkungen

[105] *Ferber* bezeichnet die instrumentelle Bedeutung von *gut* als relativ, die moralische als absolut (*Ferber* 1999:161). Ich vertrete dagegen die Auffassung, dass auch die Zuschreibung von moralischer Güte immer im stillen oder bewussten Vergleich mit einem als weniger moralisch Eingeschätzten – also in Relation – geschieht.

[106] *Mybes* kritisiert die neue Gesetzgebung in den Niederlanden, die als erstes Land der Welt die aktive Sterbehilfe straffrei gestellt hat (Belgien ist im Jahr 2002 dieser Praxis gefolgt). Er führt die Zustimmung zu diesem Gesetz auf die Furcht zurück, nicht mehr menschenwürdig versorgt, gepflegt und betreut zu werden. Durch die neue Regelung entstehe ein gesellschaftlicher Druck auf zumeist ohnehin sozial und gesundheitlich benachteiligte Gruppen, d. h. vor allem auf alte, chronisch kranke und behinderte Menschen. Sie sähen sich zunehmend einem gesellschaftlich-ökonomischen Druck in Richtung eines »*sozialverträglichen Frühablebens*« ausgesetzt (*Mybes* 2001:24). Leider kenne ich noch keine Berichte von holländischen Pflegekräften darüber, wie sie die damit neu oder verstärkt auftretenden Konflikte bewältigen.
Wird eine solche Gesetzgebung in Zukunft auch in Deutschland erfolgen? *Mybes* sieht den eigentlichen Grund für die bisherige Verhinderung eines »Tötungsgesetzes« in der Bundesrepublik nicht in den ethischen, moralischen und politischen Überzeugungen unserer Gesellschaft, sondern in der Geschichte unseres Landes (ebd.). Diese Thematik kann in der vorliegenden Arbeit nicht vertieft werden. Als weiterführende Literatur sei auf *Schreiner* (2001e) verwiesen.

[107] Der Begriff »radikal« bedeutet »an die Wurzel gehend« und kommt von *lat.:* radix = Wurzel. *Ernst von Glasersfeld* hat den Konstruktivismus um den Zusatz »radikal« erweitert und pädagogische Soft-Versionen als »trivialen Konstruktivismus« abgestempelt, wie *Jank* und *Meyer* berichten (*Jank, Meyer* 2002:300).

[108] Die systemtheoretische Auffassung von »Störung« (Perturbation, Irritation, Infektion) geht weit über das Cohn'sche Postulat »Störungen haben Vorrang« hinaus. In der Themenzentrierten Interaktion gelten Störungen als unerwünschte Hindernisse. »*Beachte Hindernisse auf deinem Weg, deine eigenen und die von anderen. Störungen haben Vorrang (ohne ihre Lösung wird Wachstum erschwert oder verhindert).*« (*Cohn* 1975:121) Aus systemtheoretischer Sicht gibt es hingegen kein Lernen ohne Störungen. Sie sind unabdingbare und grundsätzlich willkommene Stimulatoren.

[109] Um zu lernen, scheinen Menschen nicht nur Wärme und Vertrautheit zu benötigen, wie es v. a. die humanistische Psychologie lehrt, sondern ebenso Fremdheit. Wie viel Fremdheit ist jedoch erforderlich, um zu lernen? Wie viel Vertrautheit brauchen Menschen, um im Erleben von Fremdheit lernen zu können? Gibt es in der Pädagogik vielleicht so etwas wie eine Dialektik von Fremdheit und Vertrautheit?
Mich erinnern diese Gedanken an Überlegungen in der Bildenden Kunst. Dort wird zwischen Banalität und Originalität unterschieden: Wenn ein Kunstwerk nichts Neues bzw. Fremdes enthält, dann ist es banal, d. h. es ist altbekannt und langweilig. Enthält es – gemessen am kulturellen Stand des Betrachters – zu wenig Bekanntes, sondern nur Neues/Fremdes, so wird es nicht verstanden, sondern als irrelevant abgelehnt. Übertragen auf die Pädagogik, bedeutete das: In pädagogischen Settings braucht es ein ausgewogenes und abgestimmtes Maß an Vertrautheit wie an Fremdheit. Auf die angemessene Mischung scheint es anzukommen.

[110] Vgl. zur systemtheoretischen Bedeutung von Dissens: *Willke* 1996b:233 ff.

[111] Trotz der Gegensätzlichkeit zwischen humanistischem und systemtheoretischem Denken zeigt sich m. E. gerade in diesem Grundvertrauen auf menschliche Selbsthilfe- bzw. Selbstheilungskräfte eine unerwartete Übereinstimmung. Allerdings arbeiten humanistisch orientierte Lehrer gezielt darauf hin, eine wertschätzende Atmosphäre der Authentizität und emotionalen Wärme herzustellen, während dies bei konstruktivistisch-systemtheoretisch orientierten Lehrern nicht programmatisch beabsichtigt ist.

[112] Griech. *autós*: selbst; *poíein*: machen

113 Einige Autoren bevorzugen den Ausdruck »*operativ* geschlossen«, z. B. *Treibel* (1997:33)

114 *Luhmanns* Differenz »lebende Systeme versus Maschinen« erscheint zutreffender als *Heinz von Foersters Unterscheidung* von »trivialen« und »nichttrivialen Maschinen«. Ich teile *Pörksens* Einwand, »... *daß schon die Rede von einer Maschine immer die Suggestion von Berechenbarkeit und Durchschaubarkeit erzeugt. Die Maschinen-Metapher hat diese Konnotation, sie legt nahe, alle Aspekte des menschlichen Lebens seien enträtselbar*« (von *Foerster, Pörksen* 1998:59).

115 Selbstverständlich sind nicht alle Lernschritte erwünscht. Entwicklung ist nicht synonym mit erwünschter, positiver Entwicklung (vgl. *Simon* 1988:60, 1997a, 1997b).

116 Der Begriff *Synreferentialität* stammt von *Hejl*, einem Vertreter des Sozialen Konstruktivismus (vgl. *Siebert* 1999:11).

117 Nach *Siebert* (1999) stammt der Begriff »Driften« aus der biologischen Evolutionstheorie. »*Lebewesen driften, indem sie sich an veränderte Umweltbedingungen im Rahmen ihrer Möglichkeiten anpassen. Im pädagogischen Sinn markiert die Driftzone den Rahmen, in dem Menschen lernen und verstehen, in dem Neues ›anschlussfähig‹ und in kognitive Strukturen integrierbar ist.*« (S. 198) Die Umwelt ist am Prozess des Driftens nicht nur als irritierendes Agens beteiligt; sie wird durch das driftende System ebenfalls irritiert und zu Veränderungen angeregt. Zwangsläufig driftet sie mit.

118 *Maturana* (1975), zit. n. *Simon* (1988:140).

119 Von lat.: *via* = Weg, Straße

120 Der heutige Handlungsbegriff in Philosophie, Soziologie, Psychologie und Sozialpsychologie beinhaltet selbstverständlich die Möglichkeit des Nichthandelns. Auch bewusste Unterlassung ist eine Handlung.

121 vgl. die Parallelen in der Entwicklung der Pflegeprozesstheorie: *Lay, Menzel* (1999, 2003) und *Lay, Brandenburg* (2001)

122 Die pädagogische Variante des Begriffs *Vertrauen* ist das *Zutrauen* (*Pöppel* 1999:250).

123 In der ersten Fassung von *Luhmanns* Systemtheorie, der Theorie offener Systeme, erscheinen Handlungen als die konstituierenden Elemente sozialer Systeme. Nach der »autopoietischen Wende« *Luhmanns* in den 1980er Jahren sind es Kommunikationen, die in der Theorie autopoietischer Systeme als letzte Einheiten sozialer Systeme aufgefasst werden. Kommunikationen verweisen – im Gegensatz zu Handlungen – immer bereits auf die Beteiligung mindestens zweier psychischer Systeme (vgl. *Schülein, Brunner* 1994:116 f.). *Treibel* (1997:34) führt ein besonders radikal formuliertes Zitat Luhmanns aus dem Jahr 1990 an: »*Das Sozialsystem Familie besteht danach aus Kommunikationen und nur aus Kommunikationen, nicht aus Menschen und auch nicht aus ›Beziehungen‹*«.

124 Vgl. die alternative Position von *Patzig* und *Schöne-Seifert* (1995:2); sie bezeichnen Ausbildungs- und Organisationsfragen der Medizin als »*Sachverhalte ohne eigene moralische Bedeutung*«.

125 Für den Beruf der Altenpflege*hilfe* sah das Gericht allerdings weiterhin den Schwerpunkt in sozialpflegerischen Tätigkeiten, weshalb dieser nach wie vor der Regelung durch die einzelnen Bundesländer unterliegt. Dies gilt nach dem neuen Krankenpflegegesetz ab 1.1.2004 auch für die Berufe in der Krankenpflegehilfe.

126 Ethik war im Fächerkanon der Ausbildungs- und Prüfungsverordnung bis 1985 nicht vorgesehen, wurde aber, v. a. in kirchlichen Ausbildungsstätten, dennoch unterrichtet (*Rabe* 2000:8). In Österreich sind heute in der Krankenpflegeausbildung für das Fach »Geschichte und Ethik der Krankenpflege« 20 von insgesamt 1840 Stunden Theorieunterricht eingeplant (*Kemetmüller* 1998:109).

127 Zur curricularen Planung des Ethikunterrichts in Pflegeausbildungen siehe *Walter* (2000).

128 Leider gibt *Nasterlack* nicht an, unter welchen Voraussetzungen dieses Ergebnis zu interpretieren ist (bisheriger Umfang des Unterrichts, Inhalte, fächerübergreifender Unterricht oder Konzentration auf ein Fach).

129 Nach *Arndt* (2003c:25) bedeutet der englische Begriff »care«: Pflege, Mitgefühl, Anteilnahme, Zuwendung, Fürsorglichkeit, Sorge.

130 »*In ihrer Ablehnung prinzipienorientierter Ansätze in der Ethik scheinen viele Verteidigerinnen der Fürsorgeethik zu verkennen, dass moralische Prinzipien und Regeln häufig gerade deswegen existieren, weil wir für Andere sorgen und mit ihnen in Beziehung leben wollen, und dass es für die Gesellschaft ohne einige Prinzipien und Regeln (wie z. B., dass es grundsätzlich falsch ist, zu lügen) schwierig wäre, anders als in Inkonsistenz und Willkür zu funktionieren.*

Die Annahme vieler Verteidigerinnen einer Fürsorgeethik, dass Prinzipien kalt, berechnend und abstrakt angewandt würden, kann genauso angegriffen werden wie die Tatsache, dass diese Vertreterinnen übersehen, wie auch sie sich auf Prinzipien verlassen, wenn auch auf andere als die Prinzipien traditioneller Zugänge. Zum Beispiel könnte

Zusammenfassung

die Wichtigkeit einer Beziehung als grundlegendes Prinzip einer Fürsorgeethik geltend gemacht werden, und wie andere moralische Prinzipien müsste es auf universeller Grundlage verteidigt werden.« (Übers.: R. L.)

131 Nach *Heffels* (2002:6) wird im angelsächsischen Bereich für den Begriff »Fürsorge« der Begriff »compassion« verwendet. Er umfasse einerseits die emotionale Anteilnahme als auch andererseits die intellektuelle Auseinandersetzung mit einem anderen Menschen, wohingegen der Begriff »caring« entweder mit »compassion« gleichgesetzt oder inhaltlich auf die Komponente der emotionalen Anteilnahme reduziert werde.

Tewes (2002:74 f.) berichtet, »caring« werde von vielen Pflegewissenschaftlerinnen als ein essentieller Bestandteil der Pflege verstanden, der das einfache Da- oder Präsentsein und das Vermitteln von Hoffnung beinhalte und nach *Morse* (1992) auch durch den Begriff »comfort« (für das Wohlbefinden der Patienten sorgen) ersetzt werde. Sie selbst definiert »caring« als die Fähigkeit von Pflegenden, sich ihren Patienten menschlich zuzuwenden und ihnen mit Offenheit, Respekt und Würde zu begegnen (S. 74).

Stemmer (2003:43) zählt verschiedene Übersetzungsmöglichkeiten des Begriffs »caring« auf: »Fürsorge«, »menschliche Zuwendung«, »Pflege«, »pflegekundige Sorge« und »Sorge«. Sie verweist darauf, dass diese Termini über ihre Grundbedeutung hinaus unterschiedliche, teilweise unerwünschte Konnotationen mit sich führen. »So enthält Fürsorge ein Element von Bevormundung, und dem Begrifff der Sorge haften Bedrückung und Schwere an, beide Bedeutungskomponenten sind im Zusammenhang mit Caring nicht intendiert.« (ebd.)

132 »Für mich bedeutet Fürsorglichkeit vor allem Parteinahme für den Patienten, menschliche Zuwendung und Teilnahme für einen Hilfsbedürftigen.« (*Rabe* 2000:14)

133 Nach *Remmers* (2000a:17 f.)

134 Auf die Frage »Welche Bereiche sollten Ihrer Meinung nach im Ethik-Unterricht thematisiert werden? (Mehrfachnennungen sind möglich)« waren folgende Antwortmöglichkeiten vorgegeben:
- Frage nach Leben und Tod
- lebensverlängernde Maßnahmen
- Sterbehilfe
- Organtransplantationen
- geschichtliche Entwicklung zur heutigen Ethik-Auffassung
- Grundkenntnisse zu den unterschiedlichen Religionen und Glaubensrichtungen
- klassische philosophische Texte
- Sonstiges: _____

135 »Es gibt eine Tendenz, moralische Fragen als Fragen von Leben und Tod anzusehen, wie etwa Euthanasie oder Abtreibung. Pflegekräfte sind jedoch mit viel alltäglicheren Aspekten von Moral konfrontiert. Fast jede Interaktion zwischen einer Pflegekraft und einem Patienten oder Klienten hat einen ethischen Aspekt: Indem eine Pflegekraft mit einem bestimmten Patienten eher spricht als mit einem anderen, entscheidet sie über die Verteilung ihrer Zeit ...« (Übers.: R. L.)

136 *Rabe* (2003:111) illustriert ihre Feststellung mit einem kurzen, aber eindrucksvollen Dialog. Er trägt den Titel »*Das Fußbad*«:
»*Soo, Schwesterchen, nun machen Sie da mal zwischen den Zehen schön trocken.*
Schöön machen Sie das. Ist ja auch ein schöner Beruf für eine junge Frau, was?
Und später heiraten Sie dann einen Arzt, was? Ha, ha.
Nee, ich bin sehr zufrieden hier.
Die Ärzte sind ja ganz hervorragend, also was die bei mir für Erfolge bewirkt haben, das hätte keiner gedacht. Und so nette Schwestern, alle sehr nett, wirklich.
Wenn sie noch alle so hübsch wären wie Sie, Schwesterchen ...«

137 vgl. zur kontroversen Diskusssion um die Anrede »Schwester« *Lay* (2003b)

138 In diesem Zusammenhang interessierten mich lediglich *moralische* Aspekte der beruflichen Sozialisation von Pflegekräften. Forschungsergebnisse zur allgemeinen beruflichen Sozialisation in der Pflege sind bei *Rennen-Allhoff, Tacke* (2000:819–842) zu finden.

139 »In Kursen zur Ethik in der Pflege mag es das erste Anliegen sein, dass jeder Studierenden ihr eigenes Wertesystem bewusst wird.« (Übers.: R. L.)

140 »[Pflegekräfte] *treffen die meisten ethischen Entscheidungen ohne Dilemma, indem sie ihre Intuition einsetzen.«* (Übers.: R. L.) Alternative Übers. (R. L.): »[Pflegekräfte] *treffen höchst verantwortungsbewusste ethische Entscheidungen ohne Dilemma, indem sie ihre Intuition einsetzen.«*

141 Anmerkung R. L.: Diese Feststellung ist unzutreffend. *Zimmermann* gibt keiner der genannten Möglichkeiten den Vorzug (vgl. *Zimmermann* 1998:219–223).

142 »*Es passiert im Ethikunterricht allzu leicht, dass Lehrer in das Moralisieren verfallen. Es spricht nichts dagegen, dass Lehrer ihre eigenen moralischen Ansichten artikulieren und an einer Debatte teilnehmen, aber sie sollten transparent machen, dass sie es tun.*« (Übers.: R. L.)

143 Nach vereinzelten Modellprojekten in der alten Bundesrepublik und langjährigen Erfahrungen in der DDR begann 1991 an der Fachhochschule Osnabrück der erste pflegeorientierte Regelstudiengang im wiedervereinigten Deutschland. Sechs Jahre später waren bereits mehr als vierzig pflegebezogene Studiengänge eingerichtet! Aktuelle Übersichten der in Deutschland an mittlerweile über 30 Hochschulen angebotenen ca. 50 grundständigen Pflegestudiengänge finden sich im Internet unter http://www.pflegenet.com/beruf/pfstud/liste.html, http://www.pflegestudium.de und http://www.deka-pflegewiss.de.

144 »*Es mag für Studierende frustrierend sein, dass es mehr Fragen als Antworten gibt, aber das kann als Teil der Entwicklung von moralischer Autonomie betrachtet werden.*« (Übers.: R.L.)

145 Vgl. die ausführliche Falldiskussion bei *Großklaus-Seidel* 2002:123 ff.

146 »*Viele der täglichen Entscheidungen, die Pflegekräfte treffen, haben moralische Implikationen, und es wird für Pflegekräfte immer wahrscheinlicher, dass sie aufgefordert werden, ihre Entscheidungen zu rechtfertigen. Durch ethische Bildung wird ihnen das eher möglich sein. Wenn Pflegekräfte im Argumentieren und Debattieren erfahrener werden, gelingt es ihnen leichter, ihre Sache vorzutragen. Rechtfertigung als kontinuierlicher Prozess ist das Wesentliche reflektierter Praxis: Folglich könnte es weniger Schwierigkeiten geben, wenn Pflegekräfte zur Verantwortung gezogen werden. Ethische Bildung kann zudem das rhetorische Vokabular zur Rechtfertigung bereitstellen. Aus dem gleichen Grund kann ethische Bildung auch eine Hilfe zur individuellen Verantwortlichkeit sein.*« (Übers.: R. L.)

147 »*Ethikunterricht sollte der einzelnen Pflegekraft helfen, ihre eigenen Argumente zu entwickeln. (…) Dass man in der Ethik ständig gefordert ist, einen bestimmten Gesichtspunkt zu verteidigen oder zu hinterfragen, hilft dabei, kritisches und analytisches Denken hervorzubringen, das als wertvoll angesehen wird.*« (Übers.: R. L.)

9 Schlussfolgerungen und Ausblick

Zur Sicherung der Qualität in den verschiedenen Aufgaben- und Verantwortungsbereichen der Disziplin Pflege müssen geeignete Instrumente entwickelt werden. Die Frage nach Qualitätsmaßstäben erfordert einen Diskurs über die von der Profession zu vertretenden Werte. Hierbei wird deutlich: Konzeptionen von Pflegequalität sollten bestimmte, jeweils ethisch zu rechtfertigende Komponenten beinhalten. Pflegequalität kann heute nicht mehr – vermeintlich wertneutral – unter Vernachlässigung der moralischen Dimension pflegerischen Handelns definiert werden (s. Kap. 5.4).

Welche Bausteine machen die Qualität direkter Pflege aus? Pflegequalität gewinnt in der direkten Pflege durch *Interaktion* Gestalt und entsteht im koordinierten Zusammenwirken dreier Komponenten: *Wirksamkeit*, *Sicherheit* und *Wirtschaftlichkeit* (s. Abb. 18). Zentrale Komponente ist die *Pflegeethik*; sie stellt Prinzipien und Maßstäbe zur Beurteilung von moralischen Aspekten in der Pflegepraxis bereit und begründet die Komponenten *Interaktion*, *Wirksamkeit*, *Sicherheit* und *Wirtschaftlichkeit* (s. Kap. 6).

Ethische Reflexion ist der zentrale Aspekt von Qualität. Demzufolge meine ich, dass die Untersuchung und Förderung von Pflegequalität nicht ohne die Beurteilung moralischen Handelns auskommt.
Wer sollte diese ethische Reflexion leisten, nicht nur wissenschaftlich-distanziert in grundsätzlichen Fragen, sondern gerade im Alltag der Pflege? Dort sind keine Philosophen »verfügbar«, die betroffene Pflegekräfte beraten könnten. Das wäre auch nicht wünschenswert, jedenfalls nicht grundsätzlich, sondern allenfalls auf Anfrage (vgl. Ethikberatung).

> Nach heutiger Auffassung *darf »… Ethik nicht allein Sache von theologischen oder philosophischen Spezialisten sein, an die man ethische Reflexion und damit auch Urteilsfindung delegiert, sondern Ethik ist theoretische und praktische Aufgabe jeder und jedes Pflegenden«* (*Götzelmann* 2000b:12).[148]

Wie kann in der Pflegepraxis die Aufgabe einer Qualitätsbeurteilung unter Einschluss ethischer Reflexion geleistet werden? Hier kann Pflege von den Erfahrungen der Sozialen Arbeit lernen. Zur Selbstevaluation sind in der Sozialen Arbeit nach *Müller* (1994) drei Elemente erforderlich:

Eine Praxis, die sich selbst kontrollieren will, braucht erstens spezielle **Instrumente** der Selbstkontrolle, die sie bewusst einsetzt. »*Zweitens spricht man von Evaluation dort, wo ausdrücklich* **Kriterien** *genannt und benutzt werden, um ein Stück praktischer Arbeit zu überprüfen. Schließlich setzt Evaluation immer ein Stück Distanz vom unmittelbaren Handeln in der Praxis voraus, aber die Distanz kann kleiner oder größer sein. Sofern es hier vor allem um (individuelle oder gemeinsame) Selbstevaluation geht, reden wir von (relativ) praxisunmittelbarer Auswertung. Sie gehört noch zur Fallarbeit selbst und ist Teil der Handlungsverantwortung. Evaluation kann aber immer auch Kontrolle von einem Außenstandpunkt her sein.*« (*Müller* 1994:126 f.)

Als Instrument zur Selbst- oder Fremdevaluation der Pflegepraxis gemäß einer Vorstellung von Pflegequalität, welche die anerkannten moralischen Regeln und ethischen Prinzipien bzw. Theorien der Pflegeethik ausdrücklich einschließt, hat sich am Kreiskrankenhaus Emmendingen das Modell der *Komponenten der Pflegequalität* bestens bewährt. Im Anhang ist der Standard »Pflegequalität« abgedruckt, der das Modell in einfachen Worten für die Belange der Pflegepraxis erläutert.

Pflegeethik sollte mehrere Handlungsebenen besitzen bzw. auf unterschiedlichen Reflexionsstufen lokalisiert sein:
1. Pflegepraktiker sollten vor Ort eine handlungsorientierte, praxisbezogene Pflegeethik betreiben. Ich bin mir der Gefahr bewusst, dass eine in der Pflegepraxis durchgeführte Pflegeethik vielfach keinen Unterschied zu moralischem Handeln aufweist. Damit im Pflegealltag nicht nur Moral vertreten wird, sind deshalb Verbesserungen der Aus-, Fort- und Weiterbildung zum Thema Ethik nötig. Dies schließt die Schulung von Laien ein, z. B. als Bestandteil von Kursen in häuslicher Pflege oder als Angebot für Selbsthilfegruppen.
2. Auf einer hierarchisch übergeordneten Reflexionsebene (Pflegeberater, Pflegegutachter, Einsatzleitungen, Wohngruppen-, Stations- und Abteilungsleitungen, Pflegedirektion, Qualitätsbeauftragte etc.) sollten nicht nur Berufskodizes und ethische Grundprinzipien bekannt sein und – kritisch-situativ modifiziert – angewandt werden, sondern hier brauchen wir m. E. eine ethische Kompetenz, die sich u. a. im sicheren Umgang mit unterschiedlichen Möglichkeiten der ethischen Entscheidungsfindung (s. Kap. 7) und in einer ausgeprägten Bereitschaft zur interdisziplinären und interprofessionellen Verständigung zeigt.
Schreiner (1993b: 328) begründet die Entscheidung, in eine Weiterbildung zur Stationsleitung eine Unterrichtseinheit »Einführung in die Ethik« zu integrieren: »*Pflegekräfte, die eine Position auf der Stationsleitungsebene innehaben, spielen eine zentrale Rolle innerhalb des Krankenhausgeschehens, da sie an einer entscheidenden Schaltstelle tätig sind. Ihnen kommt im Hinblick auf das unmittelbare Stationsgeschehen eine wichtige Koordinierungs- und Strukturierungsfunktion zu.*«
3. Schließlich brauchen wir Ethik in der Pflege als Teilgebiet der wissenschaftlichen Disziplin Pflege, als Teil der Pflegewissenschaft. Hier finden grundsätzliche wissenschaftlich-philosophische Fragen der Ethik ihren Raum (s. u.).

Zuvorderst zum Wohle der Klienten der Pflege, aber auch zur Förderung des gesellschaftlichen Einflusses der Disziplin Pflege strebe ich eine eigene ethische Kompetenz der Disziplin an, die sich allerdings in den verschiedenenen Handlungsfeldern (Pflegepraxis, Pflegemanagement, Pflegepädagogik und Pflegewissenschaft) unterschiedlich gestalten wird (s. Kap. 4.2). Die Philosophie als Bezugswissenschaft soll hierbei keinesfalls ignoriert, sondern als Partnerin verstanden werden. Die pflegerische Bereichsethik löst sich zugegebenermaßen damit etwas von der allgemeinen Philosophie; es geht in diesem Prozess ohne Zweifel auch (aber nicht vorwiegend) um Einfluss in einem gesellschaftlich und volkswirtschaftlich bedeutenden Bereich.

Für die Philosophie ist die Emanzipation der Pflege kein unbekanntes Erlebnis, haben sich doch Mathematik, Physik, Ökonomie und Politik schon seit einigen Jahrhunderten von der Philosophie gelöst und sich schließlich auch Psychologie, Soziologie und Pädagogik im 19. Jahrhundert verselbstständigt. Der Prozess der Ausgliederung setzt sich in Gestalt der Ausdifferenzierung von Bereichsethiken fort (s. Kap. 3). Warum sollte Pflege nicht auch eine eigene Bereichsethik ausbilden?

Pflege als bedeutender gesellschaftlicher Faktor und eigenständige wissenschaftliche Praxisdisziplin braucht eine eigene Bereichsethik (s. Kap. 4.3.3). Wie wichtig für Pflegekräfte die Kenntnis der medizinethischen Prinzipien und Kodizes auch ist – insbesondere da, wo es um den Aufgabenbereich »Mitarbeit bei medizinischer Diagnostik und Therapie« geht – Medizinische Ethik (s. Kap. 3.3) bietet als vorwiegend biomedizinische Ethik für die Belange der Pflege keine ausreichende Orientierung, weil Pflege keine medizinische Disziplin ist, sondern sich im Gesundheits- und Sozialwesen lokalisiert (s. Kap. 4.1). Aus dieser Prämisse leite ich die Verortung der Ethik in der Pflege unter dem Dach der Ethik im Gesundheits- und Sozialwesen neben der Ethik in der Medizin und der Ethik in der Sozialen Arbeit ab (S. Kap. 4.2).
Die Emanzipation von der Ethik in der Medizin einerseits und der theologischen Ethik andererseits bedeutet für die Ethik in der Pflege, dass sie sich in Selbstständigkeit üben muss: »*Wir müssen beginnen, pflegerische Werte und Bedürfnisse aus pflegerischer Perspektive wahrzunehmen. Wir müssen beginnen, selbst zu denken und neue Konzepte für eine Ethik in der Pflege zu formulieren.*« (Arndt 1996a:59)

Die Veränderung hin zu eigenständigem ethischen Denken erfordert langen Atem. Nach *Grauhan* dauert der Wandel von berufsethischen Normen Generationen (*Grauhan* 1985: 462). Zu lange waren Pflegeberufe in Deutschland unselbstständige Hilfsberufe, die mühsam um Anerkennung und Verantwortung rangen und von anderer Seite, v. a. von Kirche und Medizin, fremdbestimmt wurden (s. Kap. 4.3.1 u. 5.1). Pflegeethik darf nicht länger ein Feld bleiben, das allein den Nachbardisziplinen Medizin, Philosophie oder Theologie überlassen bleibt. Die Vorarbeiten dieser und anderer Bezugswissenschaften bieten wertvolle Erkenntnisse und müssen bei der Ausbildung einer spezifischen Pflegeethik angemessene Berücksichtigung finden. Besonders mit Vertreterinnen der Ethik in der Sozialen Arbeit ist ein intensiver Erfahrungsaustausch zu empfehlen (s. Kap. 3.4), zumal Ethik in der Pflege unter dem Dach der Ethik im Gesundheits- und Sozialwesen heute noch überwiegend in Richtung der Ethik in der Medizin tendiert (s. Kap. 8.2.6.1).

Ursprünglich war Ethik ausschließlich ein Teilgebiet der Philosophie, später als Moraltheologie auch ein Teilgebiet der Theologie. Sie entwickelt sich heute immer mehr zu einer pluridisziplinären Wissenschaft. Diese nimmt die Beiträge der einzelnen Fachdisziplinen auf und nutzt dabei Methoden, Begriffe und Argumentationen aus der allgemeinen Philosophie (s. Kap. 2). Da es heute in ethischen Fragen u. a. auf Grund der zunehmend für erforderlich gehaltenen Feldkompetenz keinen Alleinvertretungsanspruch der Philosophie mehr geben kann, erscheint es sinnvoll, die ethische Durchdringung und Kompetenz der einzelnen Disziplinen zu fördern.

Ich halte es für notwendig, eine bereichsbezogene ethische Kompetenz der Fachberufe im Sozial- und Gesundheitswesen anzustreben (Bereichsethiken, s. Kap. 3 u. 4). Danach müssen Pflegefachkräfte selbst ethische Kompetenz ausbilden. Sie sollten zukünftig mit der Gewohnheit brechen können, in pflegeethischen Fragen Ärzte, Sozialarbeiter oder Seelsorger um Entscheidungen zu bitten.

»Die Pflege kann und muss aus ihrer Perspektive einen wichtigen und gleichberechtigten Beitrag zur alltäglichen moralischen Beurteilung und ethischen Reflexion pflegerischer und ärztlicher Tätigkeit leisten. Denn, bedingt durch ihre besonders patientennahe Tätigkeit, sind Pflegende mit der menschlichen Gesamtsituation des Patienten – mit seinen leiblich-psychischen Bedürfnissen, mit seinen sozialen Beziehungen zu Angehörigen, Freunden, im Beruf usw. oder mit seiner Lebensgeschichte – meist besser vertraut als Ärzte.« (Rehbock 2000: 289) (s. Kap. 4.3)

Auf der Basis einer bereichsbezogenen ethischen Kompetenz wird die Disziplin Pflege auf allen vier Handlungsfeldern verstärkt in einen interdisziplinären Austausch treten können. Ziel ist eine partnerschaftlich-gleichberechtigte Zusammenarbeit in ethischen Fragen mit anderen Disziplinen und Berufen. Kooperation gibt es allerdings nur zwischen Menschen und Instanzen, die einander in entscheidender Hinsicht zumindest annähernd gleichgestellt sind (vgl. *Peil* et al. 1996:77). Die Forderung nach größerer Autonomie der Pflegeberufe ist daher eine legitime Vorbereitung für eine partnerschaftliche Zusammenarbeit zum Nutzen der Gesellschaft.

Für die Pflegepädagogik bedeutet diese Argumentation, dass in Aus-, Fort- und Weiterbildungen sowie in den verschiedenen Pflegestudiengängen nicht nur ethische Themen verstärkt angeboten werden müssen, sondern auch Fragen der interdisziplinären Kooperation mehr Raum zu geben ist (s. Kap. 7.2.1). Pflegepädagogik erhält nicht nur den Auftrag zur Vermittlung von Ethik in den Handlungsfeldern der Disziplin Pflege einschließlich der Schulung pflegerischer Laien (s. Kap. 8.2), sondern wird hinsichtlich ihrer Ziele, Didaktiken, Methoden, Prinzipien sowie ihres Menschenbildes selbst Gegenstand ethischer Untersuchung (Pädagogische Ethik, s. Kap. 8.1).

»Pflegeethik als eigenes Fach ist dem Bereich der Pflegewissenschaft zuzuordnen.« (Giese 1998: 49) Die sich entwickelnde Pflegewissenschaft bietet für die Herausbildung einer Bereichsethik in der Pflege einen geeigneten Rahmen, auch wenn Ethik bislang noch nicht einmütig als Gegenstand der Pflegewissenschaft identifiziert wird. Welche wissenschaftliche Disziplin sollte indes für Pflegeethik zuständig sein, wenn nicht die Pflegewissenschaft? Pflegeforschung ist im Professionalisierungsprozess zugleich ein wissenschaftliches Instrument zur Weiterentwicklung berufs- und bereichsethischer Konzepte als auch selbst ein Untersuchungsgegenstand der Ethik in der Pflege (vgl. *Lay* 2003a; siehe auch Kap. 4.2.1).

»Pflegeethik als ein sich neu konstituierender Bereich der Pflegewissenschaft ist darauf angewiesen, von Fachleuten aus Ethik und Pflege gemeinsam entwickelt zu werden.« (Giese 1998:52) *Hofmann* gibt allerdings zu bedenken, bei den Pflegenden wachse erst langsam die Einsicht, dass Ethik als Wissenschaft auch in der Pflege ihren Platz haben sollte. Zudem gebe es in Deutschland nur wenige Personen, die sowohl in Ethik als auch in Pflege über das notwendige Wissen verfügten (*Hofmann* 1995b:38).

Zu einer breiten und fundierten Grundlegung einer eigenen Bereichsethik ist deshalb die Zusammenarbeit von philosophisch (aus- bzw. weiter-)gebildeten Pflegevertretern und pflegeerfahrenen Philosophen (oder Theologen) wünschenswert. Die Philosophie stellt vielfältige Theorien und Prinzipien bereit (s. Kap. 2 u. 7.7), jedoch können nur Fachleute aus der Pflege beurteilen, ob sich ein ethisches Modell mit seinen je implizit oder explizit vertretenen anthropologischen Grundannahmen in die Vorstellungs- und Arbeitswelt der Pflegekräfte einfügen lässt. Den Prozess der Erarbeitung einer Pflegeethik, welche die Erfahrungen der Pflegenden in ethischen Fragestellungen der Praxis aufnimmt und integriert, kann den Vertreterinnen der Disziplin Pflege niemand abnehmen (vgl. *Giese* 1998:52) (s. Kap. 3 u. 4). Andererseits ist eine enge Zusammenarbeit mit der Philosphie auch deshalb unabdingbar, weil sie ein notwendiges Korrektiv für die Entwicklungen der Ethik in der Pflegewissenschaft sein kann.

Die Einsicht, dass Ethik in der Pflege sowohl für die Entwicklung der Pflegewissenschaft als auch für die Qualität der praktischen Pflege unverzichtbar ist, braucht Fürsprecher auf allen Ebenen und Zeit zum Reifen (*Lay* 2003a). Einige Pflegeorganisationen haben mittlerweile eigene Ethikgremien gegründet. Bereits 1994 richtete der Deutsche Berufsverband für Pflegeberufe (DBfK) eine Ethikkommission ein, die sich mit »... *pflegespezifischen ethischen Problemen beschäftigt, wie sie im täglichen Pflegealltag bestehen.*«[149] Im Jahr 1997 wurde auch im Deutschen Verein zur Förderung von Pflegewissenschaft und -forschung e. V. (inzwischen: Deutscher Verein für Pflegewissenschaft e. V.) eine Arbeitsgruppe für »Ethik in der Pflege« gegründet[150]. Pflegeethik ist schon jetzt zu einem neuen Teilgebiet der Pflegewissenschaft geworden.

Die Münchner Krankenschwester und Philosophin *Irmgard Hofmann* formuliert ihr Anliegen für die weitere Entwicklung der Pflegeberufe: »*Für die Zukunft bleibt zu hoffen, daß sich mit zunehmender Professionalisierung – unterstützt durch das seit einigen Jahren mögliche Pflegestudium – die Vertreterinnen und Vertreter der Pflege selbst verstärkt um die wissenschaftliche Bearbeitung pflegeethisch relevanter Fragestellungen bemühen.*« (1995b:38)
Götzelmann warnt hingegen vor einem allzu großen Optimismus: »*Die Akademisierung der Pflege bedeutet nicht automatisch zugleich ihre ethische Qualifizierung. Jedoch bietet sich durch die zahlreichen, neu aufgebauten Studiengänge und auch Forschungseinrichtungen für Pflegewissenschaft, -management und -pädagogik in Deutschland erstmals die Möglichkeit, eine von der medizinischen und theologischen Ethik unabhängige Pflegeethik zu entwickeln*« (2000b:10).

Zu dieser Entwicklung soll das vorliegende Buch beitragen. Seine Hauptaussage lautet, dass e*thischer Reflexion eine zentrale Stellung in der Pflege von Menschen zukommt*. Im Einzelnen wurden folgende Thesen untermauert:
1. Pflege(n) ist ethisch relevantes Handeln.
2. Die Disziplin Pflege braucht in allen ihren Teilbereichen ethische Reflexion.
3. *Ethik in der Pflege* ist keine Unterkategorie der *Ethik in der Medizin*, sondern lokalisiert sich in einer *Ethik im Gesundheits- und Sozialwesen* autonom zwischen der *Ethik in der Medizin* und der *Ethik in der Sozialen Arbeit*.
4. Vorstellungen über Pflegequalität, die auf eine Berücksichtigung moralischer Fragen verzichten, sind aus ethischer Sicht inakzeptabel, da potentiell unmoralisch.
5. Pflegeethik sollte im Zentrum neuer Konzeptionen von Pflegequalität stehen.

6. Pflegemodelle sollten philosophisch-ethisch (und nicht nur pragmatisch oder ökonomisch) zu begründen sein.
7. Pflegekräfte brauchen moralische und ethische Kompetenz.
8. Pflegeethik ist auf vielfältige Weise lehr- und lernbar.
9. <u>Wie</u> Ethik in der Pflege zu lehren ist, muss ebenfalls aus ethischer Perspektive reflektiert werden.

Vielleicht mag es den Angehörigen der Disziplin Pflege in Zukunft gemeinsam gelingen,
- dass Qualitätsmanagement in der Pflege nicht mehr ohne expliziten Einbezug von Ethik gedacht werden kann,
- dass Pflegemodelle nicht mehr ohne ethische Begründung akzeptiert werden,
- dass Pflegebildung nicht mehr ohne ethische Bildung sowie pädagogisch-ethische Reflexion vorstellbar scheint und
- dass Pflegekompetenz nicht mehr ohne Berücksichtigung moralischer Kompetenz definiert werden kann.

Anmerkungen

[148] *Wettreck* warnt vor einer »Kommissionsethik«: Wenn es nicht mehr weitergehe, werde das ethische Problem an die Ethikkommission delegiert. »*Ihr Auftrag ist auf die Lösung des spezifischen Falls und Dilemmas eingegrenzt; eine Hinterfragung der gesamten Logik ist (oft schon durch die Auswahl der Beteiligten) nicht angezielt. ... Ethik-Kommissionen erhalten in der modernen Medizin damit eine paradoxe Funktion, die ihr ursprünglich kritisches Potential entschärft. Sie führen ethisches Denken bisher nicht in den klinischen Alltag ein, sondern können in ihrer gegenwärtigen Gestalt auch als Instanzen zur legitimen Entlastung von Wertfragen verstanden werden: Sie erlösen alle Beteiligten geradezu von weiterer ethischer Reflexion.*« (*Wettreck* 2002:138)

[149] So die Auskunft der Bundesgeschäftsstelle des DBfK via e-mail am 3. Sept. 2001. Damit folgte der DBfK dem Vorbild des Schweizer Berufsverbandes der Pflegefachfrauen und Pflegefachmänner (SBK-ASI), der bereits einige Jahre zuvor ein solches Gremium etabliert hatte.

[150] Die Arbeitsgruppe wurde inzwischen zur Sektion erhoben. Sie ist im Internet unter http://www.dv-pflegewissenschaft.de zu finden.

10 Nachwort

Zahlreiche Menschen waren an der Entstehung dieses Buches beteiligt. Zum Thema *Ethik in der Pflege* diskutierte ich in den vergangenen Jahren mit vielen Menschen, die mir wertvolle Anregungen gaben. Hier sind in erster Linie Prof. Dr. *Franz Josef Illhardt*, Freiburg, *Irmgard Hofmann*, M.A. (phil.), München, und Prof. Dr. *Erny Gillen*, Luxemburg, zu nennen.

Besonderen Dank schulde ich meinem ehemaligen Lehrer und jetzigen Vorgesetzten und Kollegen *Bernd Menzel*, der mich über viele Jahre ermutigt und gefördert hat. Die zweite Person, die mich beruflich in außerordentlicher Weise unterstützt hat, ist Prof. Dr. *Hermann Brandenburg*. Für das große Vertrauen, das er von Anfang an in meine Fähigkeiten setzte, und für die ermutigende und herausfordernde Begleitung meiner ersten wissenschaftlichen und publizistischen Arbeiten bin ich ihm zu großem Dank verpflichtet.
Für die Hilfe bei der Korrektur des Manuskripts danke ich meiner Mutter *Annelies Lay*, wie auch *Eva Müller* und *Jens Kreikenbaum* für ihre kollegiale Kritik sowie Frau Flöer vom Lektorat Pflege für die ausgezeichnete Zusammenarbeit.

Ohne die vielfältige Unterstützung dieser Menschen und insbesondere meiner Ehefrau *Heike Lay* wäre das vorliegende Buch nicht entstanden, denn das Thema *Ethik in der Pflege* ist komplex und unerschöpflich. Kritische Menschen kann es Tag und Nacht beschäftigen und sie im steten Prozess des Nachfragens und Zweifelns allerdings auch persönlich wachsen lassen.

Wie sich die Disziplin Pflege in der Beschäftigung mit ethischen Fragen weiterentwickeln kann, ist eine spannende Frage, zu der das vorliegende Buch Teilantworten gibt. Zu folgenden Themen sehe ich darüber hinaus weiteren Forschungsbedarf:

- Welche Komponenten konstituieren die Qualität von Pflege in den Aufgaben- und Verantwortungsbereichen *Pflegedokumentation, Pflegeorganisation, Mitarbeit bei medizinischer Diagnostik und Therapie, Kooperations- und Koordinationsaufgaben, Bildungs- und Qualitätssicherungsaufgaben*?
- Unterschiede und Gemeinsamkeiten der Instrumente zur Beurteilung ethischer Konflikte bzw. zur ethischen Entscheidungsfindung,
- Unterschiede und Gemeinsamkeiten verschiedener Arten von Ethikgremien,
- Verknüpfung der Theorien zur inter- bzw. transkulturellen Pflege mit der Ethik in der Pflege, wie es Illhardt (1999b: 274) für die Ethik in der Medizin anstrebt,
- vergleichende Untersuchungen zum Angebot an Ethikvorlesungen in deutschen Pflegestudiengängen,
- Konsequenzen des Postulats der zentralen Stellung von Pflegeethik für Qualitätsmangementkonzepte in der Pflege,
- Wie kann die Bereichsethik der Pflege gemeinsam von Professionellen, von pflegenden Laien und anderen Vertretern der Gesellschaft weiterentwickelt werden?

Angesichts der Fülle an ungeklärten Aspekten zum Thema »Ethik in der Pflege« müssen wir uns mit der Einsicht abfinden, dass mühsam errungene Antworten nicht selten neue

Fragen aufwerfen. Das macht die Einen neugierig; Andere mag es belasten. Vielleicht ist der Gedanke hilfreich, dass viele Menschen aus der Pflege und anderen Disziplinen an diesen schwierigen Themen arbeiten.

Schließen möchte ich mit einem Zitat von *Thompson, Melia* und *Boyd*:

> »*Nursing ethics today is a subject of study in its own right. It can no longer be regarded simply as a branch of medical ethics or of ethics in general; nor can it be regarded simply as a matter of passing on hints and tips about manners and morals.*«[151] (*Thompson* et al. 1994: Preface).

Anmerkungen

[151] »Heute ist Ethik in der Pflege ein eigenständiges Wissensgebiet. Ethik in der Pflege kann nicht länger einfach als Zweig der Medizinischen Ethik oder der Ethik allgemein angesehen werden oder so, als gehe es darum, Tipps und Hinweise zum Betragen und zur Moral weiterzugeben.« (Übers.: R. L.)

Anhang

Standard »Pflegequalität« des Kreiskrankenhauses Emmendingen

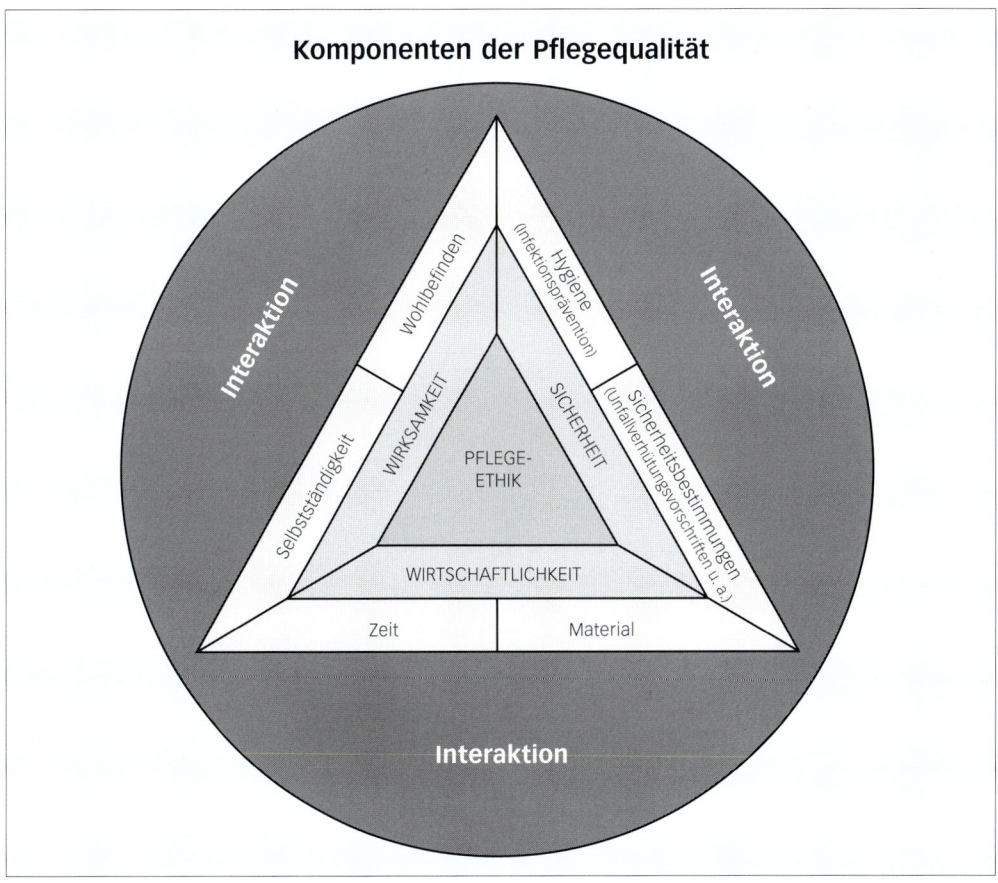

Abb. aus: Lay, R. (2001b:15): Ethik und Pflegequalität. In: Bergener, M.; Fischer, H.; Heimann, M.; Thiele, G. (Hrsg.): Management Handbuch Alteneinrichtungen (MHA), R. v. Decker's Verlag Heidelberg, 925.

Was ist Pflegequalität?

Pflegequalität lässt sich nicht anhand eines einzelnen Merkmals feststellen, sondern entsteht im Zusammenspiel mehrerer Faktoren. Welche dieser Faktoren heute als grundlegend angesehen werden können, zeigt die oben abgebildete Grafik. Sie versucht die wesentlichen »Bausteine« der Pflegequalität miteinander in Beziehung zu setzen und Zusammenhänge aufzuzeigen.

Das Modell der »Komponenten der Pflegequalität« wurde für die Arbeit in der täglichen Pflege entwickelt. Die Grafik ist im Pflegealltag dabei behilflich, die wichtigsten Komponenten einer »guten Pflege« im Blick zu behalten. Sie dient als Hilfsmittel sowohl für die Anleitung von Schüler/innen, ZDL und Praktikanten/innen als auch zur Reflexion der eigenen Arbeit mit Patienten.

Die Komponenten der Pflegequalität:
- **Wirksamkeit**
  bedeutet, dass Selbstständigkeit und/oder Wohlbefinden erfolgreich erhalten bzw. gefördert werden.
- **Sicherheit**
  für Patienten, Personal und Umgebung wird durch das Beachten hygienischer Prinzipien und der übrigen Sicherheitsbestimmungen (UVV, MPBetreibV, Umweltschutzbestimmungen, etc.) gewährleistet.
- **Wirtschaftlichkeit**
  besteht im gezielten und verantwortungsvollen Umgang mit der zur Verfügung stehenden Zeit (z. B. Arbeitsplanung, Flexibilität, Delegation) und dem benötigten Material.
- **Interaktion**
  weist auf die Qualität des zwischenmenschlichen Handelns hin (kommunikative Kompetenz, Beziehungsgestaltung, Kooperations- und Koordinationsvermögen, Reaktion auf Schwierigkeiten).
- **Pflegeethik**
  Hier wird reflektiert, ob und inwiefern die Pflege moralisch vertretbar ist:
  - Erfassen der moralischen Aspekte der Situation, Abwägen der Absichten und wahrscheinlichen Konsequenzen des eigenen Handelns
  - Übereinstimmung des Handelns mit ethischen Prinzipien und Grundregeln der Pflege, z. B. Förderung von Wohlergehen/Wohlbefinden und Autonomie/Selbstständigkeit, Achtung vor dem Leben und der Menschenwürde, Verständigung im Dialog, Aufrichtigkeit und Gerechtigkeit, Schweigepflicht.

Abkürzungsverzeichnis

Abb.	Abbildung
ADL	activities of daily living
AEDL	Aktivitäten und existentielle Erfahrungen des Lebens
AEM	Akademie für Ethik in der Medizin
AL	Aktivitäten des Lebens
AltPflG	Altenpflegegesetz
ATL	Aktivitäten des täglichen Lebens
Aufl.	Auflage
CH	Schweiz
DBfK	Deutscher Berufsverband für Pflegeberufe
DGF	Deutsche Gesellschaft für Fachkrankenpflege e. V.
d. h.	das heißt
d. i.	das ist
d. Verf.	der Verfasser
ebd.	ebenda
et al.	et alii (und andere)
etc.	et cetera (und so weiter, und das Übrige)
e. V.	eingetragener Verein
evtl.	eventuell
f	folgende (Seiten)
ff	fortfolgende (Seiten)
Hervorhebg.: R. L.	Hervorhebung durch den Verfasser dieses Buches
Hrsg.	Herausgeber
ICN	International Council of Nurses, zu deutsch: Internationaler Pflegerat
i. d. R.	in der Regel
IFSW	International Federation of Social Workers
Kap.	Kapitel
KrAPrV	Ausbildungs- und Prüfungsverordnung zum Krankenpflegegesetz
KrPflG	Krankenpflegegesetz
LA	Lebensaktivitäten
m. E.	meines Erachtens

Nr.	Nummer
o. g.	oben genannt
o. J.	ohne Jahresangabe
o. S.	ohne Seitenangabe
resp.	respektive; beziehungsweise
s.	siehe
S.	Seite(n)
SBK-ASI	Schweizer Berufsverband der Pflegefachfrauen und Pflegefachmänner
s. u.	siehe unten
SWS	Semesterwochenstunden
Tab.	Tabelle
u.	und
u. a.	unter anderem; und andere
UNO	Vereinte Nationen
USA	Vereinigte Staaten von Amerika
usf.	und so fort
usw.	und so weiter
u. U.	unter Umständen
v. a.	vor allem
Verf.	Verfasser
Vol.	volume; Band
vs.	versus (gegen)
WHO	Weltgesundheitsorganisation
z. B.	zum Beispiel
zgl.	zugleich
zit. n.	zitiert nach
z. T.	zum Teil

Abbildungsverzeichnis

                                                                           Seite

Abbildung 1: Klassifikation von Normen 24

Abbildung 2: Modell zur Klassifikation von Werten und den Normen zu ihrer Verwirklichung 25

Abbildung 3: Einteilung der Philosophischen Ethik 37

Abbildung 4: Verortung der Ethik in der Pflege innerhalb der angewandten Ethik im Gesundheits- und Sozialwesen 42

Abbildung 5: Handlungsfelder der Disziplin Pflege nach *Weidner* (2000) 65

Abbildung 6: Vier Teilbereiche der Ethik in der Pflege (*Lay* 2003a:61) 67

Abbildung 7: Positive Aspekte der Entwicklung von Leitbildern und Pflegekonzeptionen (*Lay*, *Ziemer* 1999) 72

Abbildung 8: Komponenten der Pflegequalität in der direkten Pflege (*Lay* 2001b:15) 128

Abbildung 9: Zwei Zieldimensionen der Pflegepraxis: Selbstständigkeit und Wohlbefinden 138

Abbildung 10: Beispiel für die Förderung der gesundheitlichen Entfaltung eines Klienten (*Lay* 1998) 143

Abbildung 11: Drei Bedeutungen des Begriffs Viabilität 207

Tabellenverzeichnis

Seite

Tabelle 1: Kategorisierung von Gegenständen und Sachverhalten als Güter oder Übel 22

Tabelle 2: Kategorisierung von Gegenständen und Sachverhalten als vorsittliche (prämoralische) oder sittliche (moralische) Güter bzw. Übel 23

Tabelle 3: Vorsittliche Güter und Übel im Fallbeispiel 172

Tabelle 4: Hierarchische Anordnung der vorsittlichen Güter und Übel im Fallbeispiel 174

Tabelle 5: Moralische Güte und pragmatische Richtigkeit von Handlungen 199

Tabelle 6: Charakteristika der drei Entwicklungsebenen moralischen Bewusstseins, modifiziert nach Kohlberg 220

Tabelle 7: Anforderungen an ein Kompetenzprofil qualifizierter Pflegekräfte nach *Remmers* (2000a:17 f.) 226

Literatur

Abbenhues, B.: Berufsethische Überlegungen zum »Doppelmandat« in der Sozialen Arbeit, in: Archiv für Wissenschaft und Praxis der Sozialen Arbeit, Heft 4/1995, S. 255–291.

Abermeth, H.-D.: Ethische Grundfragen in der Krankenpflege. Ein Lehr- und Lernbuch. Vandenhoeck und Ruprecht, Göttingen 1989.

Abermeth, H.-D.: Ethik in der Krankenpflegeausbildung – Blitzlichter aus Pflegetheorie und -praxis, 1. Teil, in: Die Schwester/Der Pfleger, Heft 11/1998a, S. 962–966.

Abermeth, H.-D.: Ethik in der Krankenpflegeausbildung – Blitzlichter aus Pflegetheorie und -praxis, 2. Teil, in: Die Schwester/Der Pfleger, Heft 12/1998b, S. 1038–1040.

Ach, J. S.: Interaktionsorientierte Pflegeethik. Skizze einer integrierten Theorie, Didaktik und Methodik der Pflegeethik, in: Pflege, Heft 3/1998, S. 161–167.

Allmark, P.: The ethical enterprise of nursing, in: Journal of Advanced Nursing, 1991, 17, pp. 16–20.

Alpiger, R.: Pflegen in fünf Funktionen, in: PflegePädagogik, Heft 5/1996, S. 18–24.

Amelung, E. (Hrsg.): Ethisches Denken in der Medizin. Ein Lehrbuch. Springer-Verlag, Berlin; Heidelberg; New York; London; Paris; Tokyo; Hong Kong; Barcelona; Budapest 1992.

Amelung, E.: Christliche und humanistische Ethik. In: Derselbe (Hrsg.): Ethisches Denken in der Medizin. Ein Lehrbuch. Springer-Verlag, Berlin; Heidelberg; New York; London; Paris; Tokyo; Hong Kong; Barcelona; Budapest 1992, S. 71–75.

Amelung, E.; Nüchtern, M.: Einführung. In: Amelung, E. (Hrsg.): Ethisches Denken in der Medizin. Ein Lehrbuch. Springer-Verlag, Berlin; Heidelberg; New York; London; Paris; Tokyo; Hong Kong; Barcelona; Budapest 1992, S. 1–18.

Ammermann, N.: Berufsethischer Unterricht, in: Deutsche Krankenpflege-Zeitschrift, Heft 6/1991, S. 431–433.

Arets, J.; Obex, F.; Vaessen, J.; Wagner, F.: Professionelle Pflege, Bd. 1: Theoretische und praktische Grundlagen. Eicanos, Bocholt 1996.

Arndt, M.: Ethik denken. Maßstäbe zum Handeln in der Pflege. Georg Thieme Verlag, Stuttgart; New York 1996a.

Arndt, M.: Ein wissenschaftlicher Diskurs über Theorien der Moral und Ethik: Kohlbergs theoretische Glätte und der Mut zu unerklärten moralischen Resten, in: Pflege, Heft 1/1996b, S. 26–29.

Arndt, M.: Das Interview vom 23.11.1996 mit Dr. Marianne Arndt, in: Hochschulforum Pflege, Heft 1/1997a, S. 9–10.

Arndt, M.: Nicht frei zu moralischem Handeln …, in: Die Schwester/Der Pfleger, Heft 6/1997b, S. 516–521.

Arndt, M.: Dekubitus als moralisches Problem und als gesellschaftliches Thema. In: Bienstein, C.; Schröder, G.; Braun, M.; Neander, K.-D. (Hrsg.): Dekubitus. Herausforderung für Pflegende. Georg Thieme Verlag, Stuttgart 1997c, S. 32–39.

Arndt, M.: Zwischen Macht und Hilflosigkeit. Moralische Ansprüche und berufliche Praxis in der Pflege, Teil 1, in: Heilberufe, Heft 12/1999, S. 44–47.

Arndt, M.: Zwischen Macht und Hilflosigkeit. Moralische Ansprüche und berufliche Praxis in der Pflege, Teil 2, in: Heilberufe, Heft 1/2000a, S. 30–31.

Arndt, M.: Gewalt in der Pflege? Mit mir nicht! 1. Teil: Was ist Gewalt? In: Die Schwester/Der Pfleger, Heft 12/2000b, S. 1039–1043.

Arndt, M.: Beziehungen prägen die Lebenswirklichkeit, in: Caritas und Pflege, Heft 3/2000c, S. 52–57.

Arndt, M.: Forschung muss Teil pflegerischer Praxis sein, in: Caritas und Pflege, Heft 2/2002, S. 28–31.

Arndt, M.: Theoretische Argumentationslinien in der Ethik. Eine Einführung. In: Dibelius, O.; Arndt, M. (Sr. M. Benedicta) (Hrsg.): Pflegemanagement zwischen Ethik und Ökonomie. Eine europäische Perspektive. Schlütersche, Hannover 2003a, S. 13–22.

Arndt, M.: Mit knappen Ressourcen überleben. Verteilungsgerechtigkeit und Pflege. Perspektiven im britischen Gesundheitswesen. In: Dibelius, O.; Arndt, M. (Sr. M. Benedicta) (Hrsg.): Pflegemanagement zwischen Ethik und Ökonomie. Eine europäische Perspektive. Schlütersche, Hannover 2003b, S. 63–81.

Arndt, M.: Ethik zwischen Macht und Hilflosigkeit. In: Wiesemann, C. et al. (Hrsg.): Pflege und Ethik. Leitfaden für Wissenschaft und Praxis. Verlag W. Kohlhammer, Stuttgart 2003c, S. 11–29.

Arndt, M.; Bondolfi, A.: Ein wissenschaftlicher Diskurs über Theorien der Moral und der Ethik, in: Pflege, Heft1/1996, S. 26–31.

Arndt, M.; de Jong, A.: Ethikforen – ein Modellprojekt, in: Die Schwester/Der Pfleger, Heft 1/2000, S. 27–28.

Arndt, M.; de Jong, A.: Ethikforen in der pflegerischen Praxis, in: Die Schwester/Der Pfleger, Heft 7/2001, S. 603–608.

Arndt, M.; Välimäki, M.; Leino-Kilpi, H.; Scott, A.; Dassen, T.; Gasull, M.; Lemonidou, C.: Autonomie, Privatsphäre und informierte Zustimmung: Ein BIOMED II-Forschungsprojekt mit Patienten und Pflegepersonen in fünf europäischen Ländern, in: Pflegezeitschrift, Heft 1/2002, Dokumentation Pflegewissenschaft, S. 2–12.

Arnold, R.; Siebert, H.: Konstruktivistische Erwachsenenbildung. Von der Deutung zur Konstruktion der Wirklichkeit. Schneider Verlag, Hohengehren, zweite Aufl. 1997.

Balgo, R.: Lehren und Lernen. Der Versuch einer (Re-)Konstruktion, in: Pädagogik, Heft 7–8/1998, S. 58–62.

Bango, J.: Ethik in der Sozialarbeit, in: Soziale Arbeit, Heft 8/1999, S. 265–271.

Bartels, A.; George, W.: Der Beitrag der pragmatischen Ethik zum Sterben im Krankenhaus, in: Pflege Aktuell, Heft 12/1999, S. 664–667.

Bartholomeyczik, S.: Humanität und Wirtschaftlichkeit – zukunftsorientierte Aufgabe der Pflegeberufe. In: Krankenpflege, Heft 9/1992, S. 516–518.

Bartholomeyczik, S.: Humanität und Wirtschaftlichkeit – unüberbrückbare Gegensätze der Pflege? In: Die Schwester/Der Pfleger, Heft 10/1995, S. 874–878.

Bartholomeyczik, S.: Die Domäne von Pflege und Pflegeforschung. In: Bartholomeyczik, S.; Müller, E. (Hrsg.): Pflegeforschung verstehen. Urban & Schwarzenberg, München; Wien; Baltimore 1997a, S. 47–54.

Bartholomeyczik, S.: Nachdenken über Sprache – Professionalisierung der Pflege? In: Zegelin, A. (Hrsg.): Sprache und Pflege. Ullstein Mosby, Berlin; Wiesbaden 1997b, S. 11–21.

Bartholomeyczik, S.; Müller, E. (Hrsg.): Pflegeforschung verstehen. Urban & Schwarzenberg, München; Wien; Baltimore 1997.

Bauer, N.; Fauser, S.; Kämper, S.; Schwarz, E.; Sulmann, D.; Röhrbein, A.: »Management-by-heartbeat mache ich hier nicht« Ethisches Handeln im Pflegemanagement. Eine qualitative Untersuchung. In: Dibelius, O.; Arndt, M. (Sr. M. Benedicta) (Hrsg.): Pflegemanagement zwischen Ethik und Ökonomie. Eine europäische Perspektive. Schlütersche, Hannover 2003, S. 37–51.

Bauer, R.; Hansen, E.: Sozial-Profis und Ethik-Kodex. Mangelt es der Profession in Deutschland an Grundsätzen? In: Sozial Extra, Heft 12/1999, S. 17–18.

Baum, H.: Ethik sozialer Berufe. UTB für Wissenschaft, Verlag Ferdinand Schöningh, Paderborn 1996.

Beilmann, M.: Effizienz und Ethik als Kennzeichen qualitativer Sozialer Arbeit – der Beitrag des Sozialmarketing, in: Theorie und Praxis der Sozialen Arbeit, Nr. 8/1999, S. 306–309.

Bekel, G.: Orem – Die Selbstpflegedefizittheorie als Erkenntnisprogramm für die Pflege als Praxiswissenschaft. In: Brandenburg, H.; Dorschner, S.: Pflegewissenschaft 1. Lehr- und Arbeitsbuch zur Einführung in die Pflegewissenschaft. Verlag Hans Huber, Bern 2003, S, 155–183.

Benner, P.: Stufen zur Pflegekompetenz. Verlag Hans Huber, Bern; Göttingen; Toronto; Seattle 1994.

Benner, P.; Tanner, C. A.; Chesla, C. A.: Pflegeexperten. Pflegekompetenz, klinisches Wissen und alltägliche Ethik. Verlag Hans Huber, Bern; Göttingen; Toronto; Seattle 2000.

Berg, A.; Borker, S.; Schnell, M. W.: Ethische Betrachtung einer Nahrungsverweigerung. Teil 1: Aufzeigen der Problematik und Fallbeispiel, in: Die Schwester/Der Pfleger, Heft 8/2000, S. 669–671.

Berger, T.: Die volle Verantwortung, in: Altenpflege, Heft 7/1999, S. 22–25.

Bischoff, C.: Frauen in der Krankenpflege. Zur Entwicklung von Frauenrolle und Frauenberufstätigkeit im 19. und 20. Jahrhundert. Campus, Frankfurt; New York 1984.

Blinzler, S.: Kommunikation. In: Städtler-Mach, B. (Hrsg.): Ethik im Gesundheitswesen. Springer-Verlag, Berlin; Heidelberg; New York; Barcelona; Hongkong; London; Mailand; Paris; Singapur; Tokio 1999, S. 67–76.

Blonski, H. (Hrsg.): Ethik in Gerontologie und Altenpflege. Leitfaden für die Praxis. Brigitte Kunz Verlag, Hagen 1998.

Bobbert, M.: Ethische Fragen in der Pflege: Säuglingsernährung auf der Frühgeborenenstation – Pflegende zwischen Fürsorge und Autonomie, in: Pflege, Heft 1/2001, S. 13–16.

Bobbert, M.: Patientenautonomie und das Planen und Ausführen von Pflege. In: Wiesemann, C. et al. (Hrsg.): Pflege und Ethik. Leitfaden für Wissenschaft und Praxis. Verlag W. Kohlhammer, Stuttgart 2003, S. 71–104.

Bondolfi, A.: Moralisch Handeln in der Pflege. Einige Überlegungen aus ethischer Sicht, in: Pflege, Heft 1/1996a, S. 19–25.

Bondolfi, A.: Ein wissenschaftlicher Diskurs über Theorien der Moral und Ethik: Kohlberg und die Folgen, in: Pflege, Heft 1/1996b, S. 29–31.

Böhme, G.: Weltweisheit, Lebensform, Wissenschaft: eine Einführung in die Philosophie. Suhrkamp, Frankfurt 1994.

Bortz, J.; Döring, N.: Forschungsmethoden und Evaluation. Springer-Verlag, Berlin; Heidelberg; New York; Barcelona; Budapest; Hong Kong; London; Mailand; Paris; Tokyo, zweite Aufl. 1995.

Braissant, C.: Kann man Ethik unterrichten? SBK-ASI (Schweizer Berufsverband der Krankenschwestern und Krankenpfleger), Bern 2000, S. 1–4.

Brandenburg, H.: Kooperative Qualitätssicherung aus der Perspektive der Pflegewissenschaft, in: Klie, Th. (Hrsg.): Kooperative Qualitätssicherung in der geriatrischen Rehabilitation. Freiburg 1998, S. 52–76.

Brandenburg, H.: Was heißt menschenwürdige Pflege? In: Krankendienst, Heft 6/2000, S. 172–180.

Brandenburg, H.: Gerontologie und Pflege, in: Zeitschrift für Gerontologie und Geriatrie, 34. Jahrgangsband, 2001a, S. 129–139.

Brandenburg, H.: Pflegewissenschaft und Pflegeforschung in Deutschland, in: Pr-InterNet, Angewandte Pflegeforschung, Ausgabe 6/2001b, S. 14–28.

Brandenburg, H.; Dorschner, S.: Einführung in die Pflegewissenschaft. Studienbrief: Fernstudiengang Pflege. Fachhochschule Jena, Fachbereich Sozialwesen, Jena 1997.

Brandenburg, H.; Dorschner, S.: Pflegewissenschaft 1. Lehr- und Arbeitsbuch zur Einführung in die Pflegewissenschaft. Verlag Hans Huber, Bern 2003.

Brandenburg, H.; Fenchel, V.; Grünendahl, M.: Pflegewissenschaft I: Theoretische Grundlagen der Pflegewissenschaft. Studienbrief. Katholische Fachhochschule Freiburg, Fachbereich Pflege. Freiburg 1998.

Brandenburg, H.; Klie, Th.: Gerontologische Pflege. Perspektiven für Studium, Praxis und Forschung, in: Die Schwester/Der Pfleger, Heft 6, 2000, S. 515–520.

Brandenburg, H.; Sowinski, C.: Alltagsaktivitäten – Unterschiede und Gemeinsamkeiten im Verständnis zwischen Gerontologie und Pflege, in: Zeitschrift für Gerontologie und Geriatrie, Heft 6/1996, S. 387–396.

Brechmüller, M.: Sinn + Unsinn von Pflegediagnosen, in: Krankenpflege/Soins Infirmiers, Heft 4/1999, S. 10–15.

Budnik, B.: Pflegeplanung leicht gemacht. Gustav Fischer Verlag, Ulm; Stuttgart; Jena; Lübeck, zweite Auflage 1999, dritte Auflage 2002, vierte Auflage 2003.

Burger, S.; Danzeisen-Bührle, B.; Hemberger, M.; Jonitz, J.-W.: Zur Krankenpflege als Beziehungsprozeß befähigen. Menschen würdig pflegen – eine Herausforderung für Lehrende und Lernende, in: Caritas-Mitteilungen für die Erzdiözese Freiburg. Heft 2, Freiburg 1999, S. 33–35.

Büssing, A.; Herbig, B.; Ebert, Th.: Intuition als implizites Wissen. Bereicherung oder Gefahr für die Krankenpflege? In: Pflege, Heft 5/2000, S. 291–296.

Caritasgemeinschaft für Pflege- und Sozialberufe e. V.: Qualitätssicherung in Pflege, Betreuung und Versorgung. Eigendruck, Freiburg 1997.

Caritasverband für die Erzdiözese Freiburg e. V., Abteilung Gesundheits- und Altenhilfe (Hrsg.): Menschen würdig pflegen. Unsere Position. Faltblatt, Freiburg o. J.

Carper, B. A.: Fundamental Patterns of Knowing in Nursing. In: Nicole, L. H. (Hrsg.): Perspectives on Nursing Theory. Lippincott, Philadelphia 1997, pp. 247–254.

Chinn, P. L.; Kramer, M. K.: Pflegetheorie. Konzepte – Kontext – Kritik. Ullstein Mosby, Berlin; Wiesbaden 1996.

Cohn, C. R.: Zur Grundlage des themenzentrierten interaktionellen Systems. In: Ruth C. Cohn: Von der Psychoanalyse zur themenzentrierten Interaktion. Von der Behandlung einzelner zu einer Pädagogik für alle. Klett-Cotta, Stuttgart 1975.

Conradi, E.: Vom Besonderen zum Allgemeinen – Zuwendung in der Pflege als Ausgangspunkt einer Ethik. In: Wiesemann, C. et al. (Hrsg.): Pflege und Ethik. Leitfaden für Wissenschaft und Praxis. Verlag W. Kohlhammer, Stuttgart 2003, S. 30–46.

Copp, L. A.: Die ethische Verantwortung für die Schmerzbehandlung, in: Pflege Aktuell, Heft 2/2000, S. 85–86.

Darmann, I.: Wie finden Pflegende die richtige Entscheidung? In: Pflegezeitschrift, Heft 2/2001a, S. 129–132.

Darmann, I.: Situations-, wissenschafts- und interaktionsorientierter Pflegeunterricht, in: Pr-InterNet, Pflegepädagogik (Sonderausgabe 1), Ausgabe 11/2001b, S. 235–241.

Darmann, I.: Rezension von: Remmers, Hartmut: Pflegerisches Handeln. Wissenschafts- und Ethikdiskurse zur Konturierung der Pflegewissenschaft. Verlag Hans Huber, Bern; Göttingen; Toronto; Seattle 2000a, in: Pflege, Heft 1/2002, S. 38–39.

Dätwyler, B.: Die veränderte Sicht der Krankenpflege oder ethisch-politische Überlegungen im Hinblick auf das 21. Jahrhundert, in: Pflege, Heft 1/1990, S. 47–53.

Deutscher Berufsverband für Pflegeberufe e. V. (DBfK): Berufsordnung des Deutschen Berufsverbandes für Pflegeberufe (DBfK) für Altenpflegerinnen und Altenpfleger, Kinderkrankenschwestern und Kinderkrankenpfleger, Krankenschwestern und Krankenpfleger. DBfK, Eschborn 1992.

Deutscher Verein für Pflegewissenschaft (Hrsg.): Das Originäre der Pflege entdecken. Pflege beschreiben, erfassen, begrenzen. Mabuse-Verlag Frankfurt am Main 2003.

DGF (Deutsche Gesellschaft für Fachkrankenpflege e. V.): Ethische Regeln der Intensivpflegenden – Ethik-Kodex, in: Die Schwester/Der Pfleger, Heft 9/1996, S. 843–844.

Dibelius, O.: Pflegemanagement im Spannungsfeld zwischen Ethik und Ökonomie, in: Pflege, Heft 6/2001, S. 407–413.

Dibelius, O.: Altersrationierung: Gerechtigkeit und Fairness im Gesundheitswesen? Eine Studie zum ethischen Führungshandeln von Pflegemanager/innen in der stationären und teilstationären Altenpflege. In Dibelius, O.; Arndt, M. (Sr. M. Benedicta) (Hrsg.): Pflegemanagement zwischen Ethik und Ökonomie. Eine europäische Perspektive. Schlütersche, Hannover 2003, S. 23–36.

Dibelius, O.; Arndt, M. (Sr. M. Benedicta) (Hrsg.): Pflegemanagement zwischen Ethik und Ökonomie. Eine europäische Perspektive. Schlütersche, Hannover 2003.

Die ethische Verantwortung der Pflegeberufe. o. V., Hrsg.: Caritas-Gemeinschaft für Pflege- und Sozialberufe e. V., Freiburg; Deutscher Caritasverband e. V., Freiburg; Kath. Berufsverband für Pflegeberufe e. V., Mainz, zweite, erweiterte Aufl. 1998.

Donabedian, A.: Evaluating the Quality of Medical Care, in: Millbank Memorial Fund Quarterly, 6/1966, pp. 166–206.

Dörner, D.: Die Logik des Mißlingens. Strategisches Denken in komplexen Situationen. Rowohlt, Reinbek bei Hamburg 1992.

Dorsch, F. (Hrsg.): Psychologisches Wörterbuch. Verlag Hans Huber, Bern; Stuttgart; Toronto 1987.

Dowding, D.: Entscheidungsfindung in der pflegerischen Praxis. In Dibelius, O.; Arndt, M. (Sr. M. Benedicta) (Hrsg.): Pflegemanagement zwischen Ethik und Ökonomie. Eine europäische Perspektive. Schlütersche, Hannover 2003, S. 82–94.

Dreyfus, H. L.; Dreyfus, S. E.; Benner, P.: Kompetenz und alltägliche Ethik. In: Benner, P.; Tanner, C. A.; Chesla, C. A.: Pflegeexperten: Pflegekompetenz, klinisches Wissen und alltägliche Ethik. Verlag Hans Huber, Bern; Göttingen; Toronto; Seattle 2000, S. 321–346.

Eid, V.: Ethik und Moral der Pflegeberufe, in: Kruse, T.; Wagner, H.: Ethik und Berufsverständnis der Pflegeberufe. Springer-Verlag, Berlin; Heidelberg; New York; London; Paris; Tokyo; Hong Kong; Barcelona; Budapest, 1994a, S. 1–10.

Eid, V.: Grundverständnis von »Ethik« und »Moral«, in: Kruse, T.; Wagner, H.: Ethik und Berufsverständnis der Pflegeberufe. Springer-Verlag Berlin; Heidelberg; New York; London; Paris; Tokyo; Hong Kong; Barcelona; Budapest, 1994b, S. 153–173.

Eilts-Köchling, K.; Heinze, C.; Schattner, P.; Voß, M.; Dassen, T.: Der Bekanntheitsgrad berufsethischer Grundregeln innerhalb der Berufsgruppe der Pflegenden, in: Pflege, Heft 1, 2000, S. 42–46.

Elsbernd, A.: Rezension von: Sperl, D.: Ethik der Pflege. Verantwortetes Denken und Handeln in der Pflegepraxis. Verlag W. Kohlhammer, Stuttgart 2002. In: Pflege, Heft 2/2003, S. 114 f.

Eser, A.; von Lutterotti, M.; Sporken, P. (Hrsg.) (unter Mitwirkung von Illhardt, F. J.; Koch, H.-G.): Lexikon Medizin, Ethik, Recht. Darf die Medizin, was sie kann? Information und Orientierung. Herder Verlag, Freiburg; Basel; Wien 1989.

Esposito, E.: Strukturelle Koppelung. In: Baraldi, C.; Corsi, G.; Esposito, E. (Hrsg.): GLU. Glossar zu Niklas Luhmanns Theorie sozialer Systeme. Suhrkamp-Verlag, Frankfurt am Main, zweite Aufl. 1998, S. 186–189.

Etzel, B. S.: Pflegekonzept. Entwicklung und Umsetzung in die Praxis. Altera Edition Hüthig, Heidelberg 1999.

Evers, G. C. M.: Theorien und Prinzipien der Pflegekunde. Ullstein Mosby, Berlin; Wiesbaden 1997.

Fahr, U.: Die Aufgabe der Ethik in der Pflege, in: Pflege Aktuell, Heft 12/1998, S. 672–675.

Fahr, U.: Positionen der Ethik, in: Pflege Aktuell, Heft 11/2000, S. 626–675.

Falk, J.: Überlegungen zu einer konstruktivistischen Didaktik, in: PflegePädagogik, Heft 1/1999, S. 31–33.

Falk, J.; Kerres, A.; Wittrahm, A.: Symposium: Ethik – meine Verantwortung und Chance als LehrerIn, in: PflegePädagogik, Heft 1/1997, S. 14–16.

Faller-Möller, M.: Ist Rationierung mit Pflegeethik vereinbar? In: Krankenpflege/Soins Infirmiers, Heft 6/1999, S. 10–14.

Faller-Möller, M.: Pflege zwischen Ethik und Rationierung, in: intensiv 7 (1999), S. 149–152.

Fawcett, J.: Pflegemodelle im Überblick. Verlag Hans Huber, Bern; Göttingen; Toronto; Seattle 1996.

Ferber, R.: Philosophische Grundbegriffe. Eine Einführung. Verlag C. H. Beck, München, sechste Aufl. 1999.

Fesenfeld, A.: Moralisches Handeln in der Pflege. Zum Verständnis von pflegerischer Verantwortung und Verantwortlichkeit, in: Pflege, Heft 6, 1998, S. 312–318.

Fiechter, V.; Meier, M.: Pflegeplanung. Eine Anleitung für die Praxis. Recom, Basel 1981.

Flick, U.: Qualitative Forschung. Theorien, Methoden, Anwendung in Psychologie und Sozialwissenschaften. Rowohlt Taschenbuchverlag, Reinbek bei Hamburg, vierte Aufl. 1999.

Frauenknecht, X.: Grenzen der Behandlungspflicht und Pflegestandards, in: Pflege Aktuell, Heft 9/2001, S. 470–473.

Frese, F.: Ethik, Motivation, Qualität und die Hilfe für Menschen mit Behinderung. Lambertus-Verlag, Freiburg i. Br. 2000.

Frewer, A.: Ethik und Moral in der Medizin – Grundlagen und Grundmodelle ärztlichen Handelns. In: Frewer, A.; Winau, R. (Hrsg.): Geschichte und Theorie der Ethik in der Medizin. Verlag Palm & Enke, Erlangen; Jena 1997, S. 63–86.

Frewer, A.; Winau, R. (Hrsg.): Geschichte und Theorie der Ethik in der Medizin. Verlag Palm & Enke, Erlangen; Jena 1997.

Fry, S. T.: Ethik in der Pflegepraxis. Anleitung für ethische Entscheidungsfindungen. Deutscher Berufsverband für Pflegeberufe (DBfK) e. V. Bundesverband, Eschborn 1995.

Füg, L.: Spontaneität und Ethik. Ihre Bedeutung im Rettungswesen bzw. in der Intensivmedizin. In: Städtler-Mach, B. (Hrsg.): Ethik im Gesundheitswesen. Springer-Verlag, Berlin; Heidelberg; New York; Barcelona; Hongkong; London; Mailand; Paris; Singapur; Tokio 1999, S. 103–128.

Gastmans, C.: Der soziale, interprofessionelle und institutionelle Kontext der Pflegepraxis: Hemmender Widerstand oder Beschleunigungskraft? In: Dibelius, O.; Arndt, M. (Sr. M.

Benedicta) (Hrsg.): Pflegemanagement zwischen Ethik und Ökonomie. Eine europäische Perspektive. Schlütersche, Hannover 2003, S. 95–113.

Geißner, U.: Jenseits von Skills. In: Pr-InterNet, Pädagogik, Ausgabe 3/1999a, S. 76–78.

Geißner, U.: Differenz – Perspektiven für ein neues Handeln in Organisationen. In: Krankendienst, Heft 7/1999b, S. 217–223.

Geißner, U. (Hrsg.): Der Weg zur Akademisierung der Pflege – Zwischenstation. Wissenschaftliches Symposium. Förderkreis der Freiburger Pflegestudiengänge e. V., Band 1, Freiburg 2000a.

Geißner, U.: Menschenbild – ethische Dimension. In: Kellnhauser, E. et al. (Hrsg.): Thiemes Pflege – entdecken – erleben – verstehen – professionell handeln. Georg Thieme Verlag, Stuttgart; New York 2000b, S. 4–25.

Georg, J.; Frowein, M. (Hrsg.): PflegeLexikon. Ullstein Medical Verlagsgesellschaft, Wiesbaden 1999.

Gerhards, K.; Burchardi, H.; Hilgers, R.; Erichsen, N.: Forschung in der Pflege und deutsche Ethikkommissionen, in: Pr-InterNet, PflegeManagement, Ausgabe 9/1999, S. 226–231.

Giebing, H.: Pflegerische Qualitätssicherung in kurzem Überblick, in: Krankenpflege, Heft 1/1991a, S. 2–6.

Giebing, H.: Qualitätssicherung in den Niederlanden. Eine Philosophie für die Praxis, in: Die Schwester/Der Pfleger, Heft 12/1991b, S. 1109–1111.

Giebing, H.: Pflegerische Qualitätssicherung. Konzept, Methode, Praxis. Eicanos, Bocholt 1996.

Giese, C.: Pflegeethik – Reise ins Ungewisse, in: Dr. med. Mabuse, Heft 114, Juli/August 1998, S. 49–55.

Gillen, E.: Ethische Komitees im kirchlichen Krankenhaus, in: Krankendienst, Heft 4/1996, S. 109–119.

Gillen, E.: Mitschrift des Verfassers im Seminar des genannten Dozenten an der Kath. Fachhochschule Freiburg, Wintersemester 1998/99, Fach Ethik III, 1998.

Gillen, E.: Frag nur – ethische Reflexionen zu den Fragestellungen im Klinischen Ethik-Komitee, in: Vortkamp, T.; Helbig, W. (Hrsg.): Ethik-Komitee im Krankenhaus. Erfahrungsberichte zur Einrichtung von Klinischen Ethik-Komitees. Deutscher Evangelischer Krankenhausverband e. V.; Katholischer Krankenhausverband Deutschlands e. V., Berlin; Freiburg 1999, S. 15–28.

Gillen, E.: Und sie bewegt sich doch! Von der gestalterischen Kraft der Moral. In: Brandenburg, H.; Schwendemann, U. (Hrsg.): Kommunikation, Kooperation, Konflikt. Festschrift für Ursula Geißner. Förderkreis der Freiburger Pflegestudiengänge e. V. Freiburg 2001, S. 89–96.

Goller, D.: Konturen einer Ethik des pflegerischen Blicks, in: Pr-InterNet, PflegePädagogik, Ausgabe 4/2001, S. 82–96.

Gordijn, B.: Ethische Diskussionen im Team. Nimweger Modell der multidisziplinären ethischen Fallbesprechung, in: Die Schwester/Der Pfleger, Heft 2/2000, S. 114–117.

Görres, S.; Friesacher, H.: Pflegewissenschaft in Deutschland – Gegenwärtiger Stand und Entwicklungsperspektiven, in: Zeitschrift für Gerontologie und Geriatrie, 31. Jahrgangsband, 1998, S. 157–169.

Götzelmann, A. (Hrsg.): Ethikunterricht in diakonischen Bildungseinrichtungen (Alten- und Krankenpflegeschulen). Curricula, Lehrmaterialien, Aufgabenstellungen einer Didaktik ethischer Bildung. DWI-Verlag (Selbstverlag des Diakoniewissenschaftlichen Institutes der Ruprecht-Karls-Universität Heidelberg). Heidelberg 2000a.

Götzelmann, A.: Einführung in das Thema. In: Götzelmann, A. (Hrsg.): Ethikunterricht in diakonischen Bildungseinrichtungen (Alten- und Krankenpflegeschulen). Curricula, Lehrmaterialien, Aufgabenstellungen einer Didaktik ethischer Bildung. DWI-Verlag (Selbstverlag des Diakoniewissenschaftlichen Institutes der Ruprecht-Karls-Universität Heidelberg). Heidelberg 2000b, S. 9–12.

Götzelmann, A.: Zehn Thesen zum Ethikunterricht in der Alten- und Krankenpflegeschule. In: Götzelmann, A. (Hrsg.): Ethikunterricht in diakonischen Bildungseinrichtungen (Alten- und Krankenpflegeschulen). Curricula, Lehrmaterialien, Aufgabenstellungen einer Didaktik ethischer Bildung. DWI-Verlag (Selbstverlag des Diakoniewissenschaftlichen Institutes der Ruprecht-Karls-Universität Heidelberg). Heidelberg 2000c, S. 67–68.

Grabowski, I.: Tag der alternativen Pflegemethoden – ein Beitrag zur handlungsorientierten Unterrichtsgestaltung, in: Die Schwester/Der Pfleger, Heft 12/1997, S. 987–996.

Grauhan, A.: Berufsethik und Pflegepraxis, in: Krankenpflege, Heft 9/1981, S. 349–351.

Grauhan, A.: Berufsethische Normen in der Krankenpflege, in: Deutsche Krankenpflegezeitschrift, Heft 7/1985, S. 461–463.

Grauhan, A.: Menschenbild in der Pflege. In: Schädle-Deininger, H. (Hrsg.): Pflege, Pflege-Not, Pflege-Not-Stand: Entwicklungen psychiatrischer Pflege. Mabuse-Verlag, Frankfurt am Main, zweite Aufl. 1994, S. 23–31.

Grewel, H.: Recht auf Leben. Drängende Fragen christlicher Ethik. Vandenhoeck & Ruprecht, Göttingen 1990.

Grosse, W.: Qualitätssicherung im Stationsalltag, in: Krankenpflege, Heft 9/1990, S. 454–456.

Großklaus-Seidel, M.: Ethik im Pflegealltag. Wie Pflegende ihr Handeln reflektieren und begründen können. Kohlhammer, Stuttgart 2002.

Grünendahl, M.: Pflegewissenschaft II: Forschungsprozeß und Methoden der Pflegewissenschaft. Studienbrief der Kath. Fachhochschule Freiburg. Freiburg 1998.

Gudjons, H.; Teske, R.; Winkel, R. (Hrsg.): Didaktische Theorien. Bergmann und Helbig Verlag, Hamburg, siebte Aufl. 1993.

Habermann, M.: Vom Umgang mit dem Fremden – der Beitrag einer Ethnologie zur Pflege, in: Evang. Fachhochschule Darmstadt: Pflegewissenschaft an (Fach-)Hochschulen. Zweites Darmstädter Symposium am 14.09.1995, S. 15–22.

Halangk, D.: Zufriedene Patienten – Was leistet die Pflege? in: Heilberufe, Heft 9/1997, S. 6–7.

Hamann, J.; Jehle, U.; Wespel, E.; Ziegler, H.; Zoller, E. (Hrsg.): Ethisch handeln lernen an Krankenpflegeschulen. Eine Handreichung für den Unterricht. Eigendruck, Stuttgart 1990.

Harris, R.; Klie, T.; Ramin, E.: Heime zum Leben. Wege zur bewohnerorientierten Qualitätssicherung. Vincentz, Hannover 1995.

Hastedt, H.: Ethik in der Pflege. In: Richter, J; Norberg, A.; Fricke, U. (Hrsg.): Ethische Aspekte pflegerischen Handelns. Konfliktsituationen in der Alten- und Krankenpflege. Schlütersche Verlagsgesellschaft, Hannover 2002, S. 9–21.

Heffels, W. M.: Blinde Flecken in der Fürsorgepflicht gegenüber dem Patienten, in: Pflegezeitschrift, Heft 7/2002, Anhang Dokumentation Ethik, S. 1–6.

Heger, R.-J.; Manthey, H.: Lernliebe – über den Eros beim Lehren und Lernen. Dt. Studien-Verlag, Weinheim 1993.

Heinzmann, R.: Die »Münchener Erklärung« und ihre Konsequenzen. Auf dem Weg zur eigenen Verantwortlichkeit, in: Caritas und Pflege, Heft 1/2001, S. 4–6.

Helferich, C.: Geschichte der Philosophie. Von den Anfängen bis zur Gegenwart und Östliches Denken. dtv, München, dritte Aufl. 1999.

Höffe, O.: Lexikon der Ethik. Verlag C. H. Beck, München, fünfte Auflage 1997.

Hoffmann, R. U.: Ethisches Dilemma in der häuslichen Krankenpflege, in: Pflege Aktuell, Heft 12/1993, S. 722–723.

Hofmann, I.: Ethisches Handeln im Pflegealltag. Überlegungen zur Notwendigkeit einer Pflege-Ethik, in: Pflege Aktuell, Heft 6/1995a, S. 444–446.

Hofmann, I.: Neue Verantwortlichkeiten. Berufliches Selbstverständnis und Pflege-Ethik, in: Dr. med. Mabuse, Heft 8/9/1995b, S. 35–38.

Hofmann, I.: Verrat am Menschen? Wenn die Pflege hinter ihrem state of the art zurückbleibt … In: Zeitschrift für medizinische Ethik, Heft 3/1999, S. 185–196.

Hofmann, I.: Ist immer Ethik drin, wo Ethik draufsteht? Typische Probleme in der Vermittlung von Ethik, in: Pflegemagazin, Heft 6/2000, S. 21–25.

Hofmann, I.: Wenn die Pflege nicht »den Regeln der Kunst« entspricht. In: Pflegezeitschrift, Heft 1/2001a, S. 54–58.

Hofmann, I.: Verrückt in normierter Umgebung. Ethische Überlegungen zur Pflege psychisch veränderter und kranker Menschen, in: PflegeImpuls, Heft 8/2001b, S. 179–184.

Hofmann, I.: Schwierigkeiten im interprofessionellen Dialog zwischen ärztlichem und pflegerischem Kollegium, in: Pflege, Heft 3/2001c, S. 207–213.

Hofmann, I.: Konstitutive Grenzüberschreitung im Pflegealltag. Eine Reflexion über den möglichen Zusammenhang zwischen unvermeidbarer Grenzüberschreitung einerseits und Autonomieverletzung andererseits, in: intensiv. Fachzeitschrift für Intensiv- und Anästhesiepflege. 2001d.

Hofmann, I.: Pflege nach den »Regeln der Kunst«. Ethischer Auftrag und Verantwortung in der Berufspraxis, in: Heilberufe, Heft 12/2001e, S. 12–14.

Holmes, A. F.: Wege zum ethischen Urteil. Grundlagen und Modelle. R. Brockhaus Verlag, wissenschaftl. Taschenbücher, Wuppertal 1987.

Hoppe, E.; Körner, U.; Luther, E.; Nitsche, A.: Ethik. Arbeitsbuch für Schwestern und Pfleger. LAU-Ausbildungssysteme GmbH, Verlag für Medizin und Technik, Reinbek 1995.

Hügli, A.: Pädagogische Ethik. In: Pieper, A.; Thurnherr, U.: Angewandte Ethik. Eine Einführung. Verlag C. H. Beck, München 1998, S. 312–336.

Hunt, G.: What is nursing ethics? In: Nurse Education Today, 12, 1992, pp. 323–328.

ICN (International Council of Nurses): Ethische Grundregeln für die Krankenpflege. DBfK, Frankfurt/Main 1973.

ICN (International Council of Nurses): Ethische Aspekte in der Pflegeforschung, in: Pflege Aktuell, Heft 5/1996, S. 328–336.

ICN (International Council of Nurses): ICN-Ethikkodex für Pflegende, in: Pflege Aktuell, Heft 10/2000, S. 563.

IFSW (International Federation of Social Workers): Ethische Grundlagen der Sozialen Arbeit. Prinzipien und Standards. Verabschiedet am Weltdelegiertentreffen in Sri Lanka, 6.–8. Juli 1994, in: Sozialarbeit, Heft 11/1997, S. 11–15.

Illhardt, F. J.: Medizinische Ethik. Ein Arbeitsbuch. Unter Mitarbeit von H.-G. Koch. Springer-Verlag, Berlin; Heidelberg; New York; Tokyo 1985.

Illhardt, F. J.: Ethische Grenzfragen im Bereich der Humanwissenschaften. In: Huber, N.; Schoch, H. (Hrsg.): Grenzsituationen menschlichen Lebens. Hilfen für behinderte Menschen – ethische Anfragen und Perspektiven. Lambertus-Verlag, Freiburg i. Br. 1986, S. 19–35.

Illhardt, F. J.: Stichwort »Pflegeethik« In: Eser, A.; von Lutterotti, M.; Sporken, P. (Hrsg.) (unter Mitwirkung von Illhardt, F. J.; Koch, H.-G.): Lexikon Medizin, Ethik, Recht. Darf die Medizin, was sie kann? Information und Orientierung. Herder Verlag, Freiburg; Basel; Wien 1989, S. 806–812.

Illhardt, F. J.: Ideologische Wurzeln der Euthanasiediskussion – damals und heute, in: Heggbacher Einrichtungen: Vor 50 Jahren: Massenmorde – als »Gnadentod« getarnt. Und heute? 1990, S. 22–37.

Illhardt, F. J.: Hintergrund des Themas: »Lebenswelt« und »Biomedizin«. Wie kann man Medizin verstehen? In: Illhardt, F. J.; Effelsberg, W.: Medizin in multikultureller Herausforderung: Workshop der Akademie der Wissenschaften und der Literatur. G. Fischer Verlag, Mainz 1994 a, S. 12–28.

Illhardt, F. J.: Relativismus in der Medizin. In: Illhardt, F. J.; Effelsberg, W.: Medizin in multikultureller Herausforderung: Workshop der Akademie der Wissenschaften und der Literatur. G. Fischer Verlag, Mainz 1994 b, S. 67–75.

Illhardt, F. J.: Entscheidungsfindung. In: Kahlke, W.; Reiter-Theil, S. (Hrsg.): Ethik in der Medizin. Ferdinand Enke Verlag, Stuttgart 1995, S. 111–119.

Illhardt, F. J.: Qualitätssicherung in der Pflege: eine ethische Herausforderung? In: Zeitschrift für medizinische Ethik. Heft 3/1999a, S. 171–175.

Illhardt, F. J.: Bioethik: Herausforderungen – Positionen – Aktivitäten, in: Religionsunterricht an höheren Schulen (rhs), Heft 5/1999b, S. 273–281.

Illhardt, F. J.; Lauer, W.: Stichwort »Krankenhaus, 2. Ethik«, in: Eser, A.; von Lutterotti, M.; Sporken, P. (Hrsg.) (unter Mitwirkung von Illhardt, F. J.; Koch, H.-G.): Lexikon Medizin, Ethik, Recht. Darf die Medizin, was sie kann? Information und Orientierung. Herder Verlag, Freiburg; Basel; Wien 1989, S. 626–635.

Illhardt, F. J.; Piechowiak, H.: Mittelverteilung. In: Kahlke, W.; Reiter-Theil, S. (Hrsg.): Ethik in der Medizin. Ferdinand Enke Verlag, Stuttgart 1995, S. 126–133.

Irrgang, B.: Grundriss der medizinischen Ethik. UTB für Wissenschaft: Uni-Taschenbücher, Ernst Reinhardt Verlag, München 1995.

Jackson, B. S.: Rechtliche und ethische Probleme. In: LoBiondo-Wood, G.; Haber, J.: Pflegeforschung. Methoden, kritische Einschätzung und Anwendung. Hrsg.: Angelika Zegelin. Verlag Ullstein Mosby, Berlin; Wiesbaden 1996, S. 353–386.

Jank, W.; Meyer, H.: Didaktische Modelle. Cornelsen Verlag Scriptor, Berlin, dritte Aufl. 1994.

Jank, W.; Meyer, H.: Didaktische Modelle. Cornelsen Verlag Scriptor, Berlin, fünfte Aufl. 2002.

Joerger, K.: Einführung in die Lernpsychologie. Herder Verlag, Freiburg, siebte Aufl. 1980.

Juchli, L.: Allgemeine und spezielle Krankenpflege. Georg Thieme Verlag, Stuttgart, dritte Aufl. 1979.

Juchli, L.: Krankenpflege. Praxis und Theorie der Gesundheitsförderung und Pflege Kranker. Georg Thieme Verlag, Stuttgart; New York, fünfte, überarbeitete und erweiterte Aufl. 1987.

Just, A.: Ethische Entscheidungsmodelle in Pflege und Medizin, in: Pflege, Heft 5/2001, S. 309–315.

Kahlke, W.: Praktische Empfehlungen zum Lehren und Lernen. In: Kahlke, W.; Reiter-Theil, S. (Hrsg.): Ethik in der Medizin. Ferdinand Enke Verlag, Stuttgart 1995, S. 134–143.

Kahlke, W.; Reiter-Theil, S. (Hrsg.): Ethik in der Medizin. Ferdinand Enke Verlag, Stuttgart 1995.

Kahlke, W.; Reiter-Theil, S.: Vorwort der Herausgeber. In: Kahlke, W.; Reiter-Theil, S. (Hrsg.): Ethik in der Medizin. Ferdinand Enke Verlag, Stuttgart 1995 a, S. VI-VIII.

Kahlke, W.; Reiter-Theil, S.: Lernziele für die Auseinandersetzung mit ethischen Problemen. In: Kahlke, W.; Reiter-Theil, S. (Hrsg.): Ethik in der Medizin. Ferdinand Enke Verlag, Stuttgart 1995 b, S. 17–22.

Kaiser, H.: Zwischen Liebe und Aggression – Zur Ethik pflegerischen Handelns. In: Blonski, H. (Hrsg.): Ethik in Gerontologie und Altenpflege. Leitfaden für die Praxis. Brigitte Kunz Verlag, Hagen 1998, S. 151–164.

Kant, I.: Grundlegung zur Metaphysik der Sitten. In: Spaemann, R. (Hrsg.): Ethik-Lesebuch. Von Platon bis heute. Piper, München; Zürich 1987, S. 71–87 und 199–207.

Käppeli, S.: Moralisches Handeln und berufliche Unabhängigkeit in der Krankenpflege, in: Pflege, Heft 1/1988, S. 20–27.

Käppeli, S.: Pflegewissenschaft im Kontext der Medizin – Verbindendes und Trennendes in den beiden Disziplinen, in: Hochschulforum Pflege, Nr. 1/2001a, S. 7–10.

Käppeli, S.: Mit-Leiden – eine vergessene Tradition der Pflege? In: Pflege, Heft 5/2001b, S. 293–306.

Karrer, D.: Der Kampf um Unterschiede – Medizinisches Feld und Wandel des Pflegeberufs, in: Pflege, Heft 1/1995, S. 43–50.

Kast, V.: Der schöpferische Sprung. Vom therapeutischen Umgang mit Krisen. dtv, München, fünfte Aufl. 1994.

Kellnhauser, E.: Die Sicherung der Qualität in der Krankenpflege. Eine Herausforderung für die Zukunft, in: Die Schwester/Der Pfleger, Heft 4/1991, S. 332–336.

Kemetmüller, E.: Ethik in der Pflegepädagogik. Zum Verhältnis von Theorie und Praxis unter dem Aspekt einer philosophisch-kritischen Bildungstheorie. Verlag Wilhelm Maudrich, Wien; München; Bern 1998.

Kerstiens, L.: Thesen zur Gewissensbildung. In: Meyer-Drawe, K.; Peukert, H.; Ruhloff, J. (Hrsg.): Pädagogik und Ethik. Beiträge zu einer zweiten Reflexion. Deutscher Studien Verlag, Weinheim, zweite Auflage 1996, S. 106–120.

Kersting, K.: Die ethisch legitimierte Verwaltung des Mangels in der Pflege, in: Pflege und Gesellschaft, Heft 3/2000, S. 67–75.

Kersting, K.: Berufsbildung zwischen Anspruch und Wirklichkeit. Eine Studie zur moralischen Desensibilisierung. Verlag Hans Huber, Bern 2002.

Kesselring, A.: Wofür sind Pflegetheorien gut? In: Krankenpflege/Soins Infirmiers, Heft 12/1996, S. 8–13.

Kesselring, A. et al.: Pflegende und Forschung: Ethische Grundsätze. SBK-ASI (Schweizer Berufsverband der Krankenschwestern und Krankenpfleger), Bern 2000 .

King, I. M.: A Theory for Nursing. Systems, Concepts, Process. New York: John Wiley & Sons, New York 1981.

Kinzelmann, K.: Dokumentation und Menschenbild. In: Städtler-Mach, B. (Hrsg.): Ethik im Gesundheitswesen. Springer-Verlag, Berlin; Heidelberg; New York; Barcelona; Hongkong; London; Mailand; Paris; Singapur; Tokio 1999, S. 77–101.

Kirkevold, M.: Pflegetheorien. Urban & Schwarzenberg, München; Wien; Baltimore 1997.

Klafki, W.: Die bildungstheoretische Didaktik im Rahmen kritisch-konstruktiver Erziehungswissenschaft, in: Gudjons, H.; Teske, R.; Winkel, R. (Hrsg.): Didaktische Theorien. Bergmann und Helbig Verlag, Hamburg, siebte Aufl. 1993, S. 11–26.

Klie, Th.: Qualitätssicherung in der stationären Altenhilfe. Zum Stand der Diskussion in Deutschland. In: Harris, R.; Klie, Th.; Ramin, E.: Heime zum Leben. Wege zur bewohnerorientierten Qualitätssicherung. Vincentz, Hannover 1995, S. 9–24.

Klie, Th.: Menschenwürde als ethischer Leitbegriff für die Altenhilfe. In: Blonski, H. (Hrsg.): Ethik in Gerontologie und Altenpflege. Leitfaden für die Praxis. Brigitte Kunz Verlag, Hagen 1998a, S. 123–139

Klie, Th.: Die Abgrenzung von Grund- und Behandlungspflege, in: Pflege- & Krankenhausrecht, Heft 1/1998b, S. 13–17.

Klie, Th. (Hrsg.): Kooperative Qualitätssicherung in der geriatrischen Rehabilitation. Kontaktstelle für praxisorientierte Forschung an der Ev. Fachhochschule Freiburg (Forschungs- und Projektbericht der Kontaktstelle für praxisorientierte Forschung; 15), Freiburg 1998c.

Kohlen, H.: Sicherung des Patientenwillens durch »Ethikvisite« und »Pflegevisite«, in: Zeitschrift für medizinische Ethik, Heft 3/1999, S. 197–204.

Kohlen, H.: Ethikausbildung in der Pflege. In: Wiesemann, C. et al. (Hrsg.): Pflege und Ethik. Leitfaden für Wissenschaft und Praxis. Verlag W. Kohlhammer, Stuttgart 2003, S. 188–200.

Kollak, I; Huber, A.: Pflegediagnose kontrovers, in: Heilberufe, Heft 4/1996, S. 19–21.

Körtner, U. H. J.: Grundkurs Pflegeethik. UTB Facultas, Wien 2004.

Kösel, E.: Die Modellierung von Lernwelten. Ein Handbuch zur Subjektiven Didaktik. Verlag Laub, Elztal-Dallau 1993.

Kortus, R.: Ethische Aspekte bei der Behandlung älterer depressiver Patienten. In: Blonski, H. (Hrsg.): Ethik in Gerontologie und Altenpflege. Leitfaden für die Praxis. Brigitte Kunz Verlag, Hagen 1998, S. 31–46.

Kreikenbaum, J.: Sind Mentoren bald Vergangenheit? In: Pflegezeitschrift, Heft 2/2003, S. 123–125.

Krohwinkel, M. et al.; Agnes Karll Institut für Pflegeforschung (DBfK): Der pflegerische Beitrag zur Gesundheit in Forschung und Praxis. Nomos Verlagsgesellschaft, Baden-Baden 1992.

Krohwinkel, M.: Der Pflegeprozess am Beispiel von Apoplexiekranken: Eine Studie zur Erfassung und Entwicklung ganzheitlich-rehabilitierender Prozeßpflege (Kap. 6 von S. Bartholomeyczik). Nomos Verlags-Gesellschaft, Baden-Baden 1993.

Krohwinkel, M.: Fördernde Prozesspflege – Konzepte, Verfahren und Erkenntnisse, in: Osterbrink, J. (Hrsg.): Erster Internationaler Pflegetheorienkongreß Nürnberg. Verlag Hans Huber, Bern; Göttingen; Toronto; Seattle 1998, S. 134–154.

Krompholz-Schink, W.: Qualität in Wirtschaft und Pflege – Eine Betrachtung. In: Städtler-Mach, B. (Hrsg.): Ethik im Gesundheitswesen. Springer-Verlag, Berlin; Heidelberg; New York; Barcelona; Hongkong; London; Mailand; Paris; Singapur; Tokio 1999, S. 15–43.

Kruse, T.; Wagner, H. (Hrsg.): Ethik und Berufsverständnis der Pflegeberufe. Springer-Verlag, Berlin; Heidelberg; New York; London; Paris; Tokyo; Hong Kong; Barcelona; Budapest 1994.

Kuhlmey, J.: Was ist qualitative Altenpflege? Teil 1. In: Heim und Pflege, Heft 2/1994, S. 76–77.

Kuhlmey, J.: Ethik und Qualität in der Pflege. Was vermag Ethik und wo liegen ihre Grenzen? In: Pr-InterNet, PflegeManagement, Ausgabe 4/1999, S. 90–95.

Kurtenbach, H.; Golombek, G.; Siebers, H.: Krankenpflegegesetz: mit Ausbildungs- und Prüfungsordnung für die Berufe in der Krankenpflege. Verlag W. Kohlhammer, Stuttgart; Berlin; Köln, vierte Aufl. 1994.

Ladenthin, V.; Schilmöller, R. (Hrsg.): Ethik als pädagogisches Projekt. Grundfragen schulischer Werterziehung. Leske und Budrich, Opladen 1999.

Ladenthin, V.; Schilmöller, R.; Schulp-Hirsch, G.: Vorwort. In: Ladenthin, V.; Schilmöller, R. (Hrsg.): Ethik als pädagogisches Projekt. Grundfragen schulischer Werterziehung. Leske und Budrich, Opladen 1999, S. 7–19.

Laga, G.: Pflegeethik – Ein Überblick über die Diskussion im angelsächsischen Bereich, in: PflegePädagogik, Heft 3/1995, S. 12–15.

Lamnek, S.: Qualitative Sozialforschung, Band 2: Methoden und Techniken. Beltz Psychologie Verlagsunion, München, dritte, korrigierte Aufl. 1995.

Lang, P. C.: Lebendige Philosophie: Debatten und Kontroversen der siebziger und achtziger Jahre, in: Helferich, C.: Geschichte der Philosophie. Von den Anfängen bis zur Gegenwart und Östliches Denken. dtv, München, dritte Aufl. 1999, S. 447–483.

Lauer, W.; Maier, H.-P. (Hrsg.): Ethik-Komitee im Krankenhaus. Hrsg.: Deutscher Evangelischer Krankenhausverband e. V.; Katholischer Krankenhausverband Deutschlands e. V.; Freiburg 1997.

Lay, R.: Einführung in das Modell der Gesundheitspflege, in: Krankenpflegeschule des Kreiskrankenhauses Emmendingen: Handbuch für die Ausbildung an der Krankenpflegeschule des Kreiskrankenhauses Emmendingen. Teil I. Eigendruck, Emmendingen 1998, S. 1–32.

Lay, R.: Reflexion der Lehrprobe zum Thema »Dimensionen der Handlungsorientierung im Unterricht«. Unveröffentlichte Hausarbeit an der Kath. Fachhochschule Freiburg, Studium der Pflegepädagogik, Fach Didaktik II. Freiburg 1999.

Lay, R.: Ethik und Qualität in der Pflege. In: Fischer, Hellmuth; Gerhardt, Ernst-Peter; Greulich, Andreas; Räpple, Thilo; Schneider, Elvira; Thiele, Günter; Ulmer, Hans Ulrich; Degener-Hencke, Udo (Hrsg.): Management Handbuch Krankenhaus (MHK), R. v. Decker's Verlag Heidelberg, 39. Erg.-Lfg. Dezember 2001a, 840, S. 1–26.

Lay, R.: Ethik und Pflegequalität. In: Bergener, Manfred; Fischer, Hellmuth; Heimann, Marita; Thiele, Günter (Hrsg.): Management Handbuch Alteneinrichtungen (MHA), R. v. Decker's Verlag Heidelberg, Erg.-Lfg. Mai 2001b, 925, S. 1–23.

Lay, R.: Beratungskompetenz in der Pflege, in: Pr-InterNet für die Pflege, PflegePädagogik, Ausgabe 9/2001c, S. 195–200.

Lay, R.: Professionalisierung der Pflege – aber wie? In: Bergener, Manfred; Fischer, Hellmuth; Heimann, Marita; Thiele, Günter (Hrsg.): Management Handbuch Alteneinrichtungen (MHA), R. v. Decker's Verlag Heidelberg, 23. Erg.-Lfg. Juli 2002a, 1873, S. 1–11.

Lay, R.: Beruf oder Profession? Strategien zur Professionalisierung der Pflege. In: Fischer, Hellmuth; Gerhardt, Ernst-Peter; Greulich, Andreas; Räpple, Thilo; Schneider, Elvira; Thiele, Günter; Ulmer, Hans Ulrich; Degener-Hencke, Udo (Hrsg.): Management Handbuch Krankenhaus (MHK), R. v. Decker's Verlag Heidelberg, 44. Erg.-Lfg. August 2002b, 2128, S. 1–11.

Lay, R.: Pflegewissenschaft und Ethik. In: Brandenburg, H.; Dorschner, S.: Pflegewissenschaft 1. Lehr- und Arbeitsbuch zur Einführung in die Pflegewissenschaft. Verlag Hans Huber, Bern, 2003a, S. 60–63.

Lay, R.: Ist »Schwester« noch die richtige Anrede? In: Pflege Aktuell, Heft 5/2003b, S. 278–280.

Lay, R.; Brandenburg, H.: Pflegeplanung abschaffen? Überlegungen aus pflegewissenschaftlicher Sicht, in: Die Schwester/Der Pfleger, Heft 11/2001, S. 938–942.

Lay, R.; Brandenburg, H.: Pflegeplanung – eine kritische Bestandsaufnahme, in: Psych. Pflege Heute, Heft 3, Juni 2002, S. 149–152.

Lay, R.; Menzel, B.: Pflegeplanung – Pannenhilfe für eine pflegerische Verfahrensweise, in: Pr-InterNet (Pflege-)Pädagogik, Heft 2/1999, S. 43–50.

Lay, R.; Menzel, B.: Pflegeplanung – ein alter Zopf? In: Budnik, Birgitt (Hrsg.): Pflegeplanung – leicht gemacht. Urban & Fischer Verlag, München; Jena, 4. Auflage, 2003, S. 119–127.

Lay, R.; Schonhardt-Maier, C.: Interdisziplinäre Qualitätssicherung in der Umsetzung des Bobath-Konzeptes, in: not, Heft 1/1999, S. 36–37.

Lay, R.; Ziemer, A.: Entwicklung einer Stationspflegekonzeption. In: Pflegezeitschrift, Heft 7/1999, Anlage Pflegedokumentation, S. 1–8.

Lempert, W.: Postkonventionelle Reflexion als ultima ratio moralischen Denkens und Lernens im Beruf – Zur Bestimmung des ethischen Sinnhorizontes der Berufs- und Wirtschaftspädagogik. In: Beck, K. et al.: Berufserziehung im Wandel. Deutscher Studien Verlag, Weinheim 1996, S. 143–158.

Lenk, H.: Einführung in die angewandte Ethik: Verantwortlichkeit und Gewissen. Kohlhammer Verlag, Stuttgart; Berlin; Köln 1997.

Lindner, L.: Lernziel »guter Mensch«? Ethik in der Aus- und Fortbildung pflegerischer Berufe, in: Städtler-Mach, B. (Hrsg.): Ethik im Gesundheitswesen. Springer-Verlag, Berlin; Heidelberg; New York; Barcelona; Hongkong; London; Mailand; Paris; Singapur; Tokio 1999, S. 45–65.

Loewy, E. H.: Ethische Fragen in der Medizin. Springer-Verlag, Wien; New York 1995.

Lorenz, I.: Wird Ethikunterricht den Anforderungen der Praxis gerecht? Forschungsarbeit zu den Erwartungen von Schülern zum Thema Ethik im Krankenpflegeunterricht, in: Die Schwester/Der Pfleger, Heft 9/2001, S. 780–785.

Luther, E.: Fürsorge gegen Selbstbestimmtheit. Gedanken über eine konsensfähige [sic], im Alltag realisierbare Ethik, in: Deutsche Krankenpflege-Zeitschrift, Heft 5/1993, S. 313–317.

Maier, F.: Die täglichen Dilemmas, in: Krankenpflege/Soins infirmiers, Heft 12/1997, S. 12–15.

Martens, E.: Ethik-Kodex – Ethische Grundregeln der Altenpflege. Fachseminar Altenpflege, Gransee 1995.

Maturana, H. R.; Varela, F. J.: Der Baum der Erkenntnis. Goldmann Verlag, Bern; München, dritte Aufl. 1987.

Mayer, H., Kuhlmann, B.; Metzing, S.; Arndt, M.: Ethik in der Pflegeforschung. Teil 2: Eine Untersuchung zur ethischen Perspektive in Veröffentlichungen von Pflegeforschungsprojekten, in: Die Schwester/Der Pfleger, Heft 10/2002, S. 846–848.

Mayer, K. U.; Baltes, P. B. (Hrsg.): Die Berliner Altersstudie. Ein Projekt der Berlin-Brandenburgischen Akademie der Wissenschaften. Akademie Verlag, Berlin 1996.

McGinnity, G.; Cardinal O'Fiaich: Ethik im Pflegealltag. Handreichung zu ethischen Fragestellungen in der Pflege. Zwangslage der Moral für Krankenschwestern und -pfleger in einer sich verändernden Gesellschaft. Hrsg.: Caritas-Schwesternschaft; Gemeinschaft der Caritas-Schwestern und -pfleger. Freiburg 1988.

MDS e. V.: MDK-Anleitung zur Prüfung der Qualität nach § 80 SGB XI in der stationären Pflege. Zweite Ausgabe, MDS, Essen 2000.

Menche, N.; Bazlen, U.; Komerell, T. (Hrsg.): Pflege Heute. Lehrbuch und Atlas für Pflegeberufe. Urban & Fischer, München; Jena, zweite, vollständig überarbeitete Aufl. 2001.

Menge, H.: Langenscheidts Taschenwörterbuch der lateinischen und deutschen Sprache, Teil 1: Lateinisch-Deutsch, bearbeitet von Dr. Erich Pertsch, Langenscheidt, Berlin; München; Wien; Zürich, 33. Aufl. 1981.

Menzel, B.; Lay, R.: DRGs – Was kommt auf die Pflege zu? In: Heilberufe, Heft 8/2001, S. 38–39.

Mertens, G.: Sitte und Sittlichkeit. Bedingungen ethischen Handelns in der Moderne. In: Ladenthin, V.; Schilmöller, R. (Hrsg.): Ethik als pädagogisches Projekt. Grundfragen schulischer Werterziehung. Leske und Budrich, Opladen 1999, S. 23–42.

Meyer-Drawe, K.; Peukert, H.; Ruhloff, J. (Hrsg.): Pädagogik und Ethik. Beiträge zu einer zweiten Reflexion. Deutscher Studien Verlag, Weinheim, zweite Auflage 1996.

Milhahn, H.-J.; Zegelin, A.: Ethische Bildung in der Pflege – ein Problemaufriß, in: Deutsche Krankenpflege-Zeitschrift, Heft 5/1993, S. 319–323.

Mönig, W.: Ein Modell des Lebens – ein außergewöhnliches Interview mit Nancy Roper, in: Die Schwester/Der Pfleger, Heft 6/1998, S. 462–465.

Montada, L.: Entwicklung moralischer Urteilsstrukturen und Aufbau von Werthaltungen. In: Oerter, R.; Montada, L. (Hrsg.): Entwicklungspsychologie. Ein Lehrbuch. Urban & Schwarzenberg, München; Wien; Baltimore 1982.

Morel, J. et al. (Hrsg.): Soziologische Theorie. Abriß der Ansätze ihrer Hauptvertreter. Oldenbourg Verlag, München; Wien, vierte Aufl. 1995.

Mühlum, A.; Bartholomeyczik, B.; Göpel, E.: Sozialarbeitswissenschaft, Pflegewissenschaft, Gesundheitswissenschaft. Lambertus, Freiburg i. Br. 1997.

Müller-Angst, M.: Ethik und Pflege. In: SBK-ASI: Ethik und Pflege. SBK-ASI, Bern 1999a, o. S.

Müller, B.: Sozialpädagogisches Können. Ein Lehrbuch zur multiperspektivischen Fallarbeit. Lambertus-Verlag Freiburg i. Br., zweite, veränderte Aufl. 1994.

Mybes, M.: Schluss mit »lebensunwertem Leben«!? In: Profile – Evang. Magazin für Kirche und Kultur in der Region Freiburg, Nr. 2, Mai bis Juli 2001, S. 24.

Nasterlack, B.: Wie beurteilen Auszubildende in der Krankenpflege den Ethikunterricht – eine empirische Studie, in Pflegezeitschrift 10/2001, Anhang Dokumentation Pflegepädagogik, S. 1–10.

Nida-Rümelin, J. (Hrsg.): Angewandte Ethik. Die Bereichsethiken und ihre theoretische Fundierung. Alfred Kröner Verlag, Stuttgart 1996.

Nida-Rümelin, J.: Theoretische und angewandte Ethik. In: Derselbe: Angewandte Ethik. Die Bereichsethiken und ihre theoretische Fundierung: Paradigmen, Begründungen, Bereiche. Alfred Kröner Verlag, Stuttgart 1996, S. 2–85.

Nolte, A.: Was leisten Pflegediagnosen? In: Heilberufe, Heft 11/1998, S. 38–39.

Norberg, A.: Pflegeethik. In: Richter, J; Norberg, A.; Fricke, U. (Hrsg.): Ethische Aspekte pflegerischen Handelns. Konfliktsituationen in der Alten- und Krankenpflege. Schlütersche Verlagsgesellschaft, Hannover 2002, S. 22–31.

Nüchtern, M.: Schritte verantworteter Urteilsbildung. In: Amelung, E. (Hrsg.): Ethisches Denken in der Medizin. Ein Lehrbuch. Springer-Verlag, Berlin; Heidelberg; New York; London; Paris; Tokyo; Hong Kong; Barcelona; Budapest 1992, S. 93–102.

Oelkers, J.: Pädagogische Ethik. Eine Einführung in Probleme, Paradoxien und Perspektiven. Juventa Verlag, Weinheim und München 1992.

Offermann, C.: Ethik und Qualitätsmanagement in Organisationen des Sozial- und Gesundheitswesens. In: Blonski, H. (Hrsg.): Ethik in Gerontologie und Altenpflege. Leitfaden für die Praxis. Brigitte Kunz Verlag, Hagen 1998, S. 141–150.

Olbrich, C.: Pflegekompetenz. Verlag Hans Huber, Bern; Göttingen; Toronto; Seattle 1999.

Olbrich, C.: Theorie der Pflegekompetenz, in: Pr-InterNet für die Pflege, PflegePädagogik, Ausgabe 7–8/2001, S. 150–154.

Olbrich, E.; Diegritz, U.: Das Zusammenwirken von Person- und Umweltfaktoren im Alltag: Eine kritische Diskussion von Aktivitäten des täglichen Lebens und instrumentellen Aktivitäten des täglichen Lebens, in: Zeitschrift für Gerontopsychologie und -psychiatrie, Heft 4/1995, S. 199–212.

Osterbrink, J. (Hrsg.): Erster internationaler Pflegetheorienkongreß Nürnberg, Verlag Hans Huber, Bern; Göttingen; Toronto; Seattle 1998.

Overmann, M.: Konstruktivistische Prinzipien der Lerntheorie und ihre didaktischen Implikationen. http://www.ph-ludwigsburg.de/franzoesisch/overmann/baf5/5e.htm, besucht am 22.08.2001.

Panchaud, C.: Der Berufskodex SBS/ASPAS, in: SozialAktuell, Fachzeitschrift des Schweizerischen Berufsverbandes Soziale Arbeit SBS/ASPAS, Nr. 5, März 2001, S. 2–5.

Patzig, G.; Schöne-Seifert, B.: Theoretische Grundlagen und Systematik der Ethik in der Medizin. In: Kahlke, W.; Reiter-Theil, S. (Hrsg.): Ethik in der Medizin. Ferdinand Enke Verlag, Stuttgart 1995, S. 1–9.

Pauer-Studer, H.: Ethik und Geschlechterdifferenz. In: Nida-Rümelin, J. (Hrsg.): Angewandte Ethik. Die Bereichsethiken und ihre theoretische Fundierung. Alfred Kröner Verlag, Stuttgart 1996, S. 86–136.

Pazzini, K. J.: Zur Aggressivität des Lehrens, in: KFH Focus Heft 10/1998. Kath. Fachhochschule Freiburg, S. 28–34.

Peil, F.; Joosten, M.; Garms-Homolová, V.; Höhmann, U.; Müller-Mundt, G.; Schulz, B.: Kontaktstudium »Vernetzung in der Pflege«, Studienbrief 1: Pflegenetzwerke. Fernstudienzentrum der Universität Karlsruhe (TH), Fernstudienprojekt ProFern, Karlsruhe 1996.

Petzold, H. G.; Petzold, C.: Supervision als Praxisberatung und Hilfe zu normativer Orientierung und Reflexion in Einrichtungen der Altenarbeit und Gerontopsychiatrie. In: Blonski, H. (Hrsg.): Ethik in Gerontologie und Altenpflege. Leitfaden für die Praxis. Brigitte Kunz Verlag, Hagen 1998, S. 165–178.

Pfeifer, W.: Etymologisches Wörterbuch des Deutschen. dtv, München, dritte Aufl. 1997.

Pieper, A.: Gibt es eine feministische Ethik? Kurseinheit 1. Fernuniversität-Gesamthochschule Hagen, Fachbereich Erziehungs-, Sozial- und Geisteswissenschaften. Hagen 1999.

Pieper, A.: Einführung in die Ethik. A. Francke Verlag, Tübingen; Basel, vierte Aufl. 2000.

Pieper, A.; Thurnherr, U.: Angewandte Ethik. Eine Einführung. Verlag C. H. Beck, München 1998.

Pillen, A.: Gerechtigkeit und gute Pflege, in: Pflege, Heft 5/2003, S. 163–169.

Pöppel, K. G.: Emotionalität und Moralität – Überlegungen zu ihrem Zusammenhang und Folgerungen für den Unterricht. In: Ladenthin, V.; Schilmöller, R. (Hrsg.): Ethik als pädagogisches Projekt. Grundfragen schulischer Werterziehung. Leske und Budrich, Opladen 1999, S. 243–250.

Projektteam »Ethik in Schule und Unterricht«: Café étique. Auf der Suche nach Werten und Normen am runden Tisch, in: ff (forum fortbildung), Ausgabe 4/2001. Erziehungsdirektion des Kantons Bern, Zentralstelle für Lehrerinnen- und Lehrerfortbildung, S. 12–13.

Rabe, M.: Dienst am Nächsten oder professionelle Fürsorge – Werte für die Krankenpflege. Berliner Medizinethische Schriften. Beiträge zu ethischen und rechtlichen Fragen der Medizin, Heft 37. Humanitas Verlag, Dortmund 2000.

Rabe, M.: Lernziel »moralische Kompetenz«? Zur Vermittlung von Ethik in der Pflege. Abstract zum Plenarvortrag, in: Berendt, H.: Abstractband zum Zweiten Kongress »Pflege und Ethik« vom 27. bis 28.09.2001. Göttinger Verein zur Förderung von Forschung und Fortbildung in der Pflege kranker und älterer Menschen e. V. Göttingen 2001a, S. 6.

Rabe, M.: Lernziel »moralische Kompetenz«? Zur Vermittlung von Ethik in der Pflege. Plenarvortrag beim Zweiten Kongress »Pflege und Ethik« vom 27. bis 28.09.2001 in Göttingen. 2001b.

Rabe, M.: Übergriffe, Zwang und Gewalt in der Pflege – Eine Betrachtung aus ethischer und professioneller Perspektive. In: Wiesemann, C. et al. (Hrsg.): Pflege und Ethik. Leitfaden für Wissenschaft und Praxis. Verlag W. Kohlhammer, Stuttgart 2003, S. 107–121.

Raven, U.: Handlungskompetenz in der Pflege und ihre Bedeutung für die Professionalisierung des Berufsfeldes, in: Pflege, Heft 4/1995, S. 347–355.

Reetz, C.: Was ein Berufskodex für KlientInnen leisten kann, in: SozialAktuell, Fachzeitschrift des Schweizerischen Berufsverbandes Soziale Arbeit SBS/ASPAS, Nr. 5, März 2001, S. 27–10.

Rehbock, Th.: Braucht die Pflege eine eigene Ethik? In: Pflege, Heft 5/2000, S. 280–289.

Rehbock, Th.: Braucht die Pflege eine eigene Ethik? In: Berendt, H.: Abstractband zum Zweiten Kongress »Pflege und Ethik« vom 27. bis 28.09.2001. Göttinger Verein zur Förderung von Forschung und Fortbildung in der Pflege kranker und älterer Menschen e. V. Göttingen 2001a, S. 16.

Rehbock, Th.: Braucht die Pflege eine eigene Ethik? Vortrag im gleichnamigen Workshop beim Zweiten Kongress »Pflege und Ethik« vom 27. bis 28.09.2001 in Göttingen. 2001b.

Reich, K.: Systemisch-konstruktivistische Pädagogik: Einführung in Grundlagen einer interaktionistisch-konstruktivistischen Pädagogik. Hermann Luchterhand Verlag, Neuwied; Kriftel; Berlin 1996.

Reiter-Theil, S.: Moral lernen – Ethik lehren. Moralpsychologische Voraussetzungen der Reflexion ethischer Fragen. In: Kahlke, W.; Reiter-Theil, S. (Hrsg.): Ethik in der Medizin. Ferdinand Enke Verlag, Stuttgart 1995, S. 10–16.

Reiter-Theil, S. (Hrsg.): Vermittlung Medizinischer Ethik. Theorie und Praxis in Europa. Nomos Verlagsgesellschaft Baden-Baden 1997.

Reiter-Theil, S.: Ethik in der Klinik – Theorie für die Praxis: Ziele, Aufgaben und Möglichkeiten des Ethik-Konsils, in: Ethik in der Medizin, 11, 1999a, S. 222–232.

Reiter-Theil, S.: Probleme der Behandlungsbegrenzung im Kontext einer internistischen Intensivstation. Ein kasuistischer Beitrag mit pflegeethischer Perspektive, in: Zeitschrift für medizinische Ethik, Heft 3/1999b, S. 205–216.

Reiter-Theil, S.; Kahlke, W.: »Teachers' Training Course« – Eine Werkstatt-Tagung zur Vermittlung von Ethik in den Heilberufen, in: Deutsche Krankenpflege-Zeitschrift, Heft 5/1993, S. 329–330.

Reiter-Theil, S.; Lenz, G.: Probleme der Behandlungsbegrenzung im Kontext einer internistischen Intensivstation, in: Zeitschrift für medizinische Ethik, 45. Jahrgangsband, 1999, S. 205–216.

Rekus, J.: Schule als ethischer Handlungsraum. Möglichkeiten und Grenzen ethischer Erziehung in der Schule. In: Ladenthin, V.; Schilmöller, R. (Hrsg.): Ethik als pädagogisches Projekt. Grundfragen schulischer Werterziehung. Leske und Budrich, Opladen 1999, S. 251–265.

Remme, M.: Kritik konstruktivistischer Ansätze in der Pflegepädagogik. In: Pr-InterNet, PflegePädagogik, Ausgabe 12/2002, S. 249–262.

Remmers, H.: Ethik-Diskurse und das Selbstverständnis der Pflege. Am Beispiel von Gentechnologie und Biomedizin. In: Görres, S; Koch-Zadi, D.; van Maanen, H.; Schöller-Stindt, M. (Hrsg.): Pflegewissenschaft in der Bundesrepublik Deutschland. Altera Verlag, Bremen 1996, S. 97–130.

Remmers, H.: Normative Dimensionen pflegerischen Handelns – Zur ethischen Relevanz des Körpers, in: Pflege, Heft 4/1997, S. 279–284.

Remmers, H.: Pflegerisches Handeln. Wissenschafts- und Ethikdiskurse zur Konturierung der Pflegewissenschaft. Verlag Hans Huber, Bern; Göttingen; Toronto; Seattle 2000a.

Remmers, H.: Ethische Aspekte der Pflege. In: Rennen-Allhoff, B.; Schaeffer, D. (Hrsg.): Handbuch Pflegewissenschaft. Juventa Verlag, Weinheim; München 2000b, S. 307–335.

Remmers, H.: Die Eigenständigkeit einer Pflegeethik. In: Wiesemann, C. et al. (Hrsg.): Pflege und Ethik. Leitfaden für Wissenschaft und Praxis. Verlag W. Kohlhammer, Stuttgart 2003, S. 47–70.

Rennen-Allhoff, B.; Schaeffer, D. (Hrsg.): Handbuch Pflegewissenschaft. Juventa Verlag, Weinheim; München 2000.

Rennen-Allhoff, B.; Tacke, D.: Sozialisationsforschung: Berufliche Sozialisation in der Pflege. In: Rennen-Allhoff, B.; Schaeffer, D. (Hrsg.): Handbuch Pflegewissenschaft. Juventa Verlag, Weinheim; München 2000, S. 819–842.

Reutlinger, B.: Pflegequalität: Forderungen, Zusammenhänge, Wege der Sicherung. Eine Literaturstudie als Entscheidungsbasis für das Qualitätsmanagement in der Pflege am Kantonsspital Olten, Schweiz, in: Pr-InterNet, PflegeManagement, Ausgabe 5/2001, S. 85–107.

Richardson, J.; Webber, I.: Ethische Aspekte der Kinderkrankenpflege. Ullstein Medical Verlagsgesellschaft, Wiesbaden 1998.

Richter, D.: Patientenübergriffe auf Mitarbeiter psychiatrischer Kliniken. Häufigkeiten – Folgen – Präventionsmöglichkeiten. Lambertus-Verlag Freiburg i. Br. 1999.

Richter, J.; Norberg, A.; Fricke, U. (Hrsg.): Ethische Aspekte pflegerischen Handelns. Konfliktsituationen in der Alten- und Krankenpflege. Schlütersche Verlagsgesellschaft, Hannover 2002.

Risse, L.: Auswirkungen von Strukturen auf die Pflege. In: Bienstein, C.; Schröder, G.; Braun, M.; Neander, K.-D. (Hrsg.): Dekubitus. Herausforderung für Pflegende. Georg Thieme Verlag, Stuttgart 1997, S. 18–24.

Rogers, C. R.: Entwicklung der Persönlichkeit. Klett-Cotta, Stuttgart, 10. Aufl. 1994.

Roper, N.; Logan, W. L.; Tierney, A. J.: Die Elemente der Krankenpflege. Recom Verlag, Basel 1987.

Roth, H.; Zierath, M.: Allgemeines zur Ethik in der Pflege. SBK-ASI (Schweizer Berufsverband der Krankenschwestern und Krankenpfleger), Bern 1999.

Rux-Haase, A.: Wer trifft denn eigentlich die Entscheidung? Autonomie in der Pflege. In: Die Schwester/Der Pfleger, Heft 8/1999, S. 692–695.

Sahmel, K.-H.: Der Pflegeprozess in Schule und Praxis – »Pflege forscht«, in: Pflegemagazin, Heft 2/2001, S. 43–51.

Sahmel, K.-H.: Bestandsaufnahme Pflegeausbildung. In: Sahmel, Karl-Heinz (Hrsg.): Grundfragen der Pflegepädagogik. Verlag W. Kohlhammer, Stuttgart 2002, S. 51.

Sairanen, R.: Gemeinsame Grundlagen einer Multikulturalität unter ethischen Aspekten. In: Wiesemann, C. et al. (Hrsg.): Pflege und Ethik. Leitfaden für Wissenschaft und Praxis. Verlag W. Kohlhammer, Stuttgart 2003, S. 201–213.

Sass, H.-M.: Medizinethik. In: Pieper, A.; Thurnherr, U.: Angewandte Ethik. Eine Einführung. Verlag C. H. Beck, München 1998, S. 80–109.

Sauter, D.: Patiententötungen durch Pflegekräfte. In: Wiesemann, C. et al. (Hrsg.): Pflege und Ethik. Leitfaden für Wissenschaft und Praxis. Verlag W. Kohlhammer, Stuttgart 2003, S. 122–138.

Sauter, D.; Richter, D.: Gewalt in der psychiatrischen Pflege. Verlag Hans Huber, Bern; Göttingen; Toronto; Seattle 1998.

SBK-ASI (Schweizer Berufsverband der Krankenschwestern und Krankenpfleger): Ethische Grundsätze für die Pflege. Taschenausgabe. SBK-ASI, Bern 1992.

SBK-ASI (Schweizer Berufsverband der Krankenschwestern und Krankenpfleger): Ethik und Pflege. SBK-ASI, Bern 1999a (1992).

SBK-ASI (Schweizer Berufsverband der Krankenschwestern und Krankenpfleger): Ethische Grundsätze. SBK-ASI, Bern 1999b.

SBK-ASI (Schweizer Berufsverband der Krankenschwestern und Krankenpfleger): Die ethische Überlegung. Oder der Prozess der ethischen Entscheidungsfindung. SBK-ASI, Bern 1999c.

Schaeffer, D.; Moers, M.; Steppe, H.; Meleis, A.: Pflegetheorien. Beispiele aus den USA. Verlag Hans Huber, Bern; Göttingen; Toronto; Seattle 1997.

Schäfer, D.: Ethik im Krankenhaus: Ein neuer Trend im Gesundheitswesen? In: Pflegezeitschrift, Heft 3/2000, S. 181–183.

Schanz, Wolfgang: Der Pflegeprozess – Kritische Anfrage an eine Methode, in: Caritas und Pflege, Heft 2/2002, S. 40–42.

Schewior-Popp, S.: Handlungsorientierter Didaktikansatz für den Theorie-Praxis-Transfer in der Krankenpflegeausbildung, in: Die Schwester/Der Pfleger 8/1994, S. 630–636.

Schewior-Popp, S.: Handlungsorientiertes Lehren und Lernen in Pflege- und Rehabilitationsberufen. Georg Thieme Verlag, Stuttgart 1998.

Schilmöller, R.: Ethische Erziehung im Religionsunterricht und im Ethikunterricht. In: Ladenthin, V.; Schilmöller, R. (Hrsg.): Ethik als pädagogisches Projekt. Grundfragen schulischer Werterziehung. Leske und Budrich, Opladen 1999, S. 223–241.

Schlecht, C.: Sackgasse Pflegeabhängigkeit? Zur Situation von Menschen, die von der Pflege und Fürsorge anderer abhängig sind. In: Städtler-Mach, B. (Hrsg.): Ethik im Gesundheitswesen. Springer-Verlag, Berlin; Heidelberg; New York; Barcelona; Hongkong; London; Mailand; Paris; Singapur; Tokio 1999, S. 129–146.

Schmerfeld, J.: Professionelle Beziehungen im Gesundheitswesen. In: Pflegepädagogik, Heft 5/1997, S. 12–14.

Schmerfeld, J.: Pädagogische Professionalität in der Pflege. Gedanken zur Hochschulausbildung von Pflegepädagogen an der KFH Freiburg, in: KFH Focus, Heft 10/1998a, Katholische Fachhochschule Freiburg, S. 6–9.

Schmerfeld, J.: Pädagogik als Kontextgestaltung, in: KFH Focus, Heft 10/1998b, Katholische Fachhochschule Freiburg, S. 35–38 .

Schmerfeld, J.: Selbstorganisation – das neue Paradigma der Pädagogik? In: Geißner, U. (Hrsg.): Der Weg zur Akademisierung der Pflege – Zwischenstation. Wissenschaftliches Symposium. Förderkreis der Freiburger Pflegestudiengänge e. V., Band 1, Freiburg 2000, S. 40–47.

Schmid Noerr, G.: Die Förderung von Selbstbehauptung und moralischer Kompetenz, in: Sozial Extra, Heft Juli/August 2001, S. 20–25.

Schmidt, H.: Stichwort »Entscheidungsfindung, ärztliche. 2. Ethik«. In: Eser, A.; von Lutterotti, M.; Sporken, P. (Hrsg.) (unter Mitwirkung von Illhardt, F. J.; Koch, H.-G.): Lexikon Medizin, Ethik, Recht. Darf die Medizin, was sie kann? Information und Orientierung. Herder Verlag, Freiburg; Basel; Wien 1989, S. 303–314.

Schmidt, H.: Gründe für einen eigenständigen Ethikunterricht in der Krankenpflegeausbildung, in: Deutsche Krankenpflege-Zeitschrift, Heft 5/1993, S. 324–327.

Schmidt, H.: Ethikunterricht – Grundlagen und didaktische Ansätze. In: Götzelmann, A. (Hrsg.): Ethikunterricht in diakonischen Bildungseinrichtungen (Alten- und Krankenpflegeschulen). Curricula, Lehrmaterialien, Aufgabenstellungen einer Didaktik ethischer Bildung. DWI-Verlag (Selbstverlag des Diakoniewissenschaftlichen Institutes der Ruprecht-Karls-Universität Heidelberg). Heidelberg 2000, S. 39–50.

Schmidt, H.; Thierhoff, A.: Didaktische Hinweise zur medizinethischen Ausbildung von Pflegekräften. In: Amelung, E. (Hrsg.): Ethisches Denken in der Medizin. Ein Lehrbuch. Springer-Verlag, Berlin; Heidelberg; New York; London; Paris; Tokyo; Hong Kong; Barcelona; Budapest 1992, S. 188–202.

Schneider, K.: Fachdidaktische Ansätze für die Pflegeausbildung – eine Bestandsaufnahme, in: Unterricht Pflege, Heft 5/1998, S. 29–34.
Schnell, M. W.: Zum Aufbau ethischer Grundlagen in der Sozialarbeit, in: Archiv für Wissenschaft und Praxis der Sozialen Arbeit, Heft 3/1996, S. 210–219.
Schnell, M. W.: Ethische Konflikte in der Pflege, 5. Folge: Ethische Aspekte der Sterbehilfe, in: Die Schwester/Der Pfleger, Heft 10/1998, S. 838–841.
Schnell, M. W.: Ethikkommissionen – Hilfe bei strukturellen Konflikten in der Pflegeethik, in: Die Schwester/Der Pfleger, Heft 8/1999, S. 660–662.
Schnell, M. W.: Ist pflegerisches Handeln kommunikatives Handeln? In: Hochschulforum Pflege, Nr. 1/2001, S. 16–17.
Schnepp, W.: Zusammenhang von Kultur und pflegekundiger Ausbildung, in: PflegePädagogik, Heft 5/1997, S. 16–23.
Schomburg, I.: Qualitätssicherung – Qualitätsberater, in: Die Schwester/Der Pfleger, Heft 1/1997, S. 8–14.
Schöne-Seifert, B.: Medizinethik. In: Nida-Rümelin, J. (Hrsg.): Angewandte Ethik. Die Bereichsethiken und ihre theoretische Fundierung. Alfred Kröner Verlag, Stuttgart 1996, S. 552–648.
Schreiner, P.-W.: Ethik und Berufsidentität in der Pflege – die Innenseite des Pflegenotstandes, in: Pflege, Heft 1/1991, S. 4–12.
Schreiner, P.-W.: Ehrfurcht vor dem Leben. Gedanken zur Ethik Albert Schweitzers, in: Deutsche Krankenpflege-Zeitschrift, Heft 5/1993a, S. 303–308.
Schreiner, P.-W.: Konzept einer Unterrichtseinheit »Einführung in die Ethik«, in: Deutsche Krankenpflege-Zeitschrift, Heft 5/1993b, S. 328–329.
Schreiner, P.-W.: Hauptsache Gesundheit. Zur gesellschaftlichen Bewertung von Pflege und Medizin, in: Pflege, Heft 2/1995, S. 138–145.
Schreiner, P.-W.: Handeln begründen. Möglichkeiten und Grenzen medizinischer Ethik, in: Dr. med. Mabuse, Heft 99, Jan./Febr. 1996, S. 37–41.
Schreiner, P.-W.: Ethik, angewandte Ethik, Berufsethik, in: Pflege, Heft 1/2001a, S. 17–27.
Schreiner, P.-W.: Gewalt in der Pflege, in: Pflege und Gesellschaft, Nr. 2/2001b, S. 51–63.
Schreiner, P.-W.: Patiententötung durch Angehörige helfender Berufe, in: Pr-InterNet, Pflege-Management, Ausgabe 4/2001c, S. 65–78.
Schreiner, P.-W.: Buchbesprechung zum Werk von A. van Schayck: Ethisch handeln und entscheiden: Spielräume von Pflegenden und die Selbstbestimmung des Patienten. In: Pflege und Gesellschaft (PflGe), Nr. 2/2001d, S. 65–66.
Schreiner, P.-W.: »Ich lehne die in den Niederlanden getroffene Regelung ab« Interview in: Pr-InterNet, Ausgabe 6/2001e, S. 200–205.
Schreiner, P.-W.; Gahl, K.: Begegnung mit Sterben und Tod. In: Kahlke, W.; Reiter-Theil, S. (Hrsg.): Ethik in der Medizin. Ferdinand Enke Verlag, Stuttgart 1995, S. 78–96.
Schröck, R.: Zum moralischen Handeln in der Pflege, in: Pflege, Heft 4/1995, S. 315–323.
Schröck, R.: Des Kaisers neue Kleider. Bedeutung der Pflegetheorien für die Entwicklung der Pflegewissenschaft in Deutschland, in: Dr. med. Mabuse, Heft 107 (Mai/Juni), 1997, S. 39–45.
Schröder, Barbara: Ethik im Alltag, in: Pflege Aktuell, Heft 12/1993, S. 724–726.
Schröder, Mechthild: Ethische Normen in der Krankenpflege, in: Deutsche Krankenpflegezeitschrift, Heft 7/1985, S. 464–466.
Schröder, Monika: Ethik im Umfeld der Geburtshilfe. In: Städtler-Mach, B. (Hrsg.): Ethik im Gesundheitswesen. Springer-Verlag, Berlin; Heidelberg; New York; Barcelona; Hongkong; London; Mailand; Paris; Singapur; Tokio 1999, S. 147–157.

Schülein, J. A.; Brunner, K.-M.: Soziologische Theorien. Eine Einführung für Amateure. Springer-Verlag, Wien; New York 1994.

Schulze, J.: Ethik und Management. In: Städtler-Mach, B. (Hrsg.): Ethik im Gesundheitswesen. Springer-Verlag, Berlin; Heidelberg; New York; Barcelona; Hongkong; London; Mailand; Paris; Singapur; Tokio 1999, S. 1–13.

Schulz von Thun, F.: Miteinander reden. Bd. 1. Rowohlt, Reinbek 1981.

Schwarz-Goavaers, R.: Wege zur Produktion von Erkenntnis in der Pflege – fachdidaktische Entwicklungen, in: Pflege, Heft 3/1993, S. 210–220.

Schweidtmann, W.: Berufsethik und Identität – auf dem Hintergrund einer veränderten Rollendefinition der Krankenpflege. Ergebnisse einer vergleichenden Studie zwischen Ärzten und Pflegepersonal, in: Pflege, Heft 1/1997, S. 4–9.

Schweitzer, A.: Die Lehre von der Ehrfurcht vor dem Leben. Grundtexte aus fünf Jahrhunderten. Herausgegeben von H. W. Bähr, C. H. Beck'sche Verlagsbuchhandlung, München, zweite Aufl. 1976.

Schwerdt, R.: Eine Ethik für die Altenpflege. Verlag Hans Huber, Bern; Göttingen; Toronto; Seattle 1998a.

Schwerdt, R.: Die Bedeutung der Ethik für die Altenhilfe. 1998b. In: Blonski, H. (Hrsg.): Ethik in Gerontologie und Altenpflege. Leitfaden für die Praxis. Brigitte Kunz Verlag, Hagen 1998b, S. 105–122.

Schwerdt, R.: Zur philosophischen Grundlegung einer Ethik für die Altenpflege. In: Osterbrink, J. (Hrsg.): Erster internationaler Pflegetheorienkongreß Nürnberg, Verlag Hans Huber, Bern; Göttingen; Toronto; Seattle 1998c, S. 252–260.

Schwerdt, R.: Stichwort »Ethik« in: Wied, S.; Warmbrunn, A. (Bearbeiterinnen): Pschyrembel Wörterbuch Pflege. Walter de Gruyter, Berlin; New York 2003, S. 215–217.

Seliger, R.: (Was) Macht Magie in der Beratung? Versuch einer systemischen Entzauberung, in: Organisationsentwicklung, Heft 2/2000, S. 46–54.

Sellman, D.: Why teach ethics to nurses? In: Nurse Education Today, 16, 1996, pp. 44–48.

Senge, P. M.: Die Fünfte Disziplin. Kunst und Praxis der lernenden Organisation. Klett-Cotta, Stuttgart 1996.

Seyd, W.: Auf dem Prüfstand: Handlungsorientierung in der Ausbildung, in: Pflegepädagogik 6/1995, S. 4–10.

Siebers, H.; Wander, M.: Qualitätssicherung in der Pflege. Ein Schritt zur Professionalisierung? DBfK, Eschborn 1993.

Siebert, H.: Lernen als Konstruktion von Lernwelten. Entwurf einer konstruktivistischen Didaktik. Herausgegeben von Dehler, J.; Michelsen, G. VAS Verlag für Akad. Schriften, Frankfurt am Main 1994.

Siebert, H.: Pädagogischer Konstruktivismus. Eine Bilanz der Konstruktivismusdiskussion für die Bildungspraxis. Hermann Luchterhand Verlag, Neuwied; Kriftel 1999.

Siep, L.: Bioethik. In: Pieper, A.; Thurnherr, U.: Angewandte Ethik. Eine Einführung. Verlag C. H. Beck, München 1998, S. 16–36.

Simon, A.; Gillen, E.: Erhebung über Klinische Ethik-Komitees. Ergebnisse einer Erhebung bei katholischen Krankenhäusern, in: Krankendienst, Heft 8–9/2000, S. 245–248.

Simon, F. B.: Unterschiede, die Unterschiede machen. Klinische Epistemologie: Grundlage einer systemischen Psychiatrie und Psychosomatik. Springer-Verlag, Berlin; Heidelberg; New York; London; Paris; Tokyo 1988.

Simon, F. B.: Die Kunst, nicht zu lernen. Und andere Paradoxien in Psychotherapie, Management, Politik … Carl Auer Verlag, Heidelberg 1997a.

Simon, F. B.: Ent-Lernen – einige konstruktivistische Grundlagen der Psychotherapie, in: Familiendynamik, Heft 4/1997b, S. 332–347.

Smith, S. J.; Davis, A. J.: A programme for nursing ethics, in: International Journal of Nursing Studies, No. 4, 1985, pp. 335–339.

Spaemann, R. (Hrsg.): Ethik-Lesebuch. Von Platon bis heute. Piper, München; Zürich 1987.

Sperl, D.: Qualitätssicherung in der Pflege. Validierte Pflege im Krankenhaus unter besonderer Berücksichtigung der Intensivpflege. Schlütersche Verlagsgesellschaft, Hannover 1994.

Sperl, D.: Ethik der Pflege. Verantwortetes Denken und Handeln in der Pflegepraxis. Verlag W. Kohlhammer, Stuttgart 2002.

Sporken, P.: Stichwort »Medizinische Ethik« In: Eser, A.; von Lutterotti, M.; Sporken, P. (Hrsg.) (unter Mitwirkung von Illhardt, F. J.; Koch, H.-G.): Lexikon Medizin, Ethik, Recht. Darf die Medizin, was sie kann? Information und Orientierung. Herder Verlag, Freiburg; Basel; Wien 1989, S. 711–724.

Städtler-Mach, B. (Hrsg.): Ethik im Gesundheitswesen. Springer-Verlag, Berlin; Heidelberg; New York; Barcelona; Hongkong; London; Mailand; Paris; Singapur; Tokio 1999.

Städtler-Mach, B.: Gewalt in der Altenpflege. In: Städtler-Mach, B. (Hrsg.): Ethik im Gesundheitswesen. Springer-Verlag, Berlin; Heidelberg; New York; Barcelona; Hongkong; London; Mailand; Paris; Singapur; Tokio 1999, S. 159–167.

Städtler-Mach, B.: Ethische Aspekte zum Pflegemanagement. In: Wiesemann, C. et al. (Hrsg.): Pflege und Ethik. Leitfaden für Wissenschaft und Praxis. Verlag W. Kohlhammer, Stuttgart 2003, S. 169–176.

Staenke, E.: Eigenpflege fördert die Selbstständigkeit, in: Pflegezeitschrift, Heft 8/2001, S. 564–567.

Staffelbach, B.: Strategisches Marketing von Dienstleistungen, in: Corsten, H. (Hrsg.): Integratives Dienstleistungsmanagement. Gabler, Wiesbaden 1994, S. 287–302.

Steffen-Bürgi, B.: Pflegediagnostik (unter Mitarbeit von Baldegger, E.; Bühlmann, J.; Holzer-Pruss, C.; Käppeli, S.; Ruckstuhl, R.; Siegwart, H.; Schürpf Stingel, M.). Universitätsspital Zürich, Zentrum für Entwicklung, Forschung und Fortbildung in der Pflege (ZEFFP). Zürich 1997.

Steinkamp, N.; Gordijn, B.: Implementierung klinischer Ethik. Ein Zweistufenmodell zur Implementierung klinischer Ethik, in: Krankendienst, Heft 8–9/2000, S. 235–244.

Stemmer, R: Zum Verhältnis von professioneller Pflege und pflegerischer Sorge. In: Deutscher Verein für Pflegewissenschaft (Hrsg.): Das Originäre der Pflege entdecken. Pflege beschreiben, erfassen, begrenzen. Mabuse-Verlag Frankfurt am Main 2003, S. 43–62.

Steppe, H.: Die historische Entwicklung der Krankenpflege als Beruf, in: Deutsche Krankenpflegezeitschrift, Heft 5/1985 (Beilage), S. 1–11.

Steppe, H.: Das Selbstverständnis der Krankenpflege, in: Deutsche Krankenpflege-Zeitschrift 5/1990 (Beilage), S. 1–11.

Steppe, H.: Das Dilemma der pflegerischen Ethik. In: Schädle-Deininger, H. (Hrsg.): Pflege, Pflege-Not, Pflege-Not-Stand: Entwicklungen psychiatrischer Pflege. Zweite Aufl., Mabuse-Verlag, Frankfurt am Main 1994, S. 32–58.

Steppe, H.: Das Selbstverständnis der Krankenpflege in ihrer historischen Entwicklung, in: Pflege, Heft 2/2000, S. 77–83.

Steppe, H.; Koch, F.; Weisbrod-Frey, H. (Hrsg.): Krankenpflege im Nationalsozialismus. Mabuse-Verlag, Frankfurt/Main, dritte Aufl. 1989.

Stoffel, O.: Der handlungsorientierte Unterricht: ein neuer Weg in der Erwachsenenbildung, in: Pflegepädagogik, Heft 2/1996, S. 7–10.

Strack, U.: Funktional oder ganzheitlich? Menschenbilder und ihre Bedeutung für die Pflege, in: AltenpflegeForum. Texte aus Pflegeforschung und Pflegewissenschaft. Nr. 4/1997, S. 1–7.

Stratmeyer, P.: Entwicklungspsychologische Theorien und ihre Bedeutung in der Pflegeausbildung, in: PflegePädagogik, Heft 4/1994, S. 7–14.

Tadd, W.: Nurses' Ethics. In: Encyclopedia of Applied Ethics, Vol. 3 (J-R), Academic Press, San Diego; London; Boston; New York; Sydney; Tokyo; Toronto 1998.

Tepe, C.: Grundlegende Aspekte einer Pflege- und Medizinethik, in: Pr-InterNet, PflegePädagogik, Ausgabe 11/1999, S. 273–281.

Terhaar, S.: Die Würde des Patienten ist antastbar, in: Die Schwester/Der Pfleger, Heft 5/1995, S. 389–393.

Tewes, R.: Pflegerische Verantwortung. Verlag Hans Huber, Bern; Göttingen; Toronto; Seattle 2002.

Thiel, B.: Qualitätssicherung in der Pflege, in: Krankenpflege, Heft 9/1990, S. 458–460.

Thiele, G.: Pflegewirtschaft: Ein Bereich mit eigenem Profil, in: Pflegezeitschrift, Heft 3/2001a, S. 194–198.

Thiele, G.: Pflegewirtschaftslehre, Managementwissen und Leadership – Ein Abgrenzungsversuch. In: Brandenburg, H.; Schwendemann, U. (Hrsg.): Kommunikation, Kooperation, Konflikt. Festschrift für Ursula Geißner. Förderkreis der Freiburger Pflegestudiengänge e. V. Freiburg 2001b, S. 1–10.

Thompson, I. E.; Melia, K. M.; Boyd, K. M.: Nursing Ethics. Churchill Livingstone, Edinburgh; London; Madrid; Melbourne; New York; Tokyo 1994.

Treibel, A.: Einführung in soziologische Theorien der Gegenwart. Leske und Budrich, Opladen, vierte Aufl. 1997.

Tschudin, V.: Ethik in der Krankenpflege. Recom, Basel 1988

Turner, S. L.; Rufo, M. K.: An Overview of Nursing Ethics for Nurse Educators, in: The Journal of Continuing Education in Nursing, Number 6, November/December 1992, pp. 272–277.

UNO (Vereinte Nationen): Allgemeine Erklärung der Menschenrechte vom 10. Dez. 1948. Insel Verlag, Frankfurt/Main, zweite Aufl. 1991.

van der Arend, A. J. G.: Pflegeethik. Ullstein Medical Verlagsgesellschaft, Wiesbaden 1998.

van der Arend, A.; Gastmans, C.: Ethik für Pflegende. Verlag Hans Huber, Bern; Göttingen; Toronto; Seattle 1996.

van Kampen, N.: Theoriebildung in der Pflege. Eine kritische Rezeption amerikanischer Pflegemodelle. Mabuse-Verlag, Frankfurt/Main 1998.

van Kampen, N.; Sanders, M.: Einige kritische Anmerkungen zum Menschenbild in ausgewählten Pflegemodellen, in: Pflege und Gesellschaft, Nr. 3/2000, S. 61–66.

van Schayck, A.: Ethisch handeln und entscheiden. Spielräume von Pflegenden und die Selbstbestimmung von Patienten. Verlag W. Kohlhammer, Stuttgart; Berlin; Köln 2000.

Volontieri, F. W. (Hrsg.): Ethik im aktuellen Lehrangebot von Krankenpflegeschulen in der Bundesrepublik Deutschland (Autoren: Blokesch, K.; Bock von Wülfingen, W.). Verlag Dadder, Saarbrücken-Scheidt 1992.

Volz, F.-R.: Professionelle Standards in der Sozialen Arbeit zwischen Ökonomisierung und Moralisierung. Ethische Aspekte, in: Gilde Soziale Arbeit: Rundbrief, Nr. 1/1996, S. 24–34.

von Engelhardt, D.: Zur historischen Entwicklung der Ethik in der Medizin – Prinzipien, Theorien, Methoden. In: Frewer, A.; Winau, R. (Hrsg.): Geschichte und Theorie der Ethik in der Medizin. Verlag Palm & Enke, Erlangen; Jena 1997, S. 37–62.

von Foerster, H.; Pörksen, B.: Wahrheit ist die Erfindung eines Lügners. Gespräche für Skeptiker. Carl Auer Systeme Verlag, Heidelberg 1998.

von Glasersfeld, E.: Einführung in den radikalen Konstruktivismus. In: Watzlawick, P. (Hg.): Die erfundene Wirklichkeit. Piper, München 1981, S. 16–38.

von Manz, H. G.: Das Verständnis von Ethik, in: Amelung, E. (Hrsg.): Ethisches Denken in der Medizin. Ein Lehrbuch. Springer-Verlag, Berlin; Heidelberg; New York; London; Paris; Tokyo; Hong Kong; Barcelona; Budapest 1992a, S. 55–71.

von Manz, H. G.: Typen medizinischer Ethik, in: Amelung, E. (Hrsg.): Ethisches Denken in der Medizin. Ein Lehrbuch. Springer-Verlag, Berlin; Heidelberg; New York; London; Paris; Tokyo; Hong Kong; Barcelona; Budapest 1992a, S. 76–91.

von Reibnitz, C.: Patientenbeteiligung und Konsumentensouveränität auf dem Gesundheitsmarkt, in: Hochschulforum Pflege, Nr. 1/2001, S. 23–26.

von Rosenstiel, L.: Grundlagen der Organisationspsychologie. Schäffer-Pöschel Verlag, Stuttgart, dritte Auflage 1992.

Vortkamp, T.; Helbig, W. (Hrsg.): Ethik-Komitee im Krankenhaus. Erfahrungsberichte zur Einrichtung von Klinischen Ethik-Komitees. Deutscher Evangelischer Krankenhausverband e. V.; Katholischer Krankenhausverband Deutschlands e. V., Berlin; Freiburg 1999.

Wachenhausen, H.: Ethische Probleme der Forschung in der Pflege aus rechtlicher Sicht. In: Wiesemann, C. et al. (Hrsg.): Pflege und Ethik. Leitfaden für Wissenschaft und Praxis. Verlag W. Kohlhammer, Stuttgart 2003, S. 179–187.

Walser, J.: Ethische Fragestellungen müssen die ganze Ausbildung durchdringen, in: SozialAktuell, Fachzeitschrift des Schweizerischen Berufsverbandes Soziale Arbeit SBS/ASPAS, Nr. 5, März 2001, S. 12–17.

Walter, A.: Ethik und die Entwicklung von Curricula in Pflegeausbildungen. In: Götzelmann, A. (Hrsg.): Ethikunterricht in diakonischen Bildungseinrichtungen (Alten- und Krankenpflegeschulen). Curricula, Lehrmaterialien, Aufgabenstellungen einer Didaktik ethischer Bildung. DWI-Verlag (Selbstverlag des Diakoniewissenschaftlichen Institutes der Ruprecht-Karls-Universität Heidelberg). Heidelberg 2000, S. 54–66.

Watzlawick, P.; Beavin, J. H.; Jackson, D. D.: Menschliche Kommunikation. Verlag Hans Huber, Bern; Stuttgart; Toronto, achte Aufl. 1990 (Erstauflage 1967).

Weber, A.: ohne Titel in: Richter, J; Norberg, A.; Fricke, U. (Hrsg.): Ethische Aspekte pflegerischen Handelns. Konfliktsituationen in der Alten- und Krankenpflege. Schlütersche Verlagsgesellschaft, Hannover 2002, Kapitel 4: »Ethische Konfliktsituationen in der Alten- und Krankenpflege in ausgewählten medizinischen Disziplinen; 4.1 In der Hauskrankenpflege, S. 70.

Weidmann, R.: Rituale im Krankenhaus. Eine ethnopsychoanalytische Studie zum Leben in einer Institution. Deutscher Universitätsverlag, Wiesbaden 1990.

Weidner, F.: Professionelle Pflegepraxis und Gesundheitsförderung. Eine empirische Untersuchung über Voraussetzungen und Perspektiven des beruflichen Handelns in der Pflege. Mabuse Verlag, Frankfurt/Main 1995.

Weidner, F.: Zur Einführung in das Grundverständnis der Praxisdisziplin Pflege. In: Weidner, F. (Hrsg.): Pflegeforschung praxisnah: Beispiele aus verschiedenen Handlungsfeldern. Mabuse Verlag, Frankfurt/ Main, zweite Aufl. 2000, S. 11–22.

Wellmer, H.-K.: Geleitwort. In: Kahlke, W.; Reiter-Theil, S. (Hrsg.): Ethik in der Medizin. Ferdinand Enke Verlag, Stuttgart 1995, S. V.

Werning, R.: Konstruktivismus. Eine Anregung für die Pädagogik? In: Pädagogik, Heft 7–8/1998, S. 39–41.

Wettreck, R.: »Am Bett ist alles anders« – Perspektiven professioneller Pflegeethik. LIT Verlag, Münster; Hamburg; London 2001.

Wiesemann, C.; Erichsen, N.; Behrendt, H.; Biller-Andorno, N.; Frewer, A. (Hrsg.): Pflege und Ethik. Leitfaden für Wissenschaft und Praxis. Verlag W. Kohlhammer, Stuttgart 2003.

Wiesing, U.; Schreiner, P.-W.: Schwierigkeiten einer Einführung in die Ethik, in: Deutsche Krankenpflege-Zeitschrift, Heft 5/1993, S. 317–319.

Willke, H.: Systemtheorie I. Grundlagen. Lucius & Lucius Verlagsgesellschaft, Stuttgart, fünfte Aufl. 1996a.

Willke, H.: Systemtheorie II. Interventionstheorie. Lucius & Lucius Verlagsgesellschaft, Stuttgart, zweite Aufl. 1996 b.

Winau, R.: Der hippokratische Eid und die Probleme der Ethik in der modernen Medizin. In: Frewer, A.; Winau, R. (Hrsg.): Geschichte und Theorie der Ethik in der Medizin. Verlag Palm & Enke, Erlangen; Jena 1997, S. 15–35.

Windels-Buhr, D.: Die Frage lautet: Richtig oder falsch, gut oder schlecht, in: Pflegezeitschrift, Heft 12/1997, S. 754–758.

Wingerdt, S.: Von der Kunst, einen Pflegeplan zu schreiben, in: Die Schwester/Der Pfleger, Heft 6/2002, S. 462–467.

Winter-von Lersner, C.: Schlüsselqualifikationen für Pflegende, in: Die Schwester/Der Pfleger, Heft 9/2001, S. 730–734.

Wittrahm, A.: Verantwortlich handeln lernen, in: PflegePädagogik, Heft 2/1996, S. 14–20.

Wittrahm, A.: Ethik – meine Verantwortung und Chance als LehrerIn, in: PflegePädagogik, Heft 1/1997, S. 18–21.

Wunder, M.: Prävention und neue Bioethik. In: Neuer-Miebach, T.; Tarneden, R. (Hrsg.): Vom Recht auf Anderssein – Anfragen an pränatale Diagnostik und humangenetische Beratung. Lebenshilfe-Verlag Marburg; Verlag Selbstbestimmtes Leben, Düsseldorf 1994, S. 113–123.

Zegelin, A. (Hrsg.): Sprache und Pflege. Ullstein Mosby, Berlin; Wiesbaden 1997.

Zimmermann, M.: Ethik und Krankenpflege. Ein Beitrag zur Krankenpflegeausbildung, in: Pflege, Heft 4/1998, S. 219–223.

Register

Abhängigkeit 58, 132, 146
Abnabelungsprozess 243
Abstraktionsvermögen 225
Abtreibung 232, 242, 257
Achtsamkeit 221
Adoleszenz 224
Advokatenfunktion 147, 251
AEDL (Aktivitäten und existentielle Erfahrungen des Lebens) 142
aktive Sterbehilfe 255
Aktivierung 131
Aktivitäten des täglichen Lebens (ATL) 141
allopoietische Systeme 204
Alltagsaktivitäten (Aktivitäten des Lebens) 141 f.
Alltagssituationen 232
Altenhilfe 124
Altenpflege 96 f., 216
–, -gesetz 216
Altenpfleger 121, 148
ambulante Pflege 92, 96
angewandte Ethiken 37
Anteilnahme 220 f.
Argumentationsfiguren 169
argumentieren 228
Aufgabe 122
aufklären 31
Aufmerksamkeit 221
Autonomie 35, 58, 93, 186, 221, 236
Autopoiese 209
autopoietische Systeme 204
autoritätsbewusste Argumentation 169

Basale Stimulation® 142
behinderte Menschen 98
Benefizienz 134, 146, 230
Bereichsethiken 37 ff., 41
bereichsethische Prinzipien 186
berufliche Sozialisation 236 f.
Berufsethik 39 ff., 78
Berufsethos 39
Berufskodex 39, 40, 78, 104

Berufsmoral 15
Berufsordnung des Deutschen Berufsverbandes für Pflegeberufe (DBfK) 190
Berührung 90, 132
Bildungstheoretische Didaktik 212
Bioethik 62
biologistisches Menschenbild 178 f.

caring 257
christliches Menschenbild 179

deontisch 184
Deontologie 186
deontologisch 184
deskriptive Ethik 33 f.
deskriptiver Zugang 22
Diagnose 58
Dienstleistung 222
Diskursethik 80
DRG 70

Ehrfurcht vor dem Leben 17
Eigenpflege 154
Einstellungen 23
Einwilligung 132
emotionale Bindungsfähigkeit 220
Emotionen 239, 241
Empathie 221, 242
Entmündigung 222
entscheiden 228
Entwicklung 57
Ethikberatung 163
Ethikcafé 163
Ethiker 30
Ethikforen 163
Ethik-Kodizes 102 ff.
Ethikkomitee 104, 163, 168 f.
Ethikkommission 68, 163, 264
Ethikkonsile 163
Ethikkreise 163
Ethikvisite 163
Ethikzirkel 163

ethische Grundprinzipien 24
ethische Kompetenz 227, 229 f.
ethische Reflexion 75, 230
ethische Theorien 34 f.
ethische Entscheidungsfindung 160 f.
ethische Prinzipien 18, 24, 26
Ethos 188 ff.
Etikette 82
Euthanasie 257

Fallanalysen 241
Fallbeispiele 242
Fanatismus 224
Feminismus 220
Folgen 182
formale ethische Prinzipien 184 ff.
Freiheit 17, 18, 93
–, -(s)beraubungen 231
Freiwilligkeit 236
Fremdbestimmung 93
Fremdpflege 154
funktionelle Eigenständigkeit 130 f.
Fürsorge (»beneficence«) 48, 179, 220 f.
–, -begriff 221
–, -ethik 221
Fürsorglichkeit 222

Gefühle 161, 249
gelebtes Ethos 188
gelehrtes Ethos 188
Gentechnik 242
Gentechnologie 231
Gerechtigkeit 221
Gerechtigkeit (»justice«) 48
Geschäftigkeit 148
Gesinnungsethik 184
Gesundheitsethik 50
Gesundheitspflege 143
Gewalt 233
–, -tätigkeiten 231
Glaube 18
Glück 22, 182
Goldene Regel 184
Gott 18, 179
Grenzüberschreitung 90
Grundlagenethik 37
Grundwerte 26

Güter 21 f., 237
–, -konflikte 172 f.
Gut-Übel-Konflikte 173

Halbwahrheiten 231
Haltung 21
Handeln 228
Handlung 35
–, -(s)alternativen 93
Hedonismus 182
Heilberuf 216
Heinz-Dilemma 244
humanistisches Menschenbild 180
Humanität 30, 149, 238 f.

Identifikation 241
Imitation 243
implizites Wissen 240
independence 138
informed consent 46, 132
Instrumente 259
Interaktion 90, 152
Internationaler Pflegerat 102
Intimsphäre 132, 146
Intuition 184, 239 f.

Kategorischer Imperativ 184 f.
Klient 157
Knappheit 147
Koevolution 206
Kommunikation 221
Kompetenz 20 f.
Konsequentialismus 182
Konsequenz 182 f.
Konstruktivistisch-systemtheoretische
    Didaktik 201
Kontextsensitivität 220
Kontinuum 138
Kontrasterfahrungen 238
Kontrasterlebnisse 238
Kontroverse-Erfahrung 162
Konvergenzargumentation 169
Kooperation 73, 221
Körperkontakt 90, 132
Krankenpflege 96
Kritikfähigkeit 226
Kritische Theorie 212

Kritisch-konstruktive Didaktik 212
Kultur 245
Kündigung 73

Laie 104
Leid 47, 183
Leistungskontrollen 236
Leitbild 189
Lügen 231
Lust 22, 183, 203, 220

Machtausübung 231
Materialismus 178
materialistisches Menschenbild 178
Menschenbild 69, 98
Menschenwürde 18, 91, 98, 123, 211, 231, 232, 238
menschenwürdig 70, 255
Metaethik 33 f.
Mitarbeiterführung 71
Mitbestimmung 212
Mitgefühl 221
Moral 14 ff., 19,
–, -erziehung 219
moralische Kompetenz 20 f., 226
moralische Regeln 24
moralischer Konflikt 26
moralisches Dilemma 27
moralisches Problem 26
Moralität 16 ff., 19, 24, 35
Moralprinzip 17
motivieren 228
multidisziplinäre ethische Fallbesprechungen 163
Multikulturalität 85
Multiperspektivität 241
Mündigkeit 212

nachahmen 243
Nächstenliebe 222
Natur- und Sachgerechtigkeit 181 f.
naturalistischer Fehlschluss 181
Nonmalefizienz 146, 230
normative Ethik 33 f.
normativer Zugang 22

Normen 14 ff.,
–, -ethik 221
Nutzen 22
Nützlichkeitsprinzip 182

oberstes Moralisches Prinzip 184
Ökonomisierung 86, 124
Organtransplantation 231 f.
orientieren 228

Pädagogische Ethik 197, 253
Partizipation 153
Paternalismus 133
Performanz 21
Personalauswahl 71
Personalentwicklung 71
Perspektivenwechsel 163, 241
Pflegebeziehung 90
Pflegedokumentation 157
Pflegekodex 102
Pflegekultur 214
Pflegeleitbilder 72
Pflegequalität 114 ff., 155
Pflegestudiengänge 248
Pflicht 185
Philosophische Ethik 17
politische Ethik 70
Praktischer Imperativ 184 f.
Praxisrelevanz 213
Prinzipien mittlerer Ebene 48
Privatheit 231
Profession 79
Professionalisierung 61

Qualität 61, 253

Rahmenbedingungen 70
Rationalisierung 86
Rationierung 86, 251
Regeln 19, 21,
Respekt 23, 231
Rigorismus 224
Rollenspiele 241

Sachzwang 181
Schadensvermeidung (»nonmaleficence«) 48

Schamgrenzen 90
Sein-Sollen-Fehlschluss 181
Selbstbestimmung 17, 48, 56, 123, 132 f., 184, 211, 212
Selbstorganisation 204
Selbstpflegedefizittheorie 158
Selbstrespekt 233
Selbstsicherheit 233
Selbstständigkeit 130 f.
Selbsttätigkeit 212
Selbstverantwortung 212
Selbstwertgefühl 233
sensibilisieren 228
Sicherheit 146 f.
sittliche Güter 175
sittliche Übel 175
Sittlichkeit 16
Situation 191
situative Argumentation 169
Solidarität 211 f., 221
Sorge 221
Sozialisation 185, 205
Standesethik 40, 83
Stationspflegekonzeption 72, 189
Sterbehilfe 232
Sterben 191, 231, 243
Störung 255
strukturelle Koppelung 206
Stufenmodell 219
Supervision 163

team teaching 217, 247
Teilnehmeraktivität 213
Teleologie 182
teleologische Argumentation 169
theologische Ethik 17
Tod 185, 231 f., 243
Transparenz 31
Trauer 231
Tugend 21, 23
–, -ethik 36

Übel 21 f.
Übel-Übel-Konflikte 173
Überforderung 218, 225
Unmenschlichkeit 238

Utilitarismus 182
Utilitaristen 22

verantwortlich 16
Verantwortung 21, 55, 68, 70, 93, 95, 99, 121, 149, 150, 154, 158 f., 164, 218, 230, 252
verantwortungsbewusst 18
Verantwortungsbewusstsein 20
verantwortungsethisch 80
Vernachlässigung 251
Vernunft 221
vernünftiger Wille 17
Versprechen 231
Vertrauensbrüche 231
Vertraulichkeit 90
Viabilität 207
Vorbild 242
vorsittliche Elemente 168
vorsittlich (prämoralische) und sittliche (moralische) Güter und Übel 23

Wahrhaftigkeit 23, 27
Wahrheit 23
Weiblichkeitsideologie 222
Weisungsabhängigkeit 91, 104
Weisungsbefugnis 91 f.
Weiterbildung 216
weltanschauliche Argumentation 169
Werte 14 f., 21 f., 25, 57 f., 70
Wertedialog 71
Wertepluralismus 86
Wertevakuum 211
Wertklärung 237 f.
Widersprüche 214
Widerstand 133
Wille 184
Wirtschaftlichkeit 147
wissenschaftlich-sachliche Argumentation 169
Wohlbefinden 130 f., 134 f.
Würde 90, 179, 211, 222, 233

zentrale moralische Güter 24
zentrale prämoralische Güter 26
Zieldimensionen 130 f.
Zivilcourage 211, 251
Zuwendung 221

Olivia Dibelius · Marianne Arndt (Hrsg.)

Pflegemanagement zwischen Ethik und Ökonomie

Eine europäische Perspektive

2002. 124 Seiten, 17,3 x 24,5 cm, Hardcover
ISBN 3-87706-709-3
€ 26,-/sFr 44,-

Die Autoren untersuchen, wie die Pflege- und Wirtschaftsethik dazu beitragen kann, die vermeintlichen Widersprüche zwischen Ökonomie und Ethik zu überwinden. Das Buch enthält Beiträge zum Pflegemanagement aus europäischer Sicht. Es stößt die kritische Auseinandersetzung mit ethischen und ökonomischen Konflikten an. Weder im deutsch- noch im englischsprachigen Raum gibt es bisher ein vergleichbares Buch.

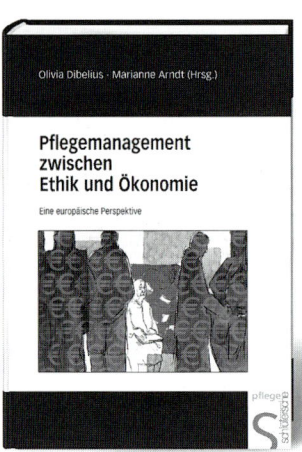

»Die Autoren sprechen sich deutlich dafür aus, Pflegewissenschaft zu betreiben. Die Pflege habe andere Ziele als die Medizin, sie habe die gesamte Lebenssituation des Patienten im Blick.«
Altenpflegerin und Altenpfleger

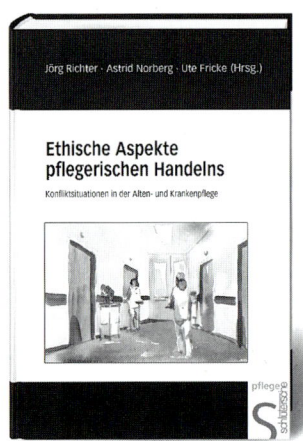

Jörg Richter · Astrid Norberg · Ute Fricke (Hrsg.)

Ethische Aspekte pflegerischen Handelns

Konfliktsituationen in der
Alten- und Krankenpflege

2002. 112 Seiten, 17,3 x 24,5 cm, Hardcover
ISBN 3-87706-683-6
€ 24,90/sFr 42,-

Hier kommen Pflegekräfte selbst zu Wort: In rund 30 Erfahrungsberichten schildern sie ethische Konfliktsituationen aus ihrem Arbeitsalltag. An praktischen Beispielen zeigen sie verschiedene Verhaltensweisen und Lösungsmöglichkeiten.

»Stets bleibt die Frage, ob aus ethischer Sicht das Richtige getan wurde. Aber gerade dies macht auch den Reiz der Lektüre aus: Dass keine Patentrezepte mit einem ausschließlichen »richtig« oder »falsch« dargeboten werden. Es bleibt jedem Einzelnen überlassen, sich in die geschilderten Situationen hineinzuversetzen und selbst kritisch zu prüfen, wie die eigenen Reaktionen und Verhaltensweisen wohl gewesen wären.«
Nightingale

»Die praxisorientierte Sichtweise regt zum Nachdenken und zur Diskussion an.«
Pflegen Ambulant

Stand April 2004. Änderungen vorbehalten.

schlütersche

Die »Freiburger Schriften« verbinden eine Reihe von Publikationen aus den Arbeitsschwerpunkten des Fachbereichs Pflege an der Katholischen Fachhochschule Freiburg. Die AutorInnen wechseln je nach Thema. Für die gesamte Reihe ist der Herausgeber verantwortlich.

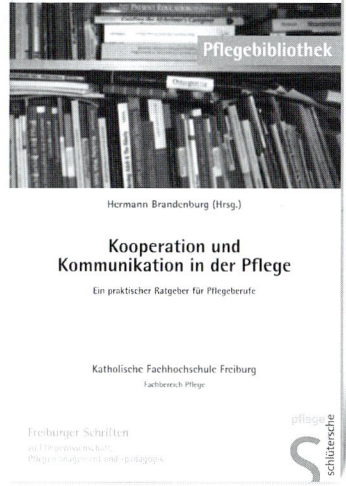

Hermann Brandenburg (Hrsg.)

Kooperation und Kommunikation in der Pflege

Ein praktischer Ratgeber für Pflegeberufe

Pflegebibliothek – Freiburger Schriften
2004. 180 Seiten, 17,3 x 24,5 cm, kartoniert
ISBN 3-89993-111-4
€ 26,90/sFr 45,–

Bevor ein Konzept für eine Verbesserung der interprofessionellen Kooperation auf den Tisch gelegt wird, ist die Frage zu klären, wie sich das Problemfeld eigentlich aus der Sicht unterschiedlicher wissenschaftlicher Disziplinen (Pflegewissenschaft, Pädagogik, Management, Ökonomie) darstellt.

Diese interdisziplinäre Perspektive bietet dieses Buch. Es gibt einen Einblick darin, welche personalen, gruppenbezogenen und institutionellen Gründe eine Kooperation erschweren und sich negativ auf die Zusammenarbeit verschiedener Berufsgruppen auswirken. Damit werden sowohl für Studierende wie auch für Praktiker Hinweise und Orientierungen gegeben, wie sich die Kommunikation untereinander und die Kooperation mit anderen Berufsgruppen verbessern lassen.

Aus dem Inhalt

- Pflegewissenschaft und Pflegeforschung in Deutschland
- Pflegebedürftigkeit – Entwicklung und Anwendung
- Hochschuldidaktische Implikationen zur Lehre in einem Studiengang »Pflegepädagogik«
- Interdisziplinäre Kooperation – Leitgedanken zur Verbesserung der Praxis
- Kommunikation in der Altenpflege
- Pflegewirtschaftslehre, Managementwissen und Leadership
- Institutionalisierung und De-Institutionalisierung im Gesundheits- und Sozialwesen der Bundesrepublik Deutschland